第 4 版

临床遗传学

New Clinical Genetics

基因组医学指导

A Guide to Genomic Medicine

原　著　Andrew Read　Dian Donnai

主　译　王　涛　张　学　姜玉武

译者名单（以姓氏笔画为序）

丁　洁　王　芳　王　涛　王静敏　刘雅萍　孙文靖　张　学
张其军　周春燕　孟祥宁　段　婧　姜玉武　贾淑芹

参译人员（以姓氏笔画为序）

冯　懿　邢晓芳　李思思　何国华　张　涵　张　濛　张琰琴
蔡奥捷

翻译指导　李　俊

人民卫生出版社

·北　京·

图书在版编目（CIP）数据

临床遗传学 /（英）安德鲁·瑞德（Andrew Read），（英）戴安·当娜（Dian Donnai）原著 ；王涛，张学，姜玉武主译 . -- 北京 ：人民卫生出版社，2025. 8.
ISBN 978-7-117-37930-4

Ⅰ. R394

中国国家版本馆 CIP 数据核字第 2025AG1709 号

人卫智网	www.ipmph.com	医学教育、学术、考试、健康，购书智慧智能综合服务平台
人卫官网	www.pmph.com	人卫官方资讯发布平台

图字:01-2021-0249 号

临床遗传学
Linchuang Yichuanxue

主　　译: 王　涛　张　学　姜玉武
出版发行: 人民卫生出版社（中继线 010-59780011）
地　　址: 北京市朝阳区潘家园南里 19 号
邮　　编: 100021
E - mail: pmph @ pmph.com
购书热线: 010-59787592　010-59787584　010-65264830
印　　刷: 人卫印务（北京）有限公司
经　　销: 新华书店
开　　本: 889 × 1194　1/16　　印张: 27
字　　数: 854 千字
版　　次: 2025 年 8 月第 1 版
印　　次: 2025 年 8 月第 1 次印刷
标准书号: ISBN 978-7-117-37930-4
定　　价: 298.00 元

打击盗版举报电话: 010-59787491　E-mail: WQ @ pmph.com
质量问题联系电话: 010-59787234　E-mail: zhiliang @ pmph.com
数字融合服务电话: 4001118166　E-mail: zengzhi @ pmph.com

主译简介

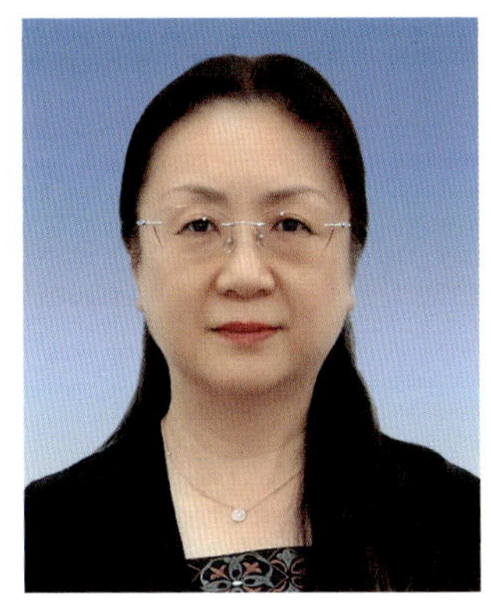

王涛，英国曼彻斯特大学分子医学教授，曼彻斯特基因组遗传中心名誉教授，博士生导师，英国皇家医学会 Fellow、皇家生物学会 Fellow 及英国高等教育科学院资深 Fellow。获北京大学医学部博士学位并在北京大学第三医院心血管内科行医数年后，1992 年赴英国剑桥大学，先后从事临床药理及医学遗传学博士后研究，2003 年加入曼彻斯特大学。团队利用多能干细胞模型，CRISPR 基因编辑、器官芯片及类器官等技术研究遗传性小血管病、血管性痴呆及神经退行性疾病。曾与北京大学医学部合作创办中英国际临床遗传学及遗传咨询研究生课程并担任项目主任。

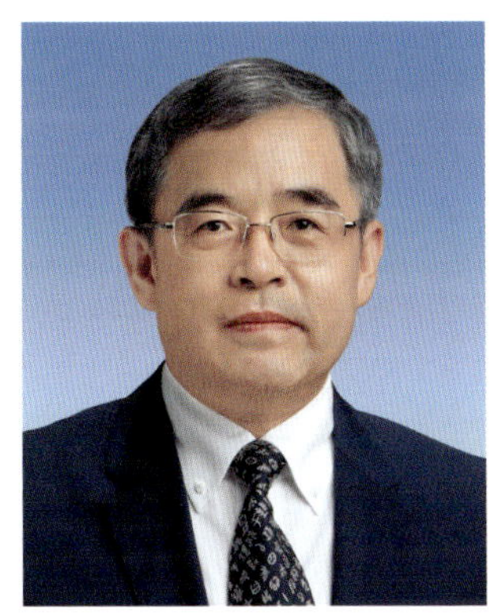

张学，医学遗传学教授，博士生导师，中国工程院院士，中国医学科学院学术咨询委员会学部委员。现任中国医学科学院基础医学研究所-北京协和医学院基础学院医学遗传学系长聘教授，疑难重症及罕见病全国重点实验室 PI，哈尔滨医科大学星联讲席教授，北京大学医学部兼职教授。主要从事罕见病致病基因研究，发现家族性反常性痤疮和 Marie Unna 型稀毛症等单基因病的致病基因以及先天性全身多毛症和家族性多发基底细胞癌综合征等基因组病的致病 DNA 重排。“遗传病致病基因和致病基因组重排的新发现”项目获 2014 年度国家自然科学奖二等奖（第一完成人）。

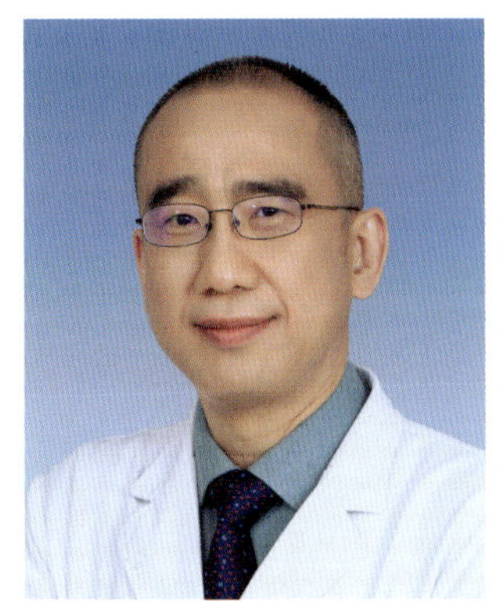

姜玉武，北京大学第一医院儿童医学中心主任、二级教授、主任医师、英国曼彻斯特大学客座教授、北京大学医学部儿科学系主任及北京大学医学遗传中心共同主任、北京大学医学部-曼彻斯特学术医学中心医学遗传联合研究中心中方主任、儿科遗传性疾病分子诊断与研究北京市重点实验室主任。国际儿童神经病学学会执行委员、中国抗癫痫协会副会长、中华医学会儿科学分会副主任委员、北京医学会儿科学分会主任委员。主要研究方向为儿童癫痫及相关发育性脑疾病（遗传性癫痫、神经发育障碍及相关神经遗传病）的分子遗传学及神经生物学发病机制研究。擅长癫痫及相关儿童神经遗传病的诊治。

中文版序

生命科学技术的飞速发展使我们对人类基因及基因组有了前所未有的深入了解。耗时10余年的人类基因组计划所绘制的第一个人类基因组图谱仿佛就是不久前的事，而如今的二代测序只需数小时就能完成一个全基因组的测序。大量人类遗传学信息的揭秘，使人们对疾病的认识和防治提升到一个新的高度。广大医务工作者急需相应的知识更新，以适应这样的变化。

谈到临床遗传学，我们首先想到的是单基因遗传病。这类疾病虽然每种都属罕见，但总数却很可观。目前已发现有大约7 000种罕见病，人群中每17个人中就有一个罕见病患者，全球有将近4亿患者，约占总人群的5%，接近甚至超过某些常见心血管疾病或癌症的患病率。而罕见病中80%是遗传性疾病。先进的检测技术加速了遗传病致病基因的发现，使能确诊的遗传患者日益增多。医务工作者急需遗传知识以读懂基因检测报告，了解其治疗及预防的新进展，掌握其管理模式。

医学遗传不只限于单基因遗传病范畴，许多基因变异可以改变个体对常见病的易感性。基因组学及生物信息技术甚至人工智能的不断发展，使基于基因组数据对常见病风险的预测成为可能。临床医生需要学会如何向患者解释这种风险评估的含义，并了解其局限性。

另外，特定基因型可以决定对药物疗效的反应。这为个体化或精准医疗，包括癌症的靶向治疗，提供了分子学基础，并逐渐成为临床遗传学的一个重要组成部分。

先进测序技术的逐渐推广还使遗传咨询变得更为复杂。一方面，致病基因的明确可以精确检测亲属携带致病基因的情况，预测后代患病风险，减少遗传病家庭的盲目担心。但另一方面，二代测序带来的与非目的疾病相关联的偶然发现，会产生新的伦理问题。这些都对遗传咨询提出了更高的要求。

我国的临床遗传学起步较晚。迄今为止，除了极少数医院外，一般医院都没有专门的临床遗传科室，更没有专职的遗传咨询师。鉴于该领域的飞速发展，广大的医务工作者急需掌握与医学遗传学有关的新知识、新理念、与患者沟通的新思维，以及个体化治疗的新概念与新技术，用前沿科学武装自己，以更好地为患者及其家庭服务。像书中所述，遗传变异是普遍的，关键是将这种差异用于造福个体，而不是用于任何形式的歧视。

该书以一系列临床病例作为导向，阐述与之相关的遗传学背景知识，并用其分析病例，进而拓展到更深层的科学知识及新进展。这本书一改传统教科书的循规蹈矩的编排方式，而是每一章节运用统一结构、统一标题，针对读者关心的一个具体遗传学问题，结合病例的相关部分进行阐述，同时又不失学习内容的连贯性和病例的完整性。巧妙的页面设计，方便读者很快找到感兴趣的内容，跨越章节进行系统学习。带着临床问题来学习的医务工作者，可以选择性地阅读感兴趣疾病的案例介绍及案例分析，而视其他内容为参考；对遗传学基础知识感兴趣的读者，可以着重于背景知识和拓展学习，而把其他部分当作参考案例。

我衷心期望这本《临床遗传学》能成为广大医务工作者及对人类基因和基因组感兴趣的科学工作者喜欢使用的工具书，最终服务于与基因及遗传相关的患者及其家庭。

中国科学院院士　中国科学技术协会名誉主席　韩启德

2025 年 6 月

致读者

亲爱的中文版读者：

临床遗传学在我国是一个相对年轻的学科，广大医务工作者急需一部系统而实用的参考书。Andrew Read 教授和 Dian Donnai 教授编著的《临床遗传学》(*New Clinical Genetics*)的出版使我们眼前一亮，爱不释手，一直想把该书译成中文使国内同行受益。今天终于将已出版的第 4 版的中文译本献给读者！

这本书的编排非常独特，它不仅是一部经典的教科书，而且适用于对人类遗传学及临床遗传学感兴趣的不同层次的医学工作者。对临床遗传案例感兴趣的临床医生，可根据书中收录的各个案例为线索，学习这些常见遗传病的临床表现、诊断方法及其患者管理。而对医学遗传学及发病机制感兴趣的基础或临床科研人员以及分子诊断领域的工作者，可以遵循背景知识和拓展学习，系统地学习理论知识，并结合相关的临床案例融会贯通，理解理论应用于实践的奥秘。

Andrew Read 教授是国际知名的人类遗传学者，Dian Donnai 教授是国际知名的临床遗传学家。Andrew Read 教授深厚的理论功底结合 Dian Donnai 教授数十年的临床遗传学实践，使该书理论和实践融于一体，十分难得。该书深入浅出、娓娓道来的文风以及对临床案例及复杂遗传理论通俗易懂的描述，会使您对临床遗传学的理解豁然开朗，不再将医学遗传学视为一门深不可及的学科。

百闻不如一见。只有亲自阅读后，才会领悟书中的真谛。我们真诚希望这本译著能使热爱临床遗传学的朋友从中受益。

最后，感谢 Andrew Read 教授在我们翻译过程中提供的支持和帮助！

王涛　张学　姜玉武

2025 年 4 月

第4版前言

鉴于科学技术及其在基因组医学中的应用不断发展,在这一版的编写过程中,我们重新审视了前一版的每一页,并对许多内容进行了修改或重写,以反映新科学、新技术或新的思维方式。我们还重新安排了章节顺序,将关于癌症的章节提前,使其紧跟介绍功能丧失和功能获得的第六章。最后一章涉及患者服务的讨论,我们对其进行了大幅扩展,以反映基因组医学服务在患者管理中日益重要的作用。目前,基因组学与多学科患者的诊断和治疗相关,临床遗传学医生和专家在许多多学科团队中发挥着重要作用。该章以要点的形式概述了这些患者服务方面的新动向,为全书做了一个紧扣主题的总结。遗传学现已成为医学、护理学、助产学和药学以及与医学相关的许多其他专业教学课程中不可缺少的一部分。我们希望这一版能够吸引所有想要学习现代基因组学的科学及其实践的读者。

大数据在支持临床应用方面变得越来越重要。过去的几年里,得益于像 UK Biobank 和 GnomAD 这样的数据库,我们对健康人群所携带的一系列遗传变异的信息有了更多的了解,这为评估患者的变异提供了必要的背景。这使多基因风险评分开始成为有用的临床服务工具。尽管这种评分在普遍适用性方面仍需谨慎,但除了确定这些疾病的单基因亚群外,遗传分析最终可能有助于治疗有常见复杂疾病的患者。自上一版以来,无创产前检测、用药的伴随诊断、癌症液体活检和植入前诊断等领域已变得日益重要。

尽管有这些新问题的出现,但为了保持本书的篇幅不变,有些内容必须割舍。我们已经在很大程度上减少了可被测序取代的技术的篇幅,特别是连锁分析。然而,我们并不想完全舍弃这个话题,所以将它放在拓展学习中。

有些内容在新版中并没有改变。本书仍然围绕着一系列的临床案例展开讨论,虽然案例是虚构的,但反映了我们在临床和实验室的真实体验。每章都围绕学生可能对临床遗传学有疑问的问题进行讨论。和以前一样,对于自我评估问题,我们给出提示而不是答案。我们希望学生能够思考,而不仅仅是查找答案。我们希望您喜欢这本书,并在阅读中与我们共享多年来激励我们前行的魅力之处和热情。

感谢一如既往地向我们提供帮助、建议、数据和图片的诸位同事。感谢 Scion 出版社 Jonathan Ray 运用他的专业技巧将我们的手稿编辑成书。

Andrew Read, Dian Donnai

缩写列表

ACTH	促肾上腺皮质激素
ADR	药物不良反应
AFP	甲胎蛋白
AIS	雄激素不敏感综合征
ALL	急性淋巴细胞白血病
APP	淀粉样前体蛋白
ASO	等位基因特异性寡核苷酸
ASP	受累同胞对
CAH	先天性肾上腺皮质增生症
CCC	染色体构象捕获
CDK	细胞周期蛋白依赖性激酶
CGH	比较基因组杂交
cM	厘摩
CNV	拷贝数变异
CVB	绒毛膜绒毛活检
dHPLC	变性高效液相色谱法
DMD	进行性假肥大性肌营养不良
DMR	差异性甲基化区域
DNA	脱氧核糖核酸
DSH	遗传性对称性色素异常症
DTC	直接面向消费者
DTDST	骨畸形营养不良硫酸盐转运蛋白
DZ	双卵的
FAP	家族性腺瘤性息肉病
FDA	美国食品药品监督管理局
FH	家族性高胆固醇血症
FISH	荧光原位杂交
GvH	移植物抗宿主病
GWAS	全基因组关联研究
HAT	组蛋白乙酰转移酶
HDAC	组蛋白脱乙酰酶
HLA	人类白细胞抗原
HNPCC	遗传性非息肉病性结肠癌
Ig	免疫球蛋白
iPSC	诱导多能干细胞
IRT	免疫反应性胰蛋白酶
IVF	体外受精
LDL	低密度脂蛋白
LHON	莱伯遗传性视神经病变
MAPK	丝裂原活化蛋白激酶
MCAD	中链酰基辅酶 A 脱氢酶
MDT	多学科团队
MH	恶性高热
MHC	主要组织相容性复合体
ML	黏脂贮积症
MLPA	多重连接依赖性探针扩增
MMR	错配修复
MODY	青少年发病的成年型糖尿病
MSAFP	母体血清甲胎蛋白
MZ	单卵的
NAHR	非等位基因同源重组
NGS	二代测序
NIPT	无创产前检测
NK	自然杀伤
NSC	英国国家筛查委员会
NTD	神经管缺陷
OLA	寡核苷酸连接分析
OMIM	在线人类孟德尔遗传数据库
PCR	聚合酶链反应
PKU	苯丙酮尿症
PRS	多基因风险评分
PWS	普拉德-威利综合征
QTL	数量性状基因座
RB	视网膜母细胞瘤
RFLP	限制性片段长度多态性
RNA	核糖核酸
RSTS	鲁宾斯坦-泰比综合征
SNP	单核苷酸多态性
SSCP	单链构象多态性
SUMF	硫酸酯酶修饰因子

T2D	2 型糖尿病
TAD	拓扑关联域
TCGA	癌症基因组图谱
TDT	传递不平衡检验
TGF-β	转化生长因子-β
TPMT	硫代嘌呤甲基转移酶
TS	肿瘤抑制基因
UPD	单亲二倍体
VKOR	维生素 K 环氧化物还原酶
X-SCID	X 连锁重症联合免疫缺陷病

疾病名词汉英对照

1 型糖尿病	diabetes type 1
13-三体综合征（Patau 综合征）	trisomy 13（Patau syndrome）
18-三体综合征（爱德华兹综合征，Edwards 综合征）	trisomy 18（Edwards syndrome）
2 型糖尿病	diabetes type 2
21-三体综合征（唐氏综合征）	trisomy 21（Down syndrome）
3-甲基巴豆酰辅酶 A 羧化酶缺乏症	3-methylcrotonyl-CoA carboxylase deficiency
3-羟基-3-甲基戊二酸尿症	3-hydroxy-3-methyglutaric aciduria
46，XX 男性	46，XX males
47，XXX 女性	47，XXX females
47，XXY 男性（克兰费尔特综合征）	47，XXY males（Klinefelter syndrome）
47，XYY 男性	47，XYY males
8-三体	trisomy 8
Ⅰ型酪氨酸血症	tyrosinemia Type Ⅰ
Baratela-Scott 综合征	Baratela-Scott syndrome
Beare-Stevenson 回状头皮症	Beare-Stevenson cutis gyrate
Beckwith-Wiedemann 综合征	Beckwith-Wiedemann syndrome
Brugada 综合征	Brugada syndrome
Burn-McKeown 综合征	Burn-McKeown syndrome
CHARGE 综合征	CHARGE syndrome
Claes-Jensen 综合征	Claes-Jensen syndrome（XLID）
CLOVES 综合征	CLOVES syndrome
Cockayne 综合征 B	Cockayne syndrome B
Coffin-Lowry 综合征	Coffin-Lowry syndrome
Coffin-Siris 综合征	Coffin-Siris syndrome
Costello 综合征	Costello syndrome
Di George-腭心面综合征	Di George-VCFS syndrome
Floating-Harbor 综合征	Floating-Harbor syndrome
Genitopatellar 综合征	Genitopatellar syndrome
Gorlin 综合征	Gorlin syndrome
Guion-Almeida 下颌面部发育不良	Guion-Almeida mandibulofacial dysostosis
Helsmoortel-van der Aa 综合征	Helsmoortel-van der Aa syndrome
Hermansky-Pudlak 综合征	Hermansky-Pudlak syndrome
Hurler 综合征	Hurler syndrome
ICF 综合征	ICF syndrome
Kagami-Ogata 综合征	Kagami-Ogata syndrome

Kleefstra 综合征	Kleefstra syndrome
Kniest 发育异常	Kniest dysplasia
Larsen 综合征	Larsen syndrome
Legius 综合征	Legius syndrome
Luscan-Lumish 综合征	Luscan-Lumish syndrome
Nager 综合征	Nager syndrome
Nicolaides-Baraitser 综合征	Nicolaides-Baraitser syndrome
Oto-palatal-digital 综合征	Oto-palatal-digital syndrome
Pallister-Killian 综合征	Pallister-Killian syndrome
Potocki-Lupski 综合征	Potocki-Lupski syndrome
PTEN 错构瘤性肿瘤综合征	*PTEN* hamartoma tumor syndrome
RAS 病	RASopathies
Schimke 免疫性骨发育不良	Schimke immuno-osseous dysplasia
Schinzel-Giedion 综合征	Schinzel-Giedion syndrome
Siderius 综合征	Siderius syndrome
Silver-Russell 综合征	Silver-Russell syndrome
Sotos 综合征	Sotos syndrome
Tatton-Brown-Rahman 综合征	Tatton-Brown-Rahman syndrome
Taybi-Linder 综合征	Taybi-Linder syndrome
Temple 综合征	Temple syndrome
Waardenburg 综合征	Waardenburg syndrome
Weaver 综合征	Weaver syndrome
Williams-Beuren 综合征	Williams-Beuren syndrome
Wolf-Hirschhorn 综合征	Wolf-Hirschhorn syndrome
WT1 相关性肾母细胞瘤	Wilms tumor
X 连锁低磷血症	X-linked hypophosphatemia
X 连锁肾上腺脑白质营养不良	X-linked adrenoleukodystrophy
α 地中海贫血/精神发育迟滞综合征	Alpha-thalassemia/mental retardation syndrome（ATRX）
β-酮硫解酶缺乏症	Beta-ketothiolase deficiency

A

阿尔茨海默病	Alzheimer disease
阿尔珀斯综合征	Alpers syndrome
阿姆斯特丹型侏儒征	Cornelia de Lange syndrome
阿佩尔综合征	Apert syndrome
埃勒斯-当洛综合征	Ehlers-Danlos syndrome
埃利伟综合征	Ellis-van Creveld syndrome
癌症	cancer
奥尔波特综合征	Alport syndrome

B

巴尔得-别德尔综合征	Bardet-Biedl syndrome
白化病	albinism
半乳糖血症	galactosemia
贝克肌营养不良	Becker muscular dystrophy
苯丙酮尿症	phenylketonuria（PKU）
变形综合征	Proteus syndrome
丙酸血症	propionic acidemia
伯基特淋巴瘤（Burkitt 淋巴瘤）	Burkitt lymphoma
不孕症	infertility

C

长 Q-T 间期综合征	long QT syndrome
长链 L-3 羟酰辅酶 A 脱氢酶缺乏症	long-chain L-3 hydroxyacyl-CoA dehydrogenase deficiency
成骨不全	osteogenesis imperfecta
齿状核红核苍白球路易体萎缩症	dentatorubral-pallidoluysian atrophy
垂体性侏儒症	dwarfism，pituitary
唇裂	cleft lip
脆性 X 相关震颤/共济失调综合征	fragile X tremor/ataxia syndrome（FXTAS）
脆性 X 综合征	fragile X syndrome（FRAXA）

D

地中海贫血	thalassemia
癫痫性脑病	epileptic encephalopathy
丁酰胆碱酯酶缺乏症	butyrylcholinesterase deficiency
短指伴智力障碍	brachydactyly with intellectual disability
多发畸形	multiple malformations
多发性骨骺发育不良	multiple epiphyseal dysplasia
多发性内分泌肿瘤	multiple endocrine neoplasia
多发性硬化	multiple sclerosis
多个位点印记调控异常	multilocus imprinting disturbance
多囊肾	polycystic kidney disease
多形性胶质母细胞瘤	glioblastoma multiforme
多种硫酸酯酶缺乏症	multiple sulfatase deficiency

E

额颞叶痴呆	frontotemporal dementia
厄舍综合征 1C 型	Usher syndrome type 1C

恶性高热易感症	malignant hyperthermia susceptibility
儿茶酚胺能性多态性室性心动过速	catecholaminergic polymorphic ventricular tachycardia (CPVT)

F

法布里病	Fabry disease
范科尼综合征	Fanconi syndrome
非黑素细胞皮脂腺痣	Schimmelpenning syndrome
风疹	rubella
枫糖尿病	Maple syrup urine disease
弗里德赖希型共济失调	Friedreich ataxia

G

高胆固醇血症	hypercholesterolemia
高血压	hypertension
戈谢病	Gaucher disease
歌舞伎面谱综合征	Kabuki syndrome
弓形虫病	toxoplasmosis
共济失调-毛细血管扩张症	ataxia-telangiectasia
孤独症	autism
骨发育不全症Ⅱ型	atelosteogenesis type Ⅱ
骨骼发育不良	skeletal dysplasias
骨畸形性发育不良	diastrophic dysplasia
骨髓增生异常综合征	myelodysplastic syndrome
钴胺素反应型有机酸尿症	organic aciduria, cobalamin-responsive
瓜氨酸血症	citrullinemia
过度生长	overgrowth

H

黑斑息肉综合征	Peutz-Jeghers syndrome
黑色素瘤	melanoma
亨廷顿病	Huntington disease
横纹肌肉瘤	rhabdomyosarcoma
滑膜肉瘤	synovial sarcoma
黄色瘤	xanthomata

J

肌酸合成不足	creatine synthesis deficiency
畸形足	talipes
极长链酰基辅酶A脱氢酶缺乏症	very long-chain acyl-CoA dehydrogenase deficiency

急性淋巴细胞白血病	acute lymphocytic leukemia (ALL)
脊髓小脑共济失调(SCA1-17)	spinocerebellar ataxia (SCA1-17)
脊髓性肌萎缩症(韦德尼希-霍夫曼病)	spinal muscular atrophy (SMA, Werdnig-Hoffmann disease)
脊髓延髓肌萎缩症	spinobulbar muscular atrophy
脊椎骨骺发育不良	spondyloepiphyseal dysplasia (SED)
家族性高胆固醇血症	familial hypercholesterolemia
家族性腺瘤性息肉病	familial adenomatous polyposis (FAP)
家族性胸主动脉瘤和夹层	Familial thoracic aortic aneurysms and dissections
家族性血尿	familial hematuria
甲基丙二酸血症	methylmalonic acidemia
假弗里德赖希型共济失调	pseudo-Friedreich ataxia
假性甲状旁腺功能减退症 1A	pseudohypoparathyroidism 1A
结肠癌	colon cancer
进行性肌阵挛性癫痫	progressive myoclonic epilepsy
进行性假肥大性肌营养不良	Duchenne muscular dystrophy
进行性神经性腓骨肌萎缩	Charcot-Marie-Tooth disease
精氨酸琥珀酸尿症	argininosuccinic aciduria
精神分裂症	schizophrenia

K

卡尔曼综合征	Kallmann syndrome
科恩综合征	Cohen syndrome
克兰费尔特综合征	Klinefelter syndrome
克鲁宗综合征	Crouzon syndrome

L

莱伯遗传性视神经病变	Leber hereditary optic neuropathy (LHON)
勒斯-迪茨综合征	Loeys-Dietz syndrome
雷夫叙姆病	Refsum disease
雷特综合征	Rett syndrome
离子通道病	channelopathies
利-弗劳梅尼综合征	Li-Fraumeni syndrome
镰状细胞病	sickle cell disease
林奇综合征	Lynch syndrome
流产	miscarriage
鲁宾斯坦-泰比综合征	Rubinstein-Taybi syndrome
卵巢畸胎瘤	ovarian teratoma
罗马诺-沃德综合征	Romano-Ward syndrome

M

马方综合征	Marfan syndrome
慢性髓细胞性白血病	chronic myeloid leukemia（CML）
猫叫综合征	cri du chat syndrome
米勒-迪克尔综合征（Miller-Dieker 综合征）	Miller-Dieker syndrome
米勒综合征	Miller syndrome
免疫缺陷	immunodeficiency
明克综合征（Muenke 综合征）	Muenke craniosynostosis

N

囊性纤维化	cystic fibrosis
脑肋下颌综合征	cerebrocostomandibular syndrome
黏多糖贮积症	mucopolysaccharidoses
黏脂贮积症Ⅱ型	mucolipidosis type Ⅱ
努南综合征	Noonan syndrome

P

葡萄胎	hydatidiform mole
普拉德-威利综合征	Prader-Willi syndrome

Q

强直性肌营养不良 1 型	myotonic dystrophy 1
强直性肌营养不良 2 型	myotonic dystrophy 2
青少年发病的成年型糖尿病	maturity onset diabetes of youth（MODY）
全羧化酶合酶缺乏症	holocarboxylase synthase deficiency

R

染色体断裂综合征	chromosome breakage syndrome
溶酶体贮积病	lysosomal storage diseases
乳糜泻	celiac disease
乳糖不耐受	lactose intolerance
乳腺癌	breast cancer
软骨发育不全	achondroplasia
软骨发育低下	hypochondrogenesis，hypochondroplasia
软骨发育异常	chondrodysplasias
软骨形成障碍	achondrogenesis

S

三倍体	triploidy
神经管缺陷	neural tube defects
神经纤维瘤病Ⅰ型(von Recklinghausen 病)	neurofibromatosis 1(NF1,von Recklinghausen disease)
神经纤维瘤病Ⅱ型	neurofibromatosis 2(NF2)
神经元蜡样脂褐质沉积症	neuronal ceroid lipofuscinosis
肾消耗病	nephronophthisis
生物素酶缺乏症	biotinidase deficiency
失明	blindness
史-莱-奥综合征	Smith-Lemli-Opitz syndrome
史密斯-马盖尼斯综合征	Smith-Magenis syndrome
视网膜母细胞瘤	retinoblastoma
视网膜色素变性	retinitis pigmentosa
水痘	chickenpox
斯蒂克勒综合征	stickler syndrome

T

胎儿酒精综合征	fetal alcohol syndrome
胎儿水肿	hydrops fetalis
泰-萨克斯病	Tay-Sachs disease
唐氏综合征	Down syndrome
糖原贮积病Ⅱ型(Pompe 病)	glycogen storage disease Type Ⅱ(Pompe disease)
特纳综合征(45,X)	Turner syndrome(45,X)
天冬氨酰葡糖胺尿症	aspartylglucosaminuria
听力损失	hearing loss
同型胱氨酸尿症	homocystinuria

W

胃肠道间质瘤	gastrointestinal stromal tumors
无汗性外胚层发育不良	anhidrotic ectodermal dysplasia
无眼畸形/小眼畸形	anophthalmia/microphthalmia
戊二酸血症	glutaric acidemia

X

希佩尔-林道病	Von Hippel-Lindau disease
稀毛症	hypotrichosis
先天性黑素细胞皮肤痣	melanocytic skin nevi,congenital
先天性甲状腺功能减退症	congenital hypothyroidism

先天性肾上腺皮质增生症	congenital adrenal hyperplasia
先天性听力障碍	congenital hearing impairment
纤维性骨营养不良综合征	McCune-Albright syndrome
线粒体三功能蛋白缺乏症	trifunctional protein deficiency
心律失常性猝死综合征	sudden arrhythmic death syndrome (SADS)
心-面-皮肤综合征	cardiofaciocutaneous syndrome, CFC syndrome
雄激素不敏感综合征	androgen insensitivity syndrome
血色病	hemochromatosis, hemophilia

Y

耶韦尔和朗格-尼尔森综合征	Jervell and Lange-Nielsen syndrome
移植物抗宿主病	graft-versus-host disease
遗传性牙釉质发育不全	amelogenesis imperfecta
异戊酸血症	isovaleric acidemia

Z

肢带肌营养不良	limb-girdle muscular dystrophy
脂肪肉瘤	liposarcoma
致死性发育不全	thanatophoric dysplasia
致心律失常性右室心肌病	arrhythmogenic right ventricular cardiomyopathy (ARVC)
智力障碍	intellectual disability
中链酰基辅酶 A 脱氢酶缺乏症	medium-chain acyl-CoA dehydrogenase deficiency
重症联合免疫缺陷	severe combined immunodeficiency
主动脉瓣上狭窄	supravalvular aortic stenosis (SVAS)
综合征家族	syndrome families

如何使用该书

本书每一章都阐述读者可能会遇到的有关遗传学的一个具体问题，例如，我们如何对染色体进行研究，癌症是遗传的吗，等等。书中每个章节都遵循一个共同的结构：

- 学习要点——概述学完本章学生应该掌握的知识。这些要点的选择是基于美国人类遗传学学会发布的教学大纲和英国 NHS 遗传学教育中心正在完善的能力指标。
- 案例介绍——所有章节都有这一部分。此部分简要介绍了多个家庭的情况及其寻求遗传咨询或检测的原因。这些病例都是虚构的，图片显示的是所讨论的疾病而不是所描述的患者，但这都基于我们与真实家庭打交道过程中长期积累的经验。
- 背景知识——为方便读者理解下一节所作的必要的方法和概念的解释。
- 案例分析——使用案例来阐述所用方法和概念在现实场景中的应用。案例分析贯穿多个章节，形成“连载故事”。
- 拓展学习——总结和扩展相关的科学知识。

读者可以根据所提供的信息，选择不同的学习路径：

案例1 Ashton家系

- Alfred Ashton 之子 John，28 岁，身体健康-第一章
- ?亨廷顿病家族史
- 常染色体显性遗传

1 7 60 94 140 354

- 喜欢基于问题来学习的学生，可从最初的案例介绍转向案例分析部分，而将其他部分视为参考资料。书中提供了每个案例相关内容的页码，使学生能够追踪贯穿多个章节的案例。例如，第 1、7、60、94、140、354 页介绍了 Ashton 家系的案例。此外，与每个案例相关的要点可以提醒读者之前已涵盖的关于该案例的内容。
- 喜欢说教式教学的学生，可以专注于背景知识和拓展学习部分的科学知识，而其他部分则提供图示和案例。

每章以自我评估问题结束，以便学生无论选择哪种学习方式，都能对其所学知识的掌握程度进行测试。

本书无意作为诊断手册，因此也不旨在描述所有主要的孟德尔和染色体疾病。然而，案例和疾病框图有助于展示遗传病的种类和多样性。具体信息请参考相关章节参考文献部分。首先应该参考的是 OMIM 数据库——全书给出了 OMIM 参考编号。

目录

案例说明-案例概要及页数参考

案例1 Ashton家系

- Alfred Ashton 之子 John，28 岁，身体健康-第一章
- ❓亨廷顿病家族史
- 常染色体显性遗传
- 需要 PCR 检测做诊断-第三章
- PCR 检测证实了 John 父亲的诊断-第四章
- 预测性检测的利弊
- 分子病理学-第六章
- 治疗的可能性-第十四章

案例2 Brown家系

- 婴儿 Joanne，反复感染，生长不良-第一章
- 发汗试验证实她患有囊性纤维化
- 常染色体隐性遗传
- 需要进行分子检测-第三章
- 检测到 *CFTR* 变异-第五章
- 分子病理学-第六章
- 筛选方法-第十二章
- 治疗的可能性-第十四章

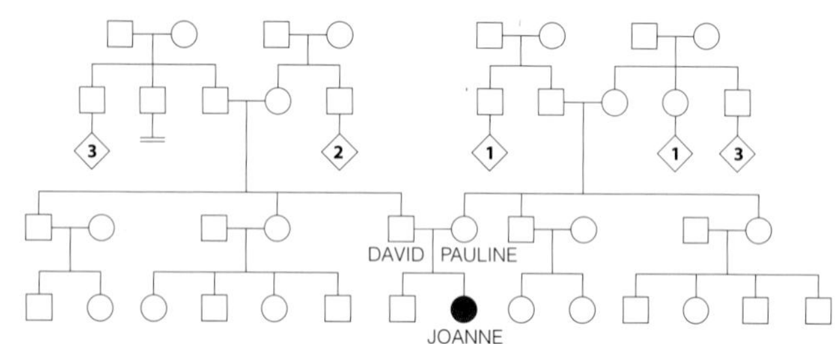

案例3 Kowalski家系

- Kamil 和 Klaudia 之长子 Karol-第一章
- 发育迟缓，肌张力低下，严重智力障碍
- 在这种情况下基因检测的困难性
- 可能需要外显子组测序-第三章
- SNP 芯片微缺失检测阴性-第四章
- 外显子测序-第五章
- 发现新生 *ARID1B* 变异-第六章
- 治疗的可能性-第十四章

案例4 Davies家系

- Martin，24 月龄，动作笨拙，学步晚-第一章
- 肌营养不良家族史
- X 连锁隐性遗传
- 抗肌萎缩蛋白基因检测的问题-第三章
- MLPA 检测到 44~48 外显子缺失-第四章
- 分子病理学-第六章
- X 染色体失活的影响-第十一章
- 筛查所有新生男婴？ - 第十二章
- 治疗的可能性-第十四章

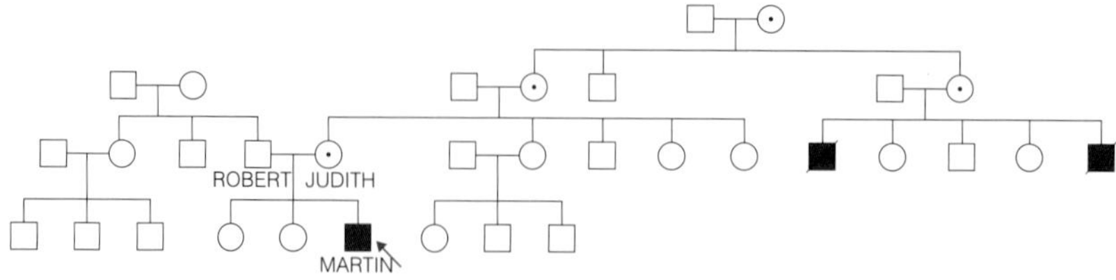

案例5 Elliot家系

- Elmer 和 Ellen 之女 Elizabeth-第一章
- 多种先天畸形
- 生育问题家族史
- ? 染色体异常
- Ellen-1:22 平衡易位-第二章
- Elizabeth-不平衡分离的结果
- 染色体相互易位-第三章
- 通过 a-CGH 检查到易位-第四章
- 治疗的可能性-第十四章

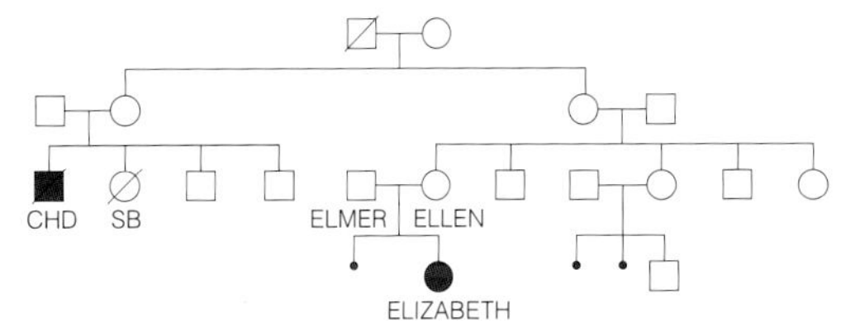

案例6 Fletcher家系

- Frank，22 岁，视力进行性模糊-第一章
- 视力问题家族史
- 线粒体遗传可能
- ? 莱伯遗传性视神经病变
- 检测线粒体基因组-第三章
- 检测到 m.G3460A 突变-第五章
- 分子病理学-第六章
- 治疗的可能性-第十四章

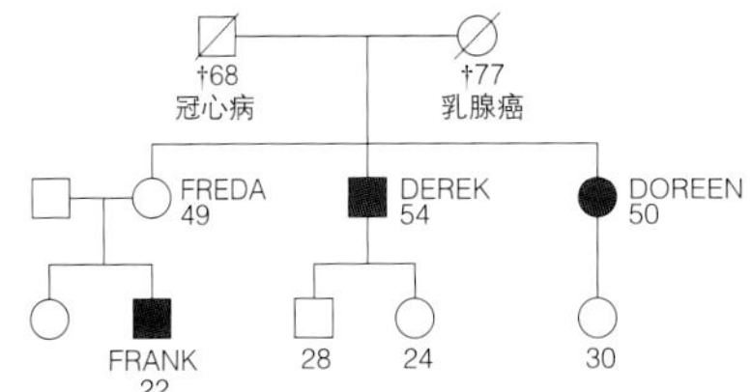

案例7 Green家系

- George，3 岁-第二章
- 发育迟缓，轻度畸形
- 正常 46，XY 核型，但怀疑微缺失
- 检测微缺失-第三章
- FISH 检测到 22q11 缺失-第四章
- 治疗的可能性-第十四章

案例8 Howard家系

- 年轻父母之新生女 Helen-第二章
- 确诊为唐氏综合征
- 47，XX，+21 核型
- 产前检查的选择-第三章
- 无创产前检查-第十二章
- 治疗的可能性-第十四章

案例9 Ingram家系

- Isabel，10 岁，身材矮小，可能有青春期延迟-第二章
- ❓特纳综合征
- 45，X 核型
- Y 染色体 DNA 风险-第三章
- PCR 检测 Y 染色体序列阴性-第四章
- 与 X 染色体失活有关的问题-第十一章
- 治疗的可能性-第十四章

案例10 O' Reilly家系

- Orla 有严重的近视，身材矮小和髋关节问题-第三章
- 类似问题家族史
- ❓斯蒂克勒综合征
- 检测胶原蛋白Ⅱ基因
- 测序检测发现 *COL2A1* 变异-第五章
- 分子病理学-第六章
- 治疗的可能性-第十四章

案例11 Lipton家系

- 男婴 Luke 发育迟缓-第四章
- 学习困难家族史
- 脆性 X 综合征谱系的异常特征
- 由不稳定的重复序列扩增引起
- 前突变，全突变和正常男性传递
- 检测重复序列扩增
- 治疗的可能性-第十四章

I
LUIGI
LUCIA
II
MARIA
CLAUDIA
III
LEN LAURENCE LINDA LYDIA
IV
LUKE

案例12 Meinhardt家系

- Margareta 和 Manfred 之新生女 Madelena-第四章
- 多处先天性异常及发育迟缓
- 显微镜下正常 46，XX 核型
- SNP 芯片检测出 16p 微缺失
- 该微缺失是病理性的吗？
- ❓再现风险
- 治疗的可能性-第十四章

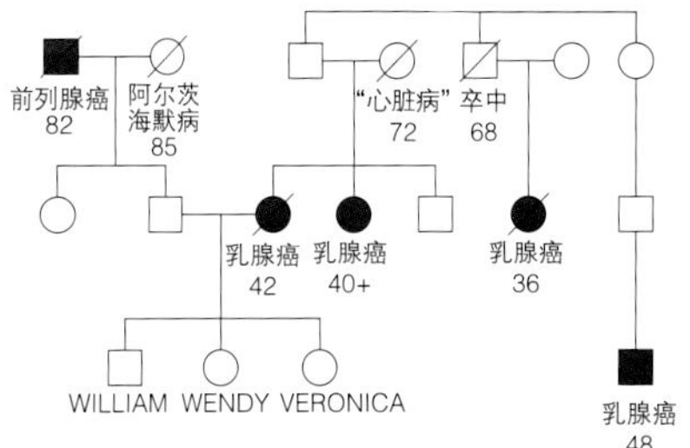
前列腺癌
82
阿尔茨海默病
85
"心脏病"
72
卒中
68
乳腺癌
42
乳腺癌
40+
乳腺癌
36
WILLIAM WENDY VERONICA
乳腺癌
48

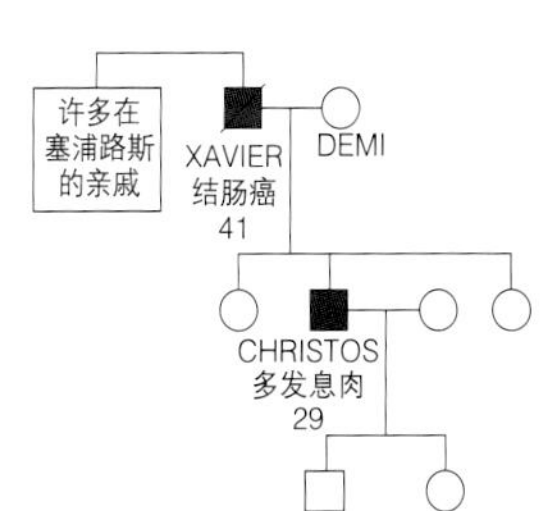
许多在
塞浦路斯
的亲戚
XAVIER
结肠癌
41
DEMI
CHRISTOS
多发息肉
29

案例18 Choudhary家系

- 小女孩 Nasreen,耳聋但无其他异常-第八章
- 多重近亲结婚家系
- 同合性分析
- 外显子组测序
- 患第 2 种隐性遗传病?
- 计算近交系数-第九章
- 治疗的可能性-第十四章

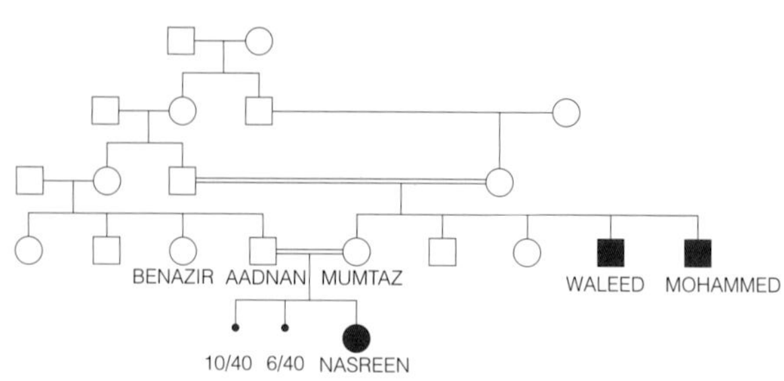

案例19 Ulmer家系

- Hannah,女,6 月龄,德裔犹太人-第九章
- 出生时正常,但之后问题渐多
- ❓泰-萨克斯病
- 酶学检查明确诊断
- 兄弟姐妹基因检测?
- 携带者筛查-第十二章
- 治疗的可能性-第十四章

案例20 Vlasi家系

- Valon,6 岁男孩,严重学习困难-第十章
- 身材矮小,小头畸形,蓝色眼睛,皮肤白皙菲薄,头发稀疏,湿疹,多动
- ❓苯丙酮尿症
- 后续婴儿的检测?
- 新生儿筛查-第十二章
- 治疗的可能性-第十四章

案例21 Portillo家系

- 患儿 Pablo-第十章
- 类似问题家族史-第十章
- X 连锁重症联合免疫缺陷病
- 骨髓移植
- 确定遗传原因
- 对女性亲属进行携带者检查
- X 失活的影响-第十一章
- 治疗的可能性-第十四章

GRACIA
ELENA
PEDRO
PILAR
FRANCISCA
BONITA 1985
IGNACIO 1986
PABLO 1988

案例22 Qian家系

- 2 岁女孩 Kai-第十一章
- 发育迟缓,癫痫
- ❓快乐木偶综合征
- 病因和遗传检测
- 治疗的可能性-第十四章

案例23 Rogers家系

251 259 354

- 男婴 Robert，父母高龄生育-第十一章
- 正常 46，XY 核型，产检未见异常
- 严重肌张力低下
- ❓普拉德-威利综合征
- 病因和遗传检测
- 治疗的可能性-第十四章

案例24 Smit家系

276 287 354

- Sam Smit，患家族性高胆固醇血症-第十二章
- 通过级联筛选确诊
- 发现 *LDLR* 突变，并开始治疗
- 有受累亲属，包括一位纯合子患者
- 隐私及级联筛选之间的矛盾
- 治疗的可能性-第十四章

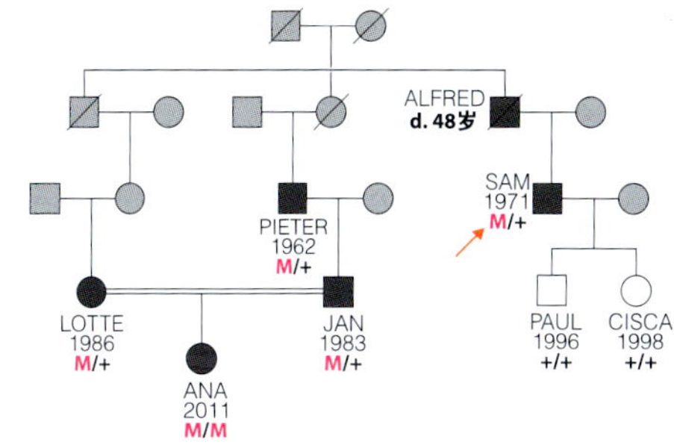

案例25 Yamomoto家系

300 310 354

- 有痴呆家族史-第十三章
- 阿尔茨海默病
- 检测 ApoE4？
- 阿尔茨海默病的遗传易感性
- 治疗的可能性-第十四章

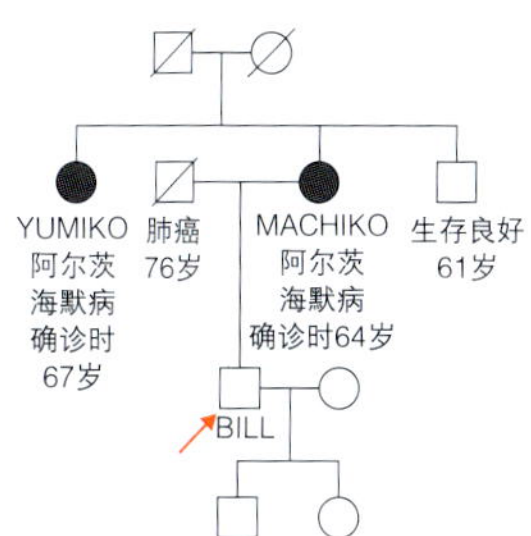

案例 26 Zuabi家系

301 314 354

- Zafira，52 岁女性-第十三章
- 超重，久坐的生活方式，极度容易口渴
- 2 型糖尿病
- 儿子的生活方式和遗传因素使其处于高风险
- 家庭管理
- 2 型糖尿病的遗传易感性
- 治疗的可能性-第十四章

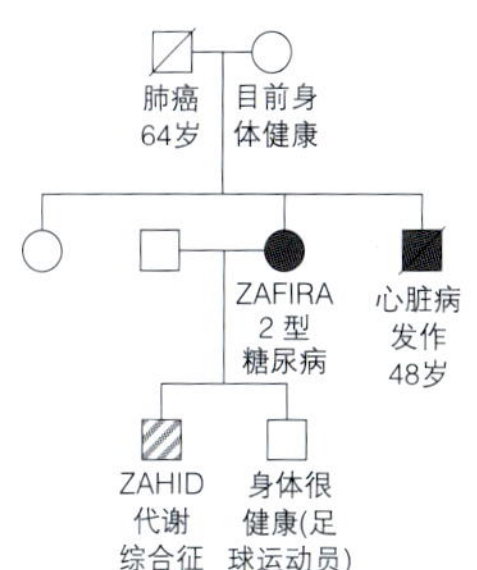

第一章　从家族史中我们可以了解到什么？

本章学习要点

通过本章学习，你应该能够：

- 获取家族史。
- 用正确的符号画出家系图。
- 判断最可能的遗传方式，画出简明的家系图。
- 描述在常染色体显性遗传、常染色体隐性遗传、X 连锁显性、X 连锁隐性、Y 连锁和线粒体遗传疾病状况下基因如何分离。
- 定义外显率和表现度。
- 理解所描述的状况引发的人文和科学问题。

1.1　案例介绍

案例1　Ashton家系

- Alfred Ashton之子John，28岁，身体健康
- ❓亨廷顿病家族史

1　7　60　94　140　354

52 岁的 Alfred Ashton 最近有些健忘。人们认为他因失业而抑郁。他一直在看精神科医生。医生注意到 Alfred 躁动不安，并且有一些舞蹈样的动作（手指和肩膀的不随意抖动及面部鬼脸样动作）。Alfred 告诉精神科医生，他认为自己患上了“家族性疾病”，尽管他不清楚是什么病。精神科医生怀疑 Alfred 患有亨廷顿病（Huntington disease，HD，OMIM 143100）（图 1.1）。在精神科医生的建议下，家庭医生将其 28 岁的儿子 John 转至遗传门诊。John 对亨廷顿病一无所知，他一直在忙于其他事情，最近刚结婚并买了房子。

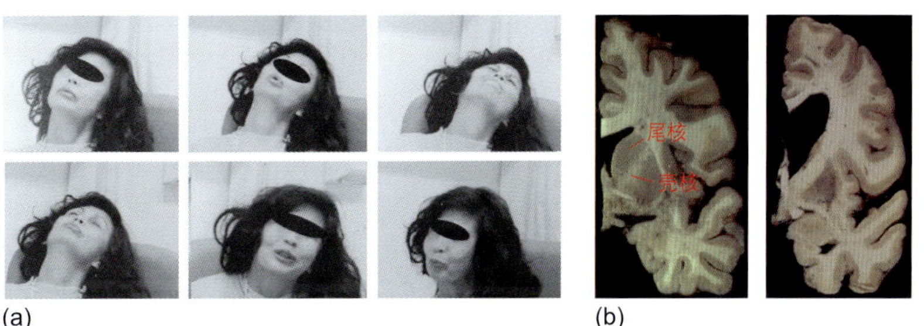

图 1.1　亨廷顿病

(a) 处于疾病晚期的患者，其头部和面部不自主运动。(b) 尸检切片，比较正常大脑（左）和亨廷顿病患者的大脑（右）；注意亨廷顿病脑组织的缺失。照片由曼彻斯特圣玛丽医院的 David Craufurd 医生提供。

案例2 Brown家系

- 婴儿 Joanne,反复感染,生长不良
- 发汗试验证实她患有囊性纤维化

2 9 60 120 140 283 354

Joanne 是 David Brown 和 Pauline Brown 的第 2 个孩子。她的哥哥 Jason 非常健康,现在 4 岁,但实际上他父母不得不给他买 6 岁孩子的衣服。而 Joanne 则不同,她从一开始就让父母担心。虽然她吃得很好,但体重增长非常缓慢,并且在出生后的前几个月里,她似乎经常感冒和咳嗽。起初,Pauline 和医生认为这是因为 Joanne 刚开始上幼儿园,又得了几次感冒。Joanne 5 月龄大时病情加重,因胸部感染入院。护士们说她的排便量大且很难闻。生长曲线显示她出生时以及出生后第 1 个月的身高都较低。医生怀疑她患有囊性纤维化(OMIM 219700)(图 1.2,框 1.1),给她做了发汗试验。结果证实了医生的怀疑(Cl^-水平为 87mmol/L,远高于正常上限的 40mmol/L)。该诊断对 Pauline 和 David 来说完全出乎意料。应他们的要求,Joanne 的儿科医生安排他们去看遗传科医生来问个究竟。

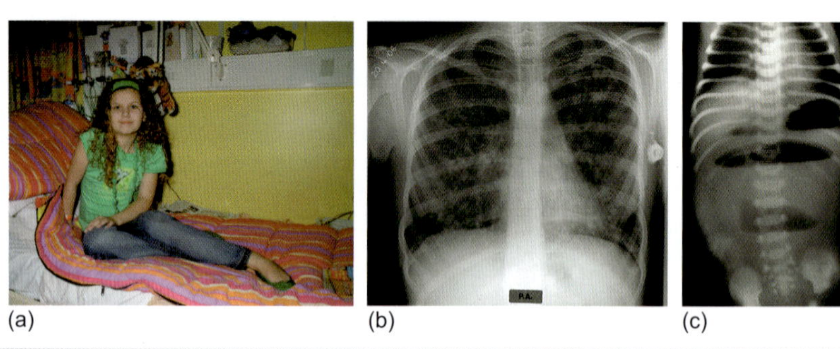

(a) (b) (c)

图 1.2 囊性纤维化

(a)多年来,囊性纤维化患者的预后有所改善,但他们仍需要经常住院、理疗和持续用药。(b)囊性纤维化患者的肺部 X 线照片。(c)患有胎粪性肠梗阻的新生儿立位腹部平片,显示多个气液平面。照片(a)和(b)由曼彻斯特皇家儿童医院 Tim David 医生提供。

框 1.1

囊性纤维化的多效性表现

- 肺　异常黏液导致感染和肺损伤
- 胃肠道　胎粪性肠梗阻
远端肠梗阻
直肠脱垂
- 胰腺　胰腺外分泌功能障碍
吸收障碍
- 胆管　胆汁性肝硬化
胆结石
- 汗腺　汗液中的氯和钠含量升高
- 生殖系统　先天性双侧输精管缺失(congenital bilateral absence of vas deferens,CBAVD)
宫颈分泌物浓稠

案例3 Kowalski家系

- Kamil 和 Klaudia 之长子 Karol
- 发育迟缓,肌张力低下,严重智力障碍

3 9 61 93 122 141 354

Karol 是 Kamil 和 Klaudia 的第 1 个孩子。父母从 Karol 只有几个月大的时候就开始担心他,因为他所有的发育似乎都迟于朋友们孩子的“里程碑”。尤其是他肌张力低下,并且很难断奶改吃固体食物。临床检查并没有什么特别的发现,但医生认为他睫毛过长、体毛过多、头发稀疏属于异常情况。随着时间的推移,Kamil 和 Klaudia 变得更加担心,因为 Karol 直到 30 月龄才会走路,语言发育也极其缓慢:3 岁多时仍然说不清楚词语。于是他被转到儿科,但在等待预约期间,他突然癫痫发作,住进医院。儿科医生安排了多项检查,起初怀疑他可能有酶缺陷,因为他看起来面部皮肤粗糙,并且体毛很多,手指短,指甲很小,但所有的检查结果都是正常的,包括染色体微阵列分析。MRI 扫描显示他的大脑胼胝体部分缺失,正式的发育评估证实他有中度到重度的智力障碍(图 1.3)。

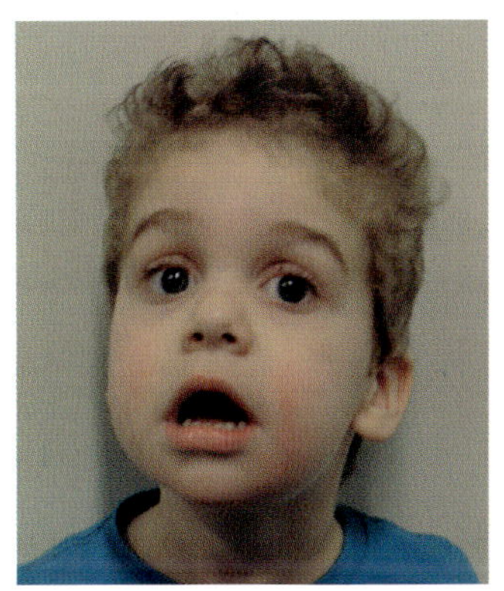

图 1.3 严重智力障碍
尽管 Karol 外表有些异常,但总体上是正常的,表型也未提示环境因素所致的疾病或特定的遗传综合征。图片由莱顿的 Gijs Santen 医生提供。

案例4 Davies家系

- Martin,24 月龄,动作笨拙,学步晚
- 肌营养不良家族史

3 10 61 89 142 257 285 354

Martin 是 Judith Davies 和 Robert Davies 的第 1 个儿子。此前,他们已经有了 2 个女儿 Lisa 和 Jessica。这两个女孩的运动发育都非常快,在 1 岁之前都已经开始走路了。Martin 则在许多方面都显得迟钝。他妈妈以为这只是因为他是个男孩。然而,当他 18 月龄时还不会走路,妈妈带他去就诊,向医生寻求建议。医生为 Martin 做了检查,但并未发现异常,于是安排 6 个月后复诊。在此期间,Martin 在 20 月龄迈出了第一步,但医生在第 2 次检查时注意到 Martin 动作非常笨拙。他从地板上站起来时必须扶着椅子或将手撑在腿上。这使医生和妈妈 Judith 都很担心,因为他们知道这个家庭有肌营养不良的家族史。虽然一个小男孩走路迟缓和笨拙有很多原因,但这些也可能是这个疾病的早期迹象(图 1.4)。他们一致认为 Martin 需要去看神经科医生,而 Judith 和 Robert 需要去看遗传科医生。

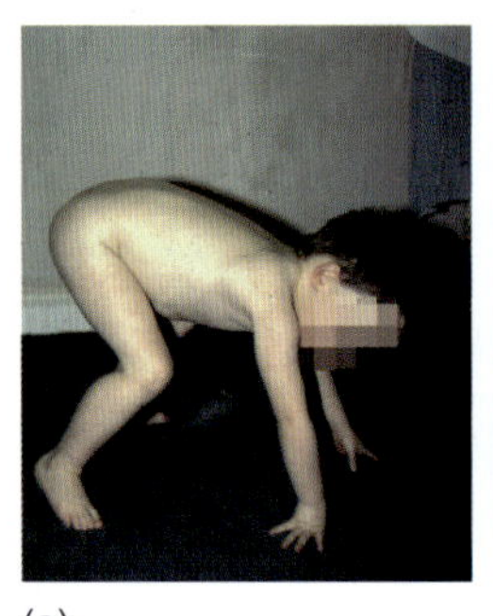
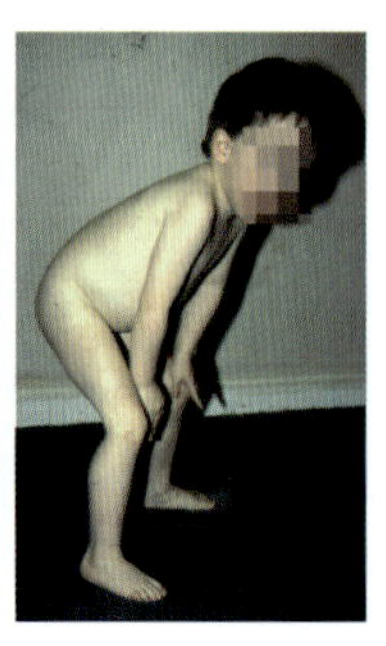
(a)

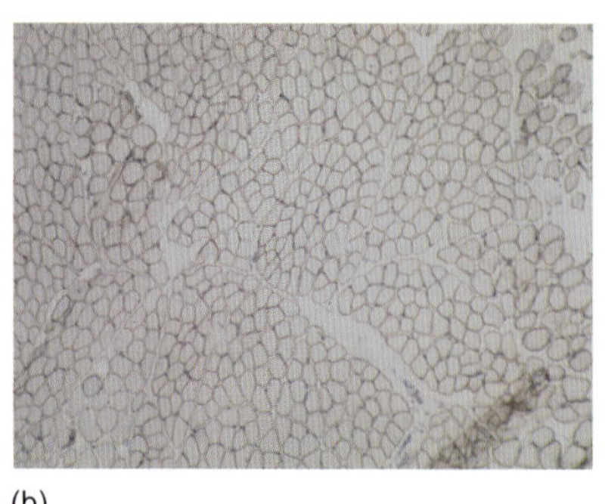
(b)

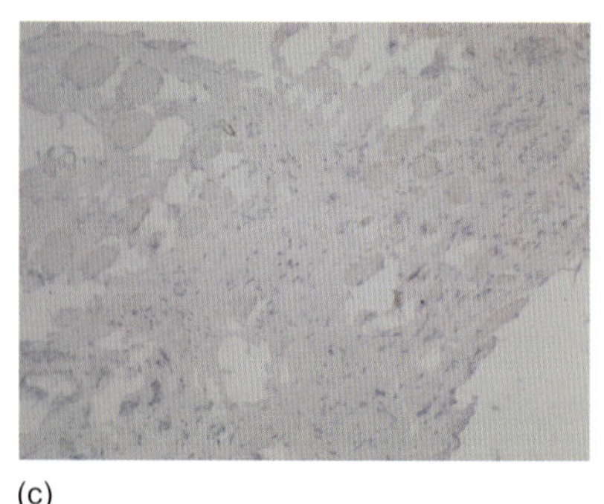
(c)

图 1.4 进行性假肥大性肌营养不良

(a)患病的男孩因手臂近端和腿部肌肉无力而将手臂撑在腿上才能站起来(高尔征)。(b)和(c)肌肉组织学切片(Gomori 三色染色)。正常肌肉切片(b)显示正常细胞结构及其细胞膜上的抗肌萎缩蛋白(褐色染色)。(c)一个 10 岁患病男孩的肌肉切片。存在组织紊乱、纤维组织浸润和抗肌萎缩蛋白的完全缺失。组织学照片由纽卡斯尔的 Richard Charlton 医生提供。

案例5 Elliot家系

- Elmer 和 Ellen 之女 Elizabeth
- 多种先天畸形

4 10 40 60 91 354

Elmer 和 Ellen 在牙买加(Elmer 父母出生的地方)度完蜜月回来后不久就决定要组建一个家庭。没多久,Ellen 怀孕了。但在她末次月经后 8 周时开始出现阴道流血,之后妊娠试验呈阴性。5 个月后的第 2 次怀孕,起初似乎进展顺利,但妊娠 30 周检查显示胎儿小。Elmer 和 Ellen 也没有上心,因为 Ellen 本人身材娇小。但当 Elizabeth 在孕 37 周出生时,一切并不顺利。Elizabeth 总体来说是个小婴儿(她的身长和体重在第 3 百分位处),但是她的头围明显低于第 3 百分位数。她需要管饲饮食,很容易呼吸困难,存在心脏杂音,超声心动图显示她有室间隔缺损和主动脉瓣狭窄(图 1.5)。儿科医生请遗传科医生来见 Elizabeth 和她的父母,看需要做哪些进一步检查。Ellen 告诉遗传科医生,她的妹妹有过 2 次早期流产,且住在特立尼达的姨妈在现在的 2 个健康孩子出生之前,有一个婴儿死于先天性心脏病,还有一个为死胎。

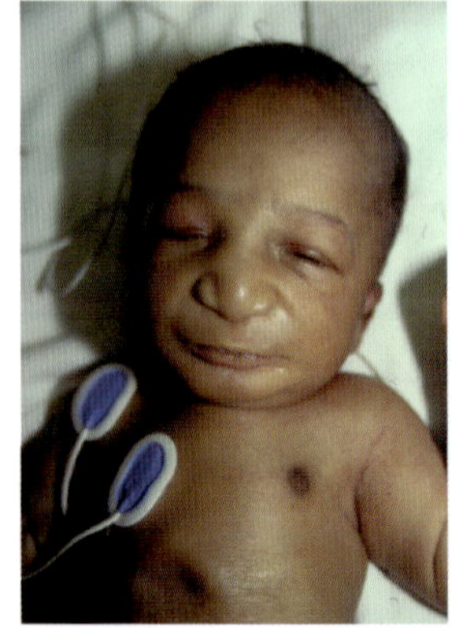

图 1.5 有多种先天异常和畸形特征的婴儿

案例6 Fletcher家系

- Frank,22 岁,视力进行性模糊
- 视力问题家族史

4 11 62 119 143 354

Frank 是一名电工,22 岁,刚刚大学毕业。他喜欢和朋友一起出去玩,周末常常喝很多酒。他的视力一直很好,但近一周视力变得模糊,他工作用的电线颜色似乎也比平时要浅。这种情况一直没有改善,他去找验光师。验光师发现 Frank 的视网膜有变化,于是紧急转诊至眼科医院。在医院,医生发现他有视盘水肿(神经纤维层假性水肿),视网膜血管的弯曲程度增加。在接下来的几个月里,他的中心视力逐渐恶化,不得不放弃工作。他的母

亲 Freda 是一位健康的女性,但她唯一的弟弟从 28 岁起就被诊断为失明。Freda 记得她弟弟患有视神经萎缩,她的姐姐 Doreen 在 45 岁时也开始患有严重的视力障碍。鉴于有这种家族史,眼科医生就将 Frank 转诊至遗传门诊。莱伯遗传性视神经病变如图 1.6 所示。

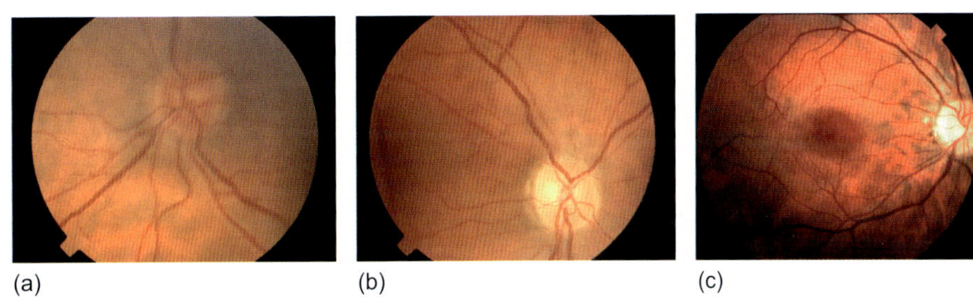

(a) (b) (c)

图 1.6 莱伯遗传性视神经病变

(a)患者视力下降 3 周后的视盘;注意视盘有充血,边缘模糊。(b)患者舅舅的视网膜;此次检查前数年即视力丧失;注意视盘苍白,尤其是时间上与视神经萎缩相对应。(c)正常视网膜。照片由曼彻斯特圣玛丽医院的 Graeme Black 先生提供。

1.2 科学工具包

接诊这类患者的第一件事就是记录家族史。即使转诊信提供了家族史,遗传科医生仍需将框 1.2 中的流程仔细查阅一遍,这很重要。家族史可以为遗传诊断提供重要线索,也是基因诊断和遗传咨询的必要背景。

框 1.2

如何获取家族史并画出家系图

拿一张特制的谱系表或一张白纸,在长边上划出 4 行线。从咨询对象(来就诊的患者)开始画起,如果咨询对象是成人,就从底部线的上一条线正中开始,如果咨询对象是儿童,就从底部线正中开始。画上适当符号(见后文),并注明姓名、出生日期和任何相关的临床特征。接下来,如果有配偶或伴侣的详细信息,也记录下来。然后系统地记录他们的孩子、父母和兄弟姐妹(同胞)及每一个兄弟姐妹的伴侣和孩子。接下来询问患者父母的兄弟姐妹以及他们的伴侣和孩子,最后记录所有 4 个祖父母及其同胞的信息。除非有其他特殊理由,否则家系询问没有必要超出这个范围。仔细系统地询问每一个人,并记下他们的姓名、出生日期、死亡日期和死因,以及任何相关的临床信息。询问流产或生育问题,如果方便,询问每个人的出生地。即使患者能够确信疾病来源于家系的哪一方,收集双方的全部详细信息也是明智的,因为“家庭神话”可能会极具误导性。许多机构使用计算机系统,这些系统会引导您完成一系列与上述类似的问题,并为您绘制出家系图。

逐步完成家系图,使每一代人都保持在一条水平线上。在画面上不出现太多交叉线的情况下,请按照他们的出生顺序列出同胞。如果谱系非常复杂,可能需要重新绘制使其整洁。您可以将本章中的家系图用作模型。家系符号如框图 1.1 所示。

框1.2(续)

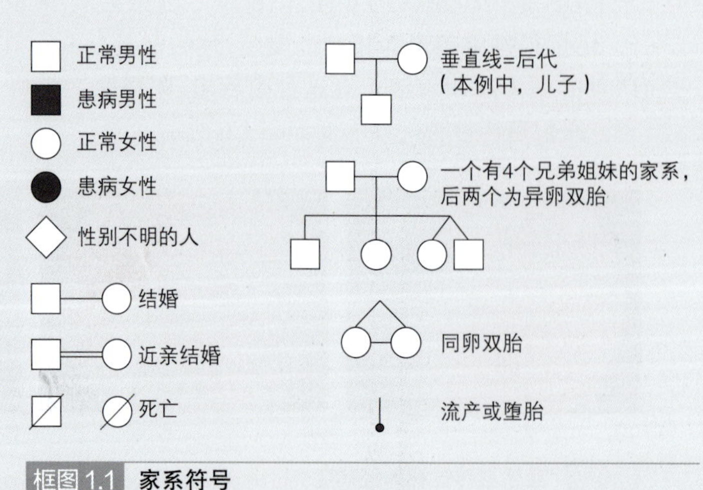

框图 1.1 家系符号

关系描述

1. 同胞指的是兄弟姐妹,不分性别。

2. 表兄弟姐妹:如果Jack的父母是Jill父母的同胞,那么Jack和Jill就是一级表(堂)兄弟姐妹(框图1.2)。如果Jack的父母都是Jill父母的同胞,那么Jack和Jill是双一级表(堂)兄弟姐妹(框图1.2b)。如果Jack的父母之一是Jill的父母之一的一级表(堂)兄弟姐妹,那么他们就是二级表(堂)兄弟姐妹(框图1.2c)。

在某些文化中,"表(堂)兄弟姐妹"一词的使用往往相对宽松,多意为"亲属"。但在遗传学中,应严格按照上述定义使用。最好通过绘制或描述家系细节来定义更复杂的关系。我们将在第九章看到如何计算亲缘关系和近亲繁殖的精确程度。

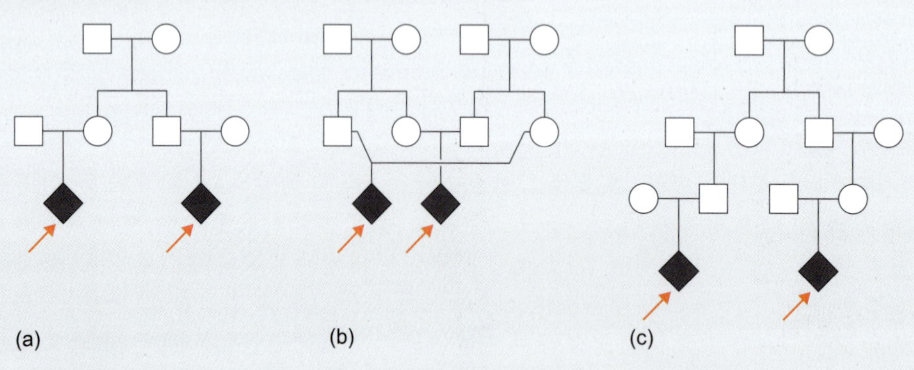

框图 1.2 关系

箭头所指的个体:(a)一级表堂兄弟,(b)双一级表堂兄弟,(c)二级表堂兄弟。

1.3 案例分析

对于每一个案例,初始的问诊都是为了构建一个详细的家系图。下面的家系说明了常染色体显性遗传(亨廷顿病)、常染色体隐性遗传(囊性纤维化)和X连锁隐性遗传(Martin肌营养不良)的一些典型特征(框1.3)。其他案例(Kowalski、Elliot和Fletcher家系)所提出的问题将在本章末尾予以解释。

框 1.3

John Ashton 如何来到遗传门诊,遗传科医生需要考虑哪些问题

John 的家庭医生写给遗传服务机构的信:

"您能为刚结婚的 28 岁的 John Ashton 预约一次门诊吗? John 虽然看起来健康,但精神科医生检查他父亲的抑郁症时认为可能是遗传原因,John 为此极为担心。John 的父亲 Alfred 有很明显异常肢体运动,非常健忘。前几代家庭成员都在 50 多岁患痴呆。John 和他的妻子最近贷款买了房子,即将组建家庭。他们想明确父亲的情况是否会对 John 和他们将来的孩子产生影响。"

遗传咨询师为见 John 所准备的笔记:

门诊就诊前及咨询期间需要的资料

- Alfred 临床表现的详细信息,以及精神科医生的诊查结果(需征得 Alfred 的许可)。
- 绘制家系图,并标注所有痴呆成员及其发病年龄。

考虑鉴别诊断

- 亨廷顿病。
- 其他遗传性痴呆。
- Alfred 的帕金森病与家族痴呆病史无关。

建立 Alfred 的初步诊断

- 如患者有 HD 的临床症状,可以做 DNA **诊断检验**(见第四章关于测试的描述)。这是特异性 HD 诊断,如果呈阳性则证实临床诊断;如为阴性,则排除 HD,并考虑其他原因。

John 遗传风险评估

- 如果 Alfred 确诊为 HD,那么 John 可以接受风险评估。这在伦理方面比较敏感,因为 John 有 1/2 的机会携带基因突变。如果他携带致病基因,他就会患上此病,也会有 1/2 的机会将其传给孩子。John 和他的妻子需要涉及更敏感话题的遗传咨询、阳性检测含义的信息和妊娠检测的选择。

治疗的希望

- John 和他的妻子也想了解该病的研究进展,以及是否有正在研发的有希望的治疗方法。遗传中心会将这些信息及时告知他们。

案例1 Ashton家系

- Alfred Ashton 之子 John,28 岁,身体健康
- ❓亨廷顿病家族史
- 常染色体显性遗传

1 7 60 94 140 354

John 的母亲和 John 一起来诊所协助医生绘制家系图(图 1.7)。除了 John,她还有一个女儿,女儿有两个年幼的儿子。Alfred Ashton 的父亲 Frederick(John 的祖父)在 38 岁时死于一场工业事故。Alfred 的母亲 82 岁,仍健在。Alfred 的祖母在 50 多岁时出现痴呆,需要机构照护,她两个兄弟中的一个和她唯一的妹妹也是如此。尽管这家人已经失去了与大家庭的联系,但自从他们知道 John 父亲的诊断后,听说家系里也有人患亨廷顿病。他们非常担心 Alfred 的妹妹。她现在住在澳大利亚,并且像她哥哥一样表现出不自主运动。

该家系表现为常染色体显性遗传。患有亨廷顿病和其他严重显性疾病的人通常是杂合的,即他们接受了父母一方的异常基因拷贝和另一方的正常基因拷贝。亨廷顿病患者的孩子有二分之一的机会继承亨廷顿病突变基因。如果他们确实继承了该致病基因,除非像 Alfred 的父亲那样先死于其

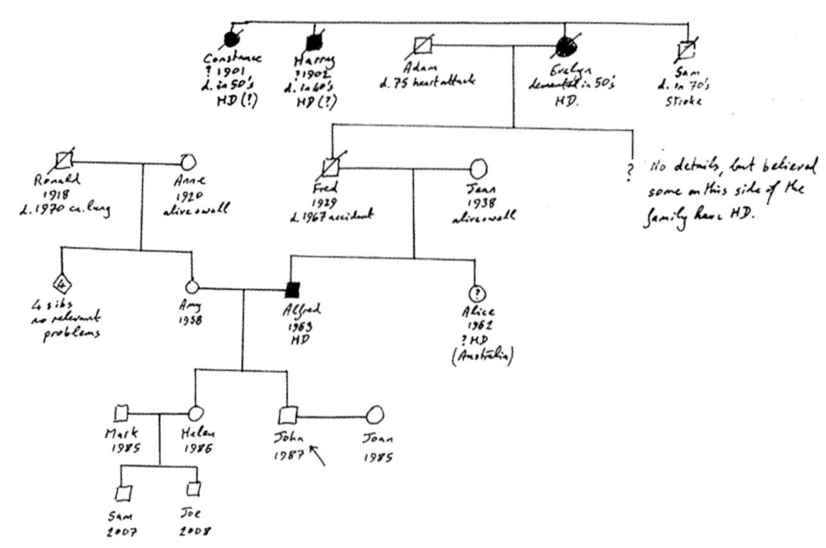

图 1.7 John Ashton 家系图

该图模仿真实的临床记录。但因为这本书中的病例和家庭是虚构的,所有后续的家系图只显示与跟踪病例和遗传学相关的信息。

他疾病,否则将不可避免地患上亨廷顿病。疾病可能始发于从儿童期到 70 岁以上的任何年龄,但最常见的患病年龄在 40 多岁。

严重的迟发性遗传疾病,如亨廷顿病,会使高危人群陷入困境。John 刚结婚,还买了房子,和妻子正考虑要孩子。虽然他现在还没有表现出这种疾病的症状,但如果他携带了亨廷顿病突变基因,他将不可避免地在以后的生活中出现这种严重疾病的症状并且他的孩子都有 1/2 的患病风险。DNA 检测可以确定 John 是否携带变异基因,而决定是否参加该检测将是他一生中最重大的决定之一。在英国,大约 80% 的处于这种情况的人在接受全面咨询后选择不做检测。无论是在该情况下还是在任何其他情况下,如果患者选择不做检测,遗传咨询师都必须始终尊重患者**不知情**的权利。在整个过程开始之前,关键是确诊患者的家族疾病的确是亨廷顿病,而不是一种不相关的神经退行性疾病或某种类似亨廷顿病的罕见常染色体显性遗传病。DNA 检测是特异性针对亨廷顿病的。如果这个家族的遗传病是其他疾病,那么检测就得不到预期的结果。在这种情况下,尽管精神科医生对 Alfred 的诊断很有信心,但仍需要检测 Alfred 的 DNA(见第四章对测试类型的描述)来进行确定。请注意,尽管 Alfred 的阳性结果会确认其预后不良,但对已经患病的患者进行的检测属于**诊断检测**,在伦理上不那么敏感,这与对像 John 一样的正常人进行的**预测性检测**不同。

咨询师告诉 John 有一种新药 IONIS-HTT,其临床试验结果乐观(Fischbeck and Wexler,2019)。该药能够降低脑脊液中突变的 HTT 蛋白水平。但这能否带来临床改善还有待观察。John 同意,如果该药物临床疗效满意,那么他将会考虑做预测性检测,然而,28 岁的他仍觉得最好可以推迟几年再做决定,等待看看目前正在进行的进一步临床试验的结果。

案例2 Brown家系

- 婴儿 Joanne,反复感染,生长不良
- 发汗试验证实她患有囊性纤维化
- 常染色体隐性遗传

2 9 60 120 140 283 354

家系显示无囊性纤维化家族史或其他明显的遗传病史(图 1.8)。Pauline 问:“这怎么可能是遗传的,两个家族中都没有人患过这种病?”事实上,这个谱系是在近亲结婚不常见的社区中常染色体隐性疾病的典型案例。通常情况下,患病的孩子是由非近亲婚配、无相关家族史的夫妇所生的唯一患者。因此,谱系没有任何线索表明这种情况是遗传的。确诊病因通常要从确定临床诊断开始。在病情及遗传学检测结果都很明确的情况下,可确定临床诊断。然而更常见的情况是临床诊断只是一种假设,或多或少是合理的,但需要 DNA 或生化检测来确定诊断。

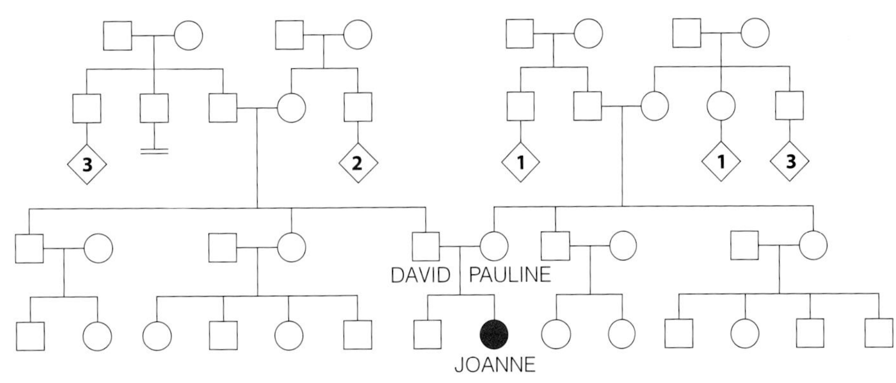

图 1.8 Joanne Brown 家系图
注意这个家系完全没有囊性纤维化的家族史。常染色体隐性遗传病通常以单个孤立病例出现。谱系符号内的数字只说明了后代的数量,性别未显示。

在大多数囊性纤维化病例中,临床病史和发汗试验阳性(显示特征性的氯化物升高)可使诊断相当可靠。在遗传学上,囊性纤维化多是常染色体隐性遗传,通常是由 7 号染色体上 *CFTR* 基因的突变引起的(请参阅第三章)。需要进行分子检测来证明突变,以便告知亲属他们的携带者状态、指导产前检测,以及在非典型病例中确定诊断。在使用一些可以改善疾病症状的新开发药物之前,也需要明确特定的突变,因为这些药物只针对特定的 *CFTR* 基因突变,并且只对这些特定的变异有效。

案例3 Kowalski家系

- Kamil 和 Klaudia 之长子 Karol
- 发育迟缓,肌张力低下,严重智力障碍
- 在这种情况下基因检测的困难

3 9 61 93 122 141 354

正如上述 Joanne Brown 的家系一样,此家族的家族史完全阴性。与 Joanne Brown 不同的是,Karol 的临床检查没有提供任何线索,说明他严重疾病的可能原因。怀孕和分娩过程也完全没有问题——没有迹象表明 Karol 的问题是由怀孕期间感染、出生时窒息或其他环境因素造成的。当他在第一次癫痫发作被送入医院时,儿科医生给予了上述几项检测。所有检测结果均为阴性。正式的发育评估证实他有中度到重度智力障碍。

在没有其他解释的情况下,他的病似乎是遗传的。他的临床表型——肌张力低下,发育迟缓伴有智力障碍,虽然严重但无特异性,即没有明显的

特征提示特定的遗传学诊断。我们的大脑是人体最复杂的部分,因此有无数种方式可能会出错并导致非综合征性智力障碍。也许有新发的染色体异常,但可能性较低,因为没有特殊的综合征样特征。也可能,他像 Joanne Brown 一样患有常染色体隐性遗传病或新生突变引起的常染色体显性遗传或 X 连锁疾病。假如找不到染色体异常(请参阅第二章),就没有具体的遗传假设可供检验,进而就无法进行基因检测。Karol 的情况是迄今为止的一个典型案例。如第五章所述,DNA 测序技术的进步终于可以揭示这种案例的病因。

案例4 Davies家系

- Martin,24月龄,动作笨拙,学步晚
- 肌营养不良家族史
- X 连锁隐性遗传

3 10 61 89 142 257 285 354

系谱显示,Judith 的姨妈(她母亲的妹妹)有两个男孩,他们都在十几岁时死于进行性肌肉疾病(图 1.9)。家中没有其他受影响的亲属。系谱符合 X 连锁隐性遗传。如果 Martin 的病情确实与他的两位已故亲属相同,那么 X 连锁遗传的可能性很大,但目前还不确定。

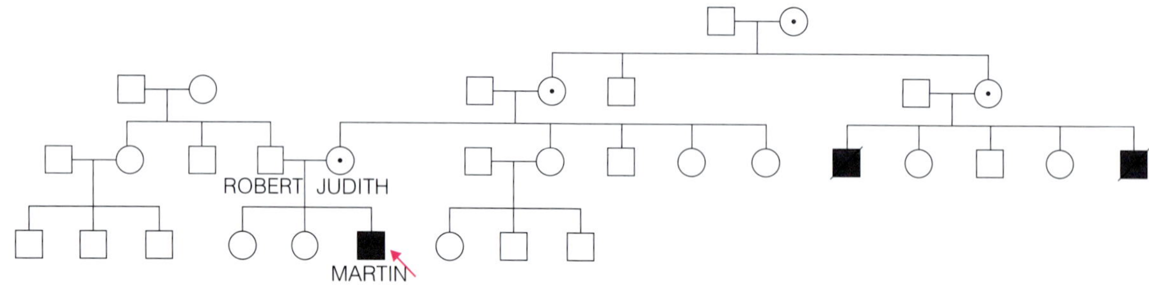

图 1.9 Martin Davies 家系图

假设这是 X 连锁肌营养不良症,标记有圆点的女性是该疾病基因的携带者——也就是说,她们是肯定携带者,因为她们的父母和子女或患病或是携带者。其他女性(如受影响男孩的姐妹)可能是或者不是携带者。

确认这两个男孩的诊断十分重要。现在肌肉退行性疾病种类很多。虽然对这些患者的管理和治疗有大体类似的效果,但对更广泛的家族来说,其效果有赖于精确的基因诊断来建立遗传模式。遗传科医生需要查看男孩的病例记录,特别注意肌肉衰退的详细过程和任何肌肉组织学报告。鉴于他们已经身故,不太可能有任何 DNA 检测结果。如第四章所述,对 Martin 的 DNA 进行检测将在检查中发挥核心作用。

案例5 Elliot家系

- Ellen 和 Elmer 之女 Elizabeth
- 多种先天畸形
- 生育问题家族史
- ?染色体异常

4 10 40 60 91 354

几代流产、死产和活产畸形婴儿的家族史提示伴外显率降低的常染色体显性遗传(外显率解释见 1.4 节)。然而,临床经验表明,最可能的解释是染色体平衡易位。下一步是对父母和存活的患儿进行染色体分析(见第二章)。

在生下有畸形或其他问题的孩子后,父母会经历一系列的情绪波动,包括震惊、焦虑、否认和困惑。他们通常也会对自己未能拥有所希望的正常宝

宝感到失落。其他家庭成员自然对这种不幸的情况有自己的反应，紧张局势也可能会进一步加剧，特别是当一方“指责”另一方的时候。照护婴儿的儿科团队的作用是充分告知家人他们在婴儿身上的发现，以及正在安排的检查和咨询。临床遗传科医生的作用是帮助尽快建立诊断，并以一种易于理解的方式将复杂的结果传达给父母，并解释这些结果对婴儿的未来意味着什么。在处理了紧急的临床诊疗问题之后，通常会安排后续的有关复发风险及其对大家庭影响的遗传咨询。

经过几轮咨询，咨询师建立了如图 1.10 所示的家系图。在这个家庭中，生育问题（流产或畸形婴儿）表现为常染色体显性遗传。正如下面所解释的，这与怀疑这些问题是由染色体异常引起的并不矛盾。因此，他们从婴儿和父母身上取了血样进行染色体分析。结果和影响将在第二章讨论。

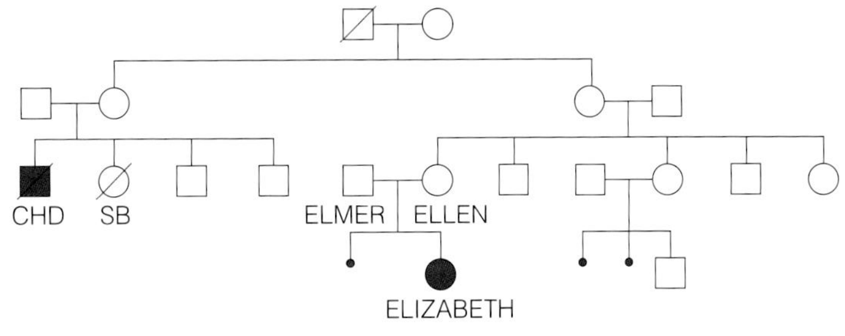

图 1.10 Elliot 家系图

该图显示了不良孕产史的家族史。SB 表示死产，CHD 表示先天性心脏病。

案例6 Fletcher家系

- Frank，22 岁，视力进行性模糊
- 视力问题家族史
- 线粒体遗传可能
- ❓莱伯遗传性视神经病变

4 11 62 119 143 354

Frank 和母亲一起去遗传门诊。他对眼科医生向他解释的诊断结果和不良预后非常震惊。他甚至还没有开始接受这将给他的生活带来的重大变化，包括失去工作和不能开车。然而他意识到，由于家族史，他自己的孩子可能也有危险。他来诊所非常想讨论这方面的事情，因为他和女友都非常担心。

临床遗传科医生首先在 Frank 的母亲 Freda 的帮助下绘制了详细的家系图（图 1.11）。Freda 的哥哥 Derek 失明，并被诊断患有视神经萎缩。和 Frank 一样，他第一次注意到视力问题是在 20 多岁，但令人欣慰的是他在确诊后依然上了大学，现在在一家大公司的电话销售部门工作。医生还向 Frank 介绍了全国视力残疾人组织以及他们可以提供的所有帮助和建议。Freda 的姐姐 Doreen 直到 40 多岁才出现问题。她的视力下降速度也较慢，但中心视力受到影响。最近一次检查发现，Doreen 有异常心律。她让母亲 Freda 在就诊时询问这是否与眼部疾病有关。

以下线索是遗传科医生对 Frank 的家族疾病假设的依据：

- 其眼病的性质。
- 受累男性症状的迅速进展。
- Doreen 发病较晚，病情较轻。
- Doreen 的心律问题。

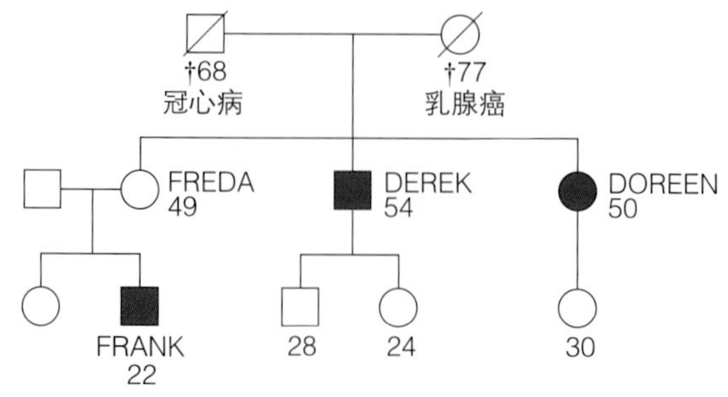

图 1.11 Frank Fletcher 家系图

这种家系很难解释。乍一看,遗传科医生认为是 X 连锁隐性遗传,因为两个相似的患病男性通过一个正常的女性相连。然而,Doreen 也受到了影响,这使得 X 连锁遗传不太可能发生。尽管如此,这仍然是一种可能,因为有时在这样的家庭中可出现"有症状的女性携带者",其临床表现比男性患者要轻(见第十一章)。当受累者通过母系连接时,一定要考虑其他类型的遗传,例如 X 连锁显性遗传和线粒体遗传。

根据这些观察,遗传科医生认为这种情况可能是莱伯遗传性视神经病变(Leber hereditary optic neuropathy,LHON)。LHON(OMIM 535000)有多种多样的疾病症状和发病年龄。它通常是由线粒体 DNA(mtDNA-见第三章)突变引起的,但最近也有研究表明,在极少数情况下,病因可能是 7 号染色体上的一个基因突变,这是一种常染色体隐性遗传模式。因此,遗传科医生也安排为 Frank 和 Freda 提取血液样本。如果这种类型的遗传模式得到证实,那么这对 Frank 和他的女朋友可能生的孩子来说是个好消息,因为男性不会把 mtDNA 传给他的孩子。

1.4 拓展学习

家系解释的艺术

在诸如果蝇或小鼠的实验动物中,性状的遗传模式总是可以通过繁殖实验来实现。对于人类,我们必须根据家系来判断,而家系很少大到足以明确地定义遗传模式。为达到研究目的,可以对收集的家系进行统计分析,使用共分离分析的工具来找出最有可能的遗传模式。在临床上,对家系的解释既是一门科学,也是一门艺术。更多的是为后续研究和检查提供假设。该假设可能涉及以下任何一个原因:

- 染色体异常。
- 常染色体显性遗传疾病,完全或部分外显。
- 常染色体隐性遗传疾病。
- X 连锁遗传疾病,显性或隐性。
- 线粒体 DNA 缺陷引起的疾病。
- 多因素疾病。
- 非遗传疾病。

框 1.4 总结了主要孟德尔家系模式的特征。为形成一个假设,对家系要进行充分分析,以查看哪种遗传方式最适合。最初的假设基于两个问题:

• 家系图是否表明先证者的父母至少有一个受影响?如果答案是肯定的,那么这种情况很可能是显性的;如果没有,很可能是隐性的。显性遗传就是任何携带该基因的人都会表现出来。受累者一定是从父母一方遗传了该基因,而携带这个基因的父母一方也应该有表型。然而,请记住,许多严重显性(或X连锁)疾病是新的("新生")突变,没有家族史。

• 有性别差异吗?例如,这种疾病对男女都有影响吗?它能通过父母任何一方遗传给任一性别的孩子吗?如果没有性别影响,这种情况很可能是常染色体遗传。尤其要注意男性间的遗传:这是一个不支持X连锁遗传的有力证据,因为父亲不应该把他的X染色体传给儿子。如果出现了性别差异,那么它可能与X染色体相关,尽管如下所述,性别偏倚也可能有其他原因。除非家系非常大,否则明显的影响可能只是随机波动。

在得出一个初始假设后,下一步就是通过编写基因型来验证它,如图1.12所示。只要有足够的巧合(新的突变,疾病携带者碰巧与家族成员婚配,等等),几乎所有的家系都可能符合任何一种遗传模式。最可能的遗传模式是需要最少数量的这样的巧合——最好是没有。如果需要巧合来使你的初始假设符合,那么你应该看看另一个假设是否更符合。学生考卷中关于家系的问题总有一个"正确"答案。

现实生活并不总是那么美好:许多真实的家系要么太小,不足以作出清晰的解释;要么不符合任何标准的孟德尔模式。像Joanne Brown(案例2)和Karol Kowalski(案例3),尽管其家系符合常染色体隐性遗传或新生突变发生在一个常染色体显性遗传或X连锁遗传疾病,但受影响的个体是家庭中唯一的病例,没有可探究的模式。该情况可能是多因素的,或者其他证据表明可能存在染色体异常或非遗传原因。可能的确诊性调查包括:

• 某种综合征的临床识别——但要记住,一些临床定义的综合征可以表现为不止一种遗传模式。
• 核型分析或分子细胞遗传学分析(见第二章和第四章)。
• 对候选基因或全外显子组的突变进行测序(见第五章)。
• 检查生化异常,包括线粒体功能异常(见第十章)。
• 检测是否存在X染色体非随机失活(见第十一章)。

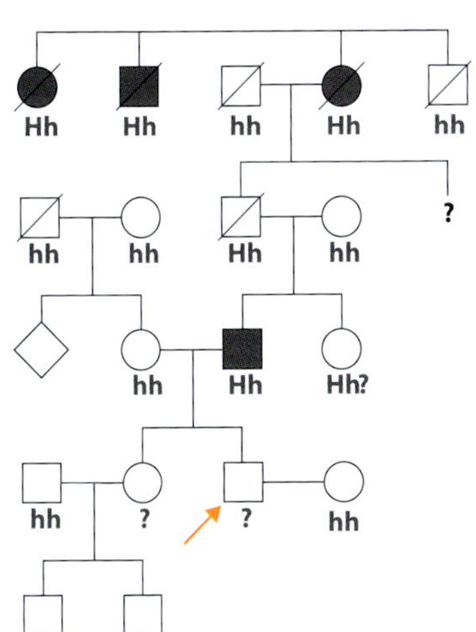

图1.12 图1.7中亨廷顿病家系包括的基因型

按照惯例,决定显性性状的等位基因用大写,决定隐性性状的等位基因用小写。在本例中,疾病的等位基因是显性的。请注意,这个家族的患者都是杂合子。这是人类显性遗传疾病的正常情况。纯合子通常罕见或未知;当它们被记录下来时,往往比杂合子的表现严重得多。然而,这种情况被正确地描述为显性(而不是半显性)。显性和隐性是表型(特征、疾病……)的特性,而不是基因的特性。如果一种性状在杂合子中表现出来,它就是显性的,亨廷顿病就是如此。亨廷顿病是已知存在纯合子且在表型上无法与杂合子区分的罕见人类疾病之一。

框 1.4

单基因性状遗传模式总结

只要表型是由单个固定染色体位置上的改变引起的，无论是经典基因异常还是染色体异常，都会出现孟德尔模式。

常染色体显性遗传：

- 家系中呈垂直传递模式，多代受累。
- 每个患者通常有一个患病父母（然而，需要注意的是严重显性遗传病的患者通常有新的新生突变，并且没有家族病史）。
- 每个患者的孩子都有1/2的机会受累。
- 男性和女性受累概率相同，将疾病传给下一代的概率也相同。

常染色体隐性遗传：

- 家系中呈横向传递模式，有一个或多个兄弟姐妹受累；通常同代只有一个患者。
- 患者的父母和子女通常不受累。
- 患者之后的每一个兄弟姐妹都有1/4的机会受累。
- 男性和女性受累概率相同。
- 儿童患者有时是近亲婚姻父母所生。在有多个近亲婚姻的家族中，受累个体可能在几代中出现。

X连锁隐性遗传：

- 类似象棋中的“跳马”移动模式——患病男孩往往有患病的舅舅。
- 患者的父母和子女通常不受累，不会存在父亲遗传给儿子的现象。
- 通常男性患病；女性可能是携带者。男性患者在家系中通过女性而不是未受累的男性相关联。
- 患病男孩的弟弟有1/2的风险受累；姐妹不受累，但有1/2的风险成为携带者（与常染色体显性遗传疾病一样，新生突变是常见的）。

X连锁显性遗传：

- 特征与常染色体显性遗传家系非常相似，但受累父亲患者的所有女儿和儿子都会受累。
- 与男性相比，女性的病情通常较轻，表型变化更大。

Y连锁：

- 垂直家系遗传。
- 父亲如果患病，儿子一定患病。
- 只有男性受累。

线粒体：

- 垂直家系遗传。
- 父亲患病，孩子一般不患病。
- 母亲患病，孩子一般都患病；但即使在一个家庭中，线粒体疾病表现通常也差异很大。

外显率和表现度——解读和咨询的陷阱

许多人类疾病主要表现为常染色体显性遗传谱系模式，但偶尔会跳过一代人。也就是说，一个未受累者，其父母之一为受累者，且生出一个或多个受累的孩子。因此，偶尔一个人携带相关致病基因，但不表现出这种疾病表型。这种现象被描述为不外显。性状**外显率**是指具有相关基因型的人表现出该性状的比例。

外显率是基因和疾病性状的共同属性。不同的综合征具有其特征性的不同的外显率,但一种综合征的不同特征也可能具有不同的外显率。外显率也可能与年龄有关,如亨廷顿病。

在家系解释和咨询中,不外显是一个陷阱。图 1.13 显示了一个示例。Ⅲ-11 个体即使不受累也必须携带该疾病基因。在成家之前,他可能会要求咨询,了解自己生下一个患有这种家族疾病的孩子的风险。尽管他的表型正常,但他可能是一个非外显的基因携带者,咨询师必须知道这种特殊情况的外显率才能计算出风险。幸运的是,在许多情况下,分子诊断可以提供一个明确的答案。

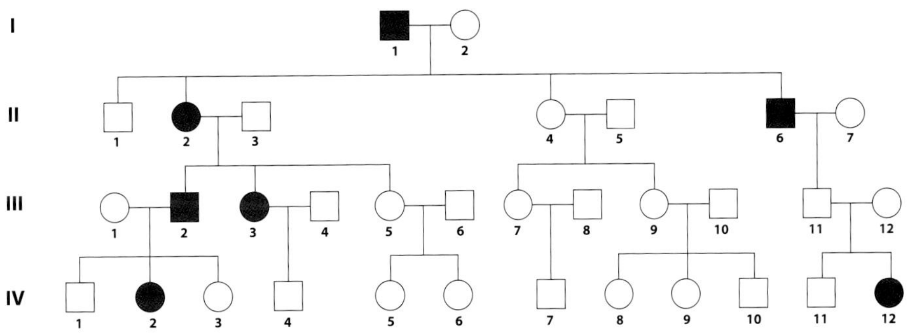

图 1.13 外显率降低的常染色体显性遗传家系

该疾病在Ⅲ-11 个体中是非外显的。第 4 代中有受累父母的未受累者也可能是非外显致病基因携带者。

外显率降低对咨询师来说是件麻烦事,但它发生的原因并不令人费解。令人惊讶的是,有些疾病显示出 100% 的外显率。对于这样的疾病,如果具有相关的致病基因,受累者将不可避免地表现出该疾病表型,而与受累者的其他所有基因、生活环境和生活方式无关。对于许多疾病来说,拥有这种致病基因就意味着你极有可能有这种疾病的症状,但偶尔,其他基因和/或环境因素的幸运组合可能会拯救受累者使其症状不出现。

基因型-表型相关性形成一个完整的谱段,从 100% 的外显率下降到非常低的外显率(图 1.14)。在谱段中,高外显率一端的性状被有效地描述为孟德尔性状,而在低外显率一端的特征则被称为多因子性状(见第十三章),但在二者相互发生转换的地方则没有硬性规定。表现为隐性遗传的性状也会出现外显率降低的情况,例如血色病(OMIM 235200),但从家系来看并不明显,因此在临床上,不完全外显很大程度上是显性疾病的问题。

遗传疾病经常表现出可变表达。也就是说,完全表现出来的疾病包括许多特征,但许多受累者只表现出所有疾病特征中的一部分,或者可能表现出不同程度的某种特征。神经纤维瘤病Ⅰ型(NF1,见疾病框 1)是一个常见的常染色体显性遗传疾病的例子,疾病表现非常多变。可以说疾病的每一种特征都有其特有的外显性,也可以说是疾病作为一个整体表现出不同的表现度。不管怎样,这反映了这样一个事实:致病基因并不是孤立地起作用,而是在无数其他基因和多变环境的背景下起作用的。

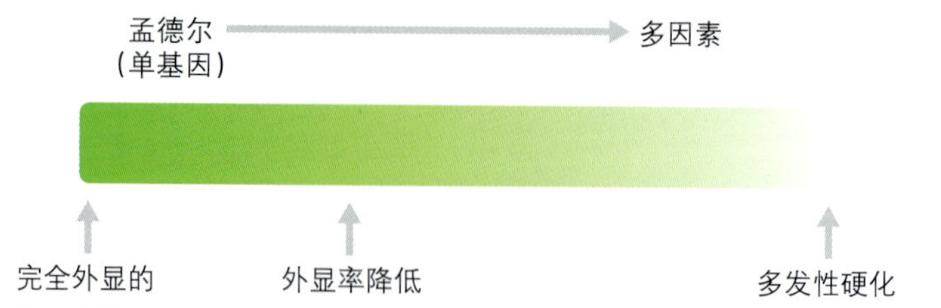

图 1.14 外显率连续谱系

外显率存在一种连续谱系，从完全外显的疾病（其他基因和环境因素在是否发病上不起作用）直到低外显率基因（致病基因在决定一个人对疾病的易感性方面只起一小部分作用，需要与其他遗传和环境因素一起决定疾病发生）。多发性硬化是一种多因子疾病的例子，遗传因素在决定易感性方面起重要作用，但目前的研究表明每个单一因子的外显率都很低（见第十三章）。

更罕见的遗传模式

X 连锁显性遗传

对于男性而言，与 X 连锁的疾病既不是显性疾病也不是隐性疾病，因为显性和隐性是杂合子的特性，而男性只有一条 X 染色体。正如第十一章中进一步解释的那样，X 失活现象意味着即使对于杂合的女性，X 连锁的显性和隐性也不如常染色体情况清晰。大多数与 X 连锁的疾病很少会显著影响女性杂合子，因此被认为是隐性的。偶然的情况下，X 连锁疾病确实常常严重影响杂合子，因而是显性遗传。一个例子是 X 连锁低磷血症（OMIM 307800；肾脏无法保留磷酸盐，导致抗维生素 D 佝偻病）。初看家系模式（图 1.15）很可能被解释为常染色体显性遗传。符合该解释的是这是一个垂直的遗传模式，受累者平均有 50% 的孩子受到影响。但在这里，男性只将 X 染色体传递给所有女儿，不传递给儿子。因此，受累父亲的所有女儿均受影响，但没有一个儿子受到影响。由于 X 染色体失活，与男性相比，X 连锁的显性疾病在女性患者中往往表现更轻，更多变。

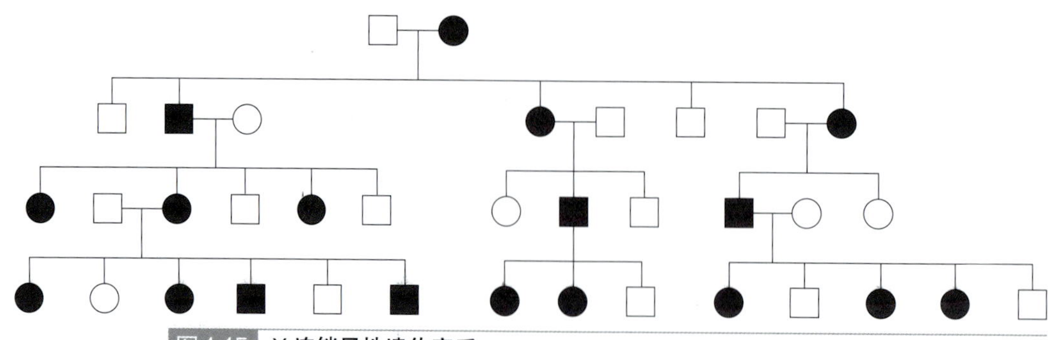

图 1.15 X 连锁显性遗传家系

尽管杂合子女性会受到影响，但与男性相比，这种疾病在女性中的表现通常更轻、更多变。

性别偏倚的其他原因

性别偏倚不是 X 连锁的可靠指标。由于解剖学或生理学的原因，常染色体疾病可能只影响一种性别。例如，卵巢癌可能是由 17 号染色体上的

BRCA1 基因突变引起的,但显然只影响女性。这种情况被称为**限性遗传**。有时,一种疾病在某一性别可能是致命的,但在另一性别却不会。如果这种疾病发生在出生前,该疾病只在一种性别上出现。这很可能是X连锁显性疾病,女性杂合子存活,但患病的男性在子宫内死亡。一个例子是雷特综合征(OMIM 312750,见疾病框11):受累男性通常在怀孕早期流产,所以典型的雷特综合征仅见于女性患者。少数受累男性确实能存活到出生,但他们的表型如此不同于雷特综合征,以至于直到分子诊断证明他们携带引起大多数雷特综合征病例的 *MECP2* 基因突变,才确定其致病原因。

Y 连锁遗传

对于由Y染色体上的基因决定的疾病,其遗传模式将是简单而显而易见的。它只会影响男性,一个受影响的男性的所有儿子都会受到影响。然而,Y染色体只携带大约50个基因,由于女性没有其中任何一个基因也能很好地运转,这些基因对生命或总体健康都不是必不可少的。Y连锁基因对男性性功能很重要,Y染色体异常是男性不育的常见原因。这种异常在临床上很重要,但其导致的表型是不育症,因此不会在多代家系中分离。

线粒体遗传

案例6——Fletcher家系的问题(图1.11)说明了一种不同寻常的遗传模式。之前所有的病例都涉及细胞核中的染色体DNA。但是,正如我们将在第三章中看到的,线粒体也包含DNA。线粒体DNA(mtDNA)的突变导致了一些疾病,包括Fletcher这个案例。注意重要的4点:

(1) 胚胎的所有线粒体都来自卵子,而不是来自精子。这就产生了一种母系遗传模式:线粒体突变由母亲遗传而不会由父亲遗传。大多数由mtDNA突变引起的疾病对两性的影响是均等的。莱伯遗传性视神经病变的不同寻常之处在于,由于未知的原因,它主要影响男性。

(2) 线粒体的大部分组分和功能是由位于细胞核染色体上的基因控制的(见第三章)。因此,大多数由线粒体障碍引起的疾病遵循典型的孟德尔遗传模式。只有极少数线粒体疾病是由mtDNA突变引起的,并遵循我们在Fletcher案例中看到的遗传模式。

(3) 因为每个细胞都含有许多线粒体,人的每个细胞中可以混合正常和突变线粒体(**异质性**)。随着时间的推移,这种正常和突变线粒体的比例会在不同组织之间以及同一组织中发生变化。这有助于解释为什么由线粒体突变引起的疾病通常具有低外显率和极端多变的表现度。

(4) 卵子中含有许多线粒体;因此,异质性母亲也会生出异质性孩子。这与核异常(染色体或单基因)的嵌合体形成鲜明对比。在嵌合体情况下,正常或异常形式之一,可以遗传给孩子,但不能同时(见后文和第二章)。

家系进一步解释的若干问题

一种疾病是**先天性**的(在出生时就存在)或者是**家族性**的(倾向于家族内传递)并不一定就是遗传的。亨廷顿病是一种遗传性而非先天性的疾病,而许多先天缺陷(根据先天性的定义)是由环境致畸物(例如风疹病毒或沙利度胺)引起的。除非一个家族疾病显示出明确的孟德尔家系模式或有可证明的染色体异常,否则很难确定基因在其病因中扮演了什么角色。很多行为和偶尔的身体特征可能是共同的家庭环境而不是基因导致的。第十三章描述了如何解决这些“先天-后天”的问题。反之亦然,有阴性家族史并不能排除疾病的遗传病因。常染色体隐性遗传尤其如此,如Brown家系(案例2)囊性纤维化病例所示,但它也可能会在常染色体显性遗传或X连锁遗传下看到,这些情况往往是新生突变的结果,正如Karol Kowalski(案例3)那样。第九章解释了为什么在某些遗传条件下经常发生新生突变,而在其他情况下则很少发生(见本章疾病框1)。

嵌合体

一个人的身体包含2个或2个以上遗传学不同的细胞系被称为嵌合体。正如在第二章中解释的那样,有丝分裂的过程应确保人体的每个细胞都携带一套完整而相同的基因。到目前为止,我们的讨论一直默认,如果一个人有一个突变,那么该突变就存在于他身体的每个细胞。遗传来的突变确实如此,但新出现的突变又如何呢?任何细胞随时都可能发生突变。只有那个细胞的后代才会携带这个基因突变。考虑到人体细胞的数量和典型的基因突变率,很明显,每个人都会有一些不寻常或小克隆的细胞在你能想到的几乎任何基因中携带突变。通常情况下,这些不寻常的突变细胞克隆对身体完全没有影响。但在3种情况下嵌合体可能具有临床上的重要意义。

(1) 如果突变细胞有生长优势而成为主导时——见第七章。

(2) 如果突变发生在胚胎发育足够早的阶段,那么突变系就构成了整个身体的大部分。患者可能会表现出该病的特征,可能具有较温和的表型(如果突变基因的产物是扩散性的),或者具有反映突变细胞分布的斑片状分布(如果基因产物留在产生它的细胞中)。有关示例,请参阅疾病框6。

(3) 如果突变影响**生殖系**(精子或卵细胞或它们的祖细胞)。

在遗传咨询中,生殖系嵌合体是一个主要的不确定性来源。一个所有临床和遗传检测完全正常的人,如果他或她有突变细胞的生殖系克隆,可能会生育几个具有相同显性或X连锁疾病的子女。如果一对正常夫妇有一个没有家族史的显性遗传病孩子,这看起来是一种新的突变。但是,咨询师一定要记住,父母中有一方可能是生殖系嵌合体。后代中再现的风险很难量化,因为我们不知道有多少比例的生殖细胞携带突变,但是这种情况不可忽视。如果一对正常夫妇有2个或2个以上受累患儿,因为父母未受累,家系模式(图1.16)看起来是隐性的。当受累患儿询问他们将来遗传的风险时,将这种情况误解为隐性会导致严重的错误。对于一种隐性遗传罕见病,患病风险非常低,但对于显性疾病,风险可高达50%。

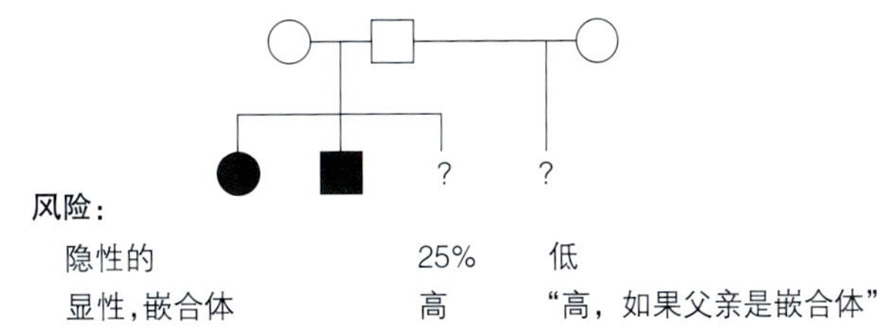

图 1.16 咨询中的一个问题

一对没有这种疾病的家族史的夫妇有 2 个受累的孩子。这是一种常染色体隐性遗传的情况,还是父母之一存在生殖系嵌合的常染色体显性遗传?取决于哪种理论正确,发病风险是非常不同的。

疾病框 1

神经纤维瘤病Ⅰ型(OMIM 162200)

NF1,又称 von Recklinghausen 病,是一种常染色体显性遗传病,由 17 号染色体上的 *NF1* 基因突变引起。这种疾病是上述外显率、表现度和新生突变问题的例证。

NF1 基因产物神经纤维蛋白的功能在疾病框 3 中有描述。

每 3 500 人中就有 1 人罹患这种疾病,不分性别和种族。外显率是完全的,因为该病的某些特征在每个患者身上都能发现。但该病可以有多种表现,且严重程度差异很大(框图 1.3)。每个 NF1 患者的孩子都有 50% 的机会继承其致病基因。这可以用 DNA 检测来确定,但检测结果不能告诉我们某个遗传致病突变的患儿会有多严重的表现。大约一半的病例存在新生突变,这是在临床严重的显性疾病中经常观察到的情况。在这些疾病中,受累者不太可能生孩子,如果该疾病在人群中仍然持续存在,那一定是因为反复发生的突变。第九章将更详细地探讨这种情况。

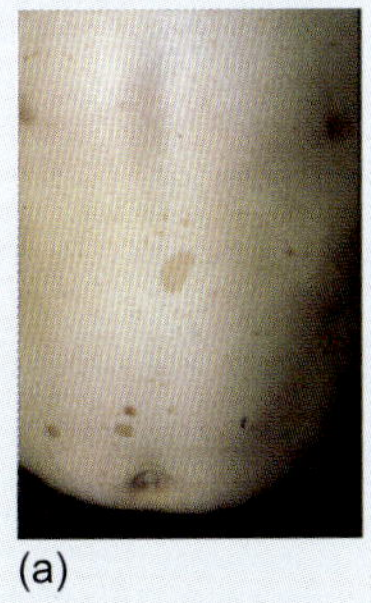

(a)

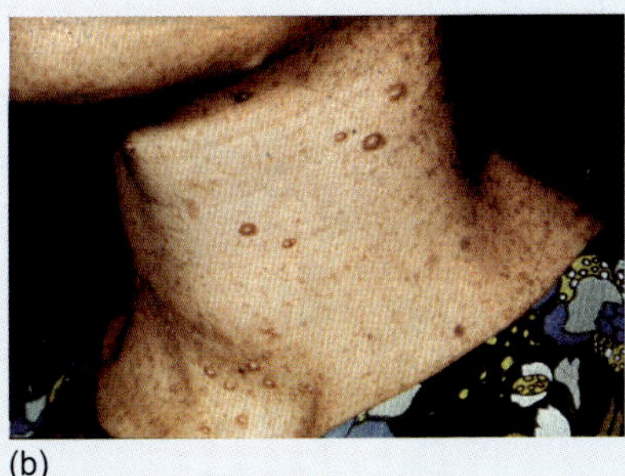

(b)

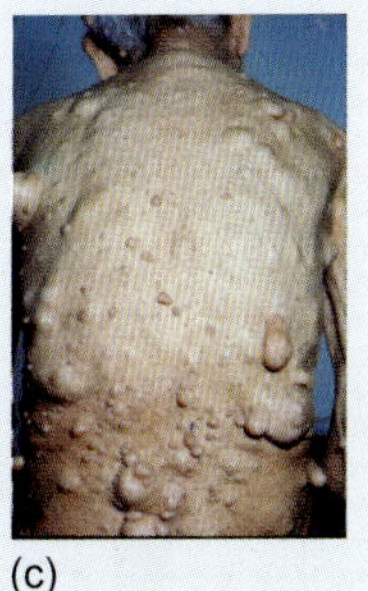

(c)

框图 1.3 NF1

轻症患者仅出现咖啡牛奶斑(café-au-lait 皮肤斑点)(a)、Lisch 结节(虹膜错构瘤)和/或腋窝雀斑。真皮神经纤维瘤(b)常见,数量多且外观严重受损(c)。NF1 患者还容易发生多种良性或恶性肿瘤,包括神经鞘瘤、胶质瘤等中枢神经系统肿瘤。NF1 患者偶尔会有学习困难、身材矮小或癫痫发作。

突变检测虽然可行但不简单:*NF1* 基因很大(59 个外显子,见第三章),而且功能基因序列必须与基因组中几个非常相似但没有功能的**“假基因”**序列区分开来。NF1 的咨询可能会很困难。虽然 DNA 或 RNA 分析可以确定一个家庭的突变特征,但它不能预测突变携带者的临床表现有多严重。轻症者可能不知道他们的孩子可能会表现严重,而没有家族史的患者可能不会了解到遗传风险。

1.5 参考文献

Fischbeck KH and Wexler NS (2019) Oligonucleotide treatment for Huntington's disease. *New Engl. J. Med.* 380:2373-2374.

有用的网站

Eurogems 是由欧洲人类遗传学协会运营的一站式教育资源门户。它提供了涵盖遗传学各个方面的各种在线资源的链接,并根据目标受众(从学生到专业人士)进行划分。所有资源都经过仔细检查,以确保准确性、可靠性和相关性。

Gene reviews 对大量(截至 2019 年 10 月,共 762 篇)的遗传性疾病进行了长达一章的临床综述。

在线人类孟德尔遗传数据库(OMIM)是寻找孟德尔疾病或其他表现型以及它们的决定基因的第 1 个端口。每个条目都有系统的链接到更详细的资源和非常有用的参考书目供进一步阅读。需要注意的是,OMIM 是一个孟德尔疾病的数据库,因此它不包含染色体异常的信息。

1.6 自我评测

以下 10 个谱系都显示一种罕见的疾病:

① 确定最可能的遗传方式,选择常染色体显性(全外显)、常染色体显性约 90% 外显率、常染色体隐性或 X 连锁隐性。

② 确定被箭头指向的人的下一个孩子受累的风险。

[关于问题 1~4 的提示在本书后面的指导部分提供。]

问题 1

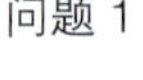

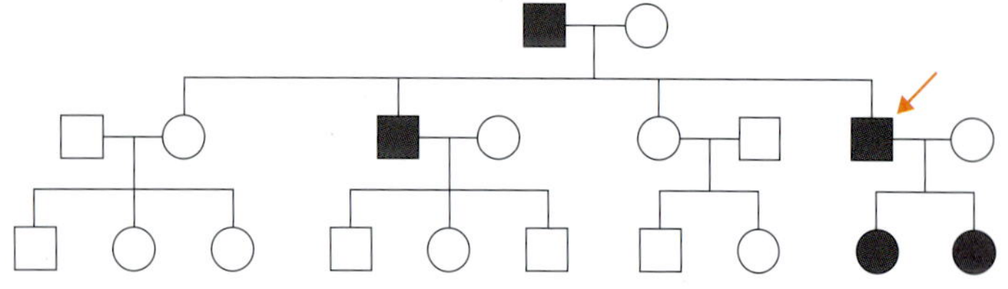

问题 2

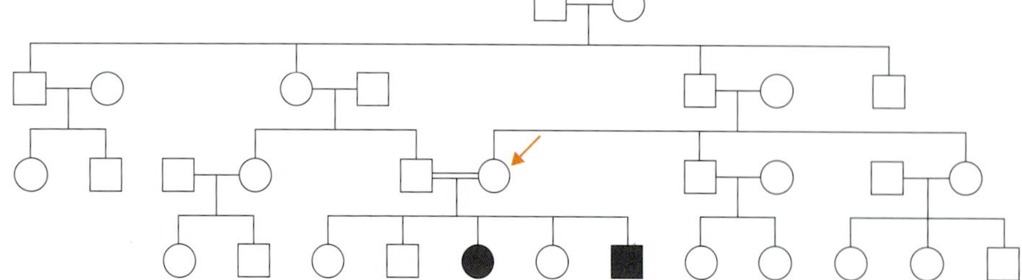

问题 3

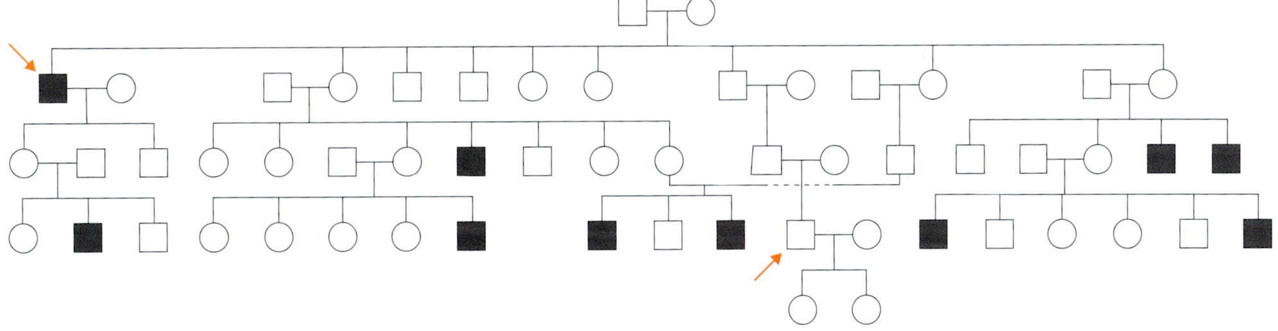

问题 4

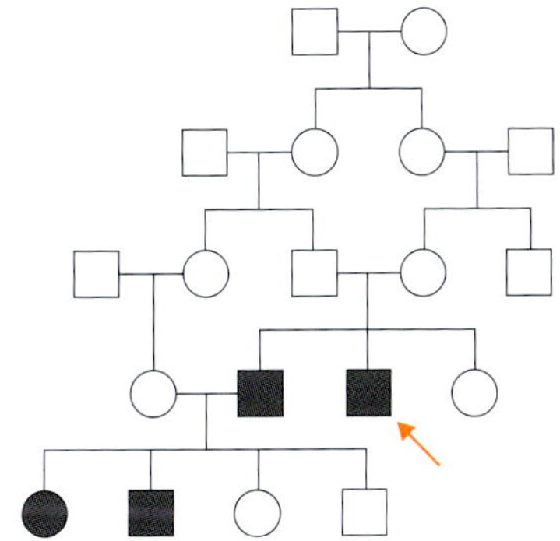

问题 5

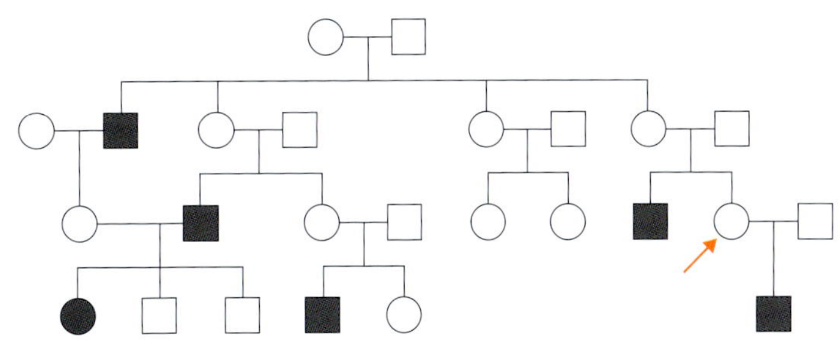

问题 6

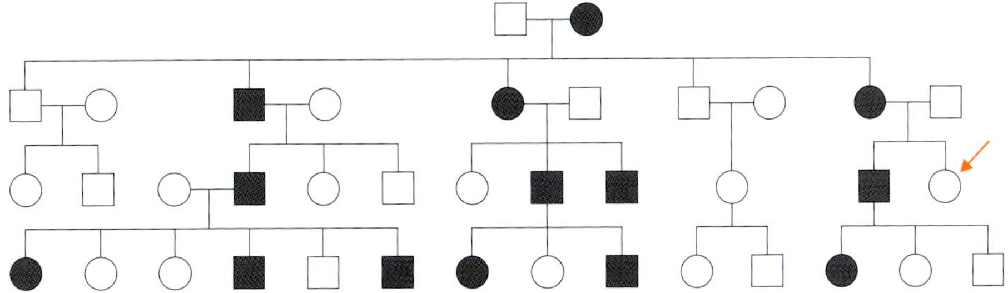

问题 7

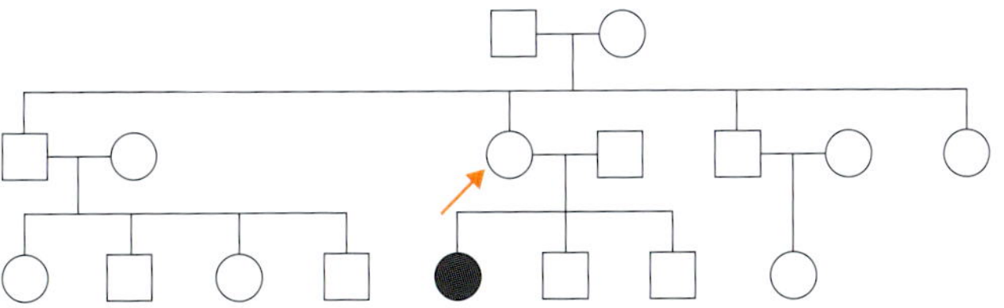

问题 8

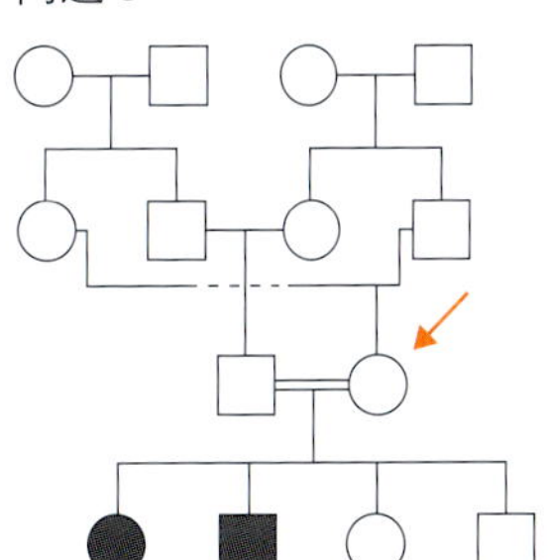

问题 9

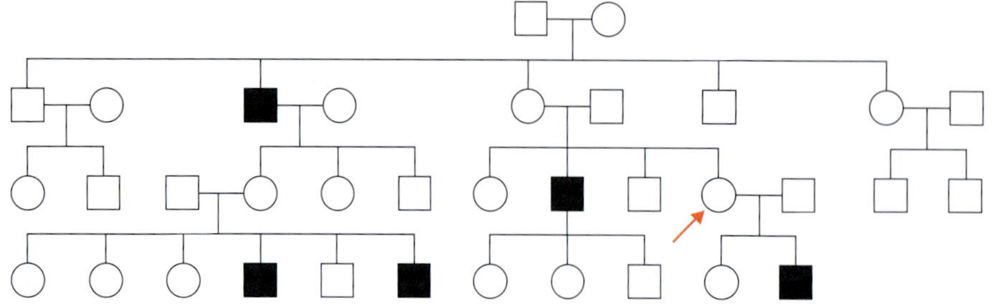

问题 10

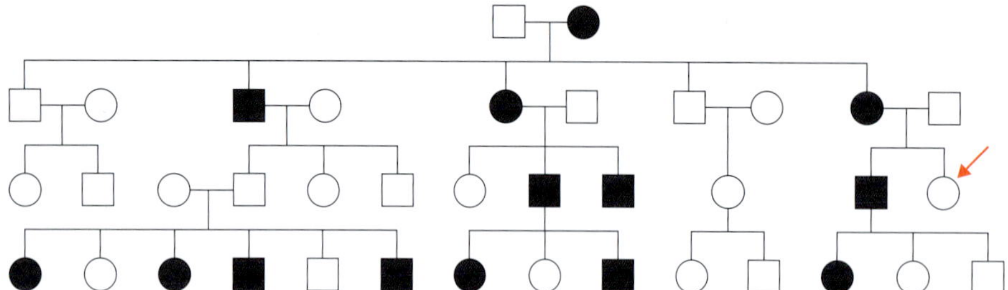

第二章　如何研究患者的染色体？

本章学习要点

通过本章学习，你应该能够：

- 描述有丝分裂和减数分裂的结果及过程。
- 识别正常核型和简单的异常核型。
- 描述人类性别决定因素和发生错误时的影响。
- 描述三倍体、三体、单体性、相互易位、罗伯逊易位、臂内倒位、臂间倒位、缺失和拷贝数变异。
- 解释导致主要类型的染色体数目和结构异常的原因。
- 推测易位或倒位携带者最可能的几种生育结局。

2.1　案例介绍

案例7　Green家系

- George，3 岁
- 发育迟缓，轻度畸形

23　36　63　89　354

George 是一对健康父母的第 2 个孩子。尽管他出生体重低于姐姐，但出生时似乎一切都很正常。常规新生儿体检时，医生听到他有心脏杂音，便让他做了超声心动图检查。结果显示他心脏的两个心室之间有一个小孔（室间隔缺损，ventricular septal defect，VSD）。医生认为室间隔缺损不严重，建议随访观察。3 岁时查体未再听到杂音。进一步超声心动图检查显示 VSD 已经关闭。然而，父母仍然担心 George，因为他所有的发育里程碑均落后于姐姐。他的语言发展尤其慢，且存在理解困难。儿科医生建议他去做语言检查，结果发现他腭运动很差，便征求一位临床遗传科医生的意见。这位遗传科医生注意到 George 鼻子窄、耳朵突出伴耳轮过度折叠、小嘴和手指细长，便对 George 进行了染色体检测。除常规核型检测外，还进行了分子检测，以明确是否存在 22 号染色体的部分缺失（22q11）。22q11 缺失如图 2.1 所示。

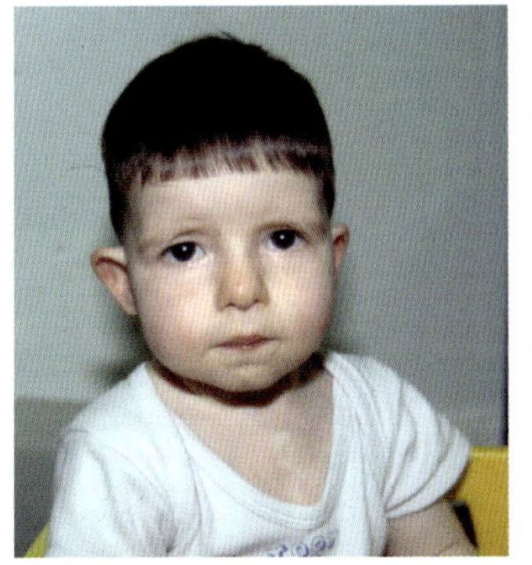

图 2.1　22q11 缺失的患儿

注意小嘴，窄鼻子和向上倾斜的眼睛。

案例8 Howard家系

- 年轻父母之新生女 Helen
- 确诊为唐氏综合征

24 36 63 285 354

当 Anne Howard 怀第一胎就诊于产前门诊时,医生建议她进行唐氏综合征筛查。Anne 和丈夫 Henry 认为女性高龄是唐氏综合征的高危因素,而他们夫妻俩才刚 20 岁出头,且不管怎样他们都不会考虑终止妊娠,因此夫妻俩没有同意唐氏综合征筛查。Anne 孕期过程顺利,足月分娩。Helen 出生后,Anne 觉得她看起来像她姐姐的孩子。但助产士很担心,因为注意到 Helen 肌张力低下(松软)、颈后皮肤松弛并有通贯掌,便请儿科医生会诊。儿科医生轻声告诉 Anne 和 Henry,他怀疑 Helen 可能患有唐氏综合征(图 2.2)。他安排将血样送到细胞遗传学实验室,并要求尽快告知结果,因为此时 Helen 的父母和祖父母都非常焦虑。儿科医生和助产士在接下来的两天内多次看望这家人,直到结果出来。结果显示 Helen 确实患有唐氏综合征。Helen 父母询问了许多关于 Helen 将来的问题。尽管儿科医生都做了回答,但还是建议几周后将 Helen 转诊至遗传门诊,以回答他们关于唐氏综合征是如何发生的以及下一胎是否有高风险的问题。

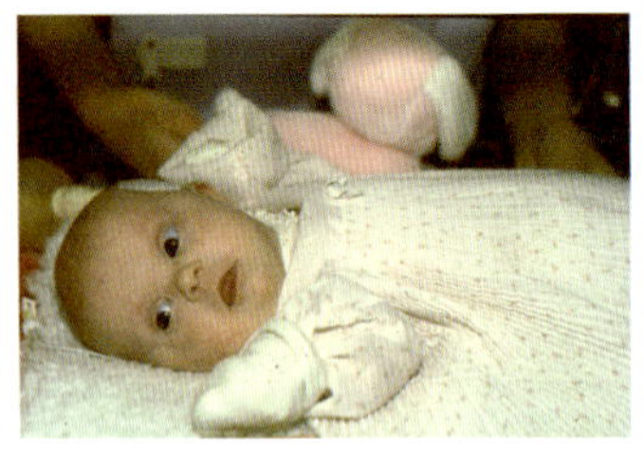

图 2.2 唐氏综合征患儿

案例9 Ingram家系

- Isabel,10 岁,身材矮小,可能有青春期延迟
- ?特纳综合征
- 45,X 核型

24 39 63 94 258 354

Irene 和 Ian 夫妻俩都很高,Isabel 是他们的第一个孩子。在 Isabel 生后的最初几个月里,除了脚有些肿、身体显得很纤小外,总体来说是个健康的小婴儿。Isabel 在儿童期的发育正常,但她始终是班上最矮的。在 Isabel 10 岁的时候,同班同学生长速度加快,她的两个朋友甚至进入了青春期。Irene 和 Ian 其实并不担心 Isabel 的发育情况,但学校的护士建议 Isabel 去看儿科医生,原因是依据 Irene 和 Ian 的身高,Isabel 的矮小显得有些不寻常。儿科医生为 Isabel 安排了染色体分析,这是身材矮小和怀疑青春期发育迟滞的初始检查的一部分。结果显示 Isabel 患特纳综合征(图 2.3),核型为 45,X。

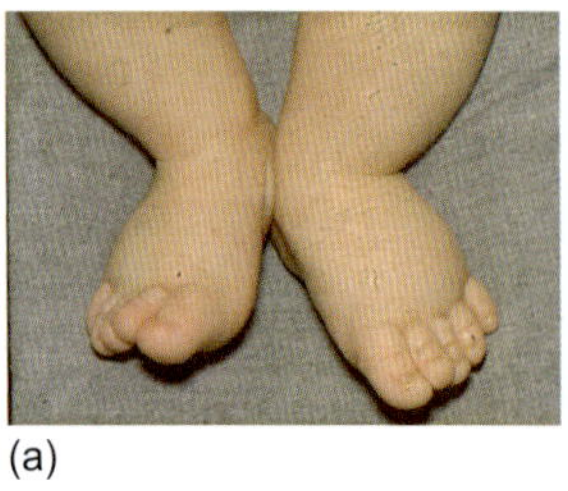

(a)

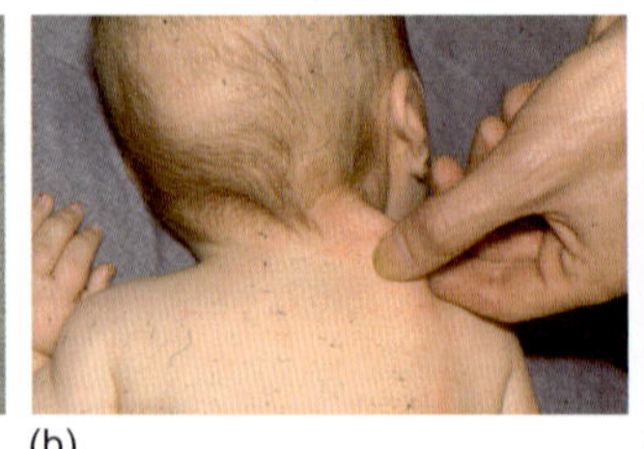

(b)

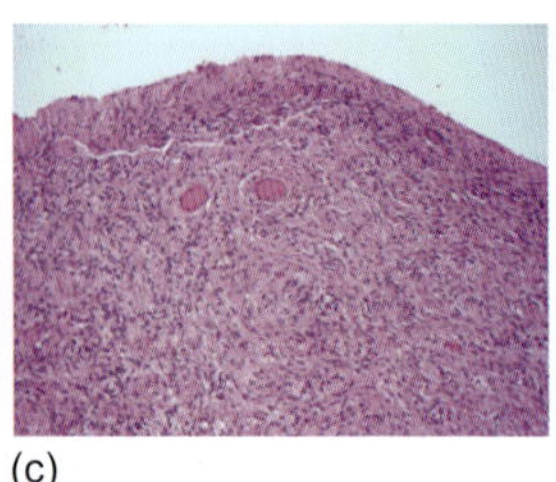

(c)

图 2.3 特纳综合征

(a) 双脚浮肿。(b) 颈后赘皮(颈蹼)。(c) 性腺组织学:卵巢皮层基质缺乏生殖细胞成分。图片(c)由曼彻斯特皇家医院 Godfrey Wilson 医生提供。

2.2 科学工具包

为什么临床医生需要了解染色体

染色体异常在多种临床情境中都很重要：

- 是不孕症和复发性流产的原因之一。
- 妊娠前 3 个月自然流产的胚胎中 50% 以上具有染色体异常。
- 大约每 200 名新生儿中就有 1 名因染色体异常而患有多种先天畸形的患儿。此类异常大多数经产前筛查可以及时发现，如果父母同意，是可以终止妊娠的。
- 大多数染色体异常的婴儿其父母是完全正常的，但是大约 1% 的人有细微的染色体改变，这种染色体改变对他们本人健康没有影响，但是他们的流产概率或孕育异常婴儿的风险增高。
- 肿瘤细胞中通常具有大量正常细胞中不存在的染色体异常，许多特殊的染色体异常具有诊断和判断预后的价值。

如何对染色体进行研究?

虽然自 19 世纪 80 年代就开始对一些生物体的染色体进行研究，但制备出的人类染色体总是缠绕在一起，在显微镜下无法分辨。直到 1956 年，新的技术手段使得首次成功地对人类染色体进行计数和区分。在接下来的 50 年里，除一些细微的改进外，临床细胞遗传学基本上沿用了相同的方法。有经验的技术人员通过在显微镜下观察染色体滴片以寻找染色体数目或结构的异常。近年来，这些技术已逐渐被 DNA 微阵列分析（见第四章）所取代。在不久的将来，这些方法可能会被 DNA 测序的进步所取代。尽管如此，传统技术仍用于一些特殊目的。从教育的角度讲，由此产生的核型有助于更清楚地展示在临床遗传学中占据重要地位的染色体机制的重要性。鉴于此，尽管越来越多的实验室使用基于 DNA 的方法而不是显微镜来解决本章讨论的诊断问题，我们仍然用传统的核型解释说明所举的例子。

通过传统显微镜进行核型分析

在显微镜下研究染色体需要分裂期细胞。如下所述，染色体只有在分裂的细胞中可以观察到。从一个人身上采集的血液，皮肤或其他样本均可以获得大量细胞，但很少有分裂期的细胞。因此，传统的染色体分析通常包括采集非分裂期细胞样本，然后在实验室中培养并使其分裂（图 2.4；图 2.9 展示了一个分裂期的细胞）。适合的标本来源如框 2.1 所示。细胞遗传学家计数染色体数目，识别每一条染色体并检查其结构是否正常。通常分析 10 个细胞，因此如果一个细胞中某个特殊的特征不清楚，可以在其他细胞中再进行检查。记录时需要把一个细胞中的染色体排列成标准的核型图（通常通过数字图像处理），如图 2.8 或图 2.10 所示。通过这种方法可以查找整个基因组中任何染色体数目或结构异常。

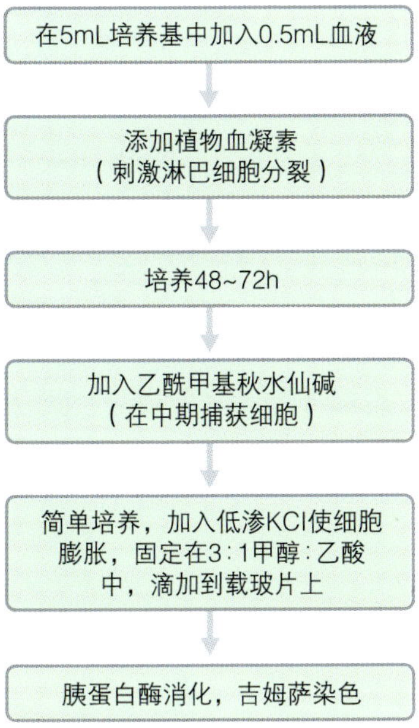

在5mL培养基中加入0.5mL血液
↓
添加植物血凝素（刺激淋巴细胞分裂）
↓
培养48~72h
↓
加入乙酰甲基秋水仙碱（在中期捕获细胞）
↓
简单培养，加入低渗KCl使细胞膨胀，固定在3:1甲醇:乙酸中，滴加到载玻片上
↓
胰蛋白酶消化，吉姆萨染色

图 2.4 获得标准的 G 显带染色体制备的血细胞处理流程

框 2.1

供染色体分析的标样

基于DNA的核型分析,如第四章所述,不受细胞来源限制(甚至可以使用血液中游离DNA),而传统的显微镜分析则需使用特定的细胞。

- **外周血淋巴细胞**是最常用的样本材料。用植物凝集素处理0.5~10mL血液以刺激淋巴细胞分裂。48h后收取培养物。该方案流程总结在图2.4中。
- **绒毛**用于早期产前诊断。通常在妊娠11~14周时经阴道或经腹采集绒毛(见第十四章)。这一操作存在约1%的流产风险(除了妊娠本身风险外)。由于有自然分裂的细胞存在,因此可用于快速分析,但分析结果最好在培养的细胞上进行确认。分离胎儿材料时,仔细操作很重要,以避免无意中培养掺入的母体细胞。
- 妊娠16周左右采集的**羊水**中含有脱落的胎儿细胞。这些细胞生长缓慢,需要大约2周的培养时间以获得足以用于分析的分裂细胞。羊膜穿刺术(见第十四章)会使流产风险增加约0.5%~1%。
- **皮肤活检**用于检测血液中可能不具有的染色体异常。
- **睾丸活检**是研究男性减数分裂的唯一方法。女性减数分裂发生在出生前的胎儿卵巢中,因此临床中没有办法研究女性患者的减数分裂。
- **肿瘤活检细胞**用于检测在肿瘤患者正常细胞中不存在的获得性的体细胞异常(见第七章)。

由于染色体总是从分裂的细胞中制备,而分裂的细胞中DNA已复制,因此显微镜下看到的染色体总是由两个连接于**着丝粒**处的相同的**姐妹染色单体**组成。以往的标准染色体制备流程可以非常清晰地显示染色体结构(图2.9)。现有的制备染色体的流程使得着丝粒和姐妹染色单体显示不太清晰,因此姐妹染色单体紧密地叠压在一起。细胞遗传学家更倾向于用带型来识别每条染色体和检测分析染色体结构畸变。在实验室进行的显带方法让每条染色体的染色可重复且具有特征性的暗带和明带模式。通常使用的方法是**G显带**技术。这一方法包括对染色体进行处理,将其在显微镜载玻片上展开,用胰蛋白酶进行简单的消化,随后进行吉萨姆染色。其他显带方法有时用于特殊的分析。R显带产生与G显带相反模式的暗带和明带,对于检查染色体末端很有用。其他特殊的方法包括着丝粒染色(C显带)或近端着丝粒染色体短臂染色(银染色)。

染色体位置依据国际标准体系(Paris Convention)进行命名,如框2.2所示。条带计数是由着丝粒向外进行。图2.5显示了分辨率为550条带的G显带染色体的标准命名。收集分裂中期染色体达到最大程度收缩之前的细胞可以获得较高的分辨率(图2.6a)。在这些高度伸展的染色体中,条带分为亚带和次亚带,更易于精确定位,如7q11.23(读作“7q11点23”)。然而,越长的染色体越易打结,即便在显微镜下以最高分辨率(1 500~2 000条带)进行分析亦非常困难。如果异常范围太小,用标准的550条带分析无法观察到的微小染色体异常,最好用分子方法来检测。George Green案例(案例7)就很好地呈现了这一过程。

框 2.2

染色体及其异常:命名及词汇表

核型包括染色体数目、性染色体构成和任何染色体异常。染色体位置的描述遵照图 2.5 所示的巴黎命名公约。p 表示短臂,q 表示长臂,t 代表易位,del 代表缺失,dup 代表重复,inv 代表倒位,der 代表衍生染色体,需对其结构进行详细说明。

- 46,XX-正常女性
- 47,XY,+21-21-三体男性
- 46,XX,t(1;22)(q25;q13)-1 号和 22 号染色体易位的女性,断端位于 1q25 和 22q13(**案例 5** 中的异常,图 2.14)
- 46,XY,del(2)(q34;q36.2)-1 名男性携带 2 号染色体长臂上的一段缺失,缺失位于 2q34 和 2q36.2 之间。

目前介绍的命名法则对于当前的学习目的来说已经足够详细。涵盖所有可能的染色体异常的完整命名法详见 Shaffer, Slovak and Campbell(2009)。

近端着丝粒染色体-着丝粒靠近一端的染色体,即人类的 13、14、15、21 和 22 号染色体。

常染色体-除 X 或 Y 性染色体外的任何染色体。

着丝粒-染色体上姐妹染色单体连接的位置,细胞分裂时纺锤丝附着于着丝粒以便将染色单体分开。

染色单体-在分裂细胞中,染色体由两个在着丝粒处连接的相同的姐妹染色单体组成。细胞分裂后,直到 DNA 再次复制,染色体由一条染色单体组成。

染色质-构成染色体的 DNA-蛋白质复合物的总称。

常染色质-染色质中相对开放的结构,含有处于活跃转录的基因,是异染色质的反义词。

G 显带-处理染色体的标准方法,将染色体染成具有比较恒定的暗带和明带的特征,如图 2.5 所示。

异染色质-染色质高度聚集,基因转录不活跃。主要见于着丝粒。

同源染色体-一个人的两个 1 号或两个 2 号染色体等。注意的是,不同于姐妹染色单体,同源染色体不是彼此的复制,它们可能在很小的方面有所不同(微小的 DNA 序列差异)或者有时存在很大的差异(由于易位等)。

倒位-一种染色体结构异常,即与其他染色体相比,染色体的一部分方向不同(图 2.19)。

核型-一个人的染色体组成——也泛指一个人染色体的排列情况,如图 2.8 等。

中央着丝粒染色体-着丝粒位于中间的染色体(如人的 3 号和 20 号染色体)。

单体性-某一特定的染色体仅有一个拷贝,而其他染色体有 2 个拷贝(即一个常染色体单体共有 45 条染色体)。

罗伯逊易位-一种特殊类型的易位,即两个近端着丝粒染色体在靠近着丝粒的地方连接在一起,如图 2.20 所示。

姐妹染色单体-分裂细胞中见到的一条染色体上的两条染色单体。姐妹染色单体在 DNA 复制前互相拷贝。

亚中着丝粒染色体-有长臂和短臂的染色体,如大多数人类染色体。

端粒-每条染色体两臂末端的特殊结构。

易位-一种两条染色体交换非同源片段的结构异常。

三倍体-有三套完整的染色体(即共有 69 条染色体)。

三体-某一特定的染色体有三个拷贝,而其他染色体有两个拷贝(即共有 47 条染色体)。

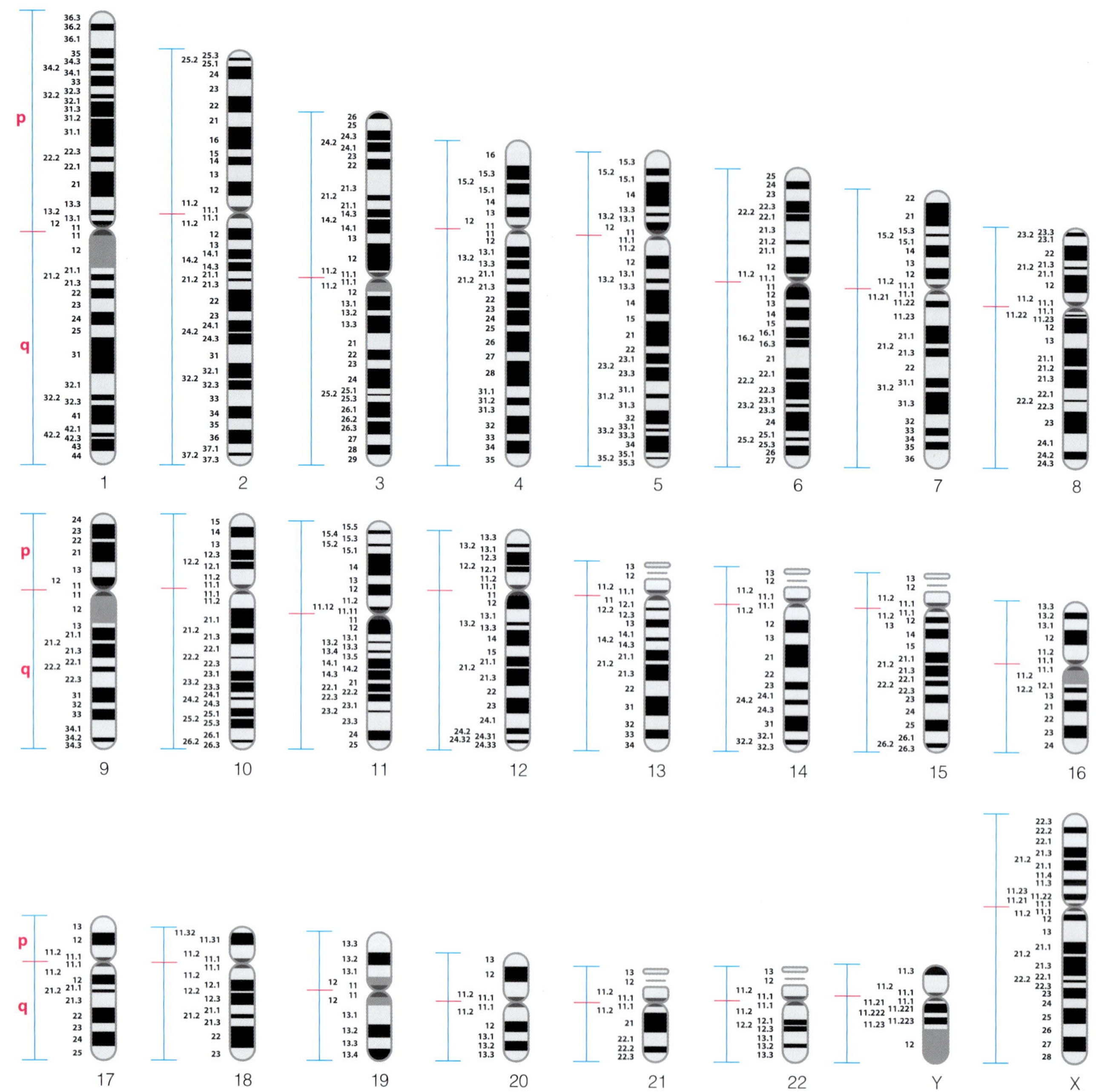

图2.5 细胞遗传学条带的命名

图中显示了分辨率为550条带的理想的G显带。从着丝粒到端粒，主带被标记为1、2、3等。主带11q1(11q指的是11号染色体长臂，11p指的是11号染色体短臂)分成11q11~11q14亚带，在最高分辨率下，11q14分成11q14.1~11q14.3次亚带。经S. Karger AG，Basel许可，基于Shaffer and Tommerup(2005)重新绘制。

染色体异常

染色体异常包括染色体数目异常或一条或多条染色体结构异常。2.4节中较为详细地讨论了染色体异常的本质和起因。有几种染色体的数目异常比较常见，所导致的综合征易于临床诊断(框2.3)。例如，助产士看出Helen Howard具有唐氏综合征的**典型特征(案例8)**。

框 2.3

染色体数目异常所致的综合征

三倍体(69,XXX,XXY 或 XYY)

怀孕时常见三倍体,但三倍体胚胎和胎儿几乎无法存活到足月,即便能存活,存活时间也不会太长。

常染色体三体

早期流产胚胎可见到所有可能的常染色体三体,但是通常只有 13-、18-和 21-三体能存活到足月。在组成我们基因组的所有染色体中,13、18 和 21 号染色体的基因密度是最低的,因此与其他大小相似的染色体三体相比,这三种三体出现数目异常的基因较少。下面讨论三体如何产生。

- +21 唐氏综合征——见**案例 8**。唯一能存活到成年的常染色体三体。
- +18 18-三体综合征——患病婴儿往往生后一年内死亡。虽然其外表相对正常,但会有细微的症状,往往生长迟缓,并有许多内脏畸形。罕见的长期存活者发育几乎无进展。
- +13 13-三体综合征——半数患病婴儿在生后一个月内死亡,其余则在一年内死亡。其头面部中线畸形轻重不一,轻者表现为眼距小和正中唇裂,严重者表现为面部畸形伴单只中央眼和前脑无裂畸形——大脑未能发育成两个半球。多指畸形为另一个常见特征。

常染色体单体

所有常染色体单体在妊娠早期都是致命的。

性染色体异常

意料之中的是,与常染色体数量异常相比,性染色体数量异常引起的危害要小得多,因为正常发育发生在具有 1 条或 2 条 X 染色体和 1 条 Y 染色体或无 Y 染色体(46,XX;46,XY)的人身上。对于 Y 染色体而言,因其携带的基因很少,而且都不是生命所必需的。对于 X 染色体来说则不同:其具有大约 1 000 个基因,包括许多对生命至关重要的基因,但 X 染色体失活机制(见第十一章)极大地降低了不同数量的 X 染色体的影响。

正如下面的例子所示,一个人不管有多少条 X 染色体,只要有 Y 染色体,那么就是男性。Y 染色体上的 *SRY* 基因被认为是性别分化的总开关。

- 45,X 特纳综合征——女性,青春期不发育,不孕,往往身材矮小,智力正常。许多患者尚有颈蹼,心脏畸形(主动脉缩窄)和马蹄肾。见**案例 9**(Isabel Ingram)。
- 47,XXY 克兰费尔特综合征——男性,青春期不发育,不育,通常高大伴有女性体脂分布的特征。其智商可能较兄弟姐妹略低。
- 47,XXX 女性,因相对正常表型大多未被确诊。其智商可能较兄弟姐妹略低。
- 47,XYY 男性,身材高大,智力可能略有下降但仍在正常范围内。绝大多数 XYY 男性过着正常的生活,并没有被诊断出来,但是他们出现行为问题的风险可能会略有增加。

染色体结构畸形通常因染色体断裂或有时发生的 DNA 复制或重组出错。有的染色体结构畸形引起丧失或获得遗传物质,而有的染色体结构畸形则仅仅是一种重排。大多数染色体结构畸形是染色体随机断裂所致的一次性事件。虽然这些染色体结构畸形并不引起具体的已知综合征,但是对于具有多种先天畸形却无法用某一具体的发育不良事件解释的婴儿,或对于兼有智力障碍和畸形的患者,临床医生已经学会疑诊染色体畸形。鉴于此,要求对患者 Elizabeth Elliot(**案例 5**)进行染色体分析是恰当的。

丧失或获得大量遗传物质通常是致死的,但是较小的失衡可引起儿童异常却能存活。那些不影响存活的染色体结构畸形往往太小,在显微镜下观察不到,但是易于被第四章所述的分子方法检出。这样的染色体畸形称为微重复或微缺失。许多微重复已被报道，有的是一次性事件，有的可以重复发生。有的引起可识别的复发综合征（框 2.4）。面对像 George Green（案例 7）这样的患者，警觉的临床医生会怀疑某一综合征。

框 2.4 所列举的那些综合征中，4p 部分单体综合征（Wolf-Hirschhorn 综合征）、猫叫综合征（cri du chat 综合征）及米勒-迪克尔综合征（Miller-Dieker 综合征，17p13.3 缺失综合征）因染色体长臂或短臂末端缺失所致。这些染色体结构畸形通常是染色体随机断裂造成的，虽然不同患者近端断点不同，但缺失总是包含针对某一综合征的关键区域。表中的其他综合征因染色体中间断裂所致，然而每个患者的断点通常完全相同。这些往往是由错位的低拷贝 DNA 重复序列之间的重组造成的，见疾病框 2。虽然微重复综合征的临床特点缺乏特异性，但是对于每种微缺失综合征都有相应的微重复综合征。

在有些情况下，类似事件造成某些基因数量上发生了非致病性的变异。例如正常健康人 X 染色体上绿色视觉色素基因或 1p21 染色体上唾液淀粉酶基因的拷贝数可以存在差异。第十章我们将讨论 22q13 染色体上 *CYP2D6* 基因拷贝数不同的意义。16p13 染色体上的 α-珠蛋白基因拷贝数的不同导致亚洲各种形式的 α 地中海贫血：

- 大多数人的 16 号染色体上有该基因 2 个串联重复拷贝。
- 缺失一个拷贝（总共三个拷贝）的杂合子是 α 地中海贫血的健康携带者。

框 2.4

微缺失和微重复综合征

微缺失或微重复引起许多众所周知的临床综合征。这些**微缺失**或**微重复**造成的染色体片段的改变太小，以至于经标准制备的染色体在显微镜下仍然无法观察到，如图 2.8 所示。当一个警觉的临床医生基于临床表现怀疑这种异常时，可以使用第四章描述的细胞分子遗传学技术来检测分析。下表中列出了一些明确的微缺失或微重复综合征。

综合征	变化位置	说明
α 地中海贫血	16p13 缺失	主要是东亚人
Wolf-Hirschhorn 综合征（4p 部分单体综合征）	4p16 缺失	低出生体重，智力障碍，癫痫发作，典型面容
猫叫综合征	5p15 缺失	智力障碍，典型面容，尖叫
Williams-Beuren 综合征	7q11.23 缺失	见疾病框 2
快乐木偶综合征	15q11-q13 缺失	见第十一章
普拉德-威利综合征	15q11-q13 缺失	见第十一章
米勒-迪克尔综合征	17p13 缺失	无脑回畸形，智力障碍，典型面容
史密斯-马盖尼斯综合征	17p11.2 缺失	智力障碍，行为问题，睡眠异常
Potocki-Lupski 综合征	17p11.2 重复	发育迟缓，孤独症谱系疾病
Di George-腭心面综合征	22q11 缺失	见案例 7，George Green

- 有两个正常 α 基因的人为 α 地中海贫血杂合子伴小红细胞增多症。
- 只有一个正常 α 基因的人患有 Hb H 病伴小红细胞增多症和溶血。
- 没有正常 α 基因的婴儿有致死性胎儿水肿(OMIM 236750)。

我们为什么要有染色体?

一个二倍体的人类细胞含有 2m 长的 DNA。想象一下,将一个直径 10μm 的典型的细胞核放大一百万倍,相当于一间 10m 宽的演讲厅大小。用 2 000km 长的细绳代表 DNA,那么房间的大部分空间将被 DNA 占据。DNA 进行复制,单链变成双链,像双股电线一样的弯曲。接下来细胞要进行分裂。一个细胞费时约 1h,准确成功地将其复制的 DNA 分裂开来,这样每个子细胞就可以获得每段 DNA 的一个拷贝。如果你想避免满布演讲厅的双股电线发生打结和混乱的话,你需要采取一些非常精确的方式来组织整理它。这就是染色体在细胞中的作用。

着丝粒和端粒

染色体不仅仅是 DNA 的被动包装。它们是有功能的细胞器,其部分功能依赖于两种特殊结构,即着丝粒和端粒。

- 一个有功能的染色体必须有且只有一个着丝粒。如上所述,两个姐妹染色单体在着丝粒处连接。重要的是,着丝粒(严格地说,是动粒,一个位于着丝粒的结构)是纺锤丝的附着点,纺锤丝在细胞分裂时将染色体拉开。
- 端粒是位于染色体两端的特殊结构,包含许多长的串联重复 DNA 序列$(TTAGGG)_n$。由于 DNA 复制的精细酶学特性,每次细胞分裂时每个染色体末端丧失约 10~20 个重复单位(框 7.2)。如果端粒完全丢失,染色体就会变得不稳定,通常会导致细胞死亡。一些理论将这一过程与正常的衰老联系起来,但尚有争议。端粒有充足的重复序列,可以满足人一生中的细胞分裂,但在代与代之间,端粒需要更新。生殖细胞和癌细胞能产生一种特殊的酶,即**端粒酶**,这种酶能够将端粒恢复到正常长度,有助于让这些细胞永生化。

细胞分裂过程中染色体表现

准备分裂

正如上面所讨论的,染色体的主要功能是让细胞有条不紊地将其 DNA 分配给子细胞。

(1) DNA 复制。每条染色体最初含有一条非常长的 DNA 双螺旋结构。当细胞准备分裂时,在细胞周期的 S 期(图 7.6)DNA 被复制,但两个拷贝仍然相互附着在一起。这时每条染色体由两条完全相同的姐妹染色单体组成,每条染色单体都含有完整拷贝的 DNA 双螺旋,于着丝粒处附着在一起。

能在显微镜下看到的染色体总是这种结构(尽管如上所述,两条姐妹染色单体在常规制备的样本中很少能清晰辨认),但重要的是要记住,非分裂细胞中正常的染色体状态是单个染色单体。

(2) 染色体浓缩。在细胞分裂的早期(**前期**),染色体变得更为致密,直至其在显微镜下可被观察到。

接下来的过程由要产生的子细胞决定。细胞分裂有两种:

- **有丝分裂**是细胞分裂的正常形式。这种方式下的染色体几乎总是用于以临床为目的研究。有丝分裂时复制的 DNA 被完全均等地分裂到两个子细胞中,因此它们在遗传学上是完全相同的。

- **减数分裂**是细胞分裂的一种特殊形式,只用于产生配子(精子或卵子)。减数分裂有两个目的。首先,精子和卵子的染色体的数量必须从 46 条减少到 23 条,这样当它们融合时,就能产生 46 条染色体的受精卵。其次,减数分裂通过下文所述的两种机制以确保每个配子具有新颖独特的亲本基因组合。如框 2.1 所述,临床上可以通过睾丸活检研究男性的减数分裂,这是男性不育研究的一部分。几乎不可能在人体研究女性减数分裂,因其大多数发生在出生前的胎儿期。然而,分析减数分裂差错的后果是临床细胞遗传学的核心所在。

有丝分裂

当有丝分裂中(图 2.6a)每条染色体变得可见时,可以看到染色体由两条高度浓缩且在着丝粒连接在一起的姐妹染色单体组成。有丝分裂前期末核膜发生溶解,染色体移至细胞中心。两个子细胞的细胞核位置由放射状排列的微管决定。这些微管附着于每条染色体着丝粒的动粒上。每条染色体都由细胞两极放射状的微管所控制。微管收缩,把染色体拉到细胞的赤道平面上(**中期**)。最终,每条染色体的着丝粒分裂,微管继续收缩,每条染色体的染色单体被拉到细胞的两极(**后期**)。一旦所有的染色单体到达细胞两极,它们就会解聚,周围形成核膜,细胞分裂成两个子细胞。

注意有丝分裂的基本特征:

- 姐妹染色单体彼此拷贝,每个子细胞包含每条染色体的一条染色单体。

- 每条染色体的行为都是独立的。虽然每条染色体都有两个拷贝(同源),但这两个拷贝并不以任何方式相互作用。见图 2.9,注意染色体滴片中染色体的随机排列。这点是有丝分裂和减数分裂的关键区别。

减数分裂

如上所述,减数分裂是一种高度特化的细胞分裂形式,仅用于产生配子(图 2.6b)。配子有 23 条染色体,且每个配子在遗传上都是独一无二的。减数分裂包括两次连续的细胞分裂。减数分裂Ⅱ期类似有丝分裂,但减数分裂Ⅰ期有其特殊性。

像有丝分裂一样,处于前期Ⅰ的染色体聚缩可见,但在减数分裂Ⅰ期,出现的不是 46 条单独的染色体,而是 23 个二价体(图 2.7)。每个二价体是一个四链结构,由两条同源染色体组成(两条 1 号染色体等),每条同源染色体

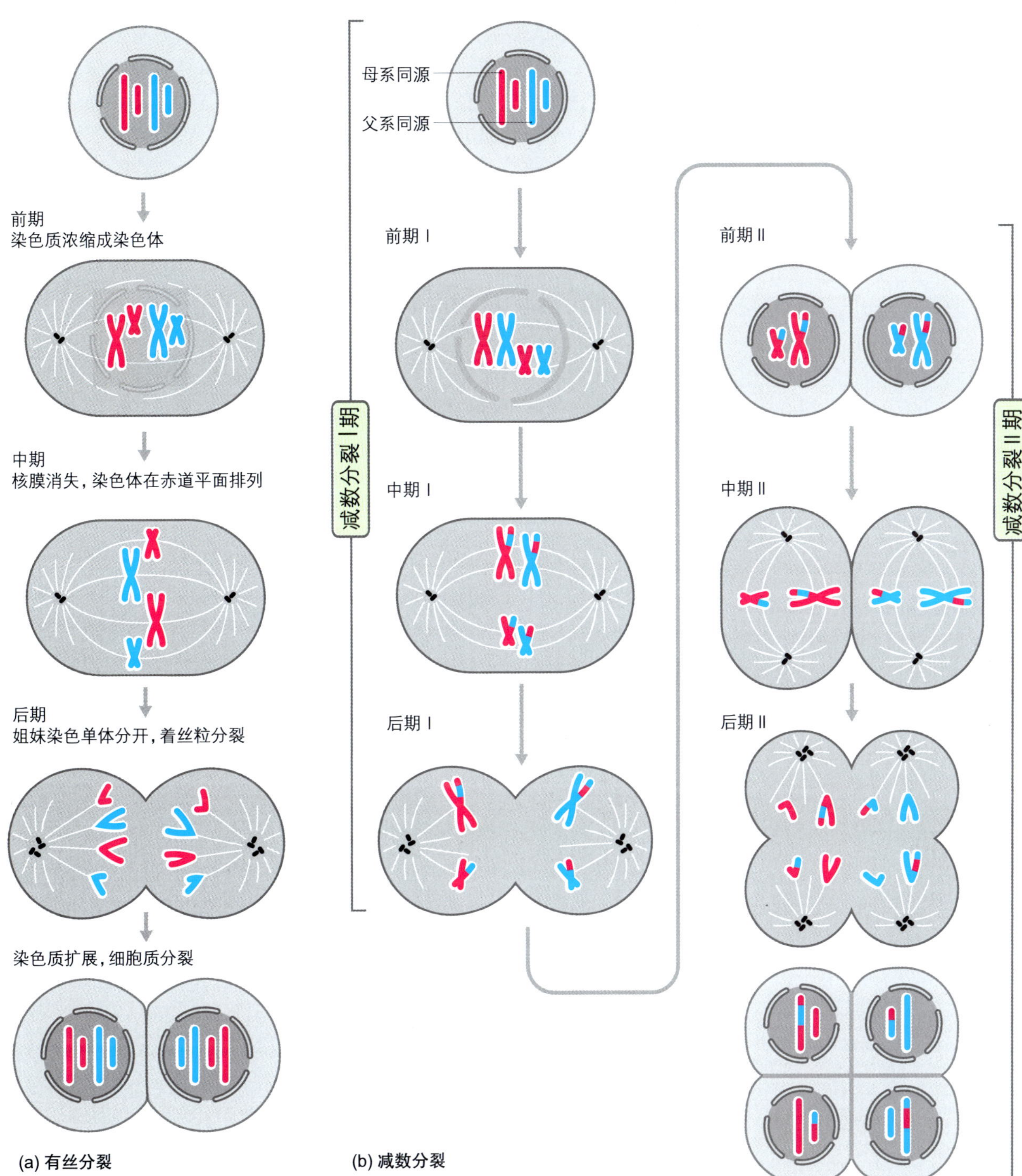

图 2.6 两种细胞分裂方式

(a) 有丝分裂产生两个遗传上相同的二倍体(46 条染色体)子细胞。(b) 减数分裂产生 4 个遗传上不同的单倍体(23 条染色体)细胞(尽管在卵子发生过程中，只有一个细胞发育成成熟的卵母细胞；其他的细胞形成极体)。

由两条姐妹染色单体组成。每条染色体的两条姐妹染色单体是彼此的副本,故完全一样,但是两条同源染色体是不相同的。你可以把每条同源染色体想象成一长排信箱。每条都有相同的信箱,但两条同源染色体对应的信箱的内容不同。例如,邻近9号染色体每个拷贝的长臂底部有一个ABO血型基因座(一个信箱)。但是一条同源染色体可能携带A基因,而另一条同源染色体则携带O基因。它们并不是彼此的拷贝。

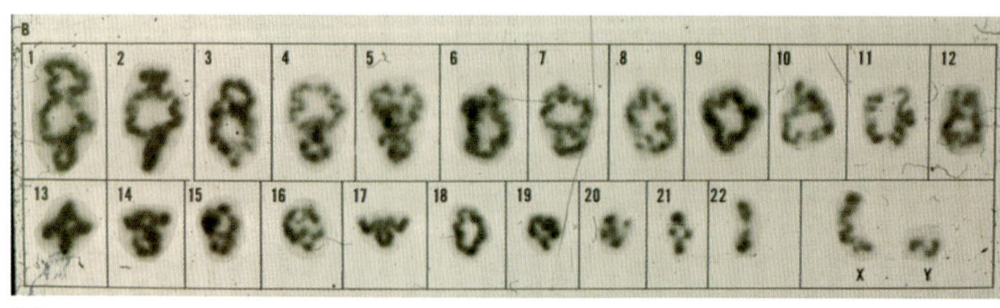

(a)

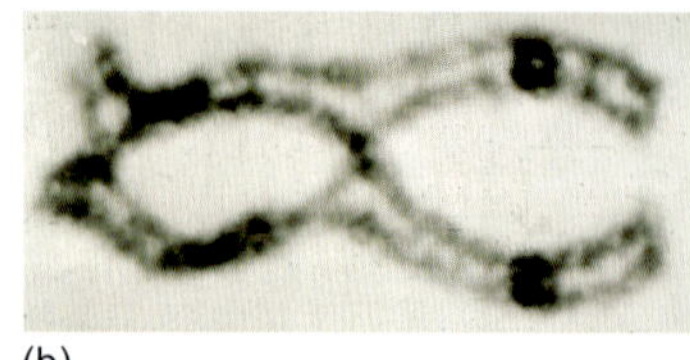

(b)

图 2.7 减数分裂时的染色体示例

(a)来自睾丸活检的细胞示男性减数分裂前期Ⅰ的染色体。23个染色体结构都是二价体,由两条同源染色体组成,每条染色体都有两条姐妹染色单体。注意X和Y染色体的端对端配对。(b)两栖动物减数分裂中见到的二价体,其巨大的染色体使得四链结构清晰可见。

同源染色体的配对非常精确。当有染色体结构畸形时,同源染色体不能完全匹配,同源染色体片段则可进行配对(除非染色体系成难解的结)。图2.17显示的是同源染色体有易位时其片段配对的例子,图2.22显示的是同源染色体发生倒位时如何配对。在男性减数分裂中,X和Y染色体也配对。虽然他们的序列大部分是完全不同的,但在其短臂顶端有一个短的同源区域(**假常染色体区**,见第11.2节),X和Y染色体利用这个区域进行端对端配对。

在后期Ⅰ纺锤丝将染色体分开。在有丝分裂中,每条染色体着丝粒分裂,两条姐妹染色单体分开;但在减数分裂Ⅰ期中,两条同源染色体分开,每条染色体仍然由在着丝粒处连接的两条姐妹染色单体组成。因此在减数分裂Ⅰ期结束时,每个子细胞有23条染色体,每条染色体由两条姐妹染色单体组成。在减数分裂Ⅱ期中,姐妹染色单体分离,如同在有丝分裂中一样,因此减数分裂的最终产物是4个细胞,每个细胞含有23条单染色单体染色体。**案例8(Howard家系)**和**案例5(Elliot家系)**就是减数分裂发生错误的例子。

无论其他优点和缺点是什么,性在生物学上只有一个目的:产生新的基因组合。这在一定程度上是通过让两个不同的人参与有性生殖过程来实现的。但是还有另外两种机制参与更多新的基因组合产生,减数分裂中染色体的行为决定了这两种机制(图2.6b)。

(1) 当一个人形成配子时,他的两条 1 号染色体中只有一条被选中分配到配子中。这条染色体可能源自其母本,也可能源自其父本。对于每一条染色体来说,我们都有两种选择(母源或父源)。就所有 23 条染色体而言,我们有 $2 \times 2 \times 2 \times 2 \times \cdots\cdots = 2^{23}$ 种不同的方法用于将一条 1 号染色体、一条 2 号染色体等分配入特定配子中。2^{23} 是 8 388 608。

(2) 第二种机制将可能变异的数量从 800 万增加到无穷大。如前所述,同源染色体(两个 1 号染色体等)在减数分裂早期阶段进行配对。但它们并不是简单地结合在一起(联会),而是会发生片段交换,也就是基因重组。一条同源染色体上的 DNA 被切割下来、与另一条同源染色体上的 DNA 结合。毫无疑问重组机制是复杂的。尽管看上去两条染色体上完全相同位置的 DNA 被切割下来,断端反过来接在一起(图 2.7b)。实际上并非如此,真实情况是发生第一次切割后,两条切割的染色体中的一条侵入另一条染色体。随后发生一系列复杂的染色体侵入,DNA 分解和再合成以及 DNA 切割的接连发生(框 10.4)。这一过程需要许多酶参与,这些酶可以将 DNA 解螺旋、剥离、再合成、切割和连接,但是鉴于本章学习目的,我们仅关注最终结果(染色体片段精准交换)即可。

重组的结果是同源染色体实现片段交换。正常情况下,每对染色体的每条臂上至少发生一次互换(即联会染色体间的重组位点)。精子形成过程中,每个细胞平均约有 60 次互换,而在卵子形成过程中约有 90 次互换,然而不同人、不同细胞实际发生互换的次数存在很大差异。初步估计,23 对染色体发生互换的位置是随机分布的(虽然更深入的研究显示存在一些有意思的非随机特点)。因此,每个人产生的精子或卵子中的每条染色体都携带着来自父母的独特的基因组合。由于将致病基因定位于特定的染色体位置所采用的技术依赖基因重组,因此将在第八章就这一主题深入讨论。

这些机制作用的结果使得每个胚胎都是由独特的精子和卵子形成的独一无二的组合体。同卵双胎的细胞是由同一个胚胎经有丝分裂产生的,因此是唯一在遗传学上非独一无二的存在。同卵双胎虽然属克隆体,但其各具特色这一事实提醒我们,遗传学不能主宰生命的一切。

2.3 案例分析

关于核型的一点注释。如上所述,许多实验室不再将显微镜下核型分析作为检测染色体异常的常规方法,反而采用第四章所述的基因芯片进行检测。显微镜下核型分析依然有价值,主要用于检测平衡异常(图 2.14)。然而,从教学的目的以及了解染色体异常的本质和起源来说,传统核型分析比基因芯片数据更易懂。因此,尽管在临床实践中大多数研究可能会采用基因芯片检查,我们依然用传统的核型举例说明。

案例7 Green家系

- George，3 岁
- 发育迟缓，轻度畸形
- 正常 46，XY 核型，但怀疑微缺失

23 36 63 89 354

George 有发育迟缓、心脏畸形、腭的问题以及轻微的外观异常这些症状的组合，提示其存在染色体异常。采血进行细胞遗传学分析，但结果（图 2.8）显示为正常男性核型，46，XY。鉴于其独具特色的临床表现，遗传科医生怀疑 George 可能患有 22q11 微缺失导致的 Di George-腭心面综合征（Di George-VCFS）。如框 2.4 所示，Di George-VCFS 缺失太小，在显微镜下观察不到，因此需要对其进行分子检测。第四章介绍了分子检测方法及结果。

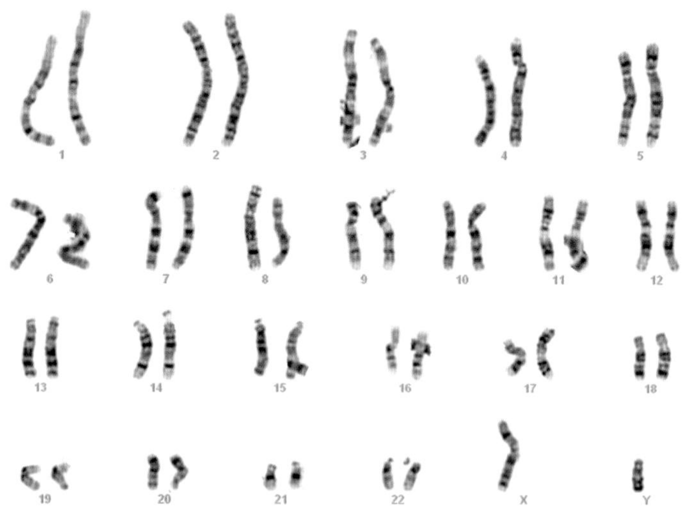

图 2.8 George Green 的核型

结果显示（该分辨率下）正常男性核型，46，XY。

这些核型图是通过对原始染色体涂片的数字图像进行计算机操作而生成的。有时在散开的染色体中，两条染色体会有重叠。例如，在这里看到的 6 号和 16 号染色体右侧副本中的明显交叉，是人工分离两条重叠染色体所进行的数字处理的结果。

案例8 Howard家系

- 年轻父母之新生女 Helen
- 确诊为唐氏综合征
- 47，XX，+21 核型

24 36 63 285 354

Helen 临床诊断为唐氏综合征，经核型分析证实。如图 2.4 所示，将 2mL 血样培养 48h 后收集细胞，将其涂在显微镜载玻片上，进行 G 显带染色。细胞遗传学家在显微镜下分析了 10 个细胞（其中一个细胞如图 2.9 所示）。为了记录方便，她使用图像分析程序将一个细胞的染色体排列成标准的核型（图 2.10）。Helen 的报告给出的核型为 47，XX，+21，证实了 Helen 患有典型的唐氏综合征，即 21-三体综合征。对 Helen 进行核型分析的另一个原因将在下面的 2.4 节中讨论。

正如所预料的那样，无论是 Anne 还是 Henry 的家庭，家族史均无特殊（无异常婴儿或反复流产的经历），这里没有列出。他们想知道的第一个问题是为什么会发生这种情况，为什么会发生在他们身上？遗传咨询师解释为减数分裂中的一次性错误（图 2.11）。第一次减数分裂中两条配对的 21 号染色体，或第二次减数分裂中一条 21 号染色体的两条姐妹染色单体，未能在后期分离进入各自的子细胞，进而滞留于同一个子细胞，形成含有 24 条染色体（包括两条 21 号染色体）的卵子或精子。

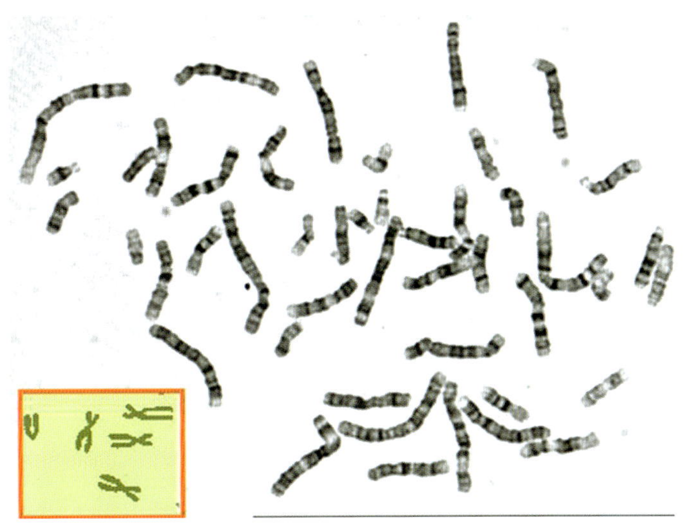

图 2.9 核型 47,XX,+21 染色体滴片

21 号染色体有 3 个拷贝。注意同源染色体(两条 1 号染色体等)在有丝分裂中完全独立。这里使用的核型制备方法是将每条染色体的两条姐妹染色单体紧紧地压在一起,因此着丝粒的位置并不明显,肉眼看不见,以便细胞遗传学家更容易识别带型。为了使得姐妹染色单体在着丝粒连接的结构更明显,插图展示了经不同方法处理的染色体。

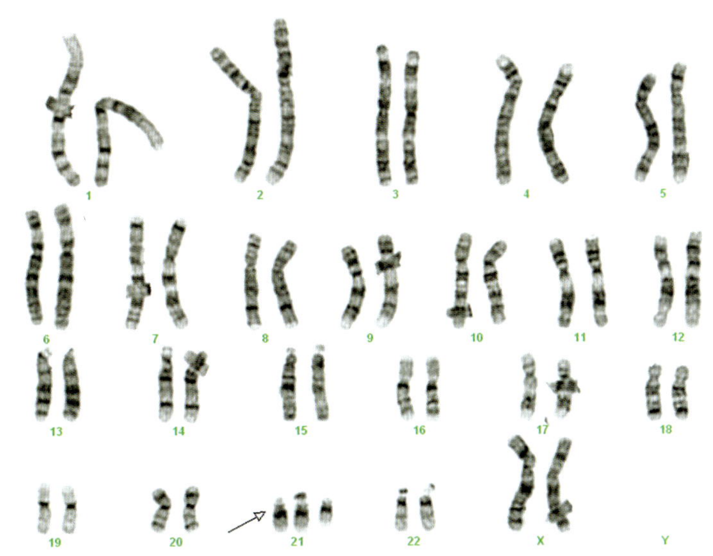

图 2.10 核型示 21 号染色体三体(47,XX,+21)

Anne 问医生该异常是否总是女方的过错,因为她听到有这种说法。答案是否定的。首先,这种事情不是任何人的过错;其次,虽然 DNA 标记研究显示 70% 的病例由于母亲第一次减数分裂中染色体不分离,但从理论上来说,父母任何一方的减数分裂均可能发生染色体不分离。研究所观察到的现象可能反映了女性从出生前到排卵间隔时间非常长。而男性则从青春期到老年,精子持续进行减数分裂。随母亲年龄的增长,后代患唐氏综合征的风险急剧上升(图 2.12),但是 Anne 和 Henry 拒绝接受筛查的理由是不正确的。虽然女性年龄越大,后代患唐氏综合征的风险越高,但大多数婴儿是年轻妇女所生,因而大多数唐氏综合征婴儿也是年轻母亲所生。

随后 Anne 和 Henry 要求预约医生以讨论后续怀孕时产前诊断的选择。这引出第十二章中关于筛查和干预的讨论。

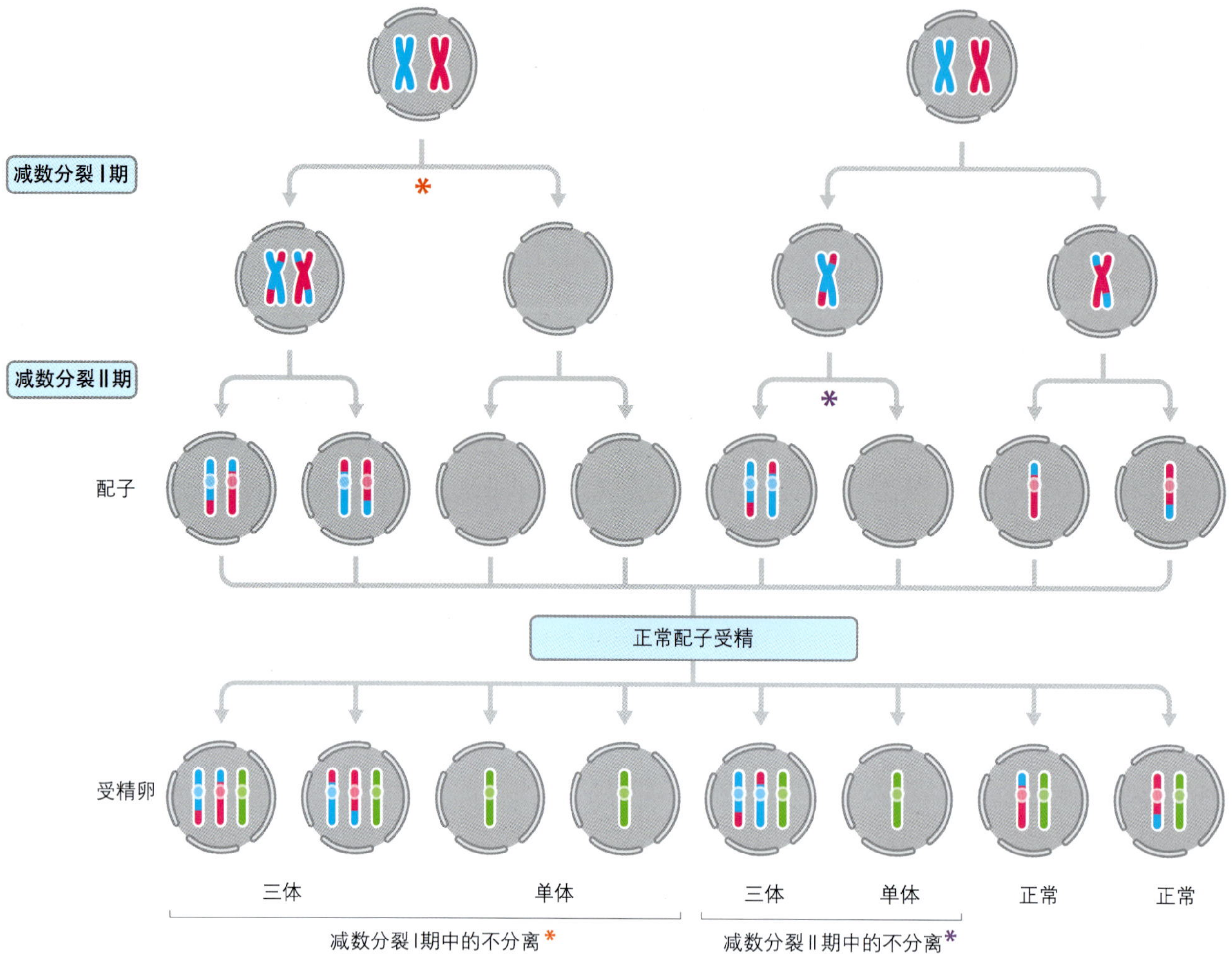

减数分裂Ⅰ期

*

减数分裂Ⅱ期

*

配子

正常配子受精

受精卵

三体 单体 三体 单体 正常 正常

减数分裂Ⅰ期中的不分离*　减数分裂Ⅱ期中的不分离*

图 2.11 减数分裂中染色体不分离的后果

图中所示染色体不分离仅累及一对染色体（减数分裂Ⅰ期）或一条染色体（减数分裂Ⅱ期），其他染色体（未展示）正常分离。

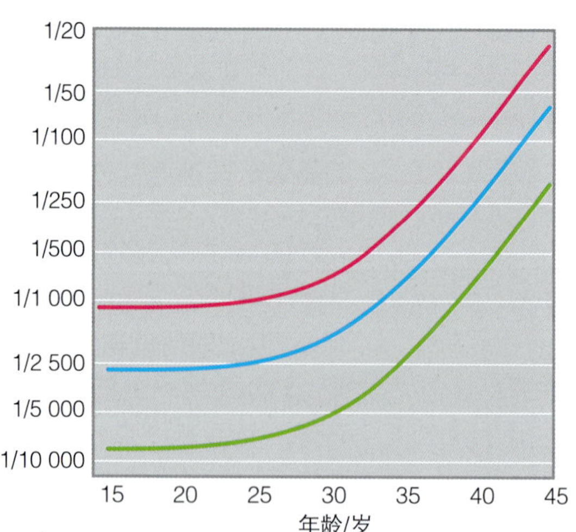

图 2.12 根据母亲的年龄，婴儿患 13-三体综合征（绿色曲线）、18-三体综合征（蓝色曲线）或唐氏综合征（粉色曲线）的风险

转载自 NHS 胎儿畸形筛查项目实验室手册。

案例9 Ingram家系

- Isabel,10 岁,身材矮小,可能有青春期延迟
- ?特纳综合征
- 45,X 核型

24 39 63 94 258 354

如前所述,Isabel 出生时有一些轻微的异常,但她引起医生注意的原因是她的身高和其父母的身高不太符合,和同龄人相比,她也显得矮小。她的表型和手脚肿胀的病史强烈提示特纳综合征。这被染色体分析所证实(图 2.13)。该病是唯一一种在发育早期不致命的人类单体性疾病。由于男性只有一条 X 染色体便可存活,所以特纳综合征不致命也就不足为奇了。但是事实上 90% 以上的特纳综合征都是致死的。患有特纳综合征的胎儿因体液增多而极度肿胀,绝大多数自然流产。幸存者通常出生时手脚浮肿(水肿),颈部有多余皮肤,这可能是较轻的胎儿水肿后遗症。

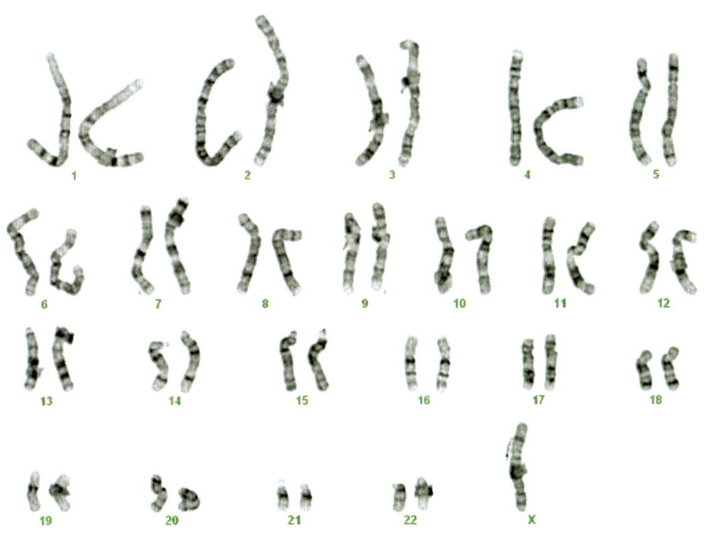

图 2.13 Isabel Ingram 的核型

虽然 Isabel 将永远无法正常生育,但雌激素治疗可以使她具有正常的第二性征,且极大地改善个人生活和社交活动。现代生殖技术使得有些特纳综合征妇女用捐赠的卵子生育子女。生长激素治疗可改善生长和最终身高。

与所有的三体不同的是,患特纳综合征的风险不会随母亲年龄的增长而增加。它们的发生机制不同。特纳综合征不是染色体不分离所致,而是分裂后期延迟的结果,细胞分裂过程中一条性染色体向子细胞一极移动得太慢,以至于到达细胞核外时染色体被分解。可以发生在配子形成期间或受精卵形成后的有丝分裂早期。许多特纳综合征女性都是嵌合体(见 1.4 节及后述),她们可以是 45,X/46,XX 或 45,X/46,XY 嵌合。性腺中有 XY 染色体的组织有恶变的倾向,因此最好通过手术切除这样的性腺。

案例5 Elliot家系

- Ellen 和 Elmer 之女 Elizabeth
- 多种先天畸形
- 生育问题家族史
- ❓染色体异常
- Ellen-1:22 平衡易位
- Elizabeth-不平衡分离的结果

4 10 40 60 91 354

此前发现婴儿 Elizabeth 患有多种先天畸形(第一章,图 1.5)。提示其具有染色体不平衡,但这不足以使遗传科医生判断可能累及的染色体。Ellen 既往有过一次流产,这并不特殊。但值得注意的是,她的姐姐也有过两次流产。进一步调查发现有生殖问题的家族史,谱系如图 1.10 所示。随即从婴儿和其父母采集了血标本进行染色体分析。对 Elizabeth 的检测分析采用的是微阵列比较基因组杂交技术,如第四章所述。这种技术可以检测出常规核型分析看不到的微小异常。然而,为了清楚地显示染色体异常,我们在这里展示了一个标准的核型分析结果。结果显示:

- Elmer-正常男性核型,46,XY
- Ellen-1 号和 22 号染色体之间的平衡易位(图 2.14)
- Elizabeth-不平衡分离结果(图 2.15)

得知这些结果,Elizabeth 的父母除了非常难过和想知道这对 Elizabeth 意味着什么,他们也迫切想知道这是怎么发生的以及为什么会发生。用这个家庭熟悉的语言及对术语的解释,医生解释了有关细胞遗传学的知识。

Ellen 是先天平衡易位携带者,也就是说,她每一个细胞中都有易位的染色体(参见下面关于平衡与平衡异常的讨论)。在 Ellen 体内发育的受精卵就已具有这种易位,且系谱分析显示,Ellen 的外祖父或外祖母已有该易位。在这个个体或更遥远的某个祖先身上,1 号和 22 号染色体曾在某个时刻发生了断裂。染色体断裂是较常见的事件,但是细胞可以通过有效的修复机制进行修复,所以大多数染色体断裂都没有引起注意。在本例患儿中,两个同时发生断裂的染色体产生了四个断端,不幸的是,修复机制将这些断端反方向错误地连接起来(图 2.16)。或者,减数分裂过程中基因重组机制发生了错误,将生殖细胞中不匹配的染色体进行切割和连接,从而引起了易位。由于

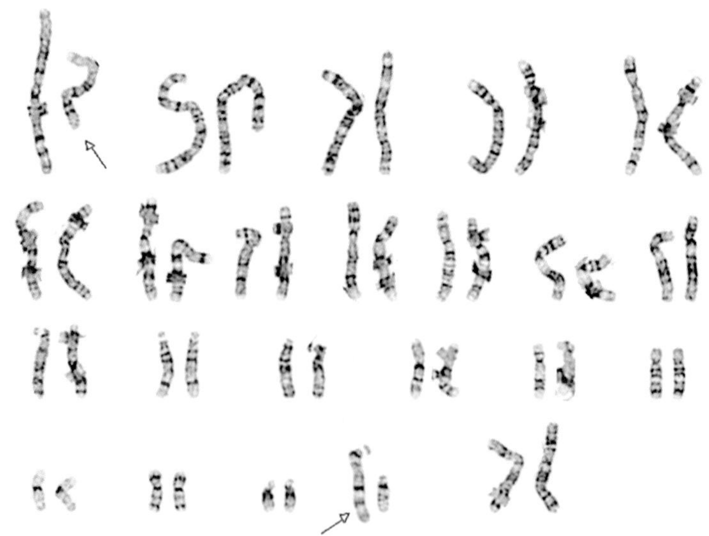

图 2.14 Ellen 染色体 G 显带核型分析

存在一个平衡易位,1 号和 22 号染色体发生片段交换(箭头所示)。易位描述为 46,XX,t(1;22)(q25;q13)。请注意,就这种情况而言,传统的核型分析仍然是可选择的方法。尽管第四章中描述的基于微阵列的技术现已成为许多遗传中心的首选方法,但不能用于检测平衡易位,而第五章中描述的 DNA 测序则可用于检测平衡易位。

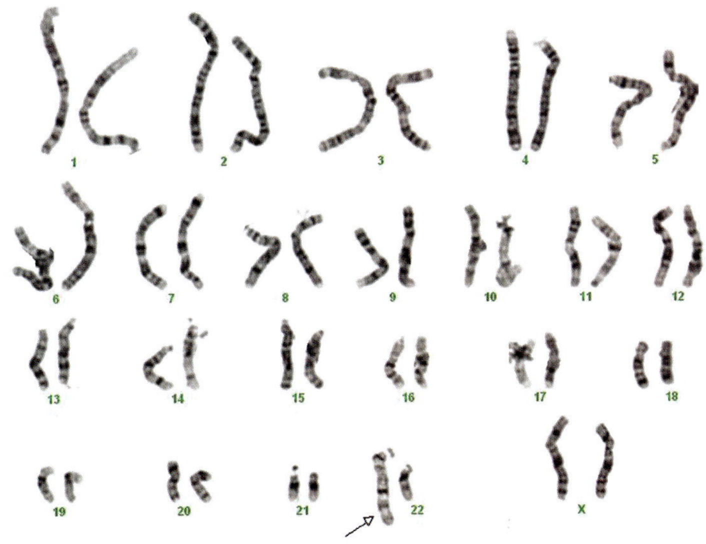

图 2.15 婴儿 Elizabeth 染色体 G 显带核型分析
她遗传了 Ellen 正常的 1 号染色体和易位的 22 号染色体(箭头所示)。因此,她是 1 号染色体远端至易位断点 1q25 的三体,22 号染色体远端至 22q13 的单体。

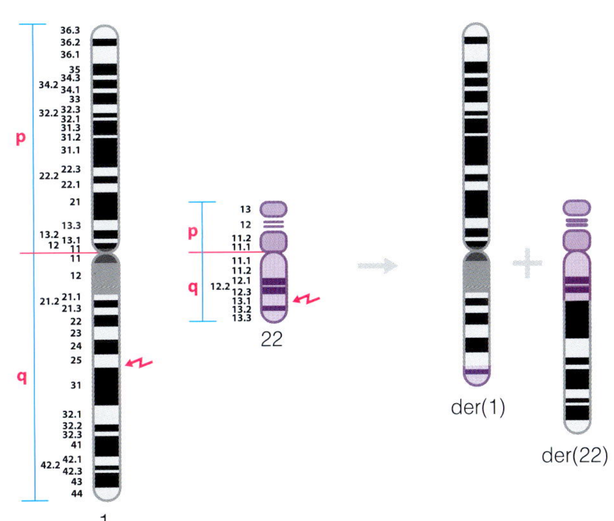

图 2.16 Ellen Elliot 的 1:22 易位如何形成
1 号染色体和 22 号染色体在箭头所示位置断裂,细胞的 DNA 修复机制将断端连接,形成如图所示两条衍生染色体。衍生染色体标记为 der(1) 和 der(22)。

每个衍生染色体都有一个着丝粒,有丝分裂顺利进行,且遗传物质没有额外增加或丢失,因此也无表型效应。

虽然 Ellen 的细胞可以顺利地完成有丝分裂,但减数分裂却是另一回事。在第一次减数分裂中,同源(匹配)染色体片段进行配对(图 2.6b)。在这种情况下,配对会产生一个包含四个完整染色体——四价染色体的十字形结构。当纺锤丝附着在四个着丝粒上并将它们分开时,它们可以不同的方式分离(图 2.17)。Ellen 可以产生完全正常的配子、携带平衡易位的配子或各种不平衡易位的配子。后者中的一个构成了 Elizabeth 的染色体:她具有 1 号染色体的部分三体,同时也有 22 号染色体的部分单体。由此产生的基因失衡是

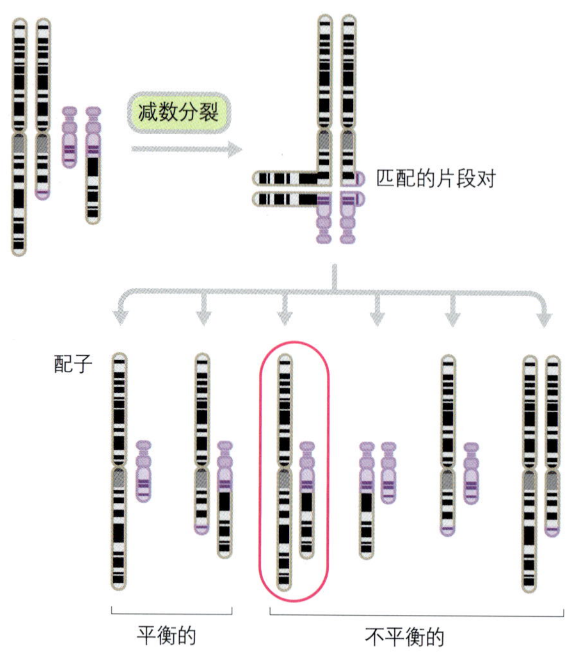

图 2.17 **Ellen 染色体在第一次减数分裂中可能的分离方式**

匹配的染色体片段在前期Ⅰ进行配对，形成一个含有正常和易位的 1 号染色体和 22 号染色体的十字形四价体。它们在后期Ⅰ分离，图中显示了各种分离方式。圈起来的是形成 Elizabeth 的配子。也有可能存在其他更为复杂的分离方式（3∶1 分离）。请注意，所显示的分离发生于第一次减数分裂，每条染色体实际上都由成对的姐妹染色单体组成。为了清晰可见，没有显示单个染色单体。

她畸形的原因。

Ellen 再怀孕有可能还会出现问题，易位染色体分离的方式决定了发生问题的形式。结果可能是再生育一个和 Elizabeth 有同样问题的孩子，或者不同的易位染色体分离方式导致一个孩子表现为一组不同的多发畸形；也许结果会严重到引发流产；当然他们也可能幸运地拥有一个正常的孩子。所有这些不同的结果可见于系谱图中其他家庭成员（见图 1.10）。其风险很大，但因以下原因难以量化：

- 我们无法预测会以各种可能方式分离的易位染色体的确切概率。
- 可能发生的某些不平衡易位导致胚胎过早流产，使问题被掩盖。
- 目前尚不确定其他不太致命的不平衡核型是否会导致流产或活产畸形儿。

如果 Elmer 是易位染色体携带者的话，风险就会降低，因为异常的精子不太可能与卵子结合形成受精卵。如果 Elmer 和 Ellen 愿意的话，再怀孕时可进行产前检测，可对不平衡核型的胎儿终止妊娠。这最终导致了第四章所描述的举措。

数月后，Elmer 和 Ellen 开始着手解决 Elizabeth 的健康问题。了解了关于易位和他们下一胎患病风险的相关知识后，他们讨论了家庭风险问题。家族史（见图 1.10）显示，Ellen 的姨母、姐姐及还没有结婚的妹妹很有可能携带和她一样的平衡易位。遗传咨询师解释说，他们都需要意识到这种风险，最好是 Elmer 和 Ellen 能就这个话题和他们谈一谈。遗传咨询师表示愿意约见这些亲属，希望跟他们解释现状，并探讨包括基因检测在内的可能的选择。在遗传门诊,很重要的一点是与家庭的各个分支单独进行咨询,除非这个家庭成员另有诉求。应注意保密,只有在得到许可的情况下才可将家庭成员信息分享给其他家庭成员。

2.4 拓展学习

染色体是什么?

染色体是包装的 DNA。每条染色体都由一条非常长且被多种蛋白质和一些 RNA 分子包裹的 DNA 双螺旋组成。**染色质**是 DNA-蛋白质复合物的总称。如果将一个正常细胞核中的 DNA 拉开,可达到惊人的 2m 长,它们都被挤压到一个直径通常为 10μm 的细胞核中。如上所述,细胞分裂时,染色体必须精准地分配到子细胞中,而且为了避免形成难以处理的缠绕,非常长的染色质丝被捆绑起来,形成紧凑的结构。这些就是在显微镜下看到的分裂细胞中的染色体(图 2.9 和图 2.10)。

染色体同样存在于非分裂(间期)细胞中,尽管较长的染色质纤维由于太细,无法在显微镜下观察到。为了使我们的基因组发挥作用,需要在细胞核内对染色质纤维进行高效地组织。染色质的基本结构呈串珠样(图 2.18a)。这些珠子称为**核小体**。核小体有一个大约呈球形的核心,由 8 个称为组蛋白的特殊小分子蛋白质组成,裹以 147bp 的 DNA。染色质折叠成一系列的袢环(图 2.18b),袢环结构和功能是当今研究热点。这些结构对于调节基因功能至关重要,在第十一章中会有更详细的阐述。

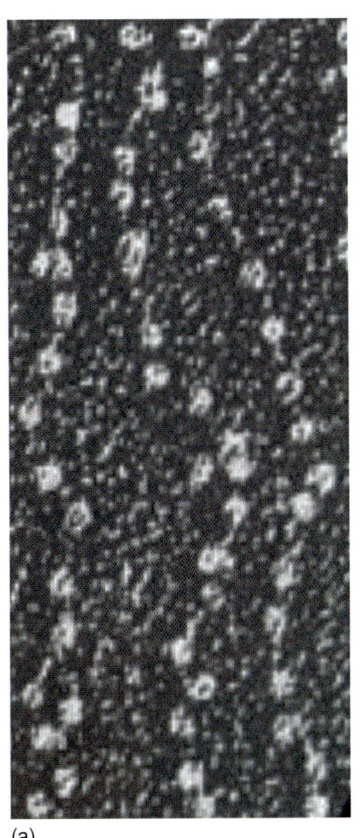
(a)

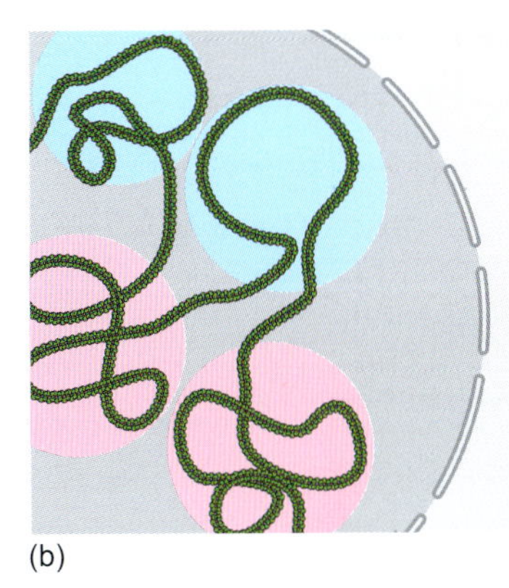
(b)

图 2.18　DNA 包装

DNA 以 DNA-蛋白质复合体的形式(称为染色质)存在于细胞核中。(a)染色质最基本的结构单位是核小体,由约 147bp 的双螺旋 DNA 包裹组蛋白八聚体组成。在电子显微镜下,呈串珠样外观。(b)串珠样核小体进一步折叠成一系列袢环,将远处 DNA 拉近,从而使其相互作用,对控制基因如何发挥作用至关重要。

染色体数目及结构异常

染色体异常可以是**数目**上的异常[染色体数目错误，例如 Helen Howard（见图 2.10），Isabel Ingram（见图 2.13）和框 2.3 中的例子]。也可以是**结构**上的异常，如一条或多条染色体含有错误的 DNA，如 Ellen Elliot（见图 2.14）。2011 年，Gardner、Sutherland 及 Shaffer 所编著的书深入讨论了染色体异常的起源及其意义。这里我们就其要点进行讨论。

数目异常

染色体数目异常分为两类：

- **倍性错误**是指染色体数量为 23 的倍数错误。正常细胞为**二倍体**（$2n$=46 条染色体）。配子为单倍体（n=23）。偶尔两个精子与一个卵子受精，形成**三倍体**（$3n$=69）。如果整个减数分裂出错，产生的二倍体配子然后与正常的单倍体配子受精，亦可以产生三倍体。正如框 2.3 中提到的，人类三倍体是受孕时一种常见的错误，但实际上三倍体几乎无法存活到足月。当一个细胞中的 DNA 复制后没有进行分裂，就会产生四倍体。在单个细胞中可见到四倍体及更多倍性的多倍体，但这种情况不会在整个人体中看到。
- **非整倍性**。上述异常指的是细胞中一套完整的染色体数目发生改变，称为**整倍体**。**非整倍体**细胞则是仅多出或缺少一条或多条单个染色体。多了或少了一条染色体的细胞或人体是该染色体的三体或单体。四体和缺体也是有可能的。第六章讨论了非整倍体引起临床问题的原因。

染色体结构异常

包括（见图 2.16、图 2.19 和图 2.20）：

- **相互易位**，见于任意两条染色体交换非同源片段（见图 2.16）。平衡易位的携带者所生育的后代有易位片段三体和另一个易位片段单体的风险（见图 2.17）。这就是**案例 5（Elliot 家系）**涉及的问题。
- **罗伯逊易位**，指的是两个近端着丝粒染色体（第 13、14、15、21 或 22 号染色体）之间的易位，其断点位于短臂近端，刚好在着丝粒上方（图 2.20）。罗伯逊易位携带者本身完全正常，但是针对发生易位的一条染色体，携带者有产生该染色体完全三体或完全单体胚胎的风险。例如，携带 21 号染色体罗伯逊易位的人有生出 2 号染色体三体孩子的风险。大约 3%~4% 的唐氏综合征病例是由这种易位引起的。从表型上看，这样的孩子与其他患有唐氏综合征的孩子没有什么区别，但在该家庭中复发的风险要高得多。这就是即便对唐氏综合征的诊断毫无疑问，仍要对 Helen Howard（案例 8）进行核型分析的原因。
- **缺失**可以分为中间缺失和末端缺失。由于染色体必须有端粒，所以任何稳定的末端缺失一定通过某种方式获得端粒。环状染色体（见图 2.19）是末端缺失的一种特殊类型。缺失通常有严重的后果，且大片段缺失是致命的。
- **重复**的影响通常比相应的缺失要小得多。
- **倒位**发生的片段可大可小。如果倒位累及着丝粒（臂间倒位）的话，就会改变整个染色体的形状；如果没有涉及着丝粒（臂内倒位）的话，只能通过仔细检查染色体带型来发现。

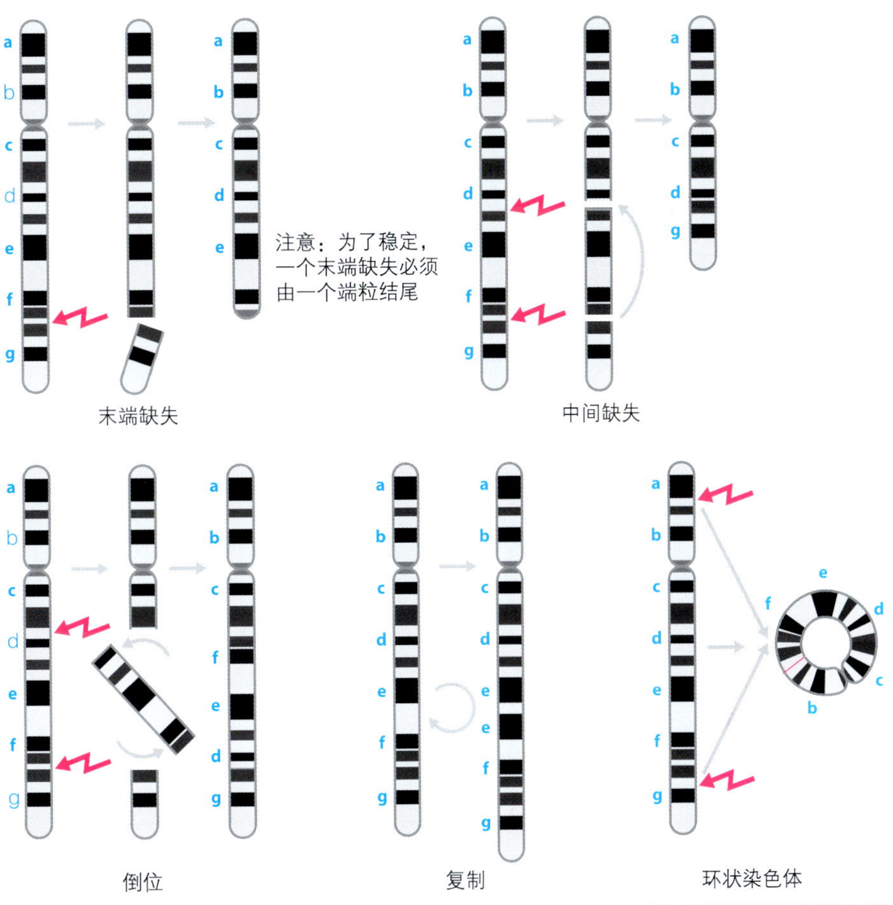

图 2.19 染色体结构异常

染色体结构异常可因染色体断裂的错误修复或基因重组机制功能不当所致。见图 2.16、图 2.20 的易位。

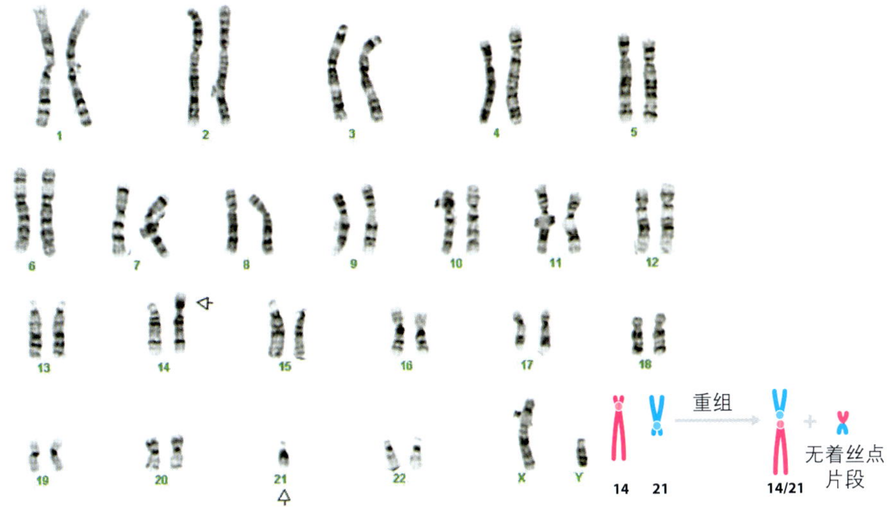

图 2.20 罗伯逊易位

插图展示了这种常见的染色体异常是如何产生的。所有近端着丝粒染色体(13、14、15、21 和 22 号)的短臂都含有相似的 DNA。两个非同源染色体的不恰当重组产生了融合染色体,融合染色体则在有丝分裂过程中作为正常的单条染色体发挥作用。由于断端正好位于着丝粒上方,因此融合染色体实际上具有两个着丝粒,然而两个着丝粒离得非常近,从而作为一个着丝粒发挥作用。包含两个远端短臂的无着丝粒小片段则丢失。

拷贝数变异(CNV)

可在显微镜下看到的较大的发生重复或缺失的染色体片段常具有严重的、往往是致命的影响。多年来人们一直认为,正常健康人的大多数遗传变异一般都是由 DNA 单核苷酸的变化组成的。但比较基因组杂交这种新技术(见第 4.2 节)显示,上述观点不正确。在正常健康人群中常可检测到小到几个核苷酸、大到百万个核苷酸的缺失和重复。2009 年 Itsara 及其同事们应用这种新技术对 2 493 名健康人的拷贝数变异进行了分类。结果(图 2.21)显示,拷贝数变异具有明显的多样性,这在以前完全没有料到。只有发生在基因组某些部位的拷贝数变异不会致病。临床遗传科医生依据包含致病和非致病 CNV 的数据库来对患者身上发现的变异的意义进行解读。

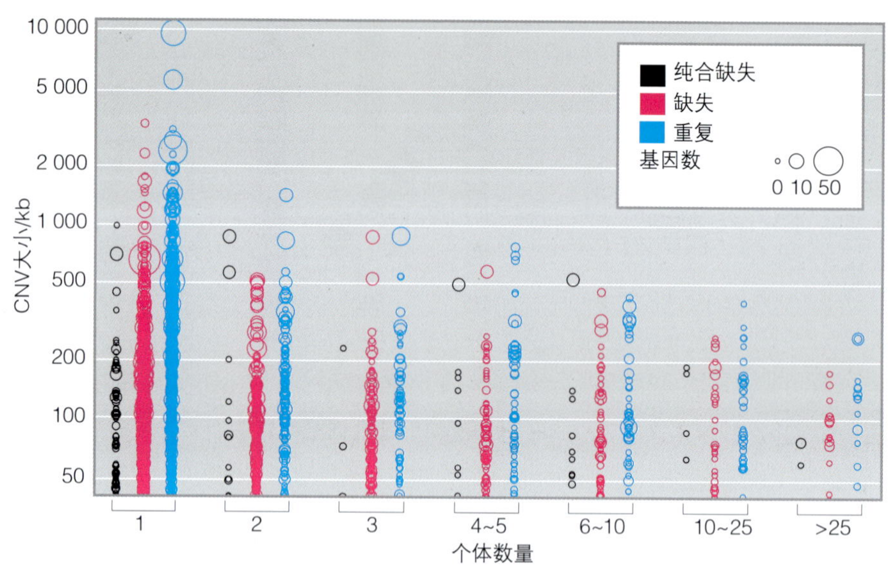

图 2.21 2 493 名健康人中检测到的非致病性拷贝数变异

根据变异的类型(重复、杂合缺失、纯合缺失)、大小(y 轴)、频率(x 轴)及累及的基因数量(以圆圈大小表示)对拷贝数进行分类。常见的拷贝数变异小于 500kb,但在极少数人中可以看到更大的拷贝数变异。经 Elsevier 同意,摘自 Itsara A 等(2009) *Am J Hum Genet* 84:148-161。

平衡和平衡异常

染色体异常未导致染色体物质额外增加或丢失,称为染色体**平衡异常**:DNA 只是进行了错误组装。只要每条染色体具有一个着丝粒和正常的端粒,细胞就可以正常有丝分裂。因此,具有平衡染色体异常的受精卵可以发育成一名正常的成人。Ellen Elliot(见图 2.14)就是一个例子。然而,如果染色体异常导致遗传物质额外增加或缺失是致病性的,那么这种染色体异常则是**不平衡**的。基于微阵列的技术(见第四章)无法用于检测平衡异常。

区别平衡异常和不平衡异常有助于分析染色体变异的后果,但如果过分较真,就不会有清晰的判断。罗伯逊易位就被认为是平衡的,即便缺失了两条近端着丝粒染色体短臂(见图 2.20)。所有近端着丝粒染色体短臂都含有类似的基因(编码核糖体 RNA 的序列),缺失 10 条短臂中的 2 条不会产

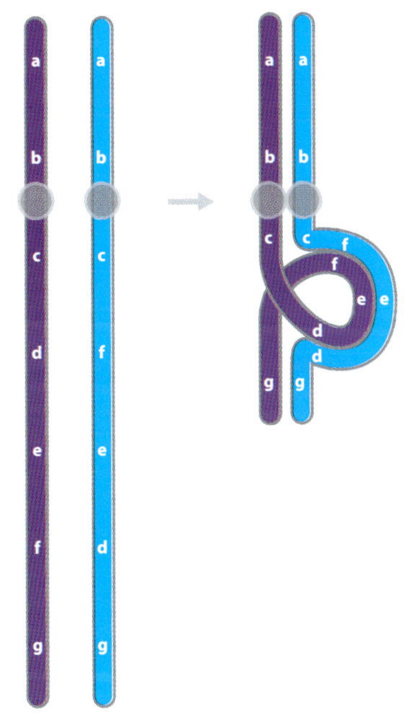

图 2.22 在有一条染色体倒位的人体中，染色体在减数分裂Ⅰ期进行染色体配对

尽可能将匹配序列（以小写字母表示）进行配对。就染色体自身而言是没有问题的，但是如果环内发生交叉，生成的配子将是不平衡的。

生表型效应。在正常健康人群中发现的许多 CNV（见图 2.21）进一步扩展了平衡这一概念。人们并不认为这些变异是不平衡的。然而，我们大部分的 DNA 必须确保数量正确，Helen Howard（见图 2.10）和 Elizabeth Elliot（见图 2.15）就是染色体不平衡异常的例子。

在减数分裂同源染色体进行配对时，平衡异常变得很重要。以下两种情况会导致异常发生：

- 发生易位的染色体片段可以源自多个染色体。在减数分裂Ⅰ前期，它们会与多个同源染色体配对，形成三价体或四价体（三或四条染色体的组合），而不是二价体（两条同源染色体的组合）。这些异常在后期容易发生错误分离（见图 2.17）。
- 倒位的染色体与单个同源染色体配对形成环状结构（图 2.22），如果在环内发生交叉，就会产生异常的重组染色体（参见问题 4）。

虽然平衡异常通常不会影响一个人的表型，但也有例外：

- 一个或多个断点可破坏一个基因，进而妨碍该基因发挥作用，对个体是否造成影响不确定。
- 如第三章所述，有时断点并不破坏基因本身，而是将其从位于同一 DNA 链上的某个控制元件中分离出来。同理，妨碍了该基因发挥作用。
- 偶然发生的错位重组或 DNA 修复将不同的染色体片段连接在一起时，使位于不同染色体断点的两个基因的部分序列融合，产生了一个新的功能基因。这样的嵌合基因对肿瘤的发生很重要（第七章）。
- 最后，因 X 染色体失活，使得 X 染色体-常染色体平衡易位引起特殊问题。关于这部分内容将在第十一章中讨论。

先天异常及嵌合体异常

任意一种遗传变异可以是先天的（也就是说，存在于人体的每个细胞）或嵌合的（仅存在于某些细胞）。嵌合体已在第一章简要讨论过了，其在本章中与**案例 9**（Isabel Ingram）有关。嵌合体多为合子后事件的结果：一个人或一个多细胞胚胎中的某个细胞发生了某变化（但是请注意，由于每个卵细胞都含有大量线粒体，因此线粒体的异质性可通过卵细胞遗传，见第一章）。任何染色体异常（三倍体除外）可因减数分裂错误形成先天异常，或因有丝分裂错误形成嵌合异常。许多先天异常是致命的，但是嵌合异常却可以存活。例如，一个患者可以是 8-三体的嵌合体，却不可能是完全性 8-三体。

并非只有染色体异常可以发生嵌合现象。小的 DNA 序列变异亦可发生嵌合——只是它们更难被发现。用于分别观察大量细胞中的每个细胞的技术极易检测到嵌合现象。细胞遗传学家常规在显微镜下载玻片上分裂细胞的涂片，因此对染色体嵌合现象早已熟悉。第四章和第五章中描述的基于 DNA 的技术通常检测分析的是从成千上万个细胞中提取的 DNA。这种情况下展示的嵌合现象可表现为凝胶上多出来的一条淡淡的条带，或测序数据中的一个小变异，除非大部分细胞都有这种嵌合现象，否则很难检测到。特殊技术可以检测 DNA 中低比例嵌合，但是需要明确知道要寻找的变异。有时候系谱图中的一些特点会提示嵌合现象——我们在第一章中看到的例子（见图 1.16）。随着基因检测技术的日益成熟，临床中越来越多地见到嵌合现象。疾病框 6 较详细地概括了这个问题。嵌合现象也是所有肿瘤的基础(第七章):肿瘤是由具有促进生长的基因变异的细胞组成,而患者正常细胞中没有这些变异。

疾病框 2

微缺失综合征:Williams-Beuren 综合征

Williams-Beuren 综合征(WBS,OMIM 194050)的儿童表现为学习困难、身材矮小和嘴唇、脸颊丰满、短鼻子的典型面部特征(框图 2.1)。许多患儿有心脏问题,如主动脉瓣上狭窄(supravalvular aortic stenosis,SVAS),需手术治疗;部分患儿有婴儿高钙血症,这会加重其生长迟缓,且可引起肾脏损伤,不过婴儿高钙血症有自发缓解的倾向。WBS 呈散发,几乎没有家族史。新生儿中发病率约为 1/20 000,不受性别和种族影响(Pober,2010)。

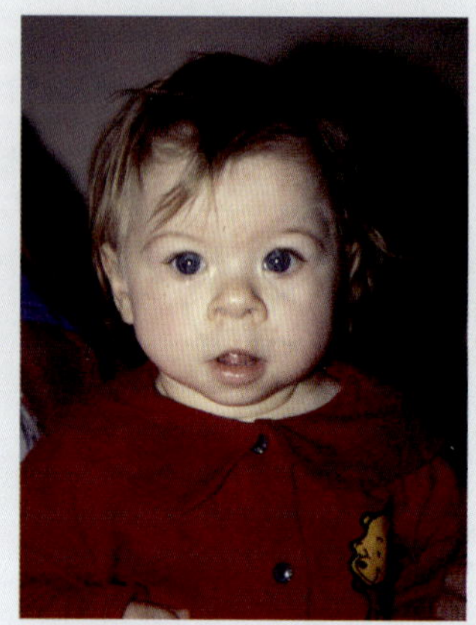

框图 2.1 Williams-Beuren 综合征

所有 WBS 患者都有在 7 号染色体一个拷贝上的微缺失。这个微缺失累及的 DNA 片段大小约为 1.55(或偶尔 1.84)Mb。这是个反复发生的缺失,几乎总是见于每个新发病例。相同的致病性缺失一再发生的原因是缺失区域两侧为几乎相同的重复序列(框图 2.2)。减数分裂过程中当 7 号染色体的两个拷贝配对时,这些重复序列偶尔会发生错配。如果错配的重复序列发生交叉,将导致一条染色体携带可引起 WBS 的缺失,而另一条染色体则携带该区域的重复。这种**非等位基因同源重组**机制(重组发生于同源序列,即相同序列但是非等位基因)导致许多其他复发性微缺失或微重复综合征。人类基因组中含有大量的低拷贝重复序列,每当这些重复序列以串联方式出现在同一染色体上时,就使得该区域容易发生缺失或重复。

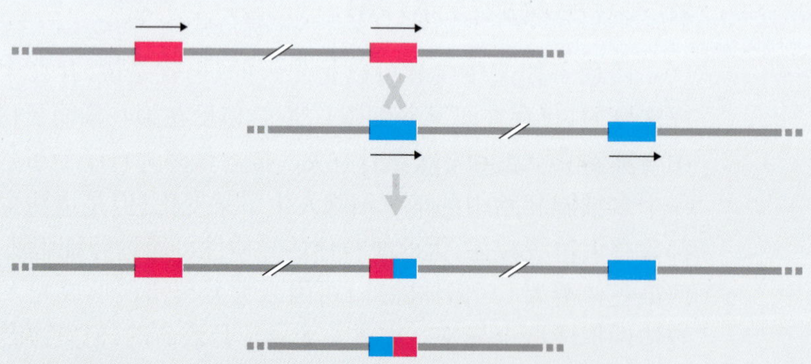

框图 2.2 **通过非等位基因同源重组产生缺失和相应的重复**

WBS 区域两侧有大小为 300~500kb 的 DNA 片段,且同源序列大于 98%(方框)。这些序列在减数分裂中偶尔发生错配,从而导致重组发生。

尽管导致 WBS 的缺失很小,以至于用传统的细胞遗传学无法检测到,但该缺失包含 25 个基因。接下来的问题是,哪些基因决定了该综合征的某些特征?就 SVAS 而言,答案是弹性蛋白基因。具有弹性蛋白基因点突变的患者有与 WBS 患者类似的 SVAS 的表现。而对于该综合征的其他表现而言,答案则不明确。WBS 个体有认知和行为方面的表型,令人尤为关注。虽然 WBS 儿童总体智商与唐氏综合征儿童相似(通常在 40~85),但是他们在能力模式和缺陷方面却截然不同。他们的语言表达能力相对较好,但空间感较差。让其画一个物体或临摹一幅图时,WBS 的患儿会粗略地复制细节,但无法将细节整合成一幅图(框图 2.3)。另外,他们口才很好,也有各自的行为和性格特点。在不熟悉的环境中表现出焦虑,但却对陌生人过分的友好。

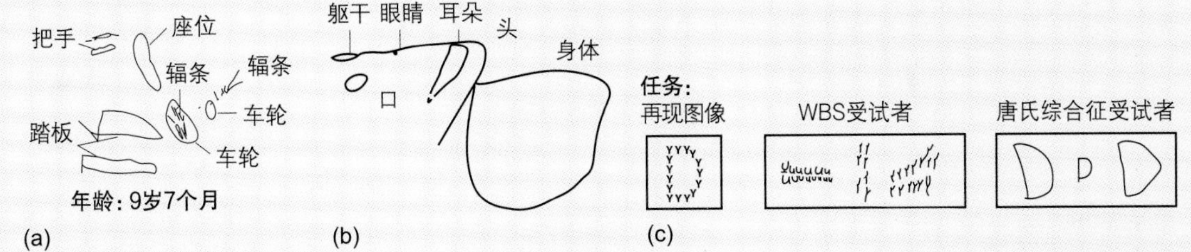

框图 2.3 WBS 患者画作

(a)自行车。(b)大象。每幅图由不连贯的部分(测试者标注)组成,而不能形成一个整体。(c)让年龄及智商相当的 WBS 儿童和唐氏综合征儿童描摹左图。请注意,同样看到 WBS 儿童关注的是细节而不是总体设计。插图使用获得索尔克生物科学研究所 Ursula Bellugi 医生许可。

许多研究者希望对这个综合征的研究能为我们提供线索,让我们了解在正常语言、认知和行为发育上更普遍的遗传决定因素。

2.5 参考文献

Gardner RJM, Sutherland GR and Shaffer LC (2011) *Chromosome Abnormalities and Genetic Counseling*, 4th edition, Oxford University Press, Oxford. *Gives an in-depth treatment of the material covered in this chapter.*

Itsara A, Cooper GM, Baker C, et al. (2009) Population analysis of large copy number variants and hotspots of human genetic disease. *Am. J. Hum. Genet.* 84:148-161.

Pober BR (2010) Williams-Beuren syndrome. *New Engl.J Med*, 362:239-252.

Shaffer LG, Slovak ML and Campbell L, eds (2009) *ISCN 2005, An international System for Human Cytogenetic Nomenclature*. S. Karger AG, Basel. *The definitive reference for cytogenetic nomenclature.*

Sudmant PH, Kitzman JO, Antonacci F, et al. (2010) Diversity of human copy number variation and multicopy genes. *Science*, 330:641-646.

Trask BJ (2002) Human cytogenetics: 46 chromosomes, 46 years and counting. *Nature Rev, Genet*, 3:769-778. *A broad review of developments in human cytogenetics since 1956.*

有关有丝分裂和减数分裂的更多详细信息,可以参阅任何遗传学或细胞生物学参考书或网站。

有用的网站

MJ Farabee 的在线生物学一书对有丝分裂和减数分裂进行了清晰直接的描述和图解(尽管某些指向外部资源的链接已失效)。

东京医科大学 Hironao Numabe 的网站包含许多有关染色体异常的(英文)图解和动画。

都柏林大学的一个网站“了解遗传学和罕见疾病”包括一组基本动画,解释了各种染色体异常的性质和后果。

2.6 自我评测

(1) 父母一方在减数分裂中通过染色体不分离生育的胎儿核型为:

(a) 45,X[此题提示在本书后面的指导部分提供]

(b) 47,XXY

(c) 47,XYY?

(2) 就下面的易位画出四价体和可能的配子及胚胎:

(a) t(2;4)(q22;q32)[此题提示在本书后面的指导部分提供]

(b) t(5;10)(p14;p13)

(c) t(7;9)(q32;p21)

(3) 使用上一个问题所绘制的四价体图,在有配对片段的易位染色体和正常染色体之间画一个交叉。推测其后果(这并不是给您一件头痛的事情来做——正常情况下,减数分裂过程中每条染色体的长臂或短臂至少有一次交叉)。

(4) 一个 14:21 罗伯逊平衡易位携带者,核型如图 2.20 所示。在减数分裂过程中,易位染色体与正常 14 和 21 号染色体形成三价体。画出配子形成时可能的分离方式,以及每一种分离方式对胚胎的影响。

(5) 列出 21:21 罗伯逊平衡易位携带者与染色体正常的人结婚后可产生的配子、胚胎和存活婴儿的情况。

(6) 就图 2.22 所示的倒位杂合子,列出交叉发生在倒位环内或环外的结局。如果着丝粒位于倒位片段内(臂间倒位)而不是位于图中所示的片段外(臂内倒位),会有不同吗?

第三章　基因是如何工作的?

本章学习要点

通过本章学习,你应该能够:

- 列举构成正常 DNA 和 RNA 的碱基、糖类和核苷,并画出 DNA 双螺旋结构,标注碱基对以及 5′端和 3′端。
- 用示意图展示 DNA 复制、转录、转录本剪接的原理,以及 mRNA 序列决定多肽氨基酸序列的方式(无需阐述详细的酶学内容)。
- 描述核基因组和线粒体基因组的一般特征。
- 绘制典型的人类基因结构,展示外显子、内含子、启动子、起始密码子和终止密码子、5′和 3′非翻译区和剪接位点。
- 概述启动子、增强子、转录因子和染色质结构在决定基因表达中的作用。

3.1　案例介绍

案例10　O'Reilly家系

- Orla 有严重的近视,身材矮小和髋关节问题
- 类似问题家族史
- ?斯蒂克勒综合征

51　64　122　144　354

Orla O'Reilly 是 Raymond O'Reilly 的妻子,身高仅 1.5m,自幼因患严重近视而戴眼镜。Orla 的哥哥 Oliver 也身材矮小,近视,有先天腭裂伴听力问题,需戴助听器。兄妹二人均遗传其父的矮壮身材。其父 35 岁时,一只眼因视网膜脱落接受手术,另一只眼为预防视网膜脱落而接受激光治疗。近期又接受双侧髋关节置换手术。Orla 在购买保险接受体检时,提到她一直有些髋关节疼痛。体检医生刚刚上过遗传学课程,便询问了 Orla 的家族史,认为 Orla 和 Oliver 的临床表现很可能与他们的父亲有关,遂将其转诊至遗传门诊。在遗传门诊,Orla 接受了包括视力在内的详细检查。结果显示,除近视外,她还患有血管旁晶格视网膜病变。医生还发现她鼻子短小、鼻梁扁平、多发性关节突起。医生告诉 Orla 她可能患有斯蒂克勒综合征(图 3.1)。斯蒂克勒综合征是由于编码Ⅱ型或Ⅺ型胶原蛋白成分的基因突变[见 Snead 和 Yates(1999)的综述]。

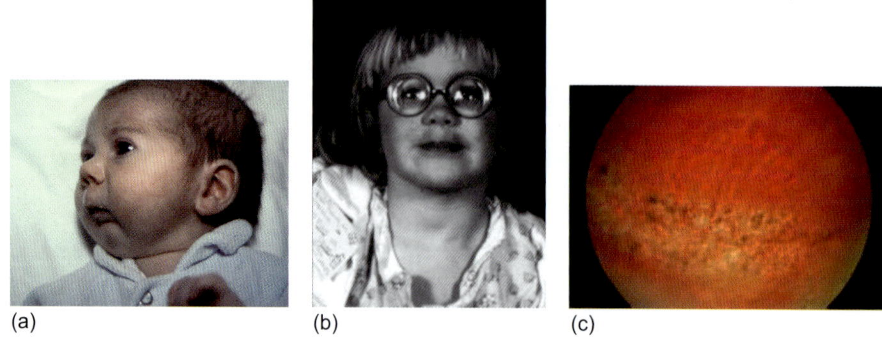

图 3.1 (a)患有斯蒂克勒综合征的婴儿。注意小下颌(通常伴有腭裂)、比较平坦的脸部和突出的眼睛。(b)患有斯蒂克勒综合征的 4 岁儿童的面部特征。(c)典型的血管旁晶格视网膜病变伴色素沉着。(b)和(c)经 BMJ 出版集团许可,转载自 Snead 和 Yates(1999)

3.2 科学工具包

基因如何工作是两个著名假说的主题。虽然两者都不完全正确,但它们都是讨论基因时的有用工具。

- 20 世纪 40 年代,Beadle 和 Tatum 提出,每个基因的作用都是指定合成一种特定的酶(即一种基因一种酶假说)。这并不完全正确,因为许多基因指定合成非酶蛋白,还有一些指定合成功能性 RNA 分子,而不是蛋白质——但仍是“一个基因一种多肽”的形式,这是思考基因作用的第一个有用的工具。
- 几年后,Francis Crick 在分子生物学的中心法则中定义了 DNA 的主要功能(图 3.2)。基因是 DNA 的功能单位,Crick 的中心法则指出,基因的功能是确定蛋白质的结构。人类基因组参考序列(GRCh38)列出了 20 465 个蛋白质编码基因(外加 2 960 个无法整合到参考序列中的序列)。中心法则虽然有用,但并非绝对正确。偶尔,当一种特殊的酶(逆转录酶)以 RNA 分子为模板复制 DNA 时,DNA 到 RNA 的信息流动会发生逆转。这是 RNA 病毒生命周期的关键部分,但不是人类细胞主流代谢的一部分。更重要的是,RNA 除了确定蛋白质的氨基酸序列外,还有许多其他功能。核糖体 RNA 和转运 RNA 是这类功能性 RNA 中最著名的例子,但还有许多其他的 RNA。事实上,参考序列中决定非编码 RNA 的基因数量(22 229)超过了所列出的 20 465 个蛋白质编码基因(数据均来自 2019 年 10 月的 Ensembl 基因组浏览器),而大多数临床遗传学家关心的还是能合成蛋白质的基因。

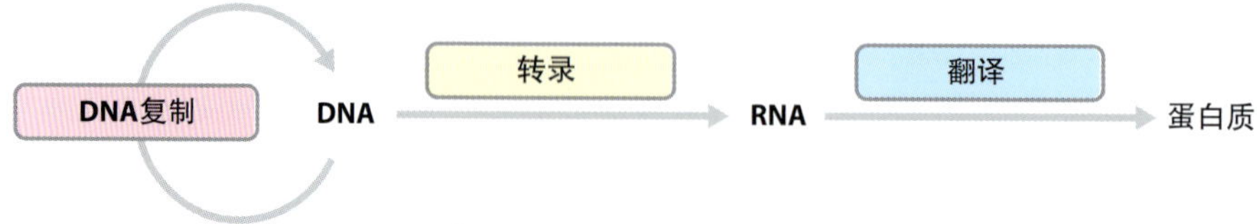

图 3.2 分子生物学的中心法则

图中箭头不是指 DNA 转变成了 RNA,后面的箭头同理;箭头是指 DNA 中包含的信息被转移到 RNA 分子中,而 RNA 分子又将此信息传递给蛋白质。换句话说,基因由 DNA 组成,但通过蛋白质发挥作用。DNA 还决定其他 DNA 分子中的信息(DNA 复制)。

全面论述基因的结构和功能可能需要一整本书,所涉及的过程相当复杂,受不计其数的蛋白质和其他分子的影响和调控。幸运的是,这里面的大部分细节都与临床实践无关。对于临床医生来说,虽然想尽可能详细了解更多细节,但掌握要素更容易办到。基本要素如下或如框 3.2 和框 3.3 中所示:

- 核酸的一般结构为 A、G、C 和 T(或 U)单元链
- 双螺旋结构
- DNA 的 3′ 和 5′ 末端
- 基因的外显子-内含子结构
- 初级转录本的剪接
- 遗传密码

读者如感兴趣,很多优秀的参考书对这些主题有更详细的介绍。此外,还有一些网站提供免费的课程和材料(见第 3.5 节)。

核酸的结构

核苷酸(DNA 和 RNA)是由核苷酸亚基连在一起的无支链长链。每个核苷酸包括三个模块:一个碱基、一个糖和一个磷酸基团。DNA 链由四种核苷酸组成。糖都是脱氧核糖,碱基可以是腺嘌呤(A)、鸟嘌呤(G)、胞嘧啶(C)或胸腺嘧啶(T)。化学结构式在本章的最后一节给出,但这不是使用本书需要知道的。RNA 也由四类核苷酸组成。这里的糖都是核糖,碱基可以是 A、G 和 C,和 DNA 一样,但是 RNA 中尿嘧啶(U)代替了 T。

如 Watson 和 Crick 在 1953 年的著名描述,DNA 通常以两条相互缠绕的多核苷酸链形式存在——双螺旋结构。其关键特征是,只有 A 的对应链上是 T,G 的对应链上是 C 时,两条链才能正确地配对。A 与 T、G 与 C 的碱基配对,解释了 DNA 是如何复制的(图 3.3)。如第二章所述,这种机制使母细胞中的遗传信息在有丝分裂过程中被复制并传递给两个子细胞。RNA 通

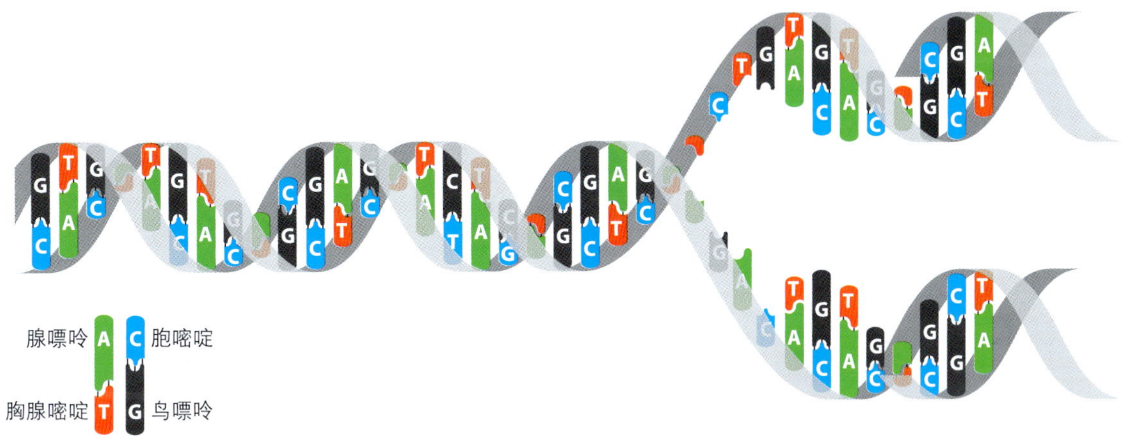

图 3.3 DNA 复制原理

双螺旋的每条链都可以作为模板,用来精确合成另一条链。当基因被转录时,以双螺旋的一条链为模板合成 RNA 也使用了类似的机制(RNA 中的 U 与 DNA 中的 A 配对)。该图展示了 DNA 复制的原理和结果,而实际发生的分子事件更为复杂,特别是这张图忽略了核酸链只能沿 5′→3′ 方向延伸(见框 3.2 和第四章)。

常不以双螺旋形式存在。这并不是因为RNA的化学结构有什么内在的特征,而是因为正常细胞中,大多数RNA分子都没有对应的互补链,也没有以RNA模板合成RNA链可使用的酶。细胞中DNA和RNA分工不同,利用它们之间的化学差异作为识别信号,可将酶正确地定位到DNA或RNA上。

人类基因组约由 3×10^9bp的DNA组成(其单位的解释见框3.1)。正常的二倍体细胞包含两个拷贝的基因组(比如两条1号染色体,两条2号染色体,等等)。如第二章所述,每条染色体是一条极长的DNA双螺旋分子,组蛋白和其他蛋白质将其包裹成染色质。最小的21号染色体包含47Mb的DNA,最大的1号染色体包含245Mb的DNA。除核基因组外,每个线粒体还有自己的小基因组,含有长度为16 569bp的一条环状DNA双螺旋分子。

框3.1

有关单位的说明

DNA片段的大小以核苷酸(nt)、碱基对(bp)、千碱基(kb或kbp=1 000bp)或兆碱基(Mb或Mbp=1 000 000bp)来计数。因为DNA几乎总是双链的,所以在讨论DNA片段的大小时,碱基和碱基对之间的区别往往被忽略不计。因此,由一百万个碱基对组成的DNA双螺旋结构可以描述为1Mbp或1Mb,而不是2Mb。

基因的结构:外显子和内含子

人类和其他高等生物的大多数基因都是以一种奇怪而不可预测的方式组织起来的。在连续的DNA序列中,最终决定蛋白质氨基酸序列的部分被非编码序列(**内含子**或干预序列)打断而分割成片段(**外显子**)。内含子的数量和大小因基因而异,没有任何明显的逻辑。人类基因平均有9个外显子,每个外显子平均145bp,每个内含子平均3 365bp,但其范围很广(表3.1)。

表3.1 人类基因的结构

基因	在基因组中的大小/kb	外显子数目	外显子平均大小/bp	内含子平均大小/bp	外显子占原始转录本的百分比
干扰素A6(*IFNA6*)	0.57	1	570		100%
胰岛素(*INS*)	1.4	3	154	483	32%
人类白细胞抗原Ⅰ(*HLA-A*)	2.7	7	160	269	41%
胶原蛋白Ⅶ(*COL7A1*)	51	118	78	358	18%
苯丙氨酸羟化酶(*PAH*)	78	13	206	6 264	3.4%
囊性纤维化(*CFTR*)	188	27	227	7 022	3.2%
抗肌萎缩蛋白(*DMD*)	2 090	79	178	26 615	0.7%

不同基因中,内含子数目和大小差别很大。可以用Ensembl基因组浏览器查看任何基因的大小和外显子-内含子结构,如框3.7所示。

框 3.2

5′和 3′末端

学习临床遗传学的关键不是详细了解 DNA 的化学结构,但 DNA 的一个不太明显的特征却很重要。把 DNA 序列写成一串像 AGTTGCACG 这样的字母,掩盖了一个重要的问题:两端在化学上并不完全相同。看看糖-磷酸骨架的化学式(框图 3.1),连续的脱氧核糖单元通过标记为 5′(5′端)和 3′的碳原子相连。最上面的脱氧核糖没有 5′碳,而最下面的脱氧核糖没有 3′碳。从生物化学上讲,这种差异是至关重要的。作用于 DNA 5′端的酶不会作用于 3′端,反之亦然。DNA 双螺旋结构中的两条链是反向平行的。如果一个双螺旋链垂直拉伸,一条链的 5′端将在顶部,而另一条链的 3′端将在顶部。DNA-RNA 双螺旋也是如此,它是基因转录时的临时中间产物。这种结构的重要意义如下:

1) 所有 DNA 和 RNA 合成产物均是 5′→3′的方向。也就是说,所有把核苷酸串在一起的酶(DNA 和 RNA 聚合酶)只能在多核苷酸 3′端添加核苷酸。当我们讲到第四章的聚合酶链反应时,这是至关重要的。

2) 人们的普遍共识是 DNA 或 RNA 序列是 5′到 3′方向。序列 AGTTGCACG 的意思是 5′-AGTTGCACG-3′。将序列写成 3′到 5′就好比从右到左写英语,都是错误的。如果出于某种原因,需要写一个 3′到 5′方向的序列,那么有必要将末端标记清楚。

3) 基因的双链 DNA 中只有一条链被转录(用于合成 RNA 拷贝的模板),被称为模板链。假设 DNA 模板链的一部分是 5′-AGTTGCACG-3′。RNA 转录本与之互补,模板链上是 T 的地方在 RNA 链上是 A,模板链上是 C 的地方在 RNA 链上是 G,以此类推,得出 3′-UCAACGUGC-5′(图 3.4a)。注意这两条链是反向平行的,且 RNA 分子中用 U 来代替 T。按照传统的 5′→3′方向写,它的序列就是 CGUGCAACU。即使是这样一个短序列,DNA 模板和 RNA 转录本的关系也不是显而易见。为了避免这个问题,按照惯例,我们书写 DNA 序列时不写模板链,而是写互补链——5′-CGTGCAACT-3′。这条链被称为有义链。RNA 序列和 DNA 有义链一模一样,除了用 U 取代 T。

4) 位于一个基因或感兴趣序列(在有义链上)5′端的序列通常被称为上游序列,3′端序列为下游序列。

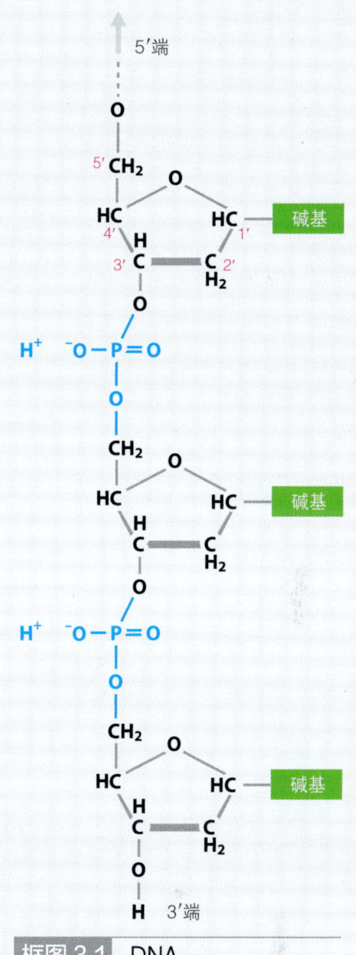

框图 3.1 DNA 标注了 5′和 3′端的一条单链 DNA。脱氧核糖的碳原子编号为 1′,2′等以此类推。符号撇(′)用来区别碱基中的碳原子,碱基编号有自己的方案(本图没有显示)。磷酸基团带负电荷——这是电泳分离核酸的基础(框 4.3)。

初级转录本的剪接

当细胞需要生产特定蛋白质时,首先复制相关基因中一条 DNA 链的 RNA(图 3.4a)。转录是一个动态过程,任何时候只涉及基因组中分散的小片段,但根据细胞的需要而变化。本章最后一节会较详细地描述基因如何转录。整个序列,包括外显子和内含子,转录后形成初级转录本。在细胞核内,初级转录本中的内含子被物理剪掉,而外显子被拼接起来(图 3.4b)。RNA 中的内含子部分被分解,似乎没有任何用处。剪接是在细胞核内通过

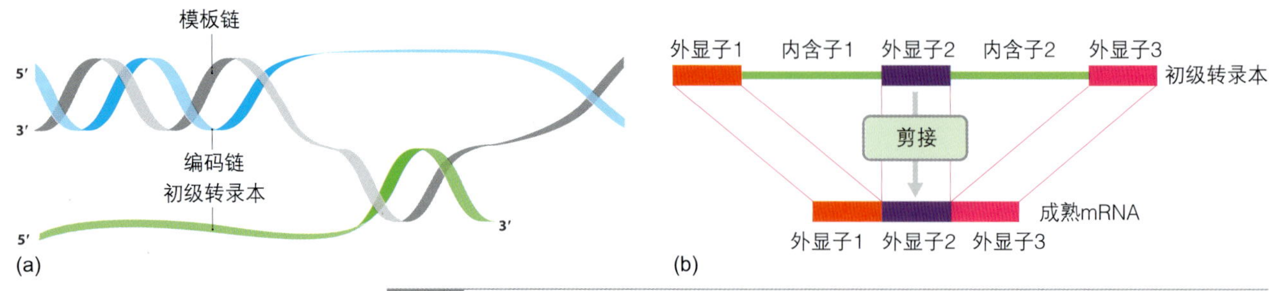

图 3.4 **转录总结**

(a) DNA 双螺旋在局部展开,允许 RNA 聚合酶组装初级转录本,并在聚合酶沿着链移动后重新折叠。转录本由 DNA 模板链引导合成,它的序列与模板链互补,与有义链相同。(b)初级转录本通过剪接内含子和连接外显子形成成熟的信使 RNA(mRNA)。

一个称为剪接体的庞大的多分子机器完成。剪接体是由蛋白质和小 RNA 分子组成的复合体(见疾病框 10)。这个过程中大多数复杂的分子细节可以适当忽略,但需要考虑内含子是如何被识别的。

几乎所有人类基因的内含子都以 GU(DNA 有义链中的 GT)开始——这被称为供体剪接位点——以 AG(受体剪接位点)结束。这些信号本身不足以定义剪接位点——在外显子或内含子中有无数的 GU 和 AG 二核苷酸,它们不被用作剪接位点。要确认一个剪接位点,GU 或 AG 必须位于更长的**共有序列**中。一个功能性的剪接位点需具有可以结合剪接体中蛋白质或小 RNA 分子的适当短序列基序组合。这一个个基序从定义上是松散的,因此很难通过分析 DNA 或 RNA 序列来预测剪接位点。这对临床遗传科医生来说很无奈,因为正如我们在后文中所述,影响剪接效率的序列变异是致病的主要原因。

翻译和遗传密码

只包含外显子序列的成熟 mRNA 输出到细胞质与核糖体结合。核糖体是另一种大型的多分子机器,包括多种不同的蛋白质和几类非编码 RNA。同样,关于蛋白质合成机制的更多细节可以在参考书或推荐网站上找到,就目前的学习目的而言,我们只需要注意以下几点(图 3.5):

- 氨基酸是由 mRNA 中连续的三联体核苷酸(密码子)指定的。遗传密码的详细信息见表 6.1。
- 核糖体附着在 mRNA 的 5′ 端,并沿 5′→3′ 方向移动。
- 编码序列从 mRNA 的 5′ 端稍下游开始。由位于更长的共有序列(Kozak 序列)中恒定不变的 AUG 启动。mRNA 中介于 5′ 端和起始密码子之间的部分称为 5′ 非翻译序列(5′UT)。
- 起始 AUG 确定阅读框。阅读框的概念最好用例子来解释(框 3.3)。
- 核糖体沿着 mRNA 滑动,按照遗传密码在不断延伸的多肽链中添加正确的氨基酸。氨基酸是通过一系列小 RNA 分子转运到核糖体的,这类 RNA 称为**转运 RNA(transfer RNA,tRNA)**。
- 核糖体沿着 mRNA 工作,直到遇到终止密码子。终止密码子有三个:UAG、UAA 和 UGA。当核糖体遇到终止密码子时,释放出它所合成的多肽,并从 mRNA 上脱落。mRNA 中终止信号下游的部分组成了 **3′ 非翻译序列(3′UT)**。它们对于调节 mRNA 的稳定性很重要。

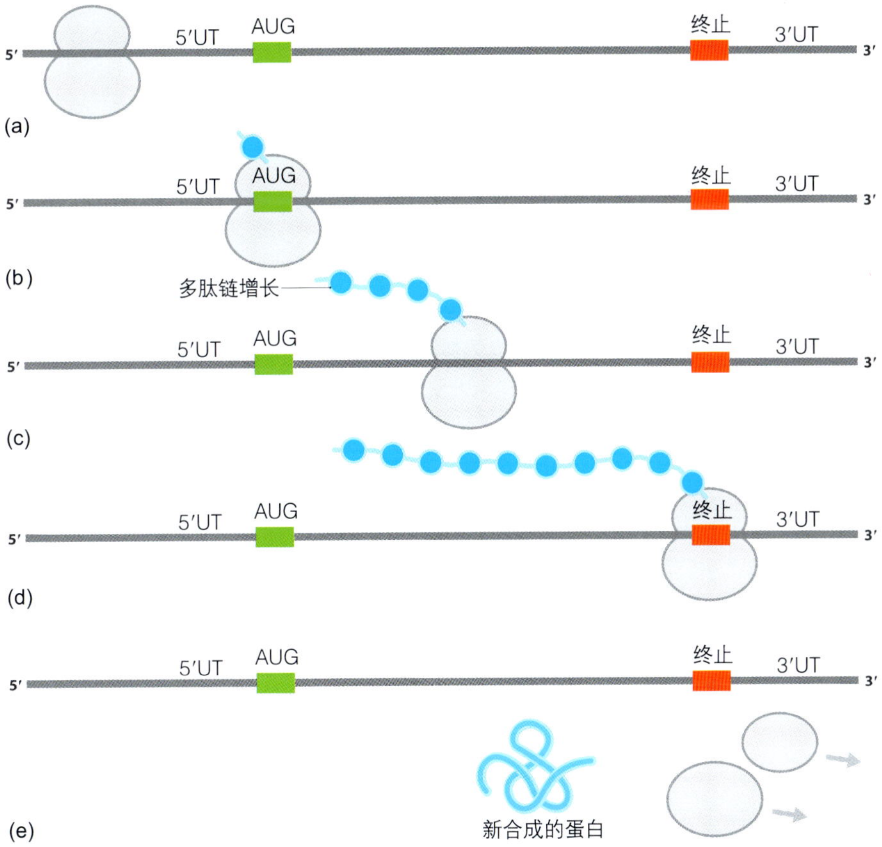

图 3.5 翻译过程总结

(a)核糖体结合在 mRNA 的 5′ 端。(b)它沿着 5′ 非翻译序列移动,直到遇到 AUG 起始密码子。此时,第一个氨基酸被引入。(c)核糖体沿着 mRNA 移动,按照 mRNA 的密码子引入氨基酸,并将它们并入延伸中的多肽链。(d)当到达终止密码子时,信息的翻译完成。(e)此时核糖体从 mRNA 上脱落,分解成两个亚基,多肽链被释放出来。成熟的功能蛋白质必须被正确折叠,可能经过化学修饰并转运到适当的细胞内或细胞外。

框 3.3

阅读框架

考虑下面的字母串:

ISAWTHEBIGBADDOGEATTHECAT

我们可以用三种不同的阅读框架来阅读连续的三联体:

ISA WTH EBI GBA DDO GEA TTH ECA T … 或者:

I SAW THE BIG BAD DOG EAT THE CAT … 或者:

IS AWT HEB IGB ADD OGE ATT HEC AT

与此类似,mRNA 分子中的核苷酸链可以被核糖体以三种不同的阅读框翻译,只有一种阅读框给出了合理的信息(即编码所需的蛋白质)。mRNA 的阅读框由 AUG 起始密码子定义。如果突变改变了阅读框,会对基因功能产生灾难性的影响(见第六章)。

翻译不是故事的终止

翻译结束于新合成的多肽链从核糖体中释放出来。然而,将新生多肽转化为功能完整的蛋白质还需要几个过程(框 3.4)。

- 将多肽链折叠成正确的三维结构不需要额外的信息——氨基酸序列潜在决定了折叠方式。然而,在它们被正确折叠之前,蛋白质是不稳定且脆弱的。也是在近期人们才发现,部分折叠或折叠不正确的蛋白质对细胞会有毒性作用。许多"伴侣"分子协助折叠过程,并在折叠过程中保护多肽,而错误折叠的蛋白质会被检测到并被降解。
- 许多蛋白质包含对基本多肽的化学修饰。通常糖(即糖基化)或其他各种小分子会附着在蛋白质上。多肽链可能会断裂;半胱氨酸对(20 种氨基酸的名称和结构式,以及 N 和 C 端解释见框 3.6)可以交联形成 S-S(二硫键)桥,锁定结构的位置;其他氨基酸残基可以被化学修饰,例如脯氨酸可以被羟基化。所有多肽链最初 N 端都有一个甲硫氨酸,对应 AUG 起始密码子,但通常会被剪接掉。
- 蛋白质必须被运输到适当的位置。N 端短**信号肽**通常确定目的地,在蛋白质分选过程中,这个信号肽会被去除。在其他情况下,信号是位于链内某处的氨基酸序列,不会被移除。在 Joanne Brown 的案例(案例 2)中,她的两个 *CFTR* 基因中有一个突变,阻止蛋白质在细胞膜上的正确定位(她的基因的另一个拷贝携带了不同的突变,也就是说她是一个**复合杂合子**)。
- 结构蛋白在其最终位置可能被进一步修饰。

胶原蛋白是一个很好的例子,说明必要的翻译后处理如何将一个新生多肽转化为功能蛋白质——如框 3.4 所述。

胶原蛋白的生物合成

框 3.4

人体的蛋白质几乎三分之一由胶原蛋白组成。胶原蛋白是细胞外基质、结缔组织和支持组织的主要蛋白质,是软骨、肌腱、骨骼基质和许多膜的基本支撑。人类基因组中约有 30 个胶原蛋白基因,在不同的组织中至少编码 27 种胶原蛋白。

胶原蛋白的基本结构是由三个紧密缠绕在一起的多肽链组成的三螺旋结构,可以是同型三聚体(三条链都相同)或异型三聚体。例如,Ⅰ型胶原蛋白是皮肤、肌腱和骨骼的主要胶原蛋白,由两条 α1 链和一条 α2 链组成,分别由 17 号染色体上的 *COL1A1* 基因和 7 号染色体上的 *COL1A2* 基因编码。这些基因的初始产物是前胶原,后来形成的三螺旋区有一个重复的结构,Gly-X-Y,其中 X 和 Y 可以是任何氨基酸,但通常是脯氨酸或赖氨酸。这种前胶原要经过广泛的翻译后修饰(框图 3.2):

- 在粗面内质网中(图 3.9a),部分赖氨酸和脯氨酸被特殊的酶羟基化,这种酶以氧、Fe^{2+}和抗坏血酸为辅因子。
- 糖残基附着在其中一些羟基基团上。
- 然后三条肽链从 C 端开始缠绕在一起,形成三螺旋(见框 3.6 关于蛋白质 N 端和 C 端的解释)。
- 产生的前胶原被分泌出来,特殊的酶切断 C 端和 N 端前肽。

- 最后,三螺旋分子组装成大型多聚体,并通过赖氨酸残基交联。

一些胶原蛋白(Ⅰ、Ⅱ、Ⅴ、Ⅺ、ⅩⅩⅣ、ⅩⅩⅦ)形成纤维;Ⅳ型、Ⅷ型和Ⅹ型胶原蛋白形成支撑细胞膜的网状结构,而其他胶原蛋白具有不同的特殊功能。**案例 10(Orla O' Reilly**,下面讨论)阐释了其中一个胶原蛋白基因突变的后果。

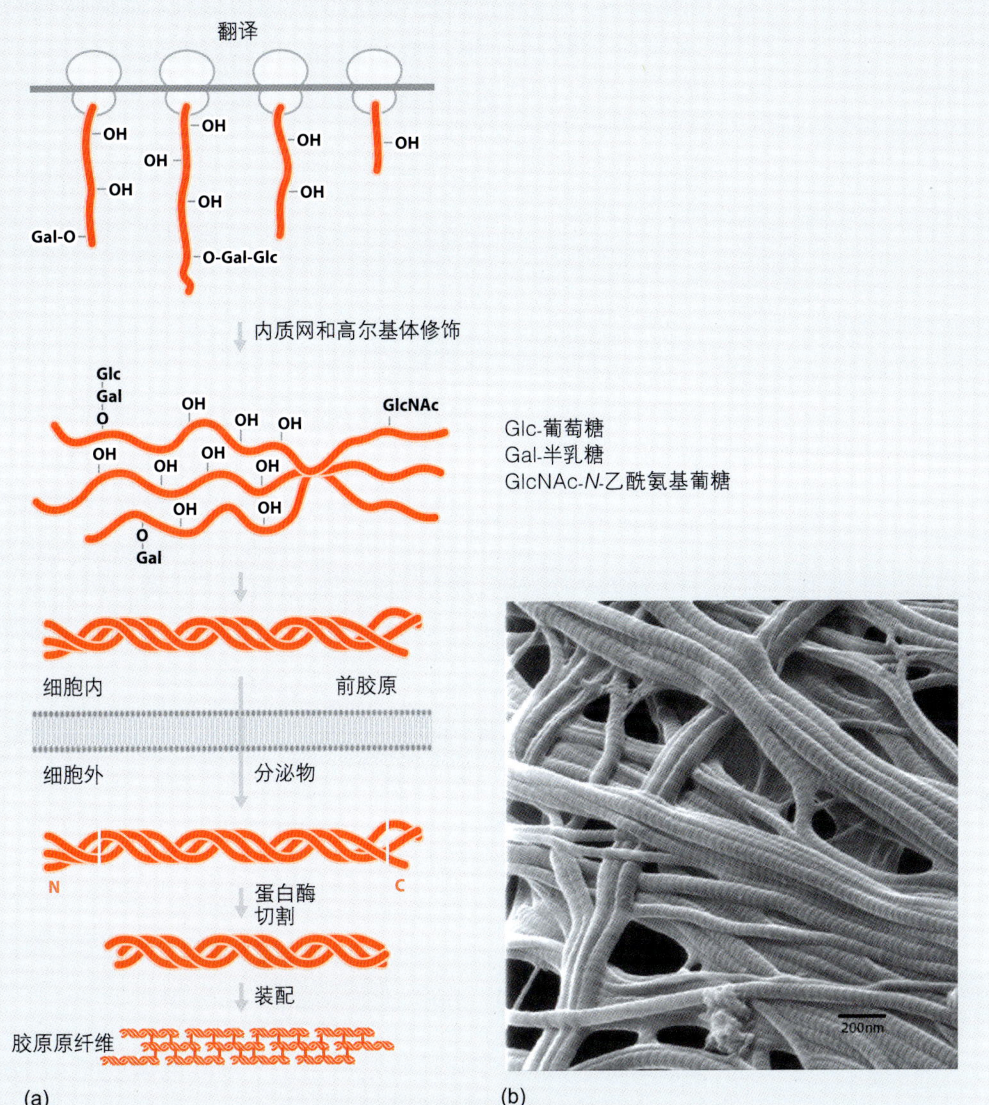

框图 3.2 (a)胶原蛋白生物合成,从新生多肽到成熟原纤维。(b)胶原纤维的电子显微镜下照片(照片由 Zeiss 提供)

3.3 案例分析

到目前为止,本书中描述的大多数案例都需要研究 DNA。本节将描述每个案例是如何对应上一节中的基因结构的。然而,我们首先讨论一例不涉及 DNA 检测的案例。

案例5 Elliot家系

- Elmer 和 Ellen 之女 Elizabeth
- 多种先天畸形
- 生育问题家族史
- ?染色体异常
- Ellen-1:22 平衡易位
- Elizabeth-不平衡分离的结果
- 染色体相互易位

4 10 40 **60** 91 354

细胞遗传学分析(第 2.3 节和第 4.3 节)告诉了我们有关这个家族需要知道的所有信息。正如第二章所指出的,在现实中,对婴儿 Elizabeth 病情的分析应该使用基于 DNA 的微阵列测试。进一步的 DNA 测试是无关紧要的,不过如果 Elmer 和 Ellen 要求在随后的怀孕中进行产前测试,将通过测试胎儿 DNA 来检查胎儿是否有与婴儿 Elizabeth 相同的问题。

以下案例中,DNA 检测是需要的。

案例1 Ashton家系

- Alfred Ashton 之子 John,28 岁,身体健康
- ?亨廷顿病家族史
- 常染色体显性遗传
- 需要 PCR 检测做诊断

1 7 **60** 94 140 354

亨廷顿病由位于 4 号染色体 4p16 的 *HTT* 基因编码序列变异引起。*HTT* 基因有 67 个外显子,全长 169kb(图 3.6),编码一种 3 141 个氨基酸的蛋白质,称为亨廷顿蛋白。亨廷顿病患者都是在基因的同一位置有序列变异。部分外显子 1 编码亨廷顿蛋白中的谷氨酰胺重复序列。亨廷顿病患者都含有这个序列的扩增,因此编码的蛋白质含有更长的谷氨酰胺重复序列。致病机制在疾病框 4 中讨论。DNA 测试需要检测编码多聚谷氨酰胺重复序列的长度。

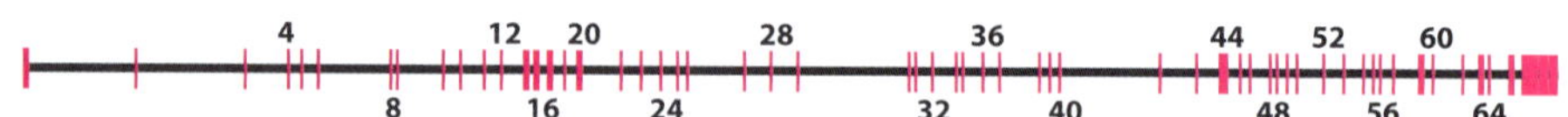

图 3.6 亨廷顿基因的结构

长水平线代表基因组 DNA,短竖条代表外显子。

案例2 Brown家系

- 婴儿 Joanne,反复感染,生长不良
- 发汗试验证实她患有囊性纤维化
- 常染色体隐性遗传
- 需要进行分子检测

2 9 **60** 120 140 283 354

如前所述,囊性纤维化通常是由位于 7 号染色体上的 *CFTR* 基因突变引起的。这些基因变异通过多种方式使得基因失去编码功能性蛋白质的能力。囊性纤维化呈隐性遗传方式,所以如果 Joanne 患有囊性纤维化,她的两个 *CFTR* 基因拷贝一定都发生了突变。*CFTR* 是一个相当大的基因,位于 7 号染色体 7q31.2,横跨 27 个外显子,全长共 188kb(图 3.7)。与亨廷顿病不同的是,*CFTR* 基因的任何位点都可能有突变。人类基因突变数据库中记录了超过 1 700 种不同的 *CFTR* 基因突变,所以每个囊性纤维化患者可能有不同的致病突变。几乎所有的突变都是单个核苷酸或相邻几个核苷酸的变化。Joanne 的两个突变可能是相同的,也可能是不同的。在第四章中将讨论突变检测的策略。

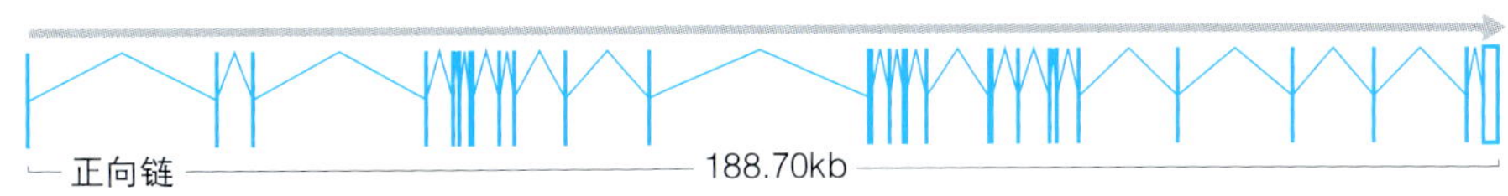

图 3.7 *CFTR* 基因的结构

Ensembl 基因组浏览器是另一种人类基因组计划数据的图形展示。一些紧密间隔的外显子显示为一个单条。箭头表示 DNA 有义链的 5′→3′ 方向。

案例3 Kowalski家系

- Kamil 和 Klaudia 之长子 Karol
- 发育迟缓,肌张力低下,严重智力障碍
- 在这种情况下基因检测的困难性
- 可能需要外显子组测序

3 9 61 93 122 141 354

智力障碍的问题在于,即便知道其病因是遗传,它可能由数千个不同基因中的任何一个突变所致。这种多样性的原因并不难理解。大脑是我们身体最复杂的器官。我们对数十亿的神经元和支持细胞如何相互作用来产生一个使我们有感觉和思考能力的器官仍然知之甚少,但很明显,这些非凡的能力依赖于无数子系统的正确运作。如果其中任何一个失效,整个机制就可能失效。多数情况下,表型不会提示哪个基因可能会致病。此前没有特定的候选基因进行测试,直到最近才有了遗传学研究的进展。但是现在,大规模平行 DNA 测序技术,也就是第五章中所描述的二代测序技术,可以通过一次操作就对 Karol 的基因组(全外显子组)中所有基因的每个外显子进行测序。这种策略解决了一个问题,却产生了另一个问题:如何从大量的变异列表中捕获到真正致病的变异。Karol 的问题可能由于纯合隐性变异,但在近亲婚姻并不常见的社会中,更可能由于新生杂合显性变异。第五章将学习外显子组测序的过程;第六章将学习生物信息学家如何应对这些挑战。

案例4 Davies家系

- Martin,24 月龄,动作笨拙,学步晚
- 肌营养不良家族史
- X 连锁隐性遗传
- 抗肌萎缩蛋白基因检测的问题

3 10 61 89 142 257 285 354

进行性假肥大性肌营养不良是 X 连锁遗传病,致病基因必然位于 X 染色体上,其在短臂近端 Xp21 处,编码一种蛋白质——抗肌萎缩蛋白,这种蛋白质对肌细胞保持强健,并且足够承受多年的机械应力至关重要。抗肌萎缩蛋白基因是人类基因组中最具代表性的基因之一。它非常庞大,覆盖了超过 200 万个碱基对的 DNA,其中 99.3% 是内含子,79 个外显子从初级转录本中剪接出来后,形成一个 13kb 的成熟 mRNA。三分之二的病例是由基因部分缺失引起的。由于几乎所有的基因组序列都是内含子,缺失断点几乎都位于内含子中,因此它们对成熟 mRNA 的作用是移除一个或多个相邻的外显子(图 3.8)。在这个庞大的基因中寻找突变将是一个巨大的挑战。因此,最初是检测基因组 DNA 中缺失的外显子。这在患病男孩的 DNA 很明显;而女性携带者中,一条 X 染色体上的外显子缺失被所有外显子都完整的正常 X 染色体所掩盖。

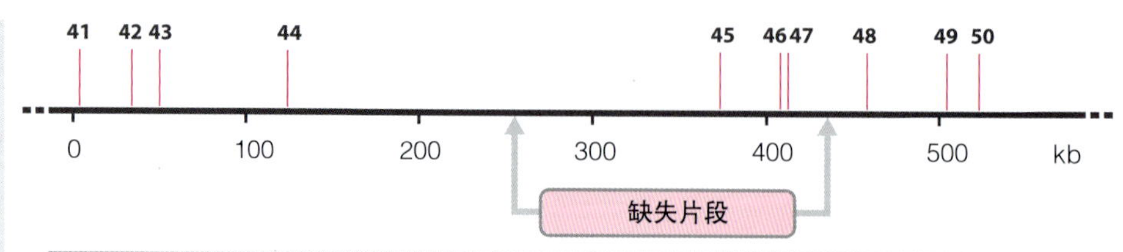

图 3.8 **部分抗肌萎缩蛋白基因的缺失**

图中显示了一个 500kb 的区域,包含 41~50 外显子。这些外显子长度都在 100~200bp,按比例绘制,每个外显子都用一条占比小于图宽 0.05% 的线来表示。因此,随机缺失断点几乎总是落在内含子中。片段缺失的效应是成熟的 mRNA 中有一个或多个完整的外显子被移除。图中这段缺失移除了成熟 mRNA 中 45~47 外显子,其他的外显子保持完整。

案例6 Fletcher家系

- Frank,22 岁,视力进行性模糊
- 视力问题家族史
- 线粒体遗传可能
- ❓莱伯遗传性视神经病变
- 检测线粒体基因组

4 11 62 119 143 354

家系图和临床表型提示莱伯遗传性视神经病变(Leber hereditary optic neuropathy,LHON)的诊断。本病通常由线粒体 DNA 突变引起,与细胞核中染色体 DNA 无关。

线粒体基因组很小(图 3.9b),与核基因组明显不同。在许多方面它更类似于细菌基因组——这与线粒体是由细菌进化而来的这一观点相一致。这些细菌和某些祖先细胞存在共生关系。线粒体基因组呈环形且排列紧凑。全长 16 569bp,包含 37 个基因。类似于细菌基因组,线粒体基因紧密地排列在一起,只有很少的基因间 DNA,也不包含内含子——与平均每百万碱基只有 7 个外显子的核基因组形成鲜明对比(3 000Mb 核基因组 DNA 共包含 20 465 个基因)。然而,线粒体当然不是独立的微生物。大多数线粒体功能依赖于核基因编码的蛋白质,这些蛋白质合成后被运送到线粒体。重要的是,这意味着线粒体功能障碍引起的疾病并不一定是由线粒体 DNA 突变引起的。例如,线粒体 DNA 是由 DNA 聚合酶 γ 复制的,其编码基因(*POLG1*)

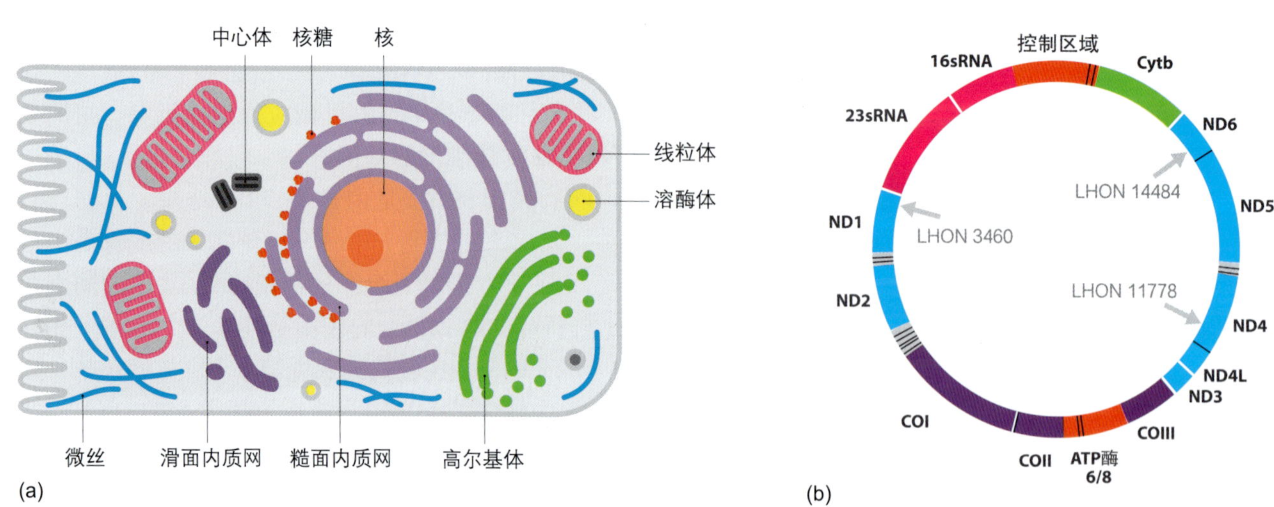

图 3.9 (a)展示细胞核和线粒体的细胞。细胞可能包含 100 到 100 万个线粒体,这取决于细胞的类型。(b)线粒体基因组。标记了 13 个蛋白质编码基因,并展示了三种常见的 LHON 突变的位置。24 个线粒体基因编码多种功能性 RNA:2 个核糖体 RNA(红色部分)和 22 个转运 RNA(小基因以未标记的细线表示)

位于细胞核染色体15q25。*POLG1* 突变可导致阿尔珀斯综合征(OMIM 203700),伴有神经退行性变/肝衰竭,或进行性眼外肌麻痹(OMIM 157640 和 OMIM 258450)。LHON 是为数不多的由线粒体 DNA 突变引起的疾病之一。

从临床样本中提取的 DNA 包括线粒体 DNA 和核 DNA,如果检测到 Frank Fletcher 有 LHON 特征性的线粒体 DNA 突变,则可确诊 LHON(见第五章)。

案例7 Green家系

- George,3 岁
- 发育迟缓,轻度畸形
- 正常 46,XY 核型,但怀疑微缺失
- 检测微缺失

23 36 63 89 354

George 学习困难,并有轻度畸形,这些临床特征提示他可能有染色体异常,并且与 22 号染色体 22q11 区域缺失表型相似。显微镜下显示核型正常(见图 2.8),但光学显微镜无法识别小于 3~5Mb 的 DNA 缺失。人类基因组 DNA 中蛋白质编码基因的平均密度约为每 Mb DNA 包含 7 个基因,显微镜下观察不到的微小缺失仍然可以影响数十个基因。确诊则需要一种方法能够检测 DNA 某个区域缺失,该区域在细胞遗传学上很小,但在分子水平上仍然很大。这就需要一种不同于前面案例的技术,如第四章所述。

案例8 Howard家系

- 年轻父母之新生女 Helen
- 确诊为唐氏综合征
- 47,XX,+21 核型
- 产前检查的选择

24 36 63 285 354

临床特征和染色体分析(图 2.2 和图 2.10)明确了诊断。许多夫妇要求进行唐氏综合征的产前检查,要么是因为像 Helen 的母亲那样,他们有过一个患有唐氏综合征的孩子,要么是因为母亲年纪较大增加生育风险。因为细胞培养及生长过程的缓慢,传统的细胞遗传学检测可能长达 2 周,这导致父母面临非常紧张而漫长的等待。第十二章中学习新的基于 DNA 的检测将会更快地提供结果。

案例9 Ingram家系

- Isabel,10 岁,身材矮小,可能有青春期延迟
- ❓特纳综合征
- 45,X 核型
- Y 染色体 DNA 风险

24 39 63 94 258 354

临床特征和染色体分析(图 2.3 和图 2.13)确定了诊断。正如在第二章中解释的那样,Isabel 可能开始于正常的 46,XY 胚胎,但在早期的某次有丝分裂中丢失了 Y 染色体。如果这种推断正确,并且她的条索状性腺中有细胞保留了 Y 染色体,那么这些细胞将会产生恶性性腺母细胞瘤。因此,检查有无 Y 染色体 DNA 序列的存在很重要。如果发现异常,通常建议切除性腺。

案例10 O' Reilly家系

- Orla 有严重近视,身材矮小和髋关节问题
- 类似问题家族史
- ❓斯蒂克勒综合征
- 检测胶原蛋白Ⅱ基因

51 64 122 144 354

Orla 的高度近视和关节问题,以常染色体显性方式在家系中遗传,这是Ⅱ型(有时是Ⅺ型)胶原蛋白基因突变患者的特征。如框 3.4 所述,人类至少有 27 种不同的胶原蛋白,它们由至少 30 个基因编码。总而言之,每个胶原蛋白基因都编码一种多肽,即早前胶原蛋白,它受到广泛的翻译后修饰。最后加工的胶原蛋白分子是紧密缠绕的三螺旋多肽链。

Ⅱ型胶原蛋白是一种同型三聚体,由位于染色体 12q13 的 *COL2A1* 基因编码的三条 α1 多肽链组成。它形成的原纤维是软骨的主要结构蛋白,在眼睛的玻璃体和内耳中同样重要。Orla 的确诊需要对 *COL2A1* 基因进行测序。如果在 *COL2A1* 基因中没有发现突变,下一步就是检查胶原蛋白Ⅺ。胶原蛋白Ⅺ是一种异型三聚体,由位于染色体 1p21 上的 *COL11A1* 基因编码的两条链和位于染色体 6p21 上的 *COL11A2* 基因编码的一条链组成。

所有的胶原蛋白基因都有相似的结构。每个基因末端编码的 N 端和 C 端前肽(见框 3.4)各不相同,但形成成熟胶原三螺旋结构的中心部分由大量短外显子编码,大部分长度为 45bp 或 54bp。*COL2A1* 基因有 54 个外显子,*COL11A1* 和 *COL11A2* 分别有 67 个和 66 个外显子。因为斯蒂克勒综合征是显性遗传的,所以我们只需要找到一个突变。原则上,致病变异可能存在于三个候选基因中的任何一个的任何位置,但正如第六章所述,只有特定类型和位置的变异可能产生斯蒂克勒综合征,从而使寻找变异变得稍微容易一些。

3.4 拓展学习

化学背景

为了便于参考,框 3.5 提供了碱基 A、G、C、T 和 U 的化学结构,框 3.6 提供了构成蛋白质的 20 种氨基酸的结构。

框 3.5

A、G、C、T、U 的化学结构式

分子式和名称标注了碱基,以及每个碱基连接到糖基上的方式(RNA 中的核糖,DNA 中的脱氧核糖)。碱基分为嘌呤(A、G)和嘧啶(C、T、U)。完整核苷酸的化学结构式见图 5.3。

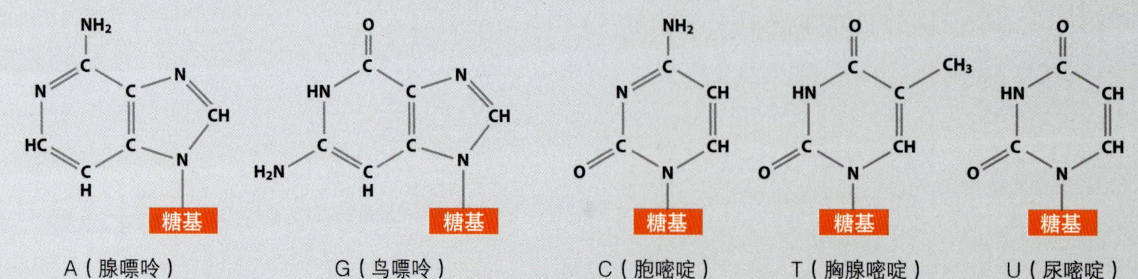

一个基因通常编码不止一种蛋白质

与"一个基因一个多肽假说"相反,一个基因通常可以编码多种不同的蛋白质(图 3.10)。产生这种情况的主要机制是选择性剪接。通常有不止一种剪接初级转录本的方法。某些外显子有可能包含在成熟的 mRNA 中,也可能被跳过,从而产生剪接异构体。有时在初级转录本有两个可选的剪接位点标记外显子的开始或结束。一个基因也可能有多个选择性启动子和第一外显子(抗肌萎缩蛋白基因有七个)。所有这些变量意味着大多数基因可以编码不止一种蛋白质——有些可能编码超过 1 000 种蛋白质。在一组充分研究的基因中(ENCODE 项目,见后文),每个基因平均可编码 5.4 个蛋白质。其中一些变异可能由于某个细胞不善于识别正确的信号而产生的系统干扰,但在许多情况下其属于功能性的,产生的剪接异构体具有不同功能。影响剪接异构体平衡的突变在临床上可能意义重大,但在 DNA 序列中很难识别。

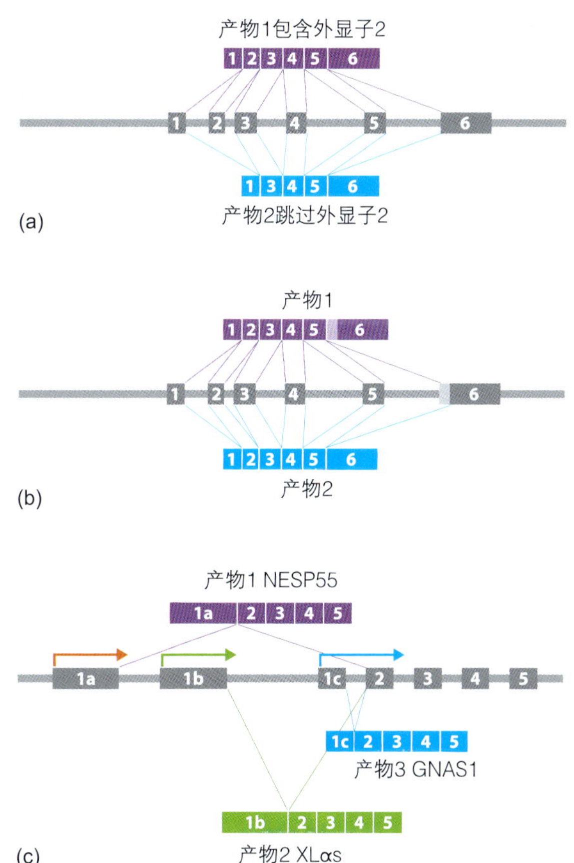

图 3.10 一个基因如何编码多种蛋白质

(a)外显子可能以不同的方式存留于成熟 mRNA 中或者被跳过。(b)一个外显子可能有两个选择性剪接位点。(c)基因可能有两个或两个以上的选择性启动子和第一外显子(此处用 *GNAS1* 基因举例,它编码三种不同蛋白质)。大多数人类基因使用一种或多种上述机制来编码一种以上的蛋白质。

框 3.6

蛋白质的结构

(a)多肽的化学结构式。氨基酸的性质根据侧链的不同而不同,这里标记为 R_1、R_2、R_3。一个真正的蛋白质可能包含几百个氨基酸残基。(b)构成蛋白质的 20 种氨基酸侧链(R 基团)的化学结构式。给出了每一种氨基酸的三字符和单字符缩写。

N端 $H_2N-CH(R_1)-C(=O)-[N(H)-CH(R_2)-C(=O)]-N(H)-CH(R_3)-C(=O)-OH$ C端

氨基酸残基

(a)

甘氨酸 (Gly,G)	丙氨酸 (Ala,A)	缬氨酸 (Val,V)	亮氨酸 (Leu,L)	异亮氨酸 (Ile,I)	丝氨酸 (Ser,S)	苏氨酸 (Thr,T)
H	CH_3	$CH(CH_3)_2$	$CH_2-CH(CH_3)_2$	$CH(CH_3)-CH_2-CH_3$	CH_2-OH	$CH(CH_3)-OH$

天冬氨酸 (Asp,D)	谷氨酸 (Glu,E)	天冬氨酸 (Asn,N)	谷氨酰胺 (Gln,Q)	赖氨酸 (Lys,K)	精氨酸 (Arg,R)	组氨酸 (His,H)
$CH_2-C(=O)-OH$	$CH_2-CH_2-C(=O)-OH$	$CH_2-C(=O)-NH_2$	$CH_2-CH_2-C(=O)-NH_2$	$CH_2-CH_2-CH_2-CH_2-NH_2$	$CH_2-CH_2-CH_2-NH-C(=NH)-NH_2$	CH_2-咪唑环(C, HN, CH, HC=N)

半胱氨酸 (Cys,C)	甲硫氨酸 (Met,M)	苯丙氨酸 (Phe,F)	酪氨酸 (Tyr,Y)	色氨酸 (Trp,W)	脯氨酸 (Pro,P)
CH_2-SH	$CH_2-CH_2-S-CH_3$	$CH_2-C_6H_5$	$CH_2-C_6H_4-OH$	CH_2-吲哚环	$-N-CH-C(=O)-OH$,$H_2C-CH_2-CH_2$ 成环

(b)

开启和关闭基因——转录及转录调控

我们身体的所有细胞都包含一套相同的基因——这就是有丝分裂的目的。那么细胞是如何变得各不相同的:脑细胞、肝细胞、皮肤细胞、肌细胞等?那是因为它们表达了全部基因的不同子集。基因表达的差异转换对发育至关重要。此外,单个细胞会根据其当时的需要开启或关闭基因表达。表达与否的转换可以发生在转录水平或翻译水平,但主要的开关控制是在转录水平。翻译水平的控制主要是微调基因表达。

选择性是转录的关键。虽然染色体 DNA 是单一大分子,但转录产生的 RNA 是许多不同小分子的集合,是选定的 DNA 小片段转录产生的。选择合适的片段进行转录对细胞的生命至关重要。这在很大程度上是由 DNA 的包装方式控制的。如第 2.4 节所述,DNA 被组蛋白和其他蛋白质包装成染色质。DNA 和组蛋白的化学修饰影响局部包装,并决定转录所需蛋白质对 DNA 序列的可及性(详见第十一章)。

当一个大的多蛋白启动子复合物在基因 5′ 端上游的启动子处组装后,基因的转录开始。活性启动子的定义是它们有“开放”染色质结构和附近核小体中特定的组蛋白修饰。启动子附近的短序列基序结合特定蛋白——通用的和基因特异性的**转录因子**。这些蛋白质继而结合其他蛋白质,形成包括实际催化转录的 RNA 聚合酶在内的复合物。单个 DNA-蛋白质之间相互作用可能较弱,但将几种不同的蛋白质松散地结合在一起,它们之间的蛋白质-蛋白质相互作用就可以将复合物黏合在一起。与远距离调控序列(增强子)结合的蛋白质可以通过 DNA 环带入复合体。起始复合体内的一些蛋白质通常存在于每个细胞中,但其余的转录因子(其本身是受到高度调控的基因产物)只出现在特定的细胞中,或只出现在细胞对特定信号作出反应时。通过不同的组合,1 600 个左右的人类转录因子可以实现对更多基因表达的灵活控制。

一旦转录开始就会持续直到到达某个定义不严格的终止信号。最终的产物(初级转录本)是一个单链 RNA 分子,通常为 1~100kb 长,精确对应于 DNA 的有义链序列(见图 3.4)。

从基因到基因组

人类基因组计划于 1990 年启动,并在 2004 年成功地公布了“完成的”人类基因组序列,该项目按时完成且低于预算。其关键出版物(国际人类基因组测序联盟,2001 年,2004 年)当然不是打印所有的 300 000 000 个 A、C、G 和 T 碱基,而是主要描述了使用的方法和人类基因组的关键特征。2004 年的论文很简短偏重技术,2001 年那篇轰动的论文与《物种起源》以及 Watson 和 Crick 在 1953 年报道的 DNA 双螺旋结构一样,成为生物学上具有开创性意义的里程碑。

原始序列保存在可自由访问的公共数据库中。访问序列需要使用基因组浏览器程序。其中一些作为公共服务在互联网上免费提供。广泛使用的浏览器包括 Santa Cruz 基因组浏览器和 Ensembl 基因组浏览器。框 3.7 显示如何使用 Ensembl 查看基因的内含子-外显子结构、DNA 序列和染色体环境。

“完成的”人类参考序列是通过将数百万个来源于不同匿名捐赠者的短序列拼接在一起而获得的。因此,它不代表任何一个人的序列。事实上,可能没有人的序列和这个序列一模一样。相反地,它就是一个稳定的参考序列,根据这个参考序列,数百万的个体变异可以被分门别类。DNA 测序技术的快速发展已经使对一个人的全基因组测序的成本降至 1 000 美元左右。因此,互联网上的个体基因组序列数量迅速增加——(到 2020 年)已经超过 100 万个——这让我们对正常健康个体的基因组变化方式有了前所未有的了解。对于临床医生来说,这一信息为解释在患者中发现变异的可能影响提供了重要的背景。

人类基因组序列是一项惊人的成就,但了解其局限性是很重要的。事实上,原始序列本身并不能告诉我们什么。它需要**注释**来识别序列中包含的基因和其他功能元素。注释基于以下两点:根据实验室的综合数据来识别转录本;通过计算机分析序列以鉴定特征,如编码蛋白质的外显子、RNA基因和调控元件。像Ensembl这样的基因组浏览器使用大量的注释数据将原始序列转换为有用的信息。

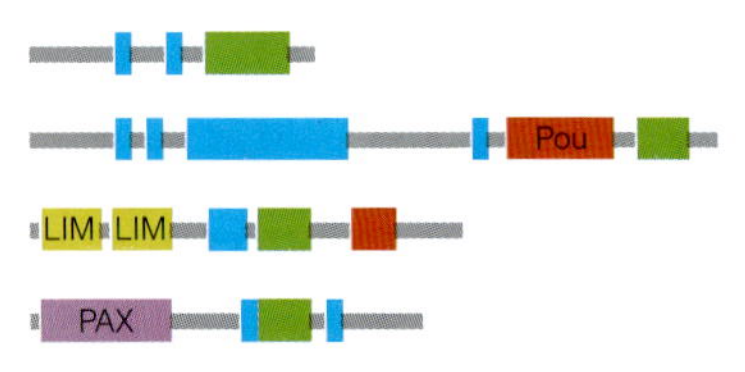

图3.11 蛋白质结构域
图中每条灰线代表一个蛋白质家族,每一种带彩色图形代表一个功能性蛋白质结构域。同型结构域(绿色)与多种其他功能域一起存在于所有图中显示的蛋白质。这些结构域又可以不同组合出现在其他蛋白质中。

即使我们有完整的基因目录,它本身也不能告诉我们任一基因具体的功能是什么。**功能基因组学**试图提供这些信息,其分析再次使用了实验室数据和计算机对基因序列的分析。由于选择性转录、选择性剪接、选择性转录后修饰和天然氨基酸序列变异的组合,人类**蛋白质组**(所有蛋白质的完整集合)包括大约100万种不同的蛋白质,比蛋白质编码基因的数量多得多(图3.10)。大多数蛋白质的大部分功能是通过有限数量(可能1 000个)的功能模块组合而获得的(图3.11)。这样,一种蛋白质可能有一个DNA结合模块,一个蛋白质-蛋白质相互作用模块和一个类固醇激素受体。识别基因所编码的这些模块可以帮助识别其蛋白质产物的功能。

框3.7 如何使用Ensembl基因组浏览器

最常用的基因组浏览器功能之一是查看基因内含子-外显子结构和基因序列。以下以*CFTR*为例展示Ensembl基因组浏览器如何操作(访问时间:2019年5月6日)。Santa Cruz基因组浏览器(www.genome.ucsc.edu)提供了类似的工具。

登录www.ensembl.org/Homo sapiens/Info/Index。

1. 在搜索框输入内容,让Ensembl寻找某基因——在本例中为*CFTR*。
2. 如果你输入的基因无误,将输出所有可能条目的长列表,包括(可能在列表的榜首)"*CFTR*(人类基因)ENSG00000001626"。
3. 点击"*CFTR*"会弹出一个页面,其中包含一个图表,显示数据库中所有不同的*CFTR*基因转录本(目前为18个)。像大多数人类基因一样,*CFTR*基因可以产生许多不同的转录本,其中许多是非功能性的。图表显示了每个转录本的外显子在基因组DNA上的分布方式。
4. 点击其中一个转录本,会打开一个小方框,里面有一些额外的信息和外显子、cDNA序列及蛋白质的链接。
5. 单击框中的"外显子"条目,将弹出一个列表,显示每个外显子在参考序列中的位置、其序列以及(取决于所选选项)每个外显子中报告的所有变异型的大量文档。
6. 在"外显子"页面上的侧菜单可以获得大量各种各样的信息,包括编码的蛋白质的氨基酸序列和报告的变异型。"总结"条目链接到所选转录本的外显子-内含子结构示意图(见图3.7)。

所有的显示内容可个性化定制,允许选择希望显示的内容。

浏览器的另一种常见用途是查看特定染色体区域的基因和其他特征。以*CFTR*基因为例,当选择了一个基因(上面的步骤3),顶部的标签显示"位置7:117,465,784-17,715,971"。点击它会出现一个放大界面,包括框图3.3中的图表。

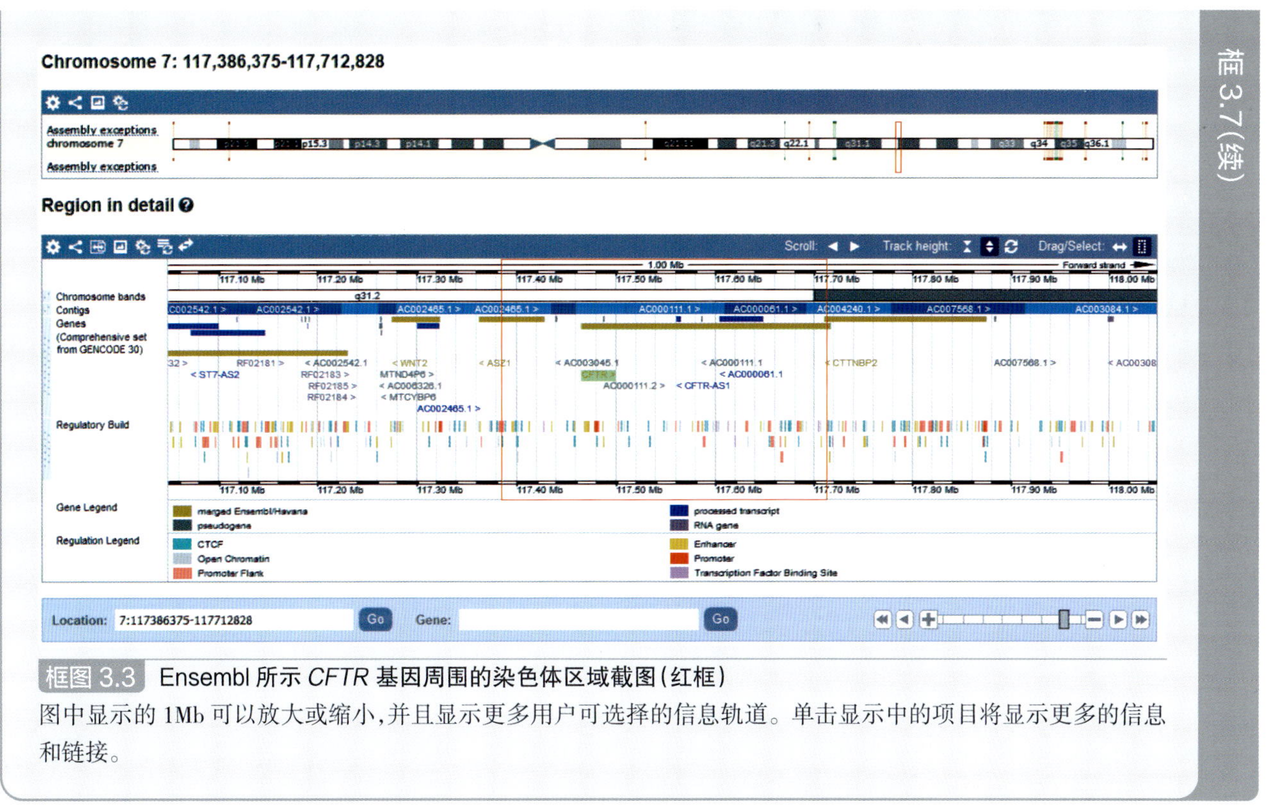

框图 3.3 Ensembl 所示 *CFTR* 基因周围的染色体区域截图(红框)

图中显示的 1Mb 可以放大或缩小,并且显示更多用户可选择的信息轨道。单击显示中的项目将显示更多的信息和链接。

人类基因组概述

当我们的视线从单个蛋白质编码基因转移到整个基因组时,就会出现许多令人费解的特征。根据 Ensembl,我们的基因组包含大约 20 465 个蛋白质编码基因。平均外显子数约为 9 个,但实际数目却有很大差异:有些基因只有一个外显子,没有内含子,而编码肌肉肌联蛋白的基因(*TITIN*)有 300 多个外显子,表 3.1 给出了几个例子。外显子平均大小约为 145bp。考虑到所有这些数字,我们得出两个令人惊讶的结论。首先,如果把每个蛋白质编码基因的所有外显子加起来,总大小("外显子组")只有大约 30Mb——几乎不超过我们基因组 DNA 的 1%(图 3.12)。这就引出了一个问题,剩下的 99% 做什么呢?其次,我们人类所拥有的蛋白质编码基因似乎并不比 1mm 长的秀丽隐杆线虫多,而秀丽隐杆线虫是一种被广泛研究得极其简单的动

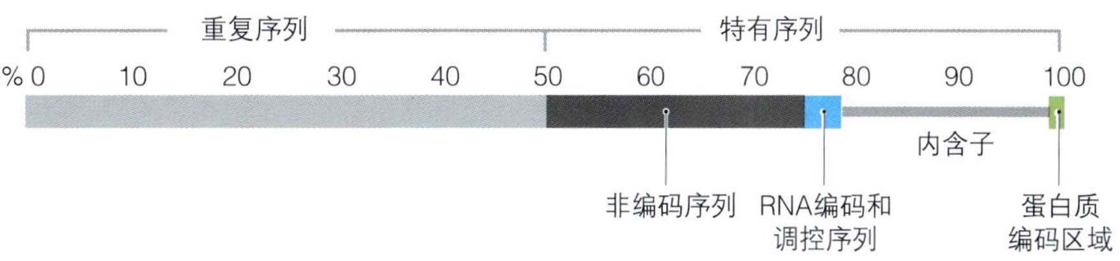

图 3.12 DNA 的作用

大约 1% DNA 遵循中心法则,即编码蛋白质。另外约 5% 的基因在人类和小鼠之间是保守的,这意味着它们具有某种序列依赖性的功能。有些异染色质组成染色体的着丝粒。剩下的 DNA 中大约有一半由数千个转座子拷贝组成,这些转座子像传染病一样在基因组中传播。本数据来自人类基因组序列草图(2001)。本图由曼彻斯特的 Jamie Ellingford 提供。

物。根据 Ensembl 可知这种蠕虫的形成都需要 20 222 个蛋白质编码基因。我们并不是出于人类中心主义的傲慢而认为人类是更为复杂的生物。如果我们的基因数不比蠕虫多,也许我们可以用更聪明的方式来使用相同数量的基因?也许我们之所以有那么多非编码 DNA,至少在一定程度上是因为其中大部分参与了基因表达的调节?那么我们需要仔细了解一下非编码 DNA。

非编码 DNA

有多少非编码 DNA 是有功能的,而又有多少是“垃圾 DNA”,这是备受争议的问题。除了人类参考序列中的 20 465 个蛋白质编码基因外,Ensembl 还列出了 22 229 个非编码 RNA 基因。其中既包括由多外显子基因剪接而成的长链非编码 RNA,也包括一整套短链 RNA(16~30 个核苷酸)。其中有些功能是已知的,而许多是未知的。其中重要的一类是微小 RNA(miRNA),目前已有 1 917 种 miRNA 编入数据库。这些 21~22 个核苷酸的 RNA 通过结合 mRNA 的 3′ 非翻译区域来调控蛋白翻译。一个 miRNA 可以影响几十个,甚至上百个基因的表达。

大约 5% 人类和小鼠基因组序列是保守的,这意味着存在序列依赖的功能。许多基因的正确表达依赖于**增强子**。如上所述,这些相对较短的序列结合转录因子和其他蛋白质。增强子最远可以被定位到距离它所调控的编码序列 1Mb 的位置;DNA 成环将增强子及其结合蛋白一起拉近到目标基因的启动子。虽然序列保守是功能的一个标志,但反过来讲就不一定成立。许多增强子序列显示了跨物种的迅速进化。一个雄心勃勃的国际项目开始使用各种各样的技术对人类基因组的每一个功能元件进行分类(ENCODE 项目联盟,2012)。ENCODE 报告称,基因组中超过 80% 的非重复 DNA 被转录,至少在某些细胞和某些时间点是这样。他们鉴定了 70 292 个启动子样序列和 399 124 个具有增强子染色质特征的序列。但是有多少普遍转录是功能性的,而有多少只是“随机噪声”,目前还不清楚。

非保守 DNA 序列有多少是无功能垃圾呢?支持“垃圾 DNA”论点的有:洋葱基因组大小是人类基因组的 5 倍,变形虫基因组大小是人类基因组的 30 倍——这些额外的 DNA 肯定都没有功能吗?此外,河豚清除了大部分基因间的非编码 DNA,并没有出现明显的不良影响。我们的 DNA 几乎有一半是由大量拷贝的短序列组成,这些短序列散布在基因组中(见图 3.12)。有 150 万份长度为 100~300bp 的序列称为短散在核元件(short interspersed nuclear elements,SINE)及 85 万份长序列的长散在核元件(long interspersed nuclear elements,LINE)。它们分别占我们基因组的 13% 和 21%。一个完整的 LINE 元件长度为 6~8kb,但大多数是截短的。其他大的重复序列家族占我们基因组的 11%。所有这些重复的元件被认为像感染一样在我们的基因组中繁殖。它们可以被视为一种基因组寄生虫。最初它们能够从一个染色体位置跳转到另一个染色体位置,因此它们被命名为转座子。大多数转座子已经失去了转座能力,但少数还保留着这种能力。它们对我们——也就是它们的主人——是否有用,还存在着争议。至少它们多半是无害的。

除了这些高拷贝数重复之外,近期还有许多由复制事件引起的低拷贝数重复。疾病框 2 中给出一个例子。这里给出许多序列,包括基因序列,被复制后的副本,然后这些副本通过积累突变而各不相同。通常当基因复制子只有一个副本保持功能时,另一个便成为无功能的假基因。Ensembl 列出了 15 171 个人类假基因。

总体来说,人类基因组似乎很杂乱。显然,对于形成一个整洁的基因组,并没有选择的压力。人类大部分解剖学和生理学可谓精致而高效,我们的基因组与此形成鲜明的对比。思考这一切是为什么以及如何进化的是很有趣的。可以肯定的是,我们的基因组有更多明确的功能,无论是编码功能性 RNA 分子还是调节其他基因,而不仅仅是只有 1.2% 的蛋白质编码序列才有功能。此外,细胞中有无数种 RNA 分子,其中很少有已知的功能。也许存在着一个完整的未被发现的 RNA 功能的世界,我们应该考虑修正我们对细胞本质上是驱动合成蛋白质的机器的看法,更倾向于将其主要视为一个 RNA 机器。或者,细胞在合成转录本时可能不太善于区分“垃圾 DNA”和“功能性 DNA”。还有太多东西有待发现!

疾病框 3

从基因到疾病:RAS 相关疾病

基因和疾病之间的关系是复杂的。“一种基因一种疾病假说”不能与“一种基因一种酶假说”相对应。虽然有同种疾病的患者总是在同一基因上存在突变(如囊性纤维化、亨廷顿病),但疾病与基因之间的关系往往不太清楚。一种特定的疾病可能是由几个不同基因的突变引起的,而同一基因的不同突变可能导致不同的疾病。通过思考基因如何在通路中发挥作用可以解决许多困惑。被统称为 RAS 相关疾病的这类疾病可以用来说明这一点。

最初,人们看到的是一系列令人困惑的、表型特征重叠的综合征,基因与疾病之间没有简单的关联。当人们意识到所有的各种突变都导致了同一个细胞信号系统 RAS-MAPK 信号通路的过度激活或失活时,问题解开了。这条通路将信号从细胞表面受体传递到细胞核,在细胞核中它们控制着参与细胞增殖和分化的众多基因的转录。靶基因的转录最终受丝裂原活化蛋白激酶(mitogen-activated protein kinase,MAPK)家族成员 ERK1 和 ERK2 这两种转录因子控制。然而,细胞表面受体与 ERK1/2 之间并没有直接联系,而是由一系列的蛋白质介导(框图 3.4)。在级联反应中也有拮抗其他蛋白作用的蛋白质。这种复杂性是细胞生物学的典型特征,它允许多点控制,包括与其他信号通路的相互作用。

几种不同信号的受体触发 RAS 家族的小细胞内蛋白(HRAS、KRAS、NRAS)的转换,从非活性的与 GDP-结合的形式转变为活性的 RAS-GTP。一些辅助蛋白协助这种转化(鸟嘌呤交换因子,如 SOS1)或逆转其转化(GTP 酶激活蛋白,如 *NF1* 基因的产物神经纤维瘤蛋白)。RAS-GTP 触发 BRAF 的磷酸化和激活。BRAF 继而磷酸化 MEK1 和 MEK2,将其激活进而磷酸化并激活 ERK1 和 ERK2。蛋白质磷酸化的作用,特别是酪氨酸激酶的作用将在第七章探讨(图 7.4)。

可降低蛋白质信号传递能力的突变(丧失功能突变)使细胞对外部信号反应迟钝。然而,影响抑制性蛋白的类似突变会使系统反应过度激活。主要途径中蛋白质的激活(获得功能)突变时,也会出现类似的效果,使其在没有外部信号的情况下也能激活该途径。过度的 RAS-MAPK 信号会导致过度增殖。显著地获得功能突变,特别是三个 RAS 基因(*HRAS*、*KRAS* 和 *NRAS*)和 *BRAF* 的获得功能突变在肿瘤中常见(见第七章),而嵌合形式的获得功能突变是引起一些非遗传性综合征的原因(见疾病框 6)。据推测,这样的突变与生命在构成形式上是不相容的。激活度较低的突变可以遗传并导致 RAS 相关疾病(框图 3.5)。几种基因中的任何一种突变可引起几种综合征,而同一基因的不同突变可能导致不同的综合征。

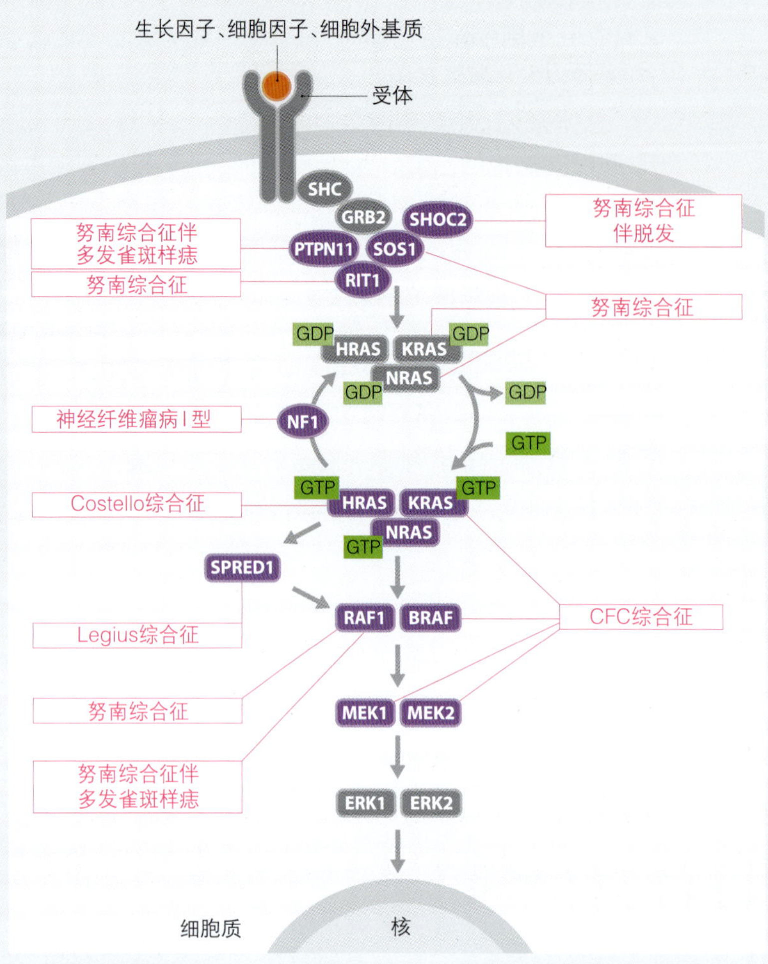

框图 3.4 RAS-MAPK 信号通路

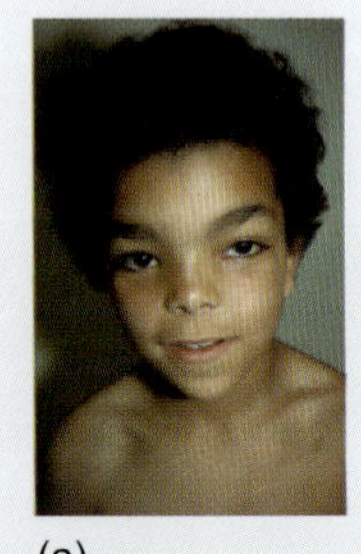
(a)

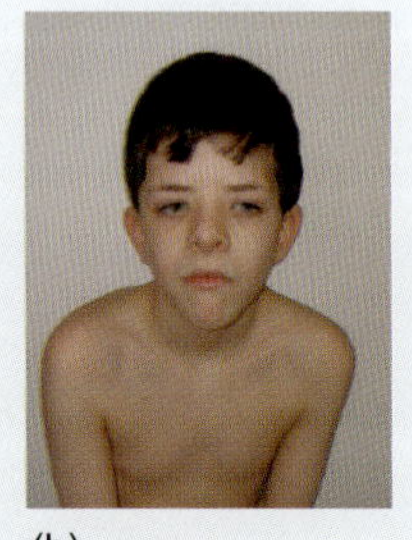
(b)

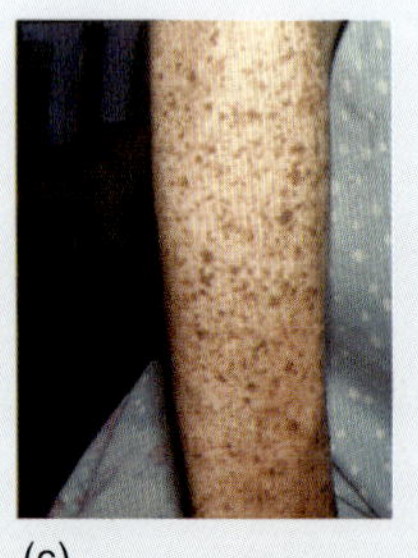
(c)

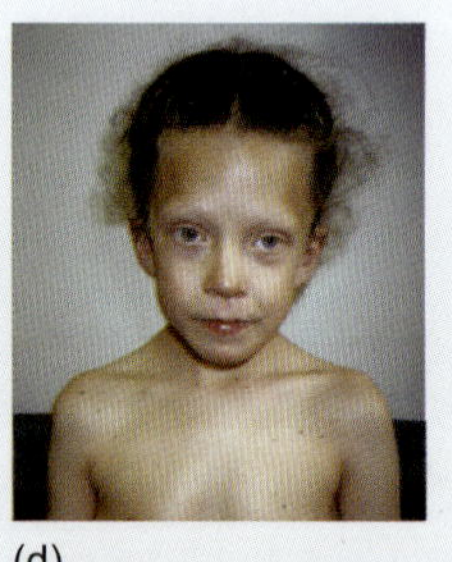
(d)

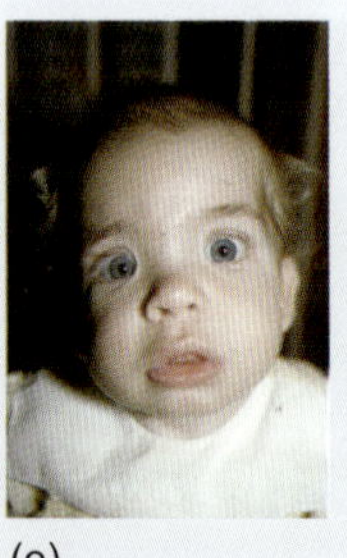
(e)

框图 3.5 RAS-MAPK 综合征

(a) NF1;(b) 努南综合征;(c) 努南综合征伴多发雀斑样痣;(d) CFC;(e) Costello 综合征。

从通路的角度思考,而不是从单个基因的角度思考,遗传学家就能够理解之前一系列令人困惑的表型重叠的综合征。

综合征	OMIM 编号	涉及基因	分子病理学及表型
心-面-皮肤综合征(CFC)	115150	*KRAS* *BRAF* *MEK1* *MEK2*	轻型获得功能突变,导致 RAS-MAPK 信号通路的激活。粗糙的面部特征,心脏缺陷,发育障碍

疾病框 3(续)

续表

综合征	OMIM 编号	涉及基因	分子病理学及表型
Costello 综合征	218040*(实际上这是一种显性模式)	*HRAS*	获得功能突变导致 RAS-MAPK 信号通路的激活。粗糙的面部特征,严重的喂养问题,发育不良,矮小,心脏缺陷,乳头状瘤。肿瘤风险增加
努南综合征	163950	*PTPN11* *KRAS* *NRAS* *SOS1* *RAF1* *SHOC2*	轻型获得功能突变,导致 RAS-MAPK 信号通路的激活。矮小,漏斗胸,心脏缺陷,下斜睑裂,上睑下垂。轻度学习障碍
神经纤维瘤病Ⅰ型(NF1)	162200	*NF1*	RAS 作用抑制因子的丧失功能突变,导致 RAS-MAPK 信号通路的激活。咖啡牛奶斑、皮肤和神经纤维瘤、眼虹膜错构瘤、大头畸形——见疾病框 1。可能与努南综合征类似
Legius 综合征	611431	*SPRED1*	RAS-RAF 相互作用负调控因子的丧失功能突变,导致 RAS-MAPK 信号通路的激活。有咖啡牛奶斑但没有其他 NF1 的并发症
努南综合征伴多发雀斑样痣	151100	*PTPN11 BRAF*	丧失功能突变,导致 RAS-MAPK 信号通路失活。皮肤痣,心电图传导异常,眼距宽,肺动脉瓣狭窄,生殖器官异常,发育迟缓和耳聋

* 以 2 开头的 OMIM 数字,如 218040,通常用于隐性条件。Costello 综合征的这个 OMIM 数字常常被错误地认为是隐性的。

3.5 参考文献

Cramer P(2019) Organization and regulation of gene transcription. *Nature*, 573:45-54. *A very detailed review.*

ENCODE Project Consortium(2012) An integrated encyclopedia of DNA elements in the human genome. *Nature*, 489:57-74.

International Human Genome Sequencing Consortium(2001) Initial sequencing and analysis of the human genome. *Nature*, 409:860-921.

International Human Genome Sequencing Consortium(2004) Finishing the euchromatic sequence of the human genome. *Nature*, 431:931-945.

Strachan T and Read AP(2019) *Human Molecular Genetics*, 5th edn. CRC Press. *For fuller discussion of all the topics covered in this chapter.*

Youle RJ(2019) Mitochondria—striking a balance between host and endosymbiont. *Science* 365:eaaw9855. *A detailed look at how the nuclear and mitochondrial genomes co-operate.*

有用的网站

Ensembl 基因组浏览器。

ENCODE 项目浏览器,可以访问分布在许多不同文献中的 ENCODE 数据。

MicroRNA 数据库。

PFAM 蛋白质结构数据库。

Santa Cruz 基因组浏览器。

对于一般背景知识,许多不同的免费在线资源涵盖了本章的部分内容。Eurogems 网站链接到一系列有用的资源。

美国冷泉港实验室 DNA 学习中心。

OpenStax 学院生物课程。

美国犹他大学健康科学遗传科学学习中心。

3.6 自我评测

(1) 思考下面的 DNA 序列:

CCAGCTTCGCAAGTC

哪个碱基直接位于 CG 二核苷酸的下游,①在所示的链中,②在互补链中?

(2) 数据库中一段特定的基因序列如下:

CAGCTGGAGGAACTGGAGCGTGCTTTTGAG

写出模板链的序列和 mRNA 的序列。

(3) 7 号染色体 150 个核苷酸片段的序列。以 10 为一组来写,以便于计算。大写的序列是基因的第 1 外显子。两侧小写的核苷酸不是外显子。起始密码子用双下划线标出。

```
  1  gcagccaatg gagggtggtg ttgcgcgggg ctgggattag ggccggggcg
                                 a
 51  aaatgGGATC CTCCAAGGCG ACCATGGCCT TGCTGGGTAA GCGCTGTGAC
                 b                   c
101  GTCCCCACCA ACGGCgttag acctcagtac tgaatcagga cctcactcct
                     d                    e
```

① 序列中第一个被转录成 mRNA 的核苷酸数目是多少?

② 从下列列表中为序列中有下划线并标有 a、b、c、d、e 的部分命名:

3′ 非翻译区

第 3 个密码子

5′ 非翻译区

第 9 个密码子

受体剪接位点(内含子的 3′ 端)

供体剪接位点(内含子的 5′ 端)

外显子 2 的一部分

内含子 1 的一部分

内含子 2 的一部分

启动子的一部分

(4) 有两个核酸序列。序列(A)是基因组序列,(B)是相应的 mRNA。

这个基因有多少外显子? 制作一个表格,标明每个外显子开始和结束的核苷酸计数(在基因组序列中),以及每个外显子和内含子的长度。注意,在真正的基因中,内含子可能比这里长得多。

(A)

```
ATGACCACGCTGGCCGGCGCTGTGCCCAGGATGATGCGGCCGGGCCCGGGGCAGAACTACCCGCGTAGC
GGGTTCCCGCTGGAAGGTAAGGGAGGGCCTCAGCGCGCCGCGCTTCTCTTTTTCACCTTCCCACAGTGT
CCACTCCCCTCGGCCAGGGCCGCGTCAACCAGCTCGGCGGTGTTTTTATCAACGGCAGGTACCAGGAGA
CTGGCTCCATACGTCCTGGTGCCATCGGCGGCAGCAAGCCCAAGGTGAGCGGGCGGGCCTTGCCCTCCT
CGCCTGCCCGCCTGTTCTCTTAAAGCAGGTGACAACGCCTGACGTGGAGAAGAAAATTGAGGAATACAA
AAGAGAGAACCCGGGCGTGCCGTCAGGTACTAGGCCCATTAACCTCTCCCCGCTTCCTTCCTCCTCCCG
CCCCCAGTGAGTTCCATCAGCCGCATCCTGAGAAGTAAATTCGGGAAAGGTGAAGAGGAGGAGGCCGTC
CTGAGCGAGCGAGGTAAGCGGTGGCGCCTTGGGCGGCGGTTGAAGTAGCTTTTATGCCCTCAGGAAAGG
CCCTGGTCTCCGGAGTTTCCTCGCATTAAAGGAGAGAGAGAGAGAGTACTCTTTTGACTGGT
```

(B)

```
AUGACCACGCUGGCCGGCGCUGUGCCCAGGAUGAUGCGGCCGGGCCCGGGGCAGAACUACCCGCGUAGC
GGGUUCCCGCUGGAAGUGUCCACUCCCCUCGGCCAGGGCCGCGUCAACCAGCUCGGCGGUGUUUUUAUC
AACGGCAGGUACCAGGAGACUGGCUCCAUACGUCCUGGUGCCAUCGGCGGCAGCAAGCCCAAGCAGGUG
ACAACGCCUGACGUGGAGAAGAAAAUUGAGGAAUACAAAAGAGAGAACCCGGGCGUGCCGUCAGUGAGU
UCCAUCAGCCGCAUCCUGAGAAGUAAAUUCGGGAAAGGUGAAGAGGAGGAGGCCGUCCUGAGCGAGCGA
GGAAAGGCCCUGGUCUCCGGAGUUUCCUCGCAUUAAAGGAGAGAGAGAGAGAGUACUCUUUUGACUGGU
```

(5) 使用基因组浏览器如 Ensembl 或 Santa Cruz 基因组浏览器查找以下基因:*BRCA1*、*GJB2*、*DYS*。

① 每个基因分别有多少转录本?

② 为每个基因选择一个转录本,记录它的 ID 号并描述它有多少外显子。

③ 不同转录本之间的关系是什么?

④ 从第 1 外显子的 5′端到最后一个外显子的 3′端,基因的大小是多少? 注意核苷酸是从染色体短臂的末端开始计数的。因为双螺旋的两条链是反向平行的,一条链上的基因是从短臂末端向长臂末端转录的,而另一条链上的基因则是从相反方向转录的。因此,对一条链上的基因来说,当你在有义链上沿 5′→3′ 移动时,核苷酸的编号顺序会增大,而对另一条链上的基因来说,编号顺序会减小。

[关于问题 2、3 和 4 的提示在本书后面的指导部分提供。]

第四章　如何研究患者的DNA?

本章学习要点

通过本章学习，你应该能够：

- 描述核酸杂交技术的主要用途。
- 描述微阵列技术的基本原理及用途。
- 绘制 PCR 反应的原理示意图。
- 描述 Southern 印迹、PCR、FISH、a-CGH、SNP 芯片和 MLPA 技术的主要用途。
- 描述利用这些 DNA 检测技术能获得或不能获得哪些信息，以及通过研究 RNA 或蛋白质可以获得哪些额外信息。

4.1 案例介绍

案例11　Lipton家系

- 男婴 Luke 发育迟缓
- 学习困难家族史
- 脆性 X 综合征谱系的异常特征

76　96　354

Linda 和 Laurence Lipton 在其子 Luke 出生时非常高兴。Luke 看似身体健康，体重 3.6 千克，进食正常，啼哭较少，换尿布时也不乱动，看起来是一个"好宝宝"。Linda 朋友之子和 Luke 年纪相仿。随着孩子一天天长大，Linda 发现 Luke 和其友之子相比，行动迟缓，竖头不稳，她开始有些担心。考虑到 Linda 的哥哥 Len 有学习障碍，一直住在保育机构，Linda 更加担心其子 Luke 的健康状况。自从 Linda 被告知其兄的学习障碍是由于他出生时"缺氧"，Linda 就再没有担心过自己的孩子会患遗传病。在婴儿门诊 Linda 把她的担忧告诉了医生。然而经医生检查后发现，Luke 除了有轻微的肌张力低下之外，并没有任何其他问题，Luke 的头围也和其年龄相符(图 4.10)。医生还询问了他们的家族史，尤其是母亲 Linda 这边的家族史。

Linda 有两个共同外祖父不同外祖母的表兄弟(male half-cousins)也存在学习障碍。Linda 是一名生物学老师，知道 X 连锁遗传，她绘制家系图(图 4.1b)后突然意识到她家庭中的遗传病模式可能是 X 连锁。但她转念一想便打消了这个念头：她的母亲和两个姨妈是她外祖父 Luigi 分别和三个妻子所生，如果是 X 连锁遗传，要么 Luigi 的三个无血缘关系的妻子都是致病基因携带者，要么 Luigi 本人携带了致病基因，并将其传递给了他的三个女儿。但三个无血缘关系的妻子同时为致病基因携带者的概率太小，且 Luigi 本人也身体健康，事业有成。此外，Linda 的表妹 Lydia 也有问题，她行动迟缓,毕业时没拿到文凭,谋了一份不需要高技术含量的看护助理工作。如果Linda家人的疾病确实是X连锁遗传,则Lydia可能是杂合子。据此假设,家族中的其他女性也都可能是杂合子。但家族中的其他女性都大学毕业且从事专业性工作。Linda想证明自己的想法,看看专家是否同意她对疾病遗传方式的推测,于是主动要求转诊至遗传门诊。然而,遗传门诊的医生认为,Linda的家系图和临床表型明显提示脆性X综合征。医生给Linda提供了相关资料,向Linda解释了做此诊断的理由,并安排了Linda进行外周血采集以提取DNA。

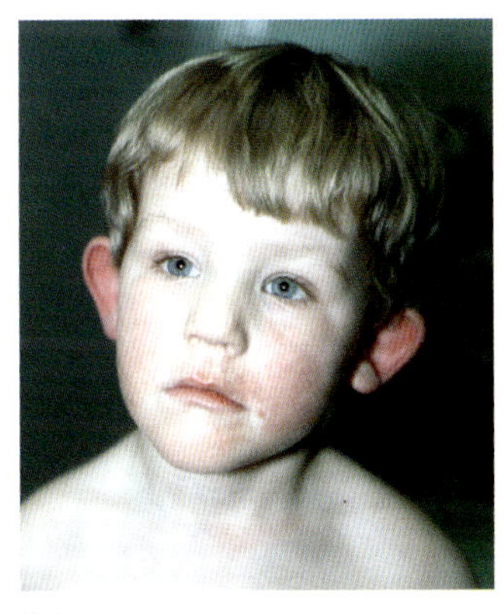

(a)

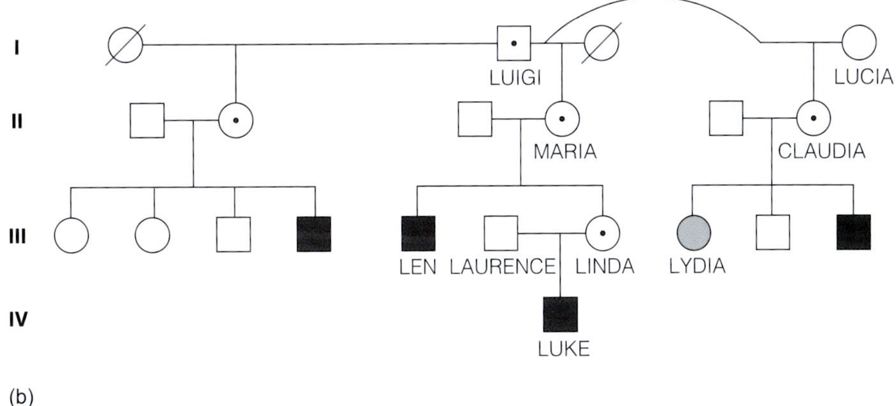

(b)

图4.1 脆性X综合征

(a)患病男孩的典型面部表型;(b)Lipton家族的家系图。患病男性用黑色表示;Ⅲ-8(灰色)是一名表型较轻的女性。肯定携带者用圆点进行标记。表型正常的男性Ⅰ-2将不正常的脆性X染色体传递给其女儿。他是典型的传递致病基因的无表型男性(见第4.3节)。

案例12 Meinhardt家系

- Margareta 和 Manfred 之新生女,Madelena
- 多处先天性异常及发育迟缓
- 显微镜下正常46,XX核型

77 92 354

Madelena是Manfred和Margareta的第二个孩子,他们的大儿子身体健康,发育正常。Madelena足月出生,重2.7千克。之前的孕检结果看起来正常。但Madelena一出生就表现出异常:主要包括肌张力低下,无法自主吮吸,需要通过管饲进食。此外,她头围较小,还有脊状额骨缝和大耳。鉴于此,儿科医生安排她去做常规染色体检测,结果显示核型正常(46,XX)。之后,Madelena的状况有了改善,可以用奶瓶吃奶了,随后出院。但好景不长,Madelena出院后的两周内一直哭闹不停,因此她又被带回医院就诊。重新采用管饲进食,但Madelena仍没有停止哭闹,因此,医生又对她进行了更详细的检查,发现Madelena的角膜混浊。情况不容乐观,于是紧急安排了眼科检查。检查结果显示Madelena患有严重先天性青光眼,也称为牛眼(图4.2)。为恢复视力,专家们立即为Madelena做了眼科手术。此后,Madelena发育仍然迟缓,她5月龄时才会微笑,16月龄时才能稳坐。Madelena常因误吸牛奶导致肺部反复感染,Madelena接受了胃造口术以将食物直接注入胃中。然而,Manfred和Margareta没预料到事情会变得更糟。Madelena在2岁时又出现癫痫发作,导致反复住院和检查。Manfred和Margareta急切渴望知道女儿患病的原因,于是他们被转诊到一位遗传科医生。虽然在显微镜下,

Madelena 的染色体没有任何异常，但这位专家仍然强烈怀疑 Madelena 存在潜在的染色体问题。但是当时并没有出现几年后才兴起的能分析全基因组亚显微结构拷贝数变化(重复或缺失)的技术。

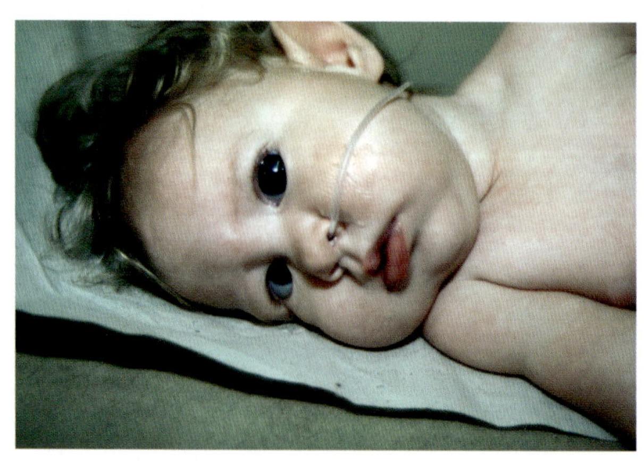

图 4.2 **多发性先天性异常的儿童提示存在染色体异常**
患儿表现为头小，额侧区明显(鼻梁上方)，大耳及先天性青光眼造成的牛眼(大眼睛)。

4.2 科学工具包

人类二倍体细胞包含约 6×10^9bp DNA。DNA 的化学成分相同，都是由 A、G、C、T 核苷酸组成。在对大多数病例进行分析时，我们需要针对患者 DNA 中的特定基因或染色体区域进行分析，但如何分析这些化学成分相同却不相关的 DNA 分子呢?

随着二代测序价格的急剧下降和容量剧增，越来越多的人开始遵循"先测序，后分析"的原则。二代测序技术的发展使许多临床遗传学诊断从假设主导分析转变为数据主导分析。这也引起了一些临床遗传学家的担忧。如此一来，他们辛苦练就的诊断能力可能会没有用武之地。尽管如此，二代测序也并不能解决每个诊断问题。在许多情况下，更具针对性的分析方法比简单的外显子组或基因组测序更有意义。通常情况下，要研究的目的基因是比较明确的，例如本章中 Alfred Ashton(**案例 1**：亨廷顿病)或 Martin Davies(**案例 4**：进行性假肥大性肌营养不良)的病例。此外，使用微阵列技术容易找出更大的基因异常(尽管随着测序成本的不断下降，微阵列技术已逐渐退出市场)。本章将介绍一些能检测相对较大 DNA 变异的方法。接下来在第五章中，将介绍检测核苷酸水平变异的方法，特别是测序。

能检测整个基因组特定部分变异的实验室方法大致可归结为以下两种：

(1) 将目的 DNA(或 RNA)与带标记的互补 DNA 或 RNA 分子(**探针**)进行杂交。

(2) 扩增目的序列。用 PCR 大量扩增目标序列，使被测样本可以被看作轻微不纯的仅含有目的序列的样品。

核酸分子杂交技术

双螺旋 DNA 分子的两条链通过配对碱基之间相对弱的化学键(氢键)连在一起。煮沸含有 DNA 的溶液或将 DNA 暴露于高 pH 环境中均可使氢键断裂,这一过程称为 DNA **变性**。DNA 变性是可逆的。在中等温度(通常低于 50~60℃)和适宜 pH(图 4.3)环境下,如果将互补的单链核酸混合,DNA 单链将会**杂交**或**退火**(结合在一起成为双螺旋)。这也是很多 DNA 分子杂交技术的基本原理。

核酸杂交并不一定需要两条链完全匹配。只要有足够数目的碱基能正确配对形成氢键,即使某些碱基不匹配,两条链也可以杂交。与完全正确匹配的 DNA 链相比,错配的 DNA 链在更低的温度下即可变性,同样,它们在更低的温度下就能成功杂交。因为维持短链 DNA 所需的氢键较少,故短链 DNA 比长链 DNA 更容易发生变性。由于错配的 DNA 链在较低的温度下就能进行杂交,因此错配的 DNA 链对杂交更敏感。通过控制这些变量,核酸杂交则能以不同的方式用于 DNA 检测。

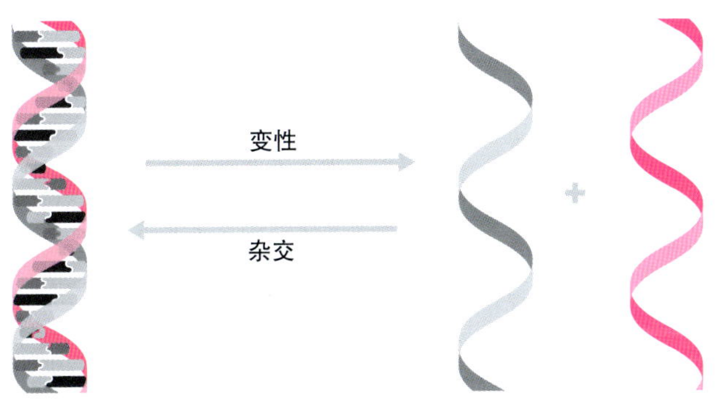

图 4.3 双链 DNA 变性
两条互补单链杂交。

核酸分子杂交技术是 DNA 检测的基础

杂交技术在临床遗传学中的应用分为两种基本类型:

- 有些时候,我们要求只有完全匹配的序列才能杂交。一般使用短的寡核苷酸(通常为 15~30 个核苷酸)作为杂交探针来达到此目的。对于这种较短的探针,杂交条件非常关键,即使是单个核苷酸的错配,也能中止杂交的进行,因此可以用来区分仅有一个核苷酸不同的等位基因(**等位基因特异性寡核苷酸或 ASO**)。高特异性的核酸杂交是基于微阵列的 SNP 芯片技术的基础,这也是进行 PCR 的先决条件(请参见后文)。尽管从本质上讲,PCR 并不属于杂交实验,但它需要依赖特异性的杂交反应才能扩增特定序列。第五章将会介绍等位基因特异性寡核苷酸技术在突变检测中的应用。
- 另一些时候,我们希望一种杂交实验能够对所有人的 DNA 都适用,不管个体之间的 DNA 存在怎样的微小差异。当使用杂交技术来检测 George Green(案例 7)的染色体微缺失时,我们并不希望因 George 存在少数核苷酸变异而使杂交反应中止。一旦杂交中止即表示整个序列的缺失。

同样,比较基因组杂交的方法(见后文)也需要能与所有人 DNA 中某段序列杂交的探针。对于这种杂交实验,一般会使用比较长的探针,这种探针可以通过化学合成或天然 DNA 克隆片段获得。一般来讲,大于等于 100bp 的探针可与同源序列杂交,尽管该序列在个体间存在轻微变异。

无论我们使用哪种方式进行杂交实验,都需要分辨出探针是否确实与目的 DNA 杂交。一般是通过标记两个互相杂交的分子之一,分离出不带标记的分子,然后检测被标记的分子是否同时被分离出来。过去通常是用放射性 ^{32}P 来标记 DNA,现在一般采用荧光染料或对检测系统具有较大亲和力的物质进行标记,如对链霉亲和素有很强亲和力的生物素,或者能与特异性抗体结合的分子。通常,分离步骤首先是将不带标记的分子固定在固相支持物,如玻璃载玻片、磁珠或硝酸纤维素膜上,再将固相支持物浸入含有被标记分子的溶液中,使两者杂交,取出固相支持物并洗涤,支持物上发生杂交的区域将会显现出标记信号。

本章,我们介绍 5 种诊断用 DNA 杂交技术:

- Southern 印迹
- 荧光原位杂交(FISH)
- 多重连接依赖性探针扩增(MLPA)
- 比较基因组杂交(a-CGH)
- 用于检测单核苷酸多态性的微阵列(SNP 芯片)

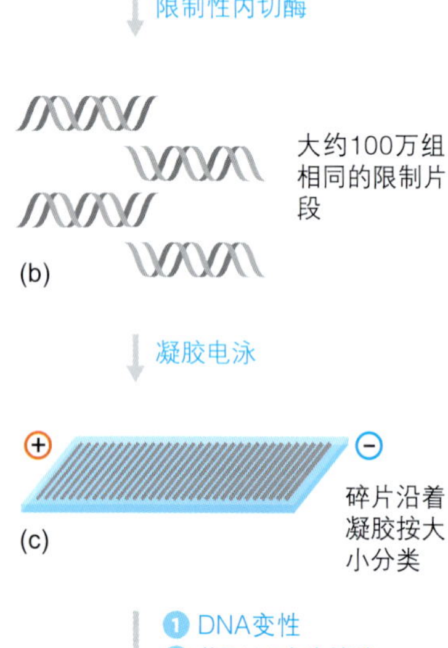

Southern 印迹

20 世纪 80 年代,Southern 印迹(框 4.1 和图 4.4)是分子诊断的主要手段。如今这种费时费力的技术已经几乎被更快、更简单的方法所取代,这在很大程度上解放了大多数实验室工作人员,但 Southern 印迹仍有应用价值。Southern 印迹可以鉴定出 PCR 难以扩增的序列中的变异(见后文)。G-C 碱基对通过三个氢键结合在一起,而 A-T 碱基对只需要两个氢键(图 11.14),因此富含 GC 碱基的 DNA 不容易变性。其后果是长的富含 GC 的 DNA 序列很难或者无法通过 PCR 进行扩增。如后文所述,在**案例 11(Lipton 家族)**中,就使用了 Southern 印迹检测 *FMR1* 基因 5′-非翻译区中$(CGG)_n$三核苷酸重复序列的确切大小。

图 4.4 DNA 的 Southern 印迹分析

待测 DNA(a)用限制性核酸内切酶(b)消化。通过凝胶电泳(c)根据大小不同将片段分开,然后将凝胶浸入碱性溶液中使其变性,将 DNA 片段转移至硝酸纤维素膜上(d)。将硝酸纤维素膜浸入含有标记探针的溶液中,即可显示出所杂交片段(e)。更多详细信息请参见框 4.1。通过 Southern 印迹可检测出是否存在与探针匹配的序列,还能显示出特定限制性片段的具体位置。

框 4.1

Southern 印迹的原理

首先使用特殊的酶(限制性核酸内切酶,框 4.2 和图 4.4b)将待测 DNA(分离自大量细胞,故由许多相同的基因组组成)切割成特定片段。这些酶以可重复的方式切割 DNA,从而使待测样品中来自每个细胞的 DNA 产生相同的片段集合。对这些片段混合物进行凝胶电泳(框 4.3),使不同大小的片段位于凝胶中不同的位置(图 4.4c)。将这些以大小来区分的片段在碱性环境中变性成单链。我们想知道哪些片段会与给定探针杂交,但固定在凝胶中的 DNA 无法正常进行杂交反应:探针分子不能自由移动去匹配与其对应的 DNA 分子。因此,下一步就是将这些片段转移到硝酸纤维素膜上,并保持其既有的散在分布模式。这就是 Southern 印迹的基本步骤:将硝酸纤维素膜放在凝胶上面,再在硝酸纤维素膜上面放一叠干纸巾,小心按压,以使凝胶中的液体通过硝酸纤维素膜渗透到纸巾中。变性的 DNA 则会黏附在硝酸纤维素膜上(图 4.4d)。将硝酸纤维素膜浸入含有标记探针的溶液中,探针会与目标 DNA 片段结合,从而显示其具体位置(图 4.4e)。根据所使用的标记,选择放射自显影、荧光或免疫学方法来检测标记探针的位置。这种方法不仅可以检测出与探针匹配的 DNA 序列存在与否,还能显示出特定限制性片段的具体位置。

框 4.2

限制性核酸内切酶(限制性内切酶)

这些细菌酶类在遇到某些特定短序列(通常为 4、6 或 8bp)时会切割双链 DNA。细菌将此作为抵御外来 DNA 入侵的一种防御机制。目前,已从多种细菌中分离出许多不同的限制性内切酶,每种酶都有自己特定的识别序列,例如,*Eco*RI 酶特异性切割 GAATTC。

对于分子生物学家来说,限制性内切酶是非常有用的工具,它可以将长的 DNA 分子切割为可复制的片段。实际上,人们很容易忽略,与 DNA 相关的实验都涉及大量相同分子的集合,如 Southern 印迹通常需要以从全血中提取出的 5μg DNA 作为原料。一个人类细胞含有 6.4pg DNA,一百万个细胞的 DNA 含量则为 6.4μg。因此,Southern 印迹的起始原料是非常大量的相同分子的集合。除非限制性内切酶在完全相同的位置切割每个分子,否则这些切割后的片段将是完全混乱的,在凝胶上不会出现清晰的条带。切割片段的平均大小取决于所选择的限制性内切酶,平均来说,每 256bp 会出现一个 4bp 的限制性酶切位点,平均每 4 096bp 会出现一个 6bp 的限制性酶切位点。限制性酶切位点在人类 DNA 中是随机分布的,所以在其长度平均值的附近会有不同长度片段的分布。

框 4.3

凝胶电泳

与 PCR 一样,凝胶电泳也是分子遗传学的核心工具。由于磷酸基团的存在,DNA 分子带负电荷(框 3.2),因此,在电场中,DNA 分子向正极移动。DNA 在琼脂糖或聚丙烯酰胺凝胶中必须穿过长聚合物分子进行泳动。双链 DNA 分子的电泳速度几乎完全取决于其分子量大小,而不取决于其序列。小分子运动快,大分子运动慢。特定大小的 DNA 分子将形成一条清晰的带,通过杂交或染色即可显示目的片段的位置及其对应的大小。如框图 4.1a 所示,电泳可以通过平板凝胶手动完成,但在诊断时通常会使用全自动基因分析仪(框图 4.1b)进行分析。该软件将结果展示为带有峰值的图像(电泳图,图 4.14)。峰的位置代表片段的大小,峰下的面积代表数量。

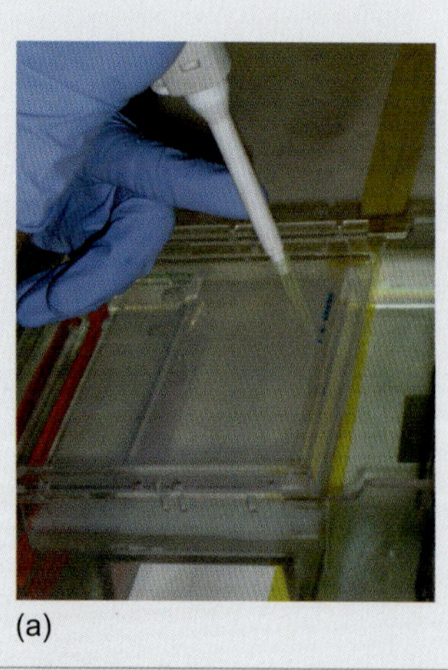

(a)

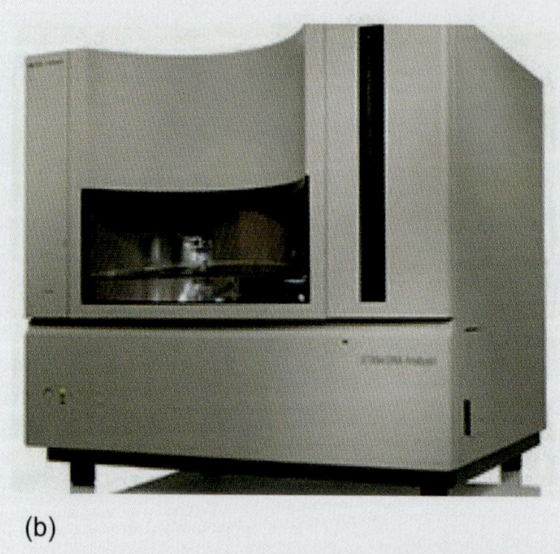

(b)

框图 4.1 凝胶电泳

(a)凝胶电泳手动点样。将 DNA 样品与蓝色染料混合,使其可见,然后将混合物加至琼脂糖凝胶的槽孔中。将凝胶浸没在缓冲溶液中,使其冷却并接通电源;(b)全自动基因分析仪。机器通过非常细的毛细管平行地对 96 个荧光标记的 DNA 样品进行电泳。对于每个样品,激光将会记录每个片段从毛细管中迁移所花费的时间以及荧光强度。ABI 3730 基因分析仪图片由赛默飞世尔科技提供。

荧光原位杂交(FISH)

FISH 用于检查患者染色体中相对较大(> 100kb)的 DNA 序列是否存在、其拷贝数及其相应的染色体位置。对于 George Green(案例 7),? 22q11 缺失,需要检查他在特定染色体位置 Mb 级的缺失。如果这种缺失存在,将仅影响其两条同源染色体之一。为了保留检测位点在染色体上的位置信息,杂交探针与固定在显微镜载玻片上的染色体杂交,而不是与提取的 DNA 杂交。经过特别仔细的处理后,可在不影响染色体识别情况下使分散的染色体中的 DNA 变性。尽管每个 DNA 序列附近都有其互补序列,但由于它们被固定在载玻片上,无法相互结合,因此载玻片上的染色体 DNA 始终保持单链状态。将载玻片暴露于含有标记探针的溶液中,使用大于等于 1kb 的相关 DNA 克隆片段作为探针。如上文所述,微小变异不会影响杂交反应的进行。与荧光染料标记的探针杂交后,洗涤载玻片并在显微镜下观察,染色体上发生杂交的地方可看到一对荧光点(在细胞周期的这一阶段,每条染色体均由两条姐妹染色单体组成,参阅第二章)。图 4.5 展示其原理,图 4.10 提供了一个实例。与使用从多个细胞中收集的 DNA 作为研究对象的方法不同,FISH 能精确到单细胞水平,可进行嵌合体分析,也是本章所介绍的唯一一种可显示出目标序列染色体位置的技术。

间期(非分裂相)细胞也能进行 FISH 实验。计数荧光点的数量能反映出染色体数目异常,如果不同染色体的荧光标记毗邻排列,则提示可能存在结构异常。例如,可以对两个相关染色体使用两种不同颜色的 FISH 探针来检查肿瘤细胞的特定染色体易位,对于临床诊断极具价值,如果存在特定的染色体易位,则不同颜色的信号点在细胞核内靠得很近(图 7.10)。

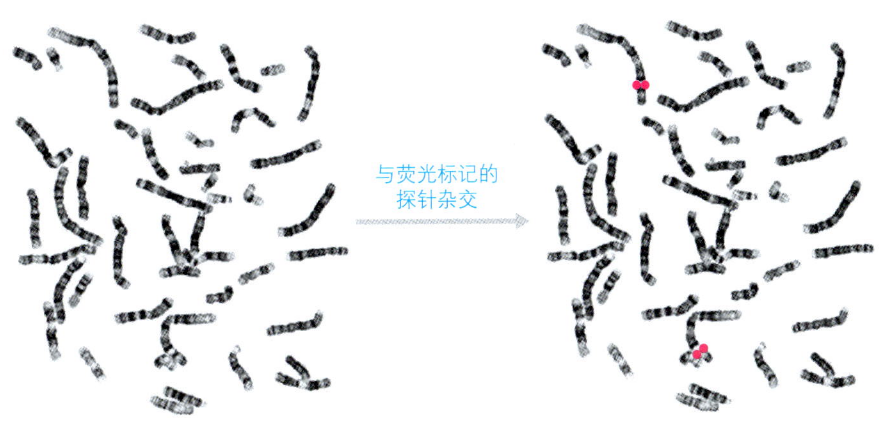

图 4.5 荧光原位杂交(FISH)原理

显微镜载玻片上的染色体经变性后与荧光标记的探针杂交。有关示例请参见图 4.10。

多重连接依赖性探针扩增(MLPA)

MLPA 把杂交和 DNA 连接两个过程结合起来,用于检测特定 DNA 缺失或重复。与 PCR 相比,MLPA 的定量结果更可靠,因此可以检测重复和杂合性缺失。每个探针由两段单独的寡核苷酸组成,它们与待测 DNA 片段附近的正常序列杂交。当侧翼序列的核苷酸正好与探针碱基互补配对时,DNA 连接酶即将两个探针连接在一起。当连接酶连接寡核苷酸时会形成一个长的可进行 PCR 扩增的单链。MLPA 是一个多重反应过程,可以同时检测多达 45 个序列。每个寡核苷酸末端都有一个同样的标准序列,因此所有连接产物都可以使用一对引物进行 PCR 扩增。其中一个引物被荧光标记,反应混合物即可在荧光基因分析仪上进行分析。图 4.6 展示了 MLPA 的原理,图 4.11 展示了**案例 4(Martin Davies)**及其家人的检测结果。

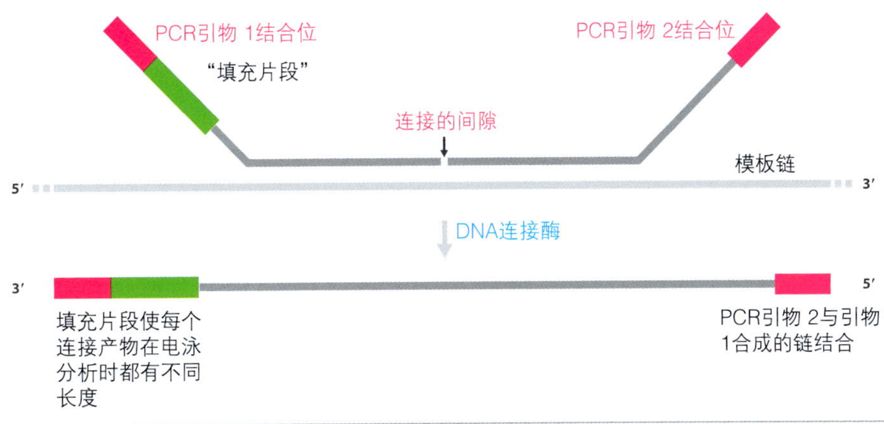

图 4.6 MLPA

MLPA 是一种检测微小缺失或重复的方法,尤其是对于单个外显子。每个探针都由一对寡核苷酸组成,仅当探针末端与待测样品完全匹配时才能被连接。连接能产生可进行 PCR 扩增的分子。在多重 MLPA 中,使用能与每个探针末端序列杂交的引物,即可扩增混合的连接产物。可变长度的"填充"序列可确保每个连接产物的长度都不同,从而在测序仪上显示出独特的峰值。有关示例请参见图 4.11。

MLPA 与其他方法相比简单，成本低，通量高且结果稳定，因此已在遗传诊断实验室获得广泛认可。因为每个 MLPA 探针都需要仔细优化，建立新的 MLPA 分析非常耗时，所以 MLPA 主要用于常见基因的研究（探针已商业化）。

比较基因组杂交（a-CGH）

FISH 和 MLPA 都是靶向检测，即测试者需要事先知道待测基因在基因组中的位置。a-CGH 和 SNP 芯片（如下所述）则是一种全面的技术，通过与正常 DNA 比对，能够检测出待测 DNA 的每个基因组中增加或减少的拷贝数变异。MLPA 是诊断实验室中通用的技术，a-CGH 和 SNP 芯片都不能将其取代，因为它们没有足够的分辨率检测到单个外显子的变异。而且，与 FISH 相比，a-CGH 和 SNP 芯片无法分辨出多出的重复拷贝序列是在它们正常的染色体位置还是在基因组中的其他位置。

在 a-CGH 中，锚定在固相支持物上的是探针而不是待测 DNA，而用荧光染料标记的是待测 DNA 而不是探针。探针以微阵列形式存在，一个小的载玻片被分成许多单元格，类似数字图像的像素。每个单元格包含了固定在载玻片上的数千个特定探针分子。载玻片上可能有多达百万个单元格。将载玻片浸入带标记的待测 DNA 溶液中，即可进行检测。

a-CGH 使用竞争性杂交。将患者 DNA 和正常对照 DNA 随机片段化，并用两种不同的荧光染料进行标记，例如，患者 DNA 用绿色标记，对照 DNA 用红色标记。将两种不同标记的 DNA 等量混合，然后使其与微阵列杂交（图 4.7）。在微阵列的每个单元格中，来自患者的绿色标记 DNA 片段与对照的红色标记 DNA 片段竞争性与探针分子杂交。杂交与洗涤之后，在荧光显微镜下观察载玻片上每个单元格红色和绿色荧光的相对量。当两者的量相等时，单元格显示黄色荧光。当患者中存在一个或两个拷贝缺失时，因为载玻片上的对照 DNA 相对更多，因此单元格则显示更多红色荧光，反之，若存在重复序列，则绿色荧光更多。

a-CGH 具有许多强大的功能。通过人类基因组计划，可获得大量精确定位和定性的基因克隆，从而使 CGH 阵列的特异性和分辨率得以控制。阵列构建可以是针对一条染色体的，也可以是覆盖整个基因组的。分辨率取决于所用探针的数量及其在基因组中的分布。由于每个探针都精确定位在人类基因组序列上，因此检测到的任何缺失或重复都可以与其染色体位置和所涉及的基因关联起来。如第二章所述，a-CGH 首次揭示了正常健康个体 DNA 中存在数百种非致病性拷贝数变异（图 2.21）。对 CGH 的数据进行解读需要过滤掉非致病变异，以集中研究潜在的致病变异，但这将会带来不确定性。这里展示用 CGH 来检测案例 5（Elizabeth Elliot）中基因组断点的确切位置（图 4.12）。a-CGH 的局限性在于它无法检测到染色体平衡重排（例如易位或倒位），只能检测拷贝数变异。它的分辨率也有限，即使是最高分辨率的 a-CGH 也无法检测到小于几千 bp 的变异。

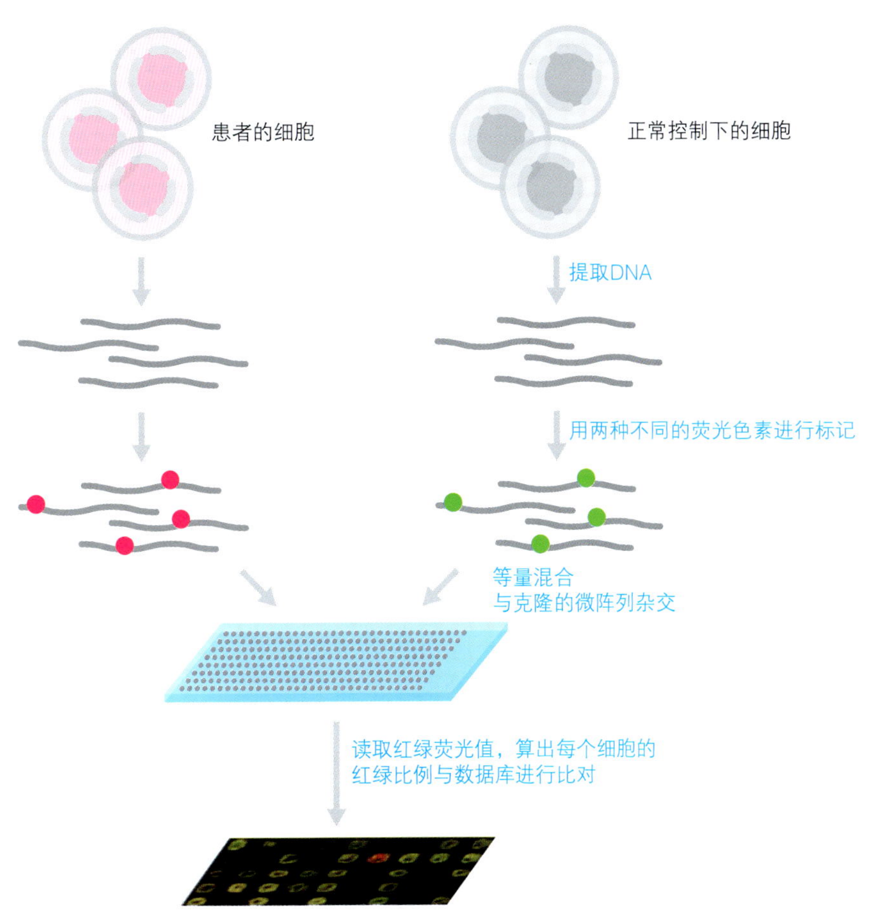

图 4.7 **使用基因组克隆微阵列 CGH 的原理(a-CGH)**
经奈梅亨的 Joris Veltman 许可后进行改编。示例见图 4.12。

SNP 芯片

微阵列技术的另一种应用是使用 SNP 芯片来检测拷贝数变异。这些微阵列上的探针靶向含有常见单核苷酸多态性的 DNA 片段。人类基因组中大约每 300 个核苷酸中有 1 个 SNP,也就是说,在基因组中某个位置,人群中会有两个常见(偶尔更多)的核苷酸变异。大多数 SNP 位于非编码 DNA 中,没有表型效应。对于每个 SNP,芯片包含两个短的等位基因特异性寡核苷酸探针,每个探针仅对两种核苷酸之一具有特异性。SNP 芯片用途很广泛。如第八章所述,SNP 芯片可用于连锁分析;如第十三章所述,SNP 芯片还可用于寻找非孟德尔遗传病的遗传易感因子。例如对于 Madelena Meinhardt (案例 12) 来说,SNP 芯片可替代 a-CGH 来鉴定拷贝数变异(图 4.13)。

典型的 SNP 芯片上集成了成对的等位基因特异性寡核苷酸,它们对基因组中大约 500 000 个 SNP 具有特异性。与 a-CGH 不同,SNP 芯片不使用竞争性杂交,仅使用患者 DNA 即可,杂交强度和 SNP 基因型(纯合或杂合)均可提供有用信息。如果存在微缺失,则显示为在连续染色体位置上的一批 SNP 处,DNA 仅与其中的一个等位基因探针杂交,杂交强度仅为与纯合子 DNA 杂交强度的一半。若存在重复,与重复区域任一侧相比,显示该处 SNP 探针杂交强度增加。通过比较患者和其父母的基因型及杂交强度即可阐明检测到的变异来源和性质。

扩增目的序列:聚合酶链反应(PCR)

如上所述,当目的序列仅占 DNA 样本的很小一部分时,可先使其可见,再对样本进行特异性杂交;也可先选择性扩增后再对其进行研究。传统方法是在活细胞(通常是大肠杆菌)中克隆目的 DNA 的随机片段。据此,研究人员能够获得许多不被非目的 DNA 污染的纯净序列。目前,出于诊断目的,基于细胞的克隆已完全被 PCR 取代。PCR 是体外克隆的一种形式。和基于细胞的克隆一样,通过复制和扩增只获得多拷贝的目的序列,但 PCR 操作起来更加快捷方便。PCR 彻底改变了分子遗传学。在 PCR 出现之前,只有技术熟练的研究人员才能扩增和鉴定 DNA,并且基于细胞的克隆对于遗传学来说过于复杂而无法用于诊断。与基于细胞的克隆相比,PCR 具有许多优势,它非常方便快捷,但更关键的是,它能进行选择性扩增。基于细胞的克隆,克隆出目的 DNA 随机片段的混合物之后,需要检索成千上万的随机克隆"文库"来找到所需的克隆。通过 PCR,可以选择要扩增的 DNA 位点。在 PCR 反应结束后,尽管所有不相关的 DNA 仍然存在,但由于扩增出的目的序列的量非常庞大,故可将产物视为仅存在一些轻微污染的比较纯的靶向序列。

PCR 可用于检测目的序列存在与否,或测量特定序列的大小。下文展示了这两种应用示例。另外,PCR 产物还可用于测序或检测点突变,这在第五章中会介绍。原则上,PCR 的起始原料可以少至单个 DNA 分子,这意味着可以对单个细胞的 DNA 进行分析(尽管不容易),如在胚胎植入前从囊胚中取出的单个细胞。单细胞分析需要专业知识,由于 PCR 特定的灵敏度,目前一般将使用无创手段获得的漱口水而不是外周血作为患者 DNA 的来源。

PCR 反应依赖于 DNA 复制的三个特征:

(a) 新链合成需要引物。DNA 聚合酶(通过合成与单链模板互补的 DNA 链从而实现 DNA 复制的酶)只能通过扩增现有的链而不能简单地组装散在的核苷酸。PCR 中使用的引物是化学合成的单链寡核苷酸,通常长约 20nt。

(b) 链的延伸只能沿 5′→3′ 方向进行(框 3.2)。

(c) DNA 双螺旋的两条链是反向平行的,如图 3.5a 所示。

通过特殊设计的引物使得 DNA 聚合酶仅扩增复杂 DNA 样品中的特定序列成为可能。化学寡核苷酸合成仪可用于制备大量的特定单链寡核苷酸分子,使其仅能与人类基因组中的特定序列杂交。过量的引物被添加到 DNA 中,通过短暂加热至 95℃使整个样品变性,然后冷却至可以发生杂交的温度(通常为 55~60℃)。如果起始材料由来自许多细胞的 DNA 组成,通常一些序列可能会重新和原来与其配对的链杂交,但因为引物数量非常庞大,大多数序列最终会与引物分子杂交。将 DNA 聚合酶加入 DNA 混合物中后,会在引物的 3′ 端添加核苷酸,从而形成一条能与基因组 DNA 特定位点互补的链。图 4.8 总结了这一过程。

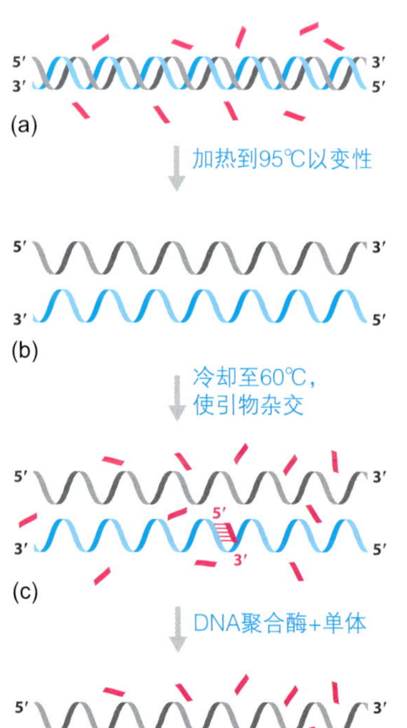

图 4.8 使用合成引物,使 DNA 聚合酶只合成与 DNA 分子特定部分互补的链

(a)引物(红色)过量存在。(b)使目标 DNA 变性,然后冷却以进行杂交。(c)引物仅与特定序列杂交。(d)只有引物下游的序列被复制。

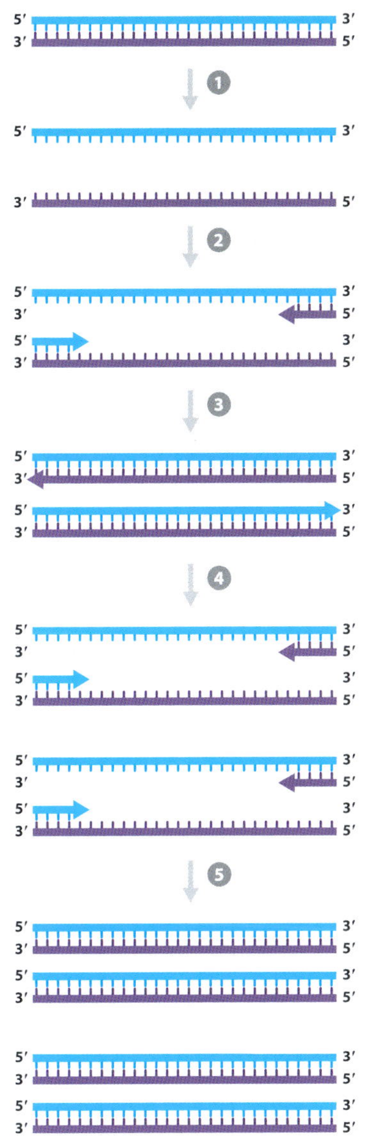

PCR使用此原理,但通过两个引物及多轮变性、退火和合成的循环,将图4.8所示的线性反应转化为指数级反应。图4.9展示了它的工作原理。引物与待扩增DNA互补序列的任意一端特异性杂交,并从5′到3′端进行延伸。因此,通过延伸正向引物而合成的每条链都能与反向引物杂交,并且通过延伸反向引物而合成的每条链都包括能与正向引物杂交的序列。框4.4更详细地阐释了这一过程。

PCR最适合扩增100~400bp的序列。超过1~2kb的序列较难扩增,超过20kb的序列几乎无法扩增。未经鉴定的DNA片段,在没有引物设计信息时,通过使用DNA连接酶将相同的短寡核苷酸(衔接子)连接到所有片段的末端,再使用能与衔接子杂交的引物即可。

可通过向反应物中添加几对不同的引物对来进行多重PCR反应。对于进行大量多重反应,不是使用大量不同的引物对,可以将相同的衔接子连接到混合物中所有片段的末端,这样使用一对引物即可将它们全部扩增。在极端情况下,通过该方法能实现全基因组扩增,该方法是从小样本中提取大量信息的重要工具。

图4.9 PCR原理

PCR反应体系包含目标DNA、DNA聚合酶、大量引物对和许多单核苷酸。

① 通过加热到95℃使起始DNA变性。

② 在55~60℃时,引物退火,与其目标序列杂交。注意5′和3′方向。

③ 在72℃下,聚合酶按5′→3′方向延伸引物。

④ 新一轮变性和引物退火。

⑤ 新一轮聚合反应。经过两轮PCR,我们将最初的1条链扩增为4条链。

理解PCR

框4.4

在每一轮变性、退火和延伸中,不仅会复制原始模板,还会复制前几轮反应产生的产物。因此,目标DNA在每一轮反应中都增加一倍,20轮PCR足以将靶序列扩增一百万倍。PCR的反应周期是通过改变温度来控制的。在95℃时,几秒钟即能使所有模板变性,随后在55~60℃条件下,几秒内引物就能与所有可能的模板退火杂交,最后,在72℃(特殊聚合酶的最佳温度)下几秒钟内,每个引物都通过在3′端添加核苷酸来进行扩增。典型的扩增反应一般在2h内完成,包括20~25个循环,每个阶段持续30~60s。PCR仪中可编程的加热和冷却模块中可容纳20个或更多单独的反应管,同时扩增多个样品(框图4.2)。目前,实验室通常使用自动移液器在96孔塑料微量滴定板中进行PCR。

PCR的特异性取决于引物是否仅与目标序列退火杂交,而不与基因组中的其他任何序列杂交。通过使用短片段引物(通常为18~22nt)和微调温度,即可以实现PCR扩增的特异性。如果退火温度太低,则引物可能与非目的序列杂交,而如果退火温度太高,杂交可能不会发生。通常,

框 4.4(续)

在55~60℃范围内即可进行特异性杂交。将设计好的引物与全基因组序列数据库比对，以确保没有其他序列与该引物匹配。引物的长度和核苷酸组成会影响PCR反应效率，有相应软件用于PCR引物设计。

在研究PCR反应的过程中，需要考虑以下两类PCR产物：

- 以原始DNA作为模板合成的产物A。产物A具有固定的5′端(引物的5′端)，但是其长度不确定。
- 以产物A作为模板合成的产物B。产物B的两端均固定，5′端是由引物的5′端决定的，3′端由其模板的末端决定，即产物A的5′端。所有产物B的长度都相同。

在PCR反应的后续循环中，产物B又作为下一轮合成的模板(框表4.1)。通过延伸引物1生成的链的末端可与引物2互补，因此，在下一轮循环中，引物2可以与其杂交并合成互补链，反之，该链的末端又能与引物1互补。新合成的链与其模板长度完全相同。在最初几轮循环之后，几乎所有产物均以产物B为模板按上述方式合成。

理解PCR原理的最好方法是拿出一张纸，画出反应前3~4轮循环的具体内容(图4.9)，注意标记3′和5′端。确保互补链始终是反向平行的，链延伸的方向始终是5′→3′。

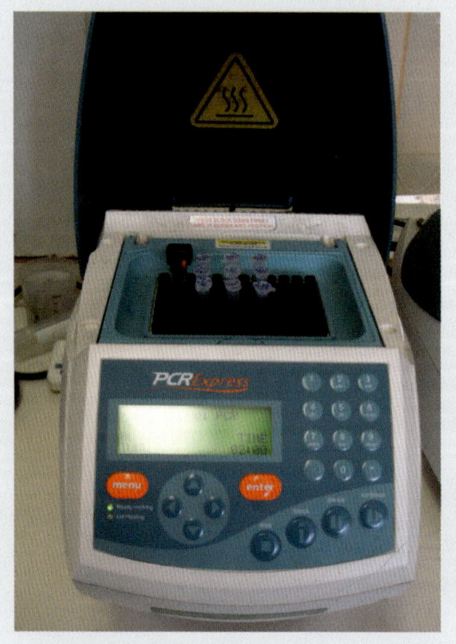

框图 4.2 典型的用于PCR扩增的热循环仪
使用时，绝缘盖会覆盖反应管上端。

框表 4.1 PCR反应的具体过程

	起始DNA	产物A 模板是起始DNA 一端固定		产物B 模板是产物A或产物B 两端固定		
	单链	本次循环产生数量	本次循环总累计数	本次循环用产物A作为模板	本次循环用产物B作为模板	本次循环的总累计数
1个循环后	2	2	2			
2个循环后	2	2	4	2	–	2
3个循环后	2	2	6	4	2	8(2+4+2)
4个循环后	2	2	8	6	8	22(8+6+8)
5个循环后	2	2	10	8	22	52(22+8+22)

我们设想从一个双链DNA分子开始，经过几轮PCR反应后，几乎所有产物都只包含两个引物两端之间的序列。该数量是当所有DNA都变性时存在的单链的数量。

4.3 案例分析

在此将首先介绍通过杂交手段(FISH、MLPA、a-CGH和SNP芯片)进行检查的病例。Southern印迹可用于研究**Lipton家系(案例11，脆性X综合征)**，但如下所述，实验室尝试通过特殊PCR来替代困难而费力的Southern印迹。最后三个病例使用PCR来检测目的序列存在与否并检测其大小。在第五章中，我们将看到使用PCR技术检测实际核苷酸序列的例子。

使用核酸杂交技术进行研究的病例

案例7 Green家系

- George,3岁
- 发育迟缓,轻度畸形
- 正常46,XY核型,但怀疑微缺失
- 检测微缺失
- FISH检测到22q11缺失
- 治疗的可能性

23 36 63 89 354

尽管常规细胞遗传学分析显示患者染色体核型正常(见图2.8),但这并不能排除染色体存在小于5Mb的缺失或重复。如疾病框2所述,George的表型提示染色体存在22q11缺失,通常是由22q11上错配的低拷贝重复序列之间的重组引起的。常见的缺失通常覆盖约3Mb的区域,涉及20多个基因。其中之一是*TUPLE1*基因。将含有*TUPLE1*序列的探针用于George染色体的FISH检测。结果显示22号染色体单拷贝缺失(图4.10)。由于George的表型与22号染色体3Mb缺失儿童的典型表型完全相符,因此没必要进行进一步检查。如果对结果有疑问,可使用a-CGH或SNP芯片来检查缺失的确切大小。

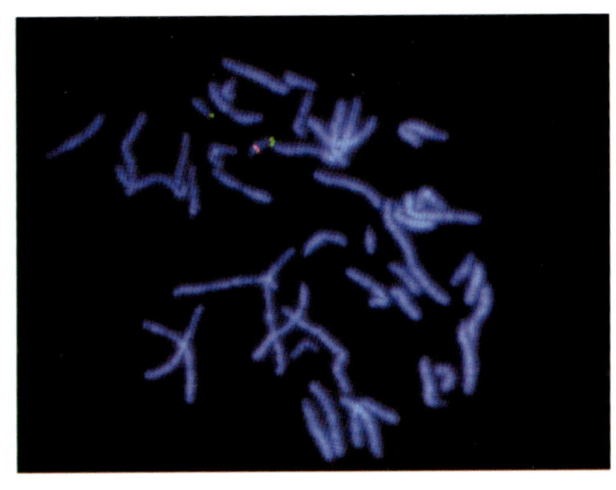

图4.10 染色体22q11细胞分裂中期FISH
绿色荧光点是对照探针,用于识别22号染色体的两个拷贝并确认已经发生杂交。红色荧光点是*TUPLE1*探针,22号染色体两个拷贝中只有一个含有可与该探针杂交的序列。

案例4 Davies家系

- Martin,24月龄,动作笨拙,学步晚
- 肌营养不良家族史
- X连锁隐性遗传
- 抗肌萎缩蛋白基因检测的问题
- MLPA检测到44~48外显子缺失

3 10 61 89 142 257 285 354

正如第一章所述,Martin表现为肌无力和小腿假性肥大,疑诊进行性假肥大性肌营养不良(Duchenne muscular dystrophy,DMD)。由于Martin的两个已故舅舅均患有进行性神经肌肉疾病,其家族史也支持该诊断。遗传科医生获得了他们的临床资料,其临床表现和肌肉组织学结果均提示DMD。神经科医生对Martin进行了肌肉活检,并从其血液样本中检测了肌酸激酶(CK)的水平。CK是肌细胞内的一种酶,如果细胞膜受损,CK会渗漏至细胞外。通常正常人剧烈运动后CK会升高,在DMD女性携带者中,CK会永久性升高(可用于辅助提示女性携带者,见图14.1)。在患病男孩中,CK也明显升高。

这些检测证实Martin确实患有DMD。至今,DMD男性患者的预后都严重不良,其残疾程度会日益加重,12岁左右就需坐轮椅,由于患者的心脏和呼吸功能有问题,一般不太可能活过20岁。如第14.4节所述,现在希望新疗法即使不能完全治愈DMD,但至少可以改善病程。

最初,Martin的父母Judith和Robert完全在应对Martin的诊断给他们带来的巨大精神冲击,并计划如何最好地应对有严重进行性残疾的孩子。然而,该诊断还对Martin的父母将来再次生育以及Martin的整个家族都产

生了影响。当他们准备好考虑这些问题时，遗传科医生给他们安排了一次交谈。Judith 很可能是致病基因携带者，在此情况下，她将来所生的每个儿子都有二分之一的患病概率。Martin 的其他女性亲戚，如 Martin 的两个姐妹，很可能也是携带者。为了解决这些问题，有必要鉴定出 Martin 抗肌萎缩蛋白基因的致病突变。

正如第三章中所述，抗肌萎缩蛋白基因很大，由一个或多个外显子完全缺失导致的突变占所有致病突变的三分之二(见图 3.8)。DMD 是 X 连锁疾病，男性只有抗肌萎缩蛋白基因的一个拷贝，因此缺失突变易于检测。如果没有发现缺失，也不能排除 DMD 的诊断，因为大约三分之一的 DMD 是抗肌萎缩蛋白基因的点突变或重复而非外显子缺失导致的。

检测外显子缺失最简单的方法是直接进行 PCR 分析。抗肌萎缩蛋白基因的 79 个外显子均小于 300bp(除第 79 外显子外，即最后一个外显子，长 2 703bp——基因中最后一个外显子通常很大，但主要由 3′ 非翻译区组成)。因此，单个外显子即可通过 PCR 进行扩增。PCR 产物可在凝胶上进行电泳，任何外显子缺失都会显示为相应条带在凝胶上缺失。可以设计引物以包含不同大小的侧翼内含子序列，以便使每个外显子产生大小不同的产物，这样多个产物可在同一凝胶上一起电泳。然而，如今实验室更倾向于使用 MLPA，使用商业化的试剂盒可以在同一个反应中同时检测 40 个外显子，更重要的是，MLPA 可以检测到外显子重复，因此可用于检测女性是否携带缺失或重复。由于女性携带者通常是杂合子，简单的 PCR 检测一般无法识别。

MLPA 检测结果表明 Martin 抗肌萎缩蛋白基因存在外显子 44~48 的缺失(图 4.11a)，再次证实了 DMD 的诊断。此外，Martin 的母亲 Judith 是肯定

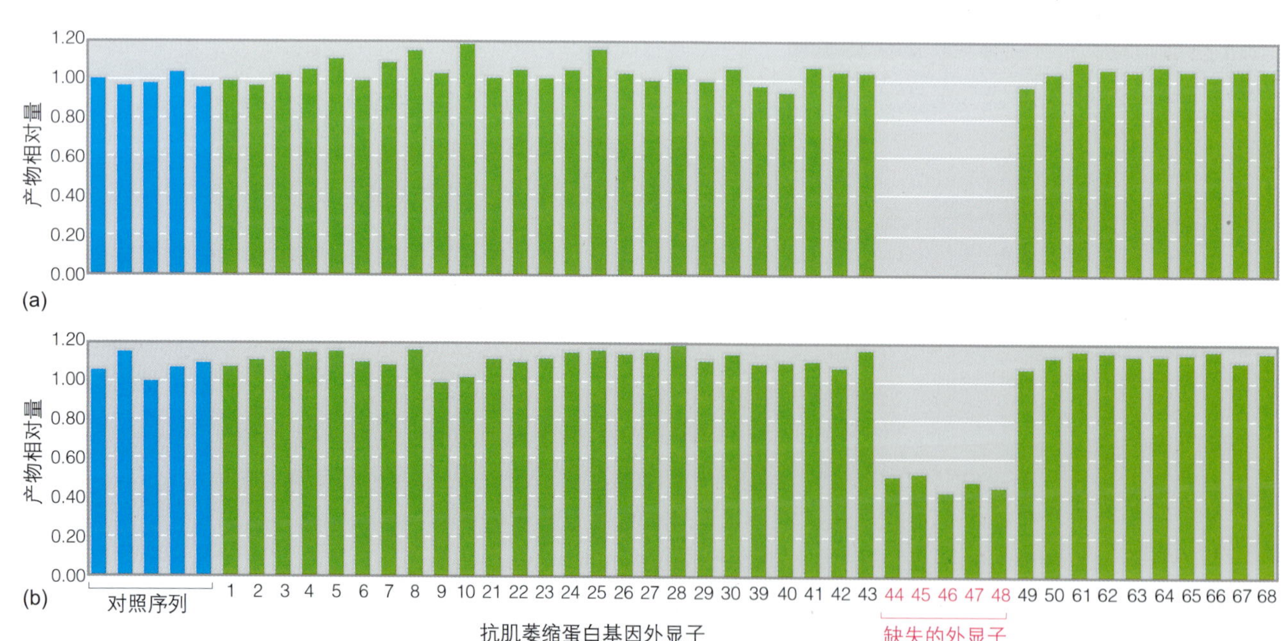

图 4.11 使用 MLPA 检测 Davies 家系抗肌萎缩蛋白基因外显子缺失

用多重 MLPA 检测抗肌萎缩蛋白基因特定外显子。另一多重 MLPA(未展示)检查抗肌萎缩蛋白基因其余外显子。条形图显示了在毛细管测序仪上测得的每个产物的峰度。蓝色条形图代表无关对照序列，绿色条形图代表抗肌萎缩蛋白基因外显子(如编号所示)。(a) Martin 唯一一条 X 染色体上的抗肌萎缩蛋白基因缺失了 44~48 外显子。(b) Martin 的姐姐 Lisa 为杂合性缺失。该图由曼彻斯特圣玛丽医院的 Simon Ramsden 医生提供。

的致病基因携带者，且 Judith 之后所生孩子的患病风险也得到阐释。Judith 的两个女儿(Martin 的姐姐 Lisa 和 Jessica，见图 1.9)也有 50% 的可能是携带者。遗传科医生与 Martin 的家人一直保持联系，当 Lisa 和 Jessica 十几岁时，告知她们遗传风险并提供了 MLPA 检测。结果(图 4.11b)显示，Lisa 是携带者，Jessica 不是。如果 Lisa 和其伴侣愿意，他们可以选择做产前诊断(先通过 PCR 检测 Y 染色体特异序列存在与否进行胎儿性别鉴定，如果是男胎，再通过 PCR 检测抗肌萎缩蛋白基因 44~48 外显子存在与否)。在 MLPA 出现之前，许多确定或可能的女性携带者都会先进行胎儿性别鉴定，如果是男胎，则会无奈而痛心地选择终止妊娠，即使男胎患病的概率最多为二分之一。有了产前诊断，她们可以获得信心：如果检查正常，则她们能生出正常男孩。第六章介绍了这种缺失对抗肌萎缩蛋白基因功能的影响，第十四章介绍了技术发展对遗传咨询服务的影响(图 14.1)。

案例5 Elliot家系

- Elmer 和 Ellen 之女 Elizabeth
- 多种先天畸形
- 生育问题家族史
- ?染色体异常
- Ellen-1:22 平衡易位
- Elizabeth-不平衡分离的结果
- 染色体相互易位
- 通过 a-CGH 检查到易位
- 治疗的可能性

4 10 40 60 91 354

在第二章中介绍了 Ellen Elliot(表型正常的 1:22 平衡易位携带者)的核型，其子 Elizabeth 遗传了不平衡的核型，出现多种先天异常(图 2.14 和图 2.15)。实际上，对 Elizabeth 的首次检查就使用了 a-CGH。a-CGH 和 SNP 芯片是检测可疑染色体异常病例的首选方法，这种情况下，对于异常染色体的位置无明确假设。第二章中的核型为教学设计，因为它有助于阐明所涉及的机制。

结果表明(图 4.12)，Elizabeth 1 号染色体远端是三体，22 号染色体远端是单体，强烈提示其染色体异常来自父亲或母亲平衡易位染色体的不平衡

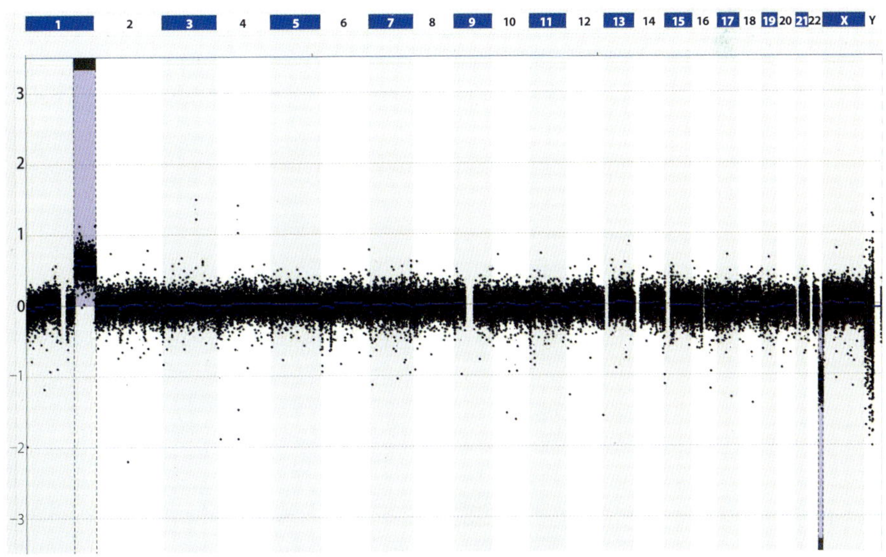

图 4.12 CGH 揭示了 Elizabeth Elliot DNA 的拷贝数变异

纵轴上的点表示在阵列中每个单元格内 Elizabeth DNA 与对照 DNA 的相对杂交强度。结果按每个探针在染色体上的位置沿横轴排列。该阵列总共包含 6 万个探针，因此大多数单个点以连续条带的形式融合在一起。结果表明，Elizabeth 1 号染色体的一部分是三体，而 22 号染色体的一部分是单体。数据由 Oxford Gene Technology 8 × 60 阵列产生。由曼彻斯特圣玛丽医院 Lorraine Gaunt 和 Ronnie Wilson 提供。

分离。由于 a-CGH 无法检测到平衡的染色体异常,因此需要用常规核型分析来鉴定 Ellen 的平衡易位(见图 2.14)。

Elizabeth 出生后 18 个月,Ellen 再次怀孕。Elmer 知道 Ellen 有再生育异常婴儿的风险,因此和 Ellen 讨论是否要终止妊娠。Ellen 提醒 Elmer 遗传科医生的建议,即可以进行产前检查。他们再次与医院联系,遗传科医生很快给 Ellen 安排了绒毛膜绒毛活检(见框 14.5)。胎儿细胞核型分析显示胎儿为正常核型(46,XY),故 Ellen 非常欣慰。孕程继续,生下一个健康男孩。

本病例为健康服务规划人员提供了经验。遗传干预可获得所有可能结果中最好的结果:解决了这对夫妇的担忧,避免了流产,并且生育了一个健康的孩子。遗传干预的结果很容易被记录为"不采取行动"。

案例12 Meinhardt家系

- Margareta 和 Manfred 之新生女 Madelena
- 多处先天性异常及发育迟缓
- 显微镜下正常 46,XX 核型
- SNP 芯片检测出 16p 微缺失
- 该微缺失是病理性的吗?
- ❓再现风险
- 治疗的可能性

77 92 354

与 George Green(案例 7)一样,Meinhardt 之女 Madelena 的临床表现提示其存在染色体异常,但常规核型分析并没有发现异常。Madelena 表现出的智力障碍和异常特征并未提示其患有任何特定的综合征,因此无法设计可进行目的性检测的 FISH 探针。研究人员对其整个基因组进行扫描,以确定是否存在缺失或重复等拷贝数变异。与 Elizabeth Elliot 一样,这可以通过 a-CGH 来完成,但在本病例中使用了高分辨率的 SNP 芯片。大约在 12% 的类似病例中,a-CGH 或 SNP 芯片可识别亚显微结构染色体的缺失或重复。检测到的精确的染色体异常在不同病例中差异都很大。

从血液样本中提取 DNA 并进行分析。SNP 芯片显示 Madelena DNA 的 16p13.11-12.3 区域内一系列相邻克隆存在缺失,如图 4.13 所示,缺失长度

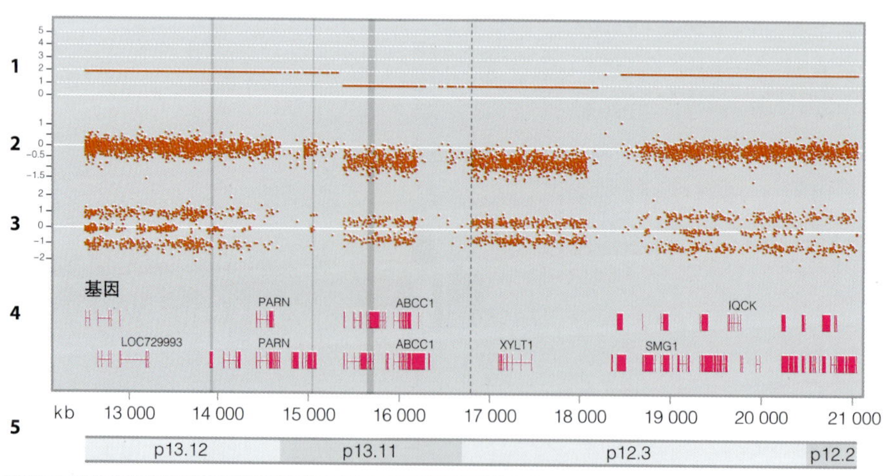

图 4.13 SNP 芯片揭示了 Madalena Meinhardt DNA 中的微缺失

图片底部显示 16 号染色体的模式图,包括染色体条带信息和距 16 号染色体短臂末端的物理距离。与 CGH 数据(图 4.12)一样,第 2 行中的点表示每个单元格中的数据。垂直方向为每个 SNP 两个等位基因的杂交强度,水平方向为染色体位置。第 1 行显示在位置 15 400 和 18 200 之间该序列中间部分仅有 1 个拷贝。第 3 行显示了每个 SNP 的基因型。在非缺失区域中存在三种可能的基因型,1-1、2-1 或 2-2(等位基因任意编号),而在缺失区域中,只有两种,即 1 或 2。综上所述,第 4 行显示了 2.8Mb 缺失中包含的基因。数据由 Affymetrix SNP6® 基因芯片产生,由曼彻斯特圣玛丽医院 Lorraine Gaunt 提供。

为2.8Mb,涉及许多基因。如疾病框2所述,第16号染色体短臂富含低拷贝重复序列,这样的区域容易由于非等位基因同源重组而引起缺失和重复。16p上已报道几种不同序列的重复性微缺失,Madelena的缺失与其中一个(1.5Mb的缺失)类似,但其缺失范围更大,约2.8Mb。

在把结果反馈给Madelena父母之前,需要确定该缺失是否为其表型的原因。由于Madelena的缺失包含一个1.5Mb的区域,已报道该区域的重复性缺失是致病的,因此该缺失很可能是其表型的主要原因。需要进一步检查其父母是否携带了该缺失,如果不携带,则该缺失可能是Madelena新生突变产生的。如果是新生突变,则再次加强了其致病性的可能。相反,在表型正常的父母中发现该缺失并不能完全排除其致病性,然而,即使起作用,也仅是一部分作用,而不是完全致病。有些突变(如1q21或15q13.3微缺失)已被报道在智力障碍、孤独症和精神分裂症患者中更为常见,但有时也出现在临床表型正常的患者父母中。这些变异更像是易感因素,增加了罹患精神疾病的风险,但并不会决定性地导致某种精神疾病。关于其复杂性的讨论请参见Girirajan等(2010)。

结果证明该缺失是一个新生突变。虽不能直接证明它是致病的,但是其致病的可能性会大大提高。结合已报道的16p相同区域其他较短缺失的致病性,综合各种可能,提示该缺失就是Madelena表型的原因。这一结论很重要,因为它提示了该突变的再发风险非常低。该缺失是新生突变,没有任何迹象表明父母双方存在再发的因素。遗传咨询的结果提示再发风险虽然不是零,但是非常低。由于存在未知因素,无法计算出确切的再发风险,但与一般怀孕情况相比,风险确实是很小的。如果父母愿意的话,也可以在以后的孕检中检测该特殊变异。

案例3 Kowalski家系

- Kamil和Klaudia之长子Karol
- 发育迟缓,肌张力低下,严重智力障碍
- 在这种情况下基因检测的困难性
- 可能需要外显子组测序
- SNP芯片微缺失检测阴性

3 9 61 93 122 141 354

与Elizabeth Elliot一样,Karol的DNA也用微阵列进行了分析,但并未发现致病的拷贝数变异。Karol的表型似乎是由于其他基因的点突变。需要用DNA测序来进行检测(第五章)。

使用 PCR 进行研究的病例

案例9 Ingram家系

- Isabel,10 岁,身材矮小,可能有青春期延迟
- ❓特纳综合征
- 45,X 核型
- Y 染色体 DNA 风险
- PCR 检测 Y 染色体序列阴性

24 39 63 94 258 354

Isabel 的诊断已从其核型得到明确证实(图 2.14)。但是,如第二章所述,检查其是否含有核型为 46,XY 的细胞很重要,因为性腺中的此类细胞可能会恶变。在 Isabel 的案例中,如果其表型的原因是核型为 46,XY 的胚胎在早期有丝分裂过程中 Y 染色体丢失,则有可能存在 XY 细胞。为了检查 XY 细胞的存在,使用 Y 特异性引物进行 PCR 反应,看是否会有产物。这比用传统的细胞遗传学方法寻找 XY 细胞要敏感得多。理想情况下,应用其条索状性腺组织进行检测,因为性腺组织可能会发展为恶性肿瘤,但通常用血液样本检测。以 Isabel 为例,Y 染色体的序列无法扩增出来,结果令人欣慰,其性腺中不太可能存在 XY 细胞。

案例1 Ashton家系

- Alfred Ashton 之子,John,28 岁,身体健康
- ❓亨廷顿病家族史
- 常染色体显性遗传
- 需要 PCR 检测做诊断
- PCR 检测证实了 John 父亲的诊断
- 预测性检测的利弊

1 7 60 94 140 354

该家系下一步研究计划是对 John 之父 Alfred 进行诊断检测。Alfred 已经显示出疾病表型。尽管该家系很有可能患亨廷顿病(见图 1.7),但在向 John 提供确切遗传咨询或进行预测性检测之前,需要证实这一猜想。Alfred 的医生从他外周血中抽取了 3mL 血液样本,并将其送至实验室提取 DNA。

如上一章所述,实验室想要检查 4 号染色体上 *HTT* 基因外显子 1 中谷氨酰胺密码子簇(CAG)序列的大小。正常参考范围是 5~35 次重复(15~105bp)。尽管有些具有 36~39 次重复的人没有表型,但一般来说,超过 35 次重复就会致病。扩增通常在 40~60 次重复范围内,一般不会超过 100 次重复,长度也一般不超过 300bp,这很容易通过 PCR 进行检测。在目的序列侧翼设计特异性引物对目的序列进行扩增,并测量其产物大小。产物大小可手动跑胶测量,更多是使用全自动基因分析仪(框图 4.1b 所示的机器)进行分析。基因组 DNA 包含 *HTT* 基因的两个拷贝,故结果显示出现两个峰。Alfred 的 *HTT* 基因的两个拷贝分别含 18 次和 41 次 CAG 重复(图 4.14 下图)。重复次数超过 35 次即会致病,因此该结果证实了 Alfred 患亨廷顿病。

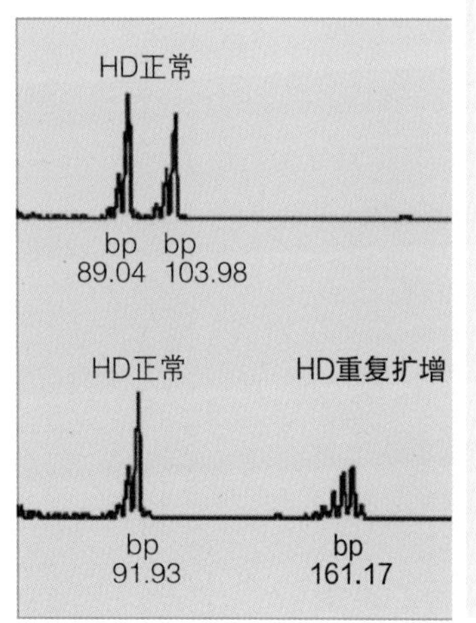

图 4.14 亨廷顿病的突变检测

这是一种典型的 PCR 应用,使用特异性引物扩增数百 bp 长的序列,并通过毛细管电泳确定产物的大小。较小的分子在毛细管中移动速度更快,因此通过峰的位置可以衡量 PCR 产物的大小。其中一个 PCR 引物带有荧光标记,机器可以通过荧光信号检测产物。PCR 引物的总长度为 38nt,因此,用片段大小减去 38 并除以 3 即可计算出 CAG 的重复数。例如 161bp 的产物(如下图)包含(161−38)/3=41 个 CAG 重复。每个样品显示两个峰,分别对应 4 号染色体两个拷贝所产生的不同大小的 PCR 产物。上图:正常结果(17 和 22 次重复)。下图:异常结果(18 和 41 次重复)。正常上限是 35 次重复。该图由曼彻斯特圣玛丽医院 Simon Ramsden 医生提供。

既然 Alfred 的诊断是明确的,John 本人患亨廷顿病的风险就高达 50%。如果他愿意,可对其 DNA 进行 PCR 检测,以确定他是否遗传了 *HTT* 基因突变(预测性检测方法,框 14.4)。在与遗传咨询师几次交谈后,John 和其妻 Joan 对是否参加检测考虑了很久。最初,John 不是很想参加检测,因为进行基因检测可能会影响他获得医疗保险,甚至可能影响他的工作。

经过讨论,他意识到之前的焦虑是多余的:他原本认为如果在英国申请人寿保险,他将不得不透露其亨廷顿病家族史,许多公司将会据此索求高额保险费用。实际上,基因检测也许对 John 有所帮助:如果检测结果为阴性,其家族史以后再也不会被考虑;如果检测结果是阳性,在英国,当人寿保险达到一定的上限,政府和保险业之间存在延期偿付协议,John 也不必告知保险公司其结果。无论哪种情况,大多数不幸已经体现在阳性家族史本身中了。在美国,《遗传信息非歧视法》(GINA)为健康保险中的遗传病患者提供了广泛保护,规定禁止使用家族史信息(但在提供人寿保险、伤残保险或长期护理保险时没有明确禁止基因歧视)。除非 John 出现症状,无法正常工作,他的雇主没有权利知道其基因型。此外,John 的妻子担心 John 现有的人寿保险。John 的人寿保险条款可以在他死后帮忙还清房贷。但是 John 购买保险时,他并没有意识到家族问题的性质,他已经尽自己所能诚实地回答了表格上的所有问题。因此该保险条款是有效的,不受今后病情发展的影响。

消除这些顾虑之后,回到基本的问题,John 和 Joan 是否想知道 John 的基因结果。这是一个非常私人且困难的决定,在英国,和 John 情况类似的人约 80% 做出了不想知道基因检测结果的选择。当然,若基因检测结果是阴性,则会是一个极大的解脱。而阳性结果至少也可以让 John 和 Joan 开始为未来做出规划。然而,对于自己的人生结局,大多数人喜欢开放式的,即很少有人会在 28 岁时就想知道他们将在何时以及如何死亡。经过长时间思考,John 选择了不想知道基因检测结果。无论他做出哪种选择,遗传咨询师都会支持他。遗传咨询师安排在接下来的几个月中与他们见面以继续提供遗传咨询服务,并告知他们可随时进行进一步讨论。遗传咨询师还指出,希望新近开发的药物可以减缓疾病的早期发展,如果药效得到证实,John 可能会考虑做基因检测,遗传咨询师答应及时告知他们最新进展。

John 的妻子 Joan 对于 John 不想知道其基因结果的决定持保留态度。如果 John 携带致病突变,那么他们的孩子都将有 50% 的患病风险。John 会同意他们进行产前诊断吗?如果胎儿结果为阴性,则 John 就没什么问题,但如果胎儿结果为阳性,则证明 John 肯定携带致病基因。John 很担忧这种情况发生,认为这可能会在他和妻子 Joan 之间产生很大矛盾。幸运的是,遗传咨询师提出了一个折中的方案,运用胎儿排除试验。

检测 John 所有直系亲属(包括胎儿在内)一个无害的非致病变异的基因型,该位点位于 4p16 染色体 *HTT* 基因附近(一种 DNA 标记,见框 8.1)。图 4.15 显示了该逻辑关系。标记基因型本身并不能准确反映疾病状态,如图 4.15 所示,尽管 Alfred 患病但 Joan 不患病,但他们具有相同的标记基因型。

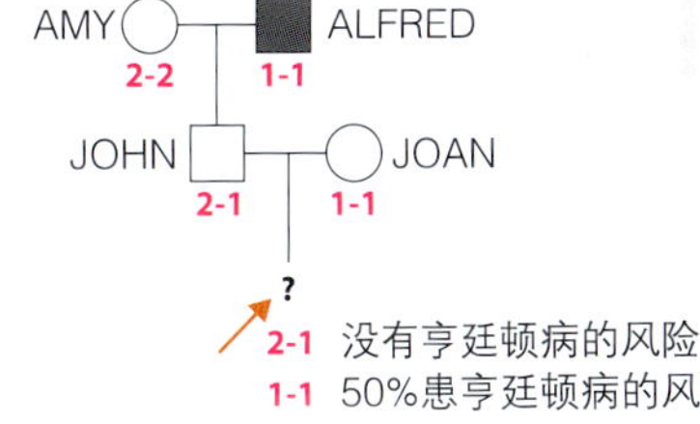

图 4.15 在不揭示 John 患病与否的前提下使用连锁标记来检测胎儿的患病风险

标记等位基因仅是标签，本身没有任何意义，但它可用于追踪4p16染色体在整个家系中的传递。例如，John的标记等位基因2来自他表型正常的母亲Amy，因此，从John那里获得该等位基因的任何胎儿都不会患亨廷顿病。John的标记等位基因1来自Alfred，但不知道它是在Alfred的患病染色体还是正常染色体上。已知John的患病风险为50%，其标记基因型没有提示我们关于John患病风险的任何新信息。但是任何获得该标记基因的胎儿将有50%的患病风险。该检测需要使用一个Alfred和Joan为纯合子而John为杂合子的标记基因，*HTT*基因附近有许多独立的符合要求的标记基因，若一个标记没有所需的基因型组合，可以尝试另一个。

产前检查结果阳性并不意味着胎儿百分之百遗传了Alfred的致病等位基因，其风险只有50%。但是Joan和John同意在这种情况下终止妊娠，因此解决了一个困难的潜在争端。

最后的问题在于如何评估John的其他高风险亲戚。因为Alfred的检测结果呈阳性，其妹妹Helen和Helen的两个小儿子以及他在澳大利亚的姑姑Alice都有患病风险。大家一致认为John应该向Helen和Alice解释情况，并向他们提供当地遗传咨询服务中心的详细联系方式，由他们决定联系与否。如果John选择参加基因检测，遗传科医生也不会向其他家庭成员透露结果。尽管John并没有义务，但由于他与Helen关系密切，他可以选择性地与Helen讨论自己的想法和决定。

案例11 Lipton家系

- 男婴Luke发育迟缓
- 学习困难家族史
- 脆性X综合征谱系的异常特征
- 由不稳定的重复序列扩增引起
- 前突变，全突变和正常男性传递
- 检测重复序列扩增
- 治疗的可能性

76 96 354

脆性X综合征（OMIM 300624）最初被描述为一种X连锁的智力障碍疾病，患病男性前额突出，面部较长，下颌大，低位大耳，且睾丸大（巨睾丸）。当把来自患者的淋巴细胞在缺乏叶酸的培养基（不利于DNA复制）中培养时，在一定比例的细胞中可见X染色体在Xq27.3附近（接近长臂末端）显示出一个松散区域（“脆性位点”）。家系图显示出了一些不寻常的特征，这种疾病并不完全是隐性的，因为女性携带者也会出现一定程度的智力障碍，偶尔也会有细胞出现“脆性”X染色体。患病风险随着代数的传递而逐渐增加。在家系图的最顶端，通常是一个智力正常的男性，他可能有几个女儿是携带者，这表明他一定携带突变基因但表型正常，即“表型正常的致病基因传递者”。从Lipton家族的家系图（见图4.1）中能看到这些特征。

1991年首次克隆出了该疾病的致病基因*FMR1*，这同时给我们带来了更多的惊喜。其致病性改变是由于该基因外显子1中串联的CGG三核苷酸序列重复次数的增加。重复序列位于5′非翻译区，因此它们只存在于mRNA而不存在于蛋白质中。当重复次数小于等于45次时是稳定且不致病的，但当重复次数较多时，该重复就容易在家系传递的过程中逐渐扩增。当重复次数超过约200次时，就能出现典型脆性X综合征的表型。这种突变传递过程是前所未有的，随后发现许多其他疾病也是由于类似的动态突变，包括上述的亨廷顿病。现已知40多种疾病是由于三核苷酸重复（疾病框4选择性描述了一些疾病）。

具有46~58次重复次数的等位基因通常被认为是中等程度的重复；它

们通常是稳定的,但仍存在扩增的风险。具有59~200次重复次数的序列被称为前突变等位基因,它们虽然不会引起典型的脆性X综合征,但这些序列在女性减数分裂的过程中不稳定,易于扩增,从而导致后代出现典型表型。具有前突变等位基因的人患其他看似无关疾病的风险也将提高:15%~20%的女性前突变等位基因携带者患有原发性卵巢功能不全(40岁之前出现更年期),而约有1/3的男性前突变等位基因携带者在50岁以后会发生神经退行性综合征、脆性X相关震颤/共济失调综合征(fragile X tremor/ataxia syndrome,FXTAS,OMIM 300623)。女性前突变等位基因携带者有时也会出现FXTAS。前突变等位基因携带者患病被认为是由于携带扩增的CGG序列运行的mRNA的毒性作用。而典型的脆性X综合征由于缺乏FMR1蛋白,带有200个以上CGG重复序列的*FMR1*基因通常不会被转录,较大的重复序列会触发启动子序列甲基化,从而影响染色质结构,阻止转录的发生(参见第十一章)。

通过检查CGG重复序列的大小可诊断脆性X综合征,但也存在特殊情况。就像亨廷顿病一样,正常序列和大多数前突变等位基因都可通过PCR扩增,但PCR无法很好地扩增重复次数超过120次的序列。全突变可能涉及1 000次甚至更多次数的重复,而普通PCR根本无法检测重复次数过多的全突变。Southern印迹可以对全突变进行可靠的检测,但是Southern印迹费力费时,且需要熟练的实验技能。一种改良的PCR方法,即三引物PCR,作为一种更简单的替代方法广泛使用(Tassone et al.,2008)。一条PCR引物与$(CGG)_n$重复序列的侧翼序列杂交,另一条则与该重复序列本身杂交。在样品的不同分子上,三核苷酸特异性引物可能会与不同位置处的重复序列杂交,因此PCR产物是三核苷酸特异性引物所对应不同位置的阶梯状条带(图4.16)。尽管它无法将前突变(59~200)重复与全突变(>200)重复区分开,也无法识别重复的实际次数,但如果最大的扩增数(条带尾部)在致病的扩增数范围内,则可确认存在重复序列的扩增。重复的实际次数需根据Southern印迹来判断。

通过对Lipton家系的分析(图4.17),得出以下诊断:

- Luke Lipton为全突变。Southern印迹结果显示大约有800个CGG重复。
- Linda是杂合子,带有一个具有120次重复的前突变等位基因和一个具有38次重复的正常等位基因。
- Linda的母亲Maria是杂合子,具有一个78次重复的前突变等位基因和一个43次重复的正常等位基因。
- Linda的表亲Lydia是杂合子,具有一个全突变(Southern印迹显示具有约550个重复序列)和一个具有32个重复序列的正常等位基因。
- Lydia的母亲Claudia是杂合子,具有一个90次重复的前突变等位基因和一个30次重复的正常等位基因。
- 该家系里较年长的Luigi携带含78个重复序列的前突变等位基因,是家系中表型正常但传递致病基因的男性。
- Lucia(Claudia的母亲)和Laurence(Linda的丈夫)分别为正常女性和正常男性。

Linda和Laurence询问他们再生育其他孩子的患病风险。任何孩子都

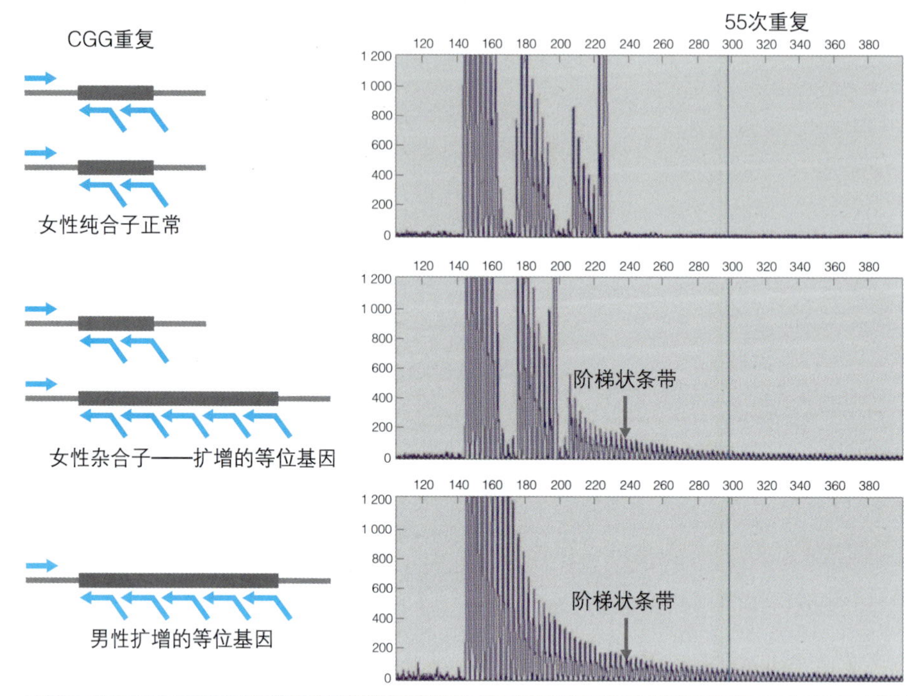

图 4.16 通过三核苷酸引物 PCR 检测脆性 X 综合征的重复序列扩增

如果梯度条带的尾部存在超过 55 次的重复序列,则表明存在前突变或全突变等位基因。需要 Southern 印迹来确定扩增的确切大小。该结果来自 Abbott Molecular 的 FMR1 TP-PCR 试剂盒。

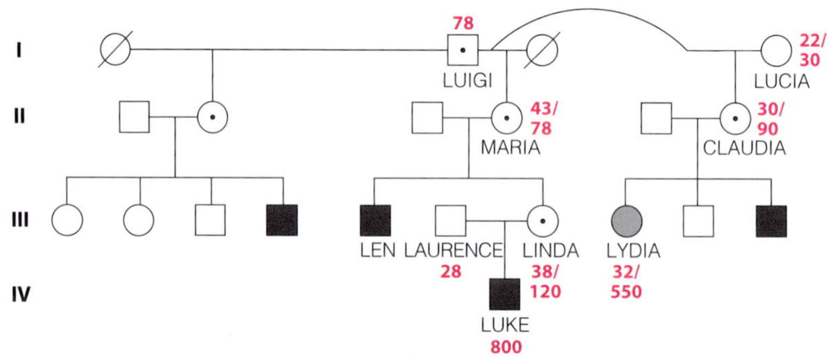

图 4.17 Linda Lipton 家系中 CGG 重复序列的大小(案例 11)

详细信息请参见正文。

有二分之一的概率遗传 Linda 的前突变等位基因,问题在于该前突变是否会继续扩增,会扩增至多少次重复?经验表明,由于 Linda 的前突变重复次数较高,其扩增为全突变的风险非常高。因此,遗传科医生告知他们,“孩子遗传全突变的可能性高达 50%”。然后他们询问如果孩子是女孩会有什么影响;他们已经知道男孩可能会和 Luke 有类似的表型。这是一个简单的问题,但很难回答。遗传科医生向他们提供了以下信息,“大约三分之一到二分之一的女性患者有学习困难,但总体来说,这些问题不如男性患者严重。然而,即使一些智力正常的女性患者也会出现注意力分散,社交能力差等症状”。遗传科医生建议,由于对实验室检查结果的临床解释存在不确定性,因此,如果该家系有后续生育计划且考虑产前诊断,可以与遗传咨询师约一次较长的会谈,以帮助他们在各种可能发生的情况下选择应对方案。

4.4 拓展学习

表 4.1 总结了本章介绍的技术以及每种技术的适用范围。在某些情况下(案例 1、4、7 和 11),可疑突变的位置和/或性质是事先已知的。但在一般情况下并非如此,检测数千个碱基的 DNA 变异需要 a-CGH 或 SNP 芯片等技术。第五章中讨论的 DNA 测序技术是检测单个核苷酸水平变异的通用方法,下面将会列举一些其他技术。

表 4.1 本章描述的所有方法及其主要应用总结

原理	方法	应用
杂交	Southern 印迹	检测改变限制性内切酶切片段模式的大范围突变(倒位、缺失等),以及无法通过 PCR 扩增的较长的三核苷酸重复序列
	中期染色体 FISH	检测已知序列存在与否及其在染色体上的位置,其长度至少为几 kb
	间期细胞 FISH	检查特定染色体的拷贝数,双色 FISH 可以检测重排
	MLPA	特定基因单个外显子的缺失或重复
	a-CGH	扫描整个基因组以查找涉及几 kb 或更长序列的拷贝数变异
	SNP 芯片	与 a-CGH 一样,有较高分辨率,但灵敏度较低。可以将患者的基因型与父母的基因型进行比较,以揭示一些异常类型的变异
扩增	PCR	检测是否存在 50bp~5kb 的特定序列及其大小。改进后的 PCR(见后文)用于定量或研究 RNA

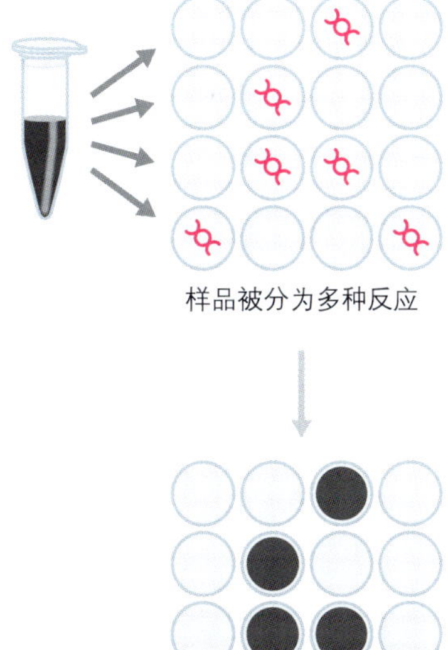

图 4.18 数字液滴 PCR
该图显示了包含单个待测 DNA 分子的液滴比例。

定量 PCR

当使用常规 PCR 程序扩增时,扩增结果并不是严格定量的,也就是说,产物的数量并不一定能明确反映原始样品中存在的模板量。这使得常规 PCR 检测重复或杂合性缺失并不可靠。定量 PCR(qPCR)或数字液滴 PCR(ddPCR)克服了这一限制。

qPCR 可以实时反映扩增进程。在引物或单核苷酸供应不足之前,早期循环产物的积累仍呈指数增长。通过各种方法(如 SYBR Green、TaqMan),产物的积累可以反映为荧光的增强,使用专用仪器可在每个反应周期中实时跟踪荧光。仪器会把样品中的荧光达到一定阈值所需的循环数与参考样品的循环数进行比较。qPCR 的应用之一是可作为 MLPA 的替代方法来检测 Davies 家系(案例 4)中的女性,以检测她们是否携带患病男性中发现的抗肌萎缩蛋白基因特定外显子的杂合缺失。

qPCR 是把待测 DNA 与参考样品进行比较。数字液滴 PCR(ddPCR)(图 4.18)可直接计算待测样品中 DNA 分子数,无需参考样品。这种特殊的机器将待测样品处理成数千分微滴。该技术的核心是稀释样品,以使一些液滴不包含任何待测 DNA,而其余的大多数仅含单个分子。所有液滴都进行 PCR 反应,并观察含有 PCR 产物的液滴比例。在校正了一些小液滴可能

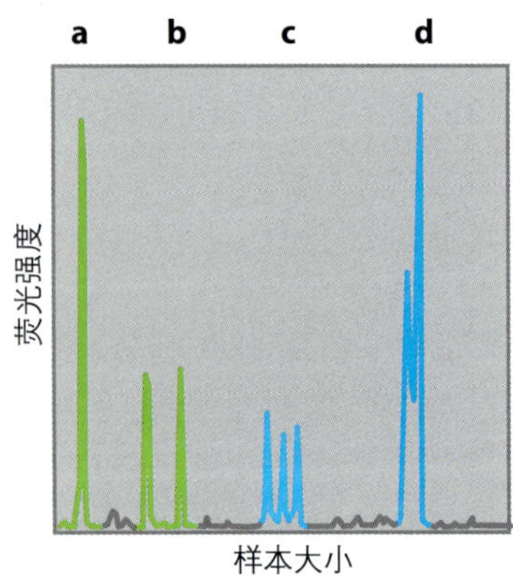

图 4.19 定量荧光 PCR:一种快速检测常见染色体三体的方法
产物(a)和(b)来自正常的二倍体染色体,产物(c)和(d)来自存在三个拷贝的染色体。

包含两个 DNA 分子的 PCR 反应之后,该比例可以直接计算原始样品中的 DNA 分子数量。还可以使用不同标记的引物来比较两个不同序列(例如正常序列和突变序列)的比例。通过计数足够的液滴,即使是罕见的变异也可以被检测和量化。

qF-PCR(定量荧光 PCR,图 4.19)被广泛用作常见染色体三体的快速产前检查(Allingham-Hawkins et al.,2011),它并不实时反映 PCR 的进程。一般使用基因分析仪比较来自染色体 13、18 和 21,或者有时是 X 和 Y 染色体上多重微卫星标记(框 8.1)产物的相对量来实现。通常选择每条常染色体上的五个基因座进行扩增。引物经过设计和标记,每个位点的 PCR 产物均可以通过其大小和颜色被识别。由于微卫星等位基因的长度略有不同,同一种微卫星的不同等位基因通常会在稍有不同的位置出现峰图。因此,一个基因座可呈现为一个较大的峰或两个较小的峰。如果存在三体,则该染色体上每个基因座的三个等位基因可能会出现三个小峰,或者出现高度比例为 2:1 的两个峰,抑或有时仅有一个高的峰(这时这个基因座的信息无用,希望该染色体上的其他基因座将提供有用线索)。

染色体异常的定向检测与总体检测。传统的核型分析和 a-CGH 可以检测到所有染色体任何区域的特定异常。反之,qF-PCR 仅能检测出 3~5 个特定染色体的拷贝数变异,其他染色体异常无法检测出来。目前流行的测试母体血液中游离胎儿 DNA 的方法也是如此(参见疾病框 12)。针对该项检测的优劣一直有相当多的争论。检测出的其他异常大多数都没有明确的含义和预后价值,也不符合框 12.4 所列出的筛查标准。某些情况下也会导致异常活产婴儿的出生。框 12.2 将进一步讨论这个问题。

表 4.2 总结了可用于检测染色体异常的各种方法。疾病框 12 阐释了产前检测胎儿染色体三体的其他方法,即检测母体血液中的游离胎儿 DNA。

表 4.2 染色体异常的检测方法

	传统核型分析	a-CGH	qF-PCR	中期 FISH	间期 FISH
检测所有染色体	+	+	−	−	−
13-,18-,21-三体	+	+	+	−	+
45X,47XXX,47XYY	+	+	+	−	+
三倍体	+	−	+	−	+
缺失,重复	+	+	−	+	−
微缺失,微重复	−	+	−	+	−
平衡易位	+	−	−	+	+[1]
不平衡易位	+	+	−	+	−

[1] 如图 7.10 所示,双色间期 FISH 有时用于检查癌症病例中的特定易位。

染色体涂染

这项技术是 FISH 的一种衍生技术,它将来自一条特定染色体的整个序列用荧光标记作为探针。在中期,该染色体将呈现出鲜艳的颜色。其用途是找出染色体核型分析中异常染色体的来源。例如,在**案例 5(Elizabeth Elliot)**的细胞上进行 1 号染色体涂染(见图 2.15),该图会突出显示两个正常的1号染色体及从1号染色体衍生出的易位染色体的那部分。对于这种特殊病例来说,我们不需要进行染色体涂染解释核型结果。但有时患者会有小的额外的“标记”染色体,或是额外物质插入到染色体中,如果不进行染色体涂染,无法在显微镜下识别其来源。为了扩展这一概念,M-FISH或SKY技术使用混合染料,每条染色体用不同的荧光标记,以使每条染色体显示不同颜色。在讲解像白血病和肿瘤细胞中复杂的染色体变化时,我们将会再提到该技术(框图7.1)。目前,基因组测序已在很大程度上取代了这些技术用以鉴定异常染色体区域的来源,但无法揭示它们的染色体位置。

RNA检测

有时需要研究RNA而不是DNA。例如,了解任何基因时面临一个基本问题就是该基因在何时何地(在哪个组织或器官中)表达?此外,寻找某些突变,特别是那些影响剪接的突变,如果可以研究mRNA将比研究基因组DNA更容易。疾病框1中描述了神经纤维瘤病I型的病例:患者的致病突变可能位于*NF1*基因59个外显子的任何一个,如果突变破坏了外显子-内含子剪接,则该突变也可能位于深部内含子区,这时检测mRNA比检测基因组DNA更容易发现这类突变。然而,突变基因通常不能产生可检测的mRNA(参见第六章),并且RNA比DNA更难获得和处理,必须选取合适的组织进行取样。例如,肌肉活检将获得抗肌萎缩蛋白基因的mRNA。此外,RNA非常不稳定,需要在实验中采取严格的防降解措施。很多公司会提供含有稳定RNA的特殊试剂的专用RNA采样管。

RNA不能像DNA一样进行PCR扩增或测序(尽管某些新的测序技术能使后者成为可能)。因此,大多情况下,研究RNA需要首先生成RNA对应的DNA,然后再研究相应DNA。这是中心法则里DNA到RNA转录方向的逆过程(见图3.2)。一些病毒会编码一种酶,即逆转录酶,该酶可以复制模板RNA,所形成的终产物是双链**cDNA**(互补DNA)。在**RT-PCR**(逆转录酶-聚合酶链反应;不要与实时PCR混淆)中,对提取的总mRNA进行逆转录,然后对总cDNA使用基因组特异性引物进行PCR反应,以扩增目的基因。RT-PCR可以作为一个独立的操作进行,其功能强大,只要能在表达目的基因的组织中取样,就可以通过cDNA的大规模测序研究细胞或组织(**转录组**)的完整mRNA谱。这已经成为癌症遗传学研究的重要工具,并在细胞生物学研究中得到更为广泛的应用。

蛋白质检测

如果疾病是由于缺乏某种特定蛋白质,而蛋白质缺乏又可能是相关基因各种突变中的任何一种导致的,那么直接检测蛋白质是否比寻找全基因组中可能存在的突变更加简单?原理上讲,答案为是。然而,从任何组织中提取的DNA可以用于检测任何基因,但其相关蛋白可能仅存在于一些难获得的组织中。此外,DNA检测是通用的,而蛋白质检测却是特异的。也就是说,实验室可以使用相同成熟的技术来检测任何基因的DNA,而各种蛋白质却需要特异的测定,必须对相应的实验流程进行开发、设置和优化。蛋白质检测最好使用商业化的试剂盒完成,公司会优化试剂和方法。但是,公司只会针对相对常用的情况来开发相应试剂盒。我们将会在第十二章介绍用于人群筛查的蛋白质检测示例。

某一组织的总蛋白质(蛋白质组)可以通过质谱进行分析。质谱可以提供有关蛋白质含量、基因表达的组织特异性以及通过选择性剪接或翻译后修饰产生的蛋白质亚型的信息。所有这些信息在生物学上可能都是高度相关的,但都无法通过 DNA 分析获得(Wilhelm et al.,2014)。蛋白质组学分析是一种重要的研究工具,但目前在临床诊断中的应用只局限于筛查新生儿的先天性代谢障碍,以及一些用蛋白质组学特征作为疾病标志物的商业检测(请参阅第十二章)。

疾病框 4

核苷酸重复序列扩增引起的疾病

亨廷顿病的突变很罕见,但也并非唯一。从 1991 年脆性 X 综合征开始,已经发现了越来越多由核苷酸重复序列扩增引起的人类疾病。如亨廷顿病,大多数是三核苷酸重复,但也有 4、5、6 和 12 个核苷酸重复的案例报道。无论在哪种情况下,正常人中的这些重复都是稳定且非致病的。正常人细胞在复制此类重复 DNA 序列时会出现些许差错,导致重复次数略有差异,但始终低于某个固定阈值。如果某次罕见差错导致其重复次数超过阈值,它将变得很不稳定,并且很有可能在从父母到孩子的传递中进一步扩增。重复次数越高,越不稳定。导致其不稳定的机制还不明确,当重复次数超过一定大小即会引起疾病。重复次数较大但又不足以引起疾病的重复称为前突变。携带前突变的人虽然是健康的,但其后代患病的风险很高,主要的疾病如框表 4.2 所示。

许多这类疾病的特征之一是**遗传早现**,即疾病可能世代相传,且在传递过程中变得更加严重(框图 4.3)。遗传早现的原因是扩增的重复序列非常不稳定,并且在传递给下一代时趋向于进一步扩增。扩增大小通常与症状严重程度和/或发病年龄有关。因此,重复序列扩增次数的增加是所有疑似有遗传早现疾病的根源。但是,对遗传早现的报道需持质疑态度。如果一个显性遗传病(许多疾病亦如此)临床表现变化很大,临床医生通常能看到病情严重的孩子由病情较轻的父母所生,但是,病情严重的父母生出病情较轻孩子的现象很少见。因为病情较重的人一般没有孩子,如果有,他们可能也不会发现病情较轻的孩子有什么异常。因此,常见的确认偏倚通常会模拟遗传早现。

框表 4.2 中的前 9 种疾病均涉及基因编码区内$(CAG)_n$序列的扩增。CAG 是谷氨酰胺的密码子(表 6.1),其作用是编码含有多聚谷氨酰胺的蛋白质。这些蛋白质对神经元有一定毒性,死亡神经元的累积会导致迟发性神经退行性疾病的发生。对于表中的其他大多数疾病,重复序列扩增会抑制基因表达,这类疾病是缺乏基因产物导致的。但强直性肌营养不良 1 型和 2 型却是由于包含扩增重复序列的毒性 mRNA 积累。毒性 RNA 还与 FXTAS 有关(请参阅第 4.3 节),毒性 RNA 累积也可能是脊髓小脑共济失调 8 型和其他疾病的分子病理学机制之一。因此,尽管所有这些疾病都是由于重复序列扩增,但是其致病机制却是多种多样,并且在大多数情况下,这些机制不明。La Spada 和 Taylor(2010)给出了更多详细信息。参见 LaCroix 等(2019)最近提到的有趣案例。

临床上,多聚谷氨酰胺疾病都是迟发性神经退行性疾病。相应的症状取决于突变基因及其产物与突变蛋白相互作用的基因的表达模式。弗里德赖希型共济失调也是神经元进行性死亡的结果,随疾病进展逐渐影响小脑功能。案例 11(Lipton 家系)中描述了 FRAXA,FRAXE 与其非常相似,其基因产物是 RNA 结合蛋白,可协助相应 mRNA 的运输和翻译。两种强直性肌营养不良均是多系统疾病,包括肌强直、白内障、睾丸萎缩和额秃。强直性肌营养不良遗传早现现象十分突出。

框表 4.2 与致病性核苷酸重复扩增相关的疾病

疾病	OMIM 编号	遗传模式	基因位置	重复位置	重复序列	正常重复次数	致病重复次数
亨廷顿病	143100	AD	4p16	外显子 1	$(CAG)_n$	5~35	37~120
齿状核红核苍白球路易体萎缩症	125370	AD	12p13	外显子 5	$(CAG)_n$	7~34	58~88
脊髓小脑共济失调 1 型	164400	AD	6p23	外显子 8	$(CAG)_n$	19~38	40~81
脊髓小脑共济失调 2 型	183090	AD	12q24	外显子 1	$(CAG)_n$	15~29	35~59
脊髓小脑共济失调 3 型	109150	AD	14q24-q31	外显子 10	$(CAG)_n$	14~40	68~82
脊髓小脑共济失调 6 型	183036	AD	19p13	外显子 49	$(CAG)_n$	6~17	21~30
脊髓小脑共济失调 7 型	164500	AD	3p21-p12	外显子 3	$(CAG)_n$	7~17	38~130
脊髓小脑共济失调 17 型	607136	AD	6q27	外显子 3	$(CAG)_n$	25~44	50~55
脊髓延髓肌萎缩症	313200	XLR	Xq11	外显子 1	$(CAG)_n$	11~33	38~62
脆性 X 综合征位点 A (FRAXA)	309550	XL	Xq27.3	5'UTR	$(CGG)_n$	6~45	200~>1 000
脆性 X 综合征位点 E (FRAXE)	309548	XL	Xq28	启动子	$(CCG)_n$	6~25	>200
弗里德赖希型共济失调 (FRDA)	229300	AR	9q13-q21.1	内含子 1	$(GAA)_n$	7~22	200~1 700
强直性肌营养不良 1 型 (DM1)	160900	AD	19q13	3'UTR	$(CTG)_n$	5~35	50~4 000
强直性肌营养不良 2 型 (DM2)	602668	AD	3q21	内含子 1	$(CCTG)_n$	12	75~11 000
脊髓小脑共济失调 8 型	603680	AD	13q21	非翻译 RNA	$(CTG)_n$	16~37	110 ~>500
脊髓小脑共济失调 10 型	603516	AD	22q13	内含子 9	$(ATTCT)_n$	10~22	高达 22kb
脊髓小脑共济失调 12 型	604326	AD	5q31	启动子	$(CAG)_n$	9~18	66~78
额颞叶痴呆/肌萎缩侧索硬化症(FTD/ALS)	105550	AD	9p21	内含子 1	$(GGGGCC)_n$	2~23	250~4 000
进行性肌阵挛性癫痫(PME)	254800	AR	21q22.3	启动子	$(CCCCGCCCCGCG)_n$	2~3	40~80

这一列表并不全面;目前已知的此类疾病约有 40 种,还会有新的疾病被发现,需要添加至表格中。

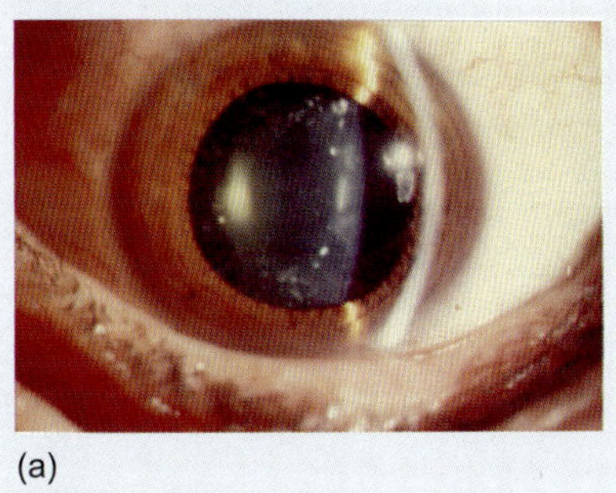

(a)

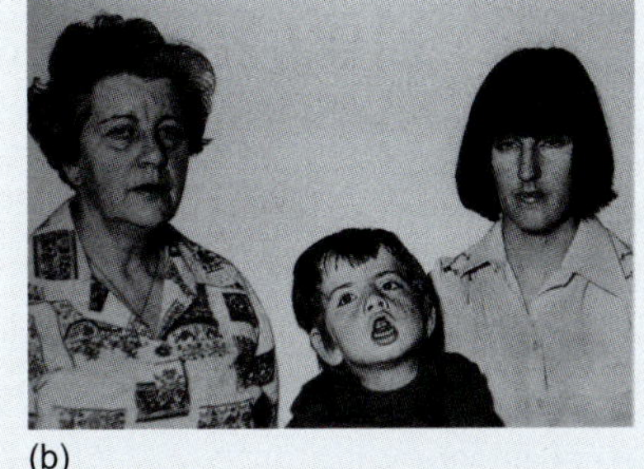

(b)

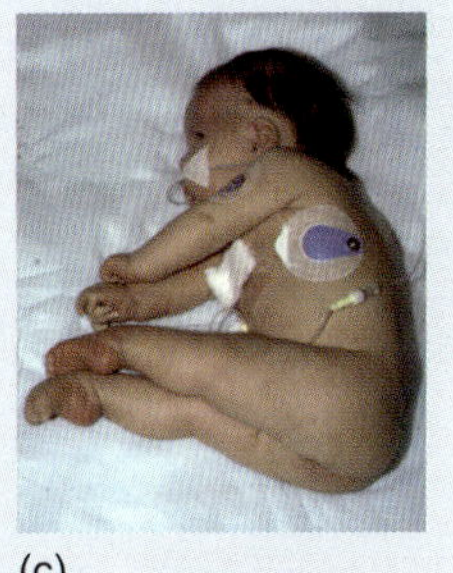

(c)

框图 4.3 强直性肌营养不良中的遗传早现现象

(a)"蓝点"白内障可能是第一代患病个体的唯一症状。(b)一家三代,祖母患有双侧白内障,但没有肌肉症状或面瘫的表型;其女患有中度面瘫,上睑下垂和白内障;而其孙出生时即出现表型。经 Peter Harper(Saunders,第 3 版,2001)许可,转载自《强直性肌营养不良》。(c)先天性肌张力低下婴儿。只有当孩子从母亲那里获得致病基因时,才能看到先天发病的现象。它是由 CTG 重复序列的大量扩增引起的,而这在精子中从未发现过。

4.5 参考文献

以上技术的介绍可在许多参考书中找到，例如：Strachan T and Read AP (2019) *Human Molecular Genetics* 5th edition，CRC Press.

Allingham-Hawkins D，Chitayat D，Cirigliano V，et al.(2011) Prospective validation of quantitative fluorescent polymerase chain reaction for rapid detection of common aneuploidies. *Genetics in Medicine*，13：140-147.

Girirajan S，Rosenfeld JA，Cooper GM，et al.(2010) A recurrent 16p12.1 microdeletion supports a two-hit model for severe developmental delay. *Nat. Genet.* 42：203-209.

LaCroix AJ，Stabley D，Sahraoui R，et al.(2019) GGC repeat expansion and exon 1 methylation of *XYLT1* is a common pathogenic variant in Baratela-Scott syndrome. *Am. J. Hum. Genet.* 104：35-44.

La Spada AR and Taylor JP (2010) Repeat expansion disease：progress and puzzles in disease pathogenesis. *Nat. Rev. Genet.* 11：247-258.

Mefford HC，Sharp AJ，Baker C，et al.(2008) Recurrent rearrangements of chromosome 1q21.1 and variable pediatric phenotypes. *New Engl. J. Med.* 359：1685-1699.

Tassone F，Pan R，Amiri K，et al.(2008) A rapid polymerase chain reaction-based screening method for identification of all expanded alleles of the Fragile X (*FMR1*) gene in newborn and high-risk populations. *J. Mol. Diag.* 10：43-49.

Wilhelm M，Schlegl J，Hahne H，et al.(2014) Mass-spectrometry-based draft of the human proteome. *Nature*，509：582-587.

有用的网站

Eurogems 网站提供了许多与本章相关资料的网站链接。

冷泉港 DNA 学习中心提供了有关 PCR 和其他实验室技术的有用资源。

Access Excellence 资源中心图形库包含 Southern 印迹和 PCR 图形。

有关 FISH 的更多详细信息，可访问其他网站。

4.6 自我评测

(1) 设计 10 个核苷酸长的引物来扩增下列带有下划线的 50bp 目的序列，目的产物 50bp。

(请注意，引物长度一般为 16~25 个核苷酸，且对应产物的长度为数几百 bp，这是正确确定引物位置和方向的一项练习。即使有相应的引物设计工具，也最好自己手动完成引物设计。)

①

```
CCACTCCCCTCGGCCAGGGCCGCGTCAACCAGCTCGGCGGTGTTTTTATCAACGGCAGGTACCAGG
AGACTGGCTCCATACGTCCTGGTGCCATCGGCGGCAGCAAGCCCAAGGTGAGCGGGCGGGCCTTGC
```

②

```
AAGAGAGAACCCGGGCGTGCCGTCAGGTACTAGGCCCATTAACCTCTCCCCGCTTCCTTCCTCCTC
CCGCCCCCAGTGAGTTCCATCAGCCGCATCCTGAGAAGTAAATTCGGGAAAGGTGAAGAGGAGGAG
```

(2) 扩展框表 4.1,以显示 10 个 PCR 循环为止的反应进程(用 Excel 表格制作会更整齐),产生 100 000 份产物 B 需要花费几个周期?

(3) DNA 中有 4 种不同的核苷酸,16 种不同的二核苷酸,64 种不同的三核苷酸和 4^n 种 n 个核苷酸长的不同序列。假设限制性内切酶在遇到特定的 5 个核苷酸序列时就会切割 DNA,如果这些核苷酸序列在整个人类基因组中随机出现,那么限制性内切酶可将人类细胞的 DNA 切割成多少个片段?

(4) 假设人类基因组完全由独特的 DNA 序列组成,那么需要多长时间寡核苷酸探针才能与基因组中的一个序列杂交?

(5) 对于以下每种突变序列,请从下面列表中选择合适的方法检查突变或效应的存在(在某些情况下可选择不止一种方法)。

- *PAX3* 基因第 2 外显子 G>A 突变,导致基因产物中第 60 位的缬氨酸被甲硫氨酸替代。
- *BRCA1* 基因第 6 外显子 3bp 杂合性缺失。
- *MITF* 基因第 7 外显子上 A>T 的突变使密码子由精氨酸 214(AGA)变为终止密码子(TGA)。
- 额颞叶痴呆患者中 9 号染色体 $(GGGGCC)_n$ 的致病性扩增。
- *PAH* 基因第 4 外显子末端剪接供体位点的 GT>GA 变化,该基因编码肝内苯丙氨酸羟化酶。
- 广谱表达的肌动蛋白基因剪接位点附近内含子 C>A 改变是否影响初级转录本的剪接。
- 怀疑患有史密斯-马盖尼斯综合征的儿童,在其 17 号染色体的一个拷贝上缺失了多个连续基因。
- 在患有进行性假肥大性肌营养不良的男孩中,抗肌萎缩蛋白基因中一个或多个外显子重复。
- 患有低磷血症(X 连锁显性疾病)的男孩中,其 *HYP* 基因一个或多个外显子缺失。
- 在基因启动子中插入三个核苷酸,是否影响基因表达。
- 患者 7 号染色体拷贝数有重复或缺失,细胞遗传学家报告说 7 号染色体的其中一条异常,但无法确切检测出是什么引起了这种变化。

选项:

A. PCR 扩增,检查产物存在与否。

B. PCR 扩增,检查产物大小。

C. PCR 扩增,然后测序(详细信息请参见第五章)。

D. PCR 扩增,然后与等位基因特异性寡核苷酸杂交(详细信息请参见第五章)。

E. RT-PCR。

F. 实时定量 PCR。

G. Southern 印迹。

H. FISH。

I. 染色体涂染。

J. a-CGH。

K. MLPA。

[关于问题 1①和 4 的提示在本书后面的指导部分提供。]

第五章　如何检查患者DNA中的基因突变?

本章学习要点

通过本章学习，你应该能够：

- 用正确的术语描述基因组 DNA、cDNA 和蛋白质改变。
- 描述 DNA 测序（如桑格测序和二代测序）的原理及桑格测序峰图的阅读与评判。
- 描述二代测序在临床遗传服务中的应用。
- 描述 DNA 测序所涉及的特定序列改变，基因变异，测序候选基因组或者测序某患者的全外显子组或全基因组。
- 简要描述两种测序法在检测个体 DNA 特定变异时的原理。

5.1　案例介绍

案例13　Nicolaides家系

- Spiros 和 Elena 都是 β 地中海贫血基因携带者

107　117　145　285　354

Spiros Nicolaides 出生于英国，祖籍塞浦路斯，是 IT 专业毕业生。他身体健康，最近去塞浦路斯探望祖父母时遇到了从美国学习返乡的 Elena，两人相爱了。双方家庭非常满意，计划举办一场隆重的订婚晚宴。而 Elena 的姐姐建议她婚前做个血液检查以确认她是否为 β 地中海贫血基因携带者。Elena 的姐姐是该基因携带者但丈夫正常，很幸运他们的儿子是健康的。于是 Elena 和 Spiros 预约了遗传门诊，咨询他们的潜在风险。

图 5.1 示地中海贫血征象。

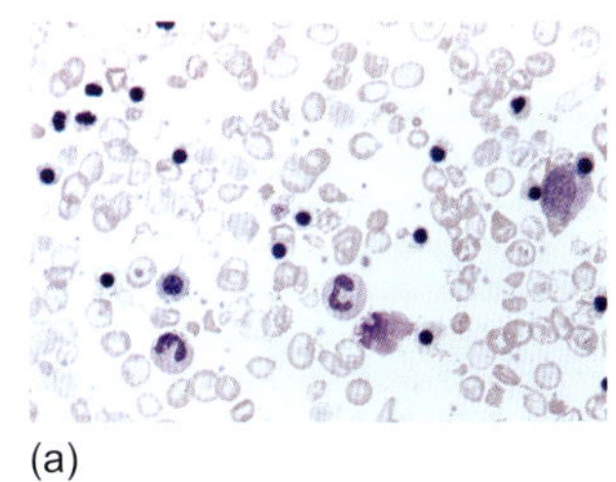
(a)

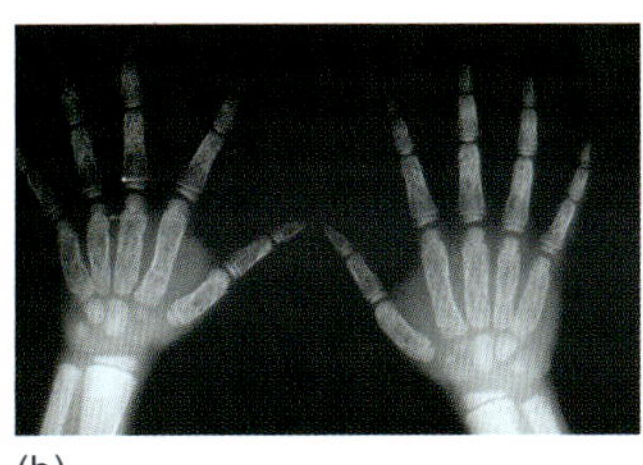
(b)

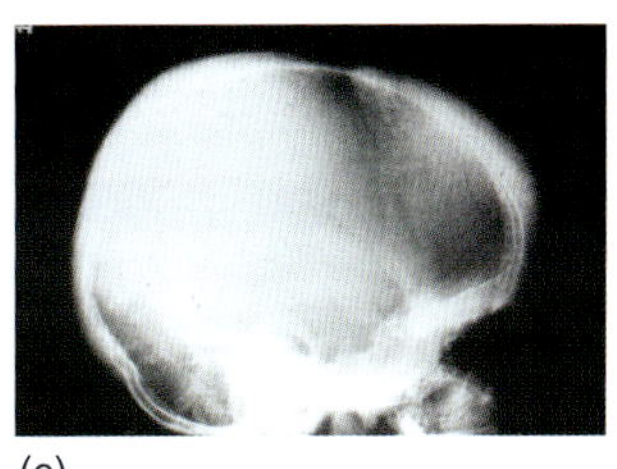
(c)

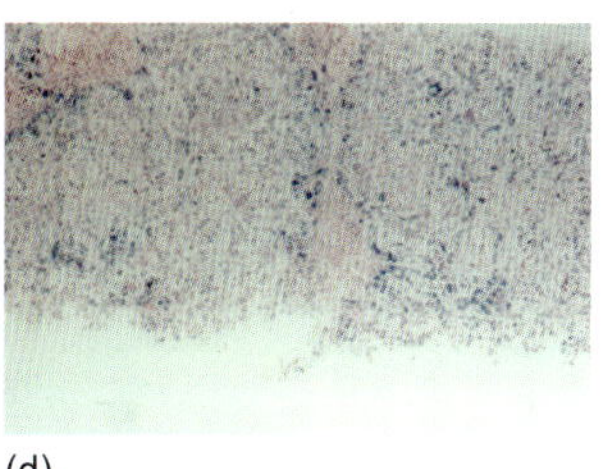
(d)

图 5.1　地中海贫血征象

(a) 血液涂片呈明显低色素象，有很多有核红细胞。(b) 手部骨骼因骨髓增生而呈现骨质疏松。(c) 颅骨呈现“边际发型”样。(d) 肝脏活检 Perls 染色，显示铁过量。照片由曼彻斯特皇家儿童医院 Andrew Will 医生提供。

5.2 科学工具包

在上一章中，我们了解了如何使用PCR或各种杂交方法来检查样本中选定的DNA片段。有时不需再做进一步检查。例如以下几个家庭的案例：

- **案例1（Ashton家系）**，用PCR产物的大小来识别亨廷顿病的等位基因。
- **案例4（Davies家系）**，用MLPA法识别和分析抗肌萎缩蛋白基因的缺失。
- **案例11（Lipton家系）**，用三联引物PCR法识别家庭成员的*FMR1*基因属于前突变还是全突变。Southern印迹法可确定全突变的准确大小。

然而在许多疾病中，致病变异是由于基因内部DNA的某个核苷酸与其他部位核苷酸发生替换的结果，PCR产物或之前介绍的方法都观察不到这种改变。同样，一两个核苷酸的插入或缺失不会使PCR产物的大小有明显改变。因此，我们需要考虑如何检测基因的这种点突变。

现有的检测方法可归为三个类别：

- 检测特定序列改变的方法。此方法广泛用于诊断和筛查特定的基因突变。
- 检测基因变异但不考虑其变异特性的快速筛查法。这个方法在过去用于减少对测序的需求，但当今基因测序费用低廉，这个曾经重要的方法已不太实用，因此下文中仅对其做简单描述。
- DNA测序法——DNA测序仪成本的下降和能力的提高，决定了测序成为解决许多问题的首选方法。

检测特定序列改变的方法

实验室中常常要检测样品中是否存在某种小的特异的基因序列变化。这种情况可发生在多种情形：

- 所讨论的疾病可能总是由完全相同的序列改变引起。至于为何一种疾病总是由某个特定的变异引起将在第九章讨论。
- 所讨论的疾病由多个不同的变异引起，而某种或多种变异在一些特定人群中更为常见。因此在进行广泛筛查之前，应该先检测这些变异。以囊性纤维化为例，据报道，有超过1 700种不同的基因变异，北欧人群中80%的变异是由三个核苷酸的特异性缺失引起的（表12.1）。另外一个例子β地中海贫血（β-珠蛋白生成障碍性贫血）：希腊塞浦路斯人中80%的变异是c.93-21G>A（表5.3，基因变异命名法参见框5.1）。
- 对有明确基因变异家庭的其他成员进行检测。
- 对健康对照组的样本进行检测，以确定在患者中发现的变异并非是在健康人群中存在的非致病变异。GnomAD数据库（见参考文献）包含了成千上万健康个体的外显子组或基因组序列。和几年前相比，目前对正常健康样本的序列分析已不成问题。但如果患者来自某个种族，公共数据库尚不能很好地代表他们的数据，对健康样本的检测依然必要。

相同的技术还用于对非致病性单核苷酸多态性（single nucleotide

polymorphism，SNP）基因型的检测，例如，连锁分析（第八章）和关联研究（第十三章）。

除测序外，许多方法可用于检测特定的序列变化，包括：

- 将PCR扩增的样本与等位基因特异性寡核苷酸（allele-specific oligonucleotide，ASO）探针杂交。如第四章所述，在合适条件下，单个错配的核苷酸就可以阻止短探针（16~25nt）杂交。这是SNP芯片大规模使用的基础，同时单个ASO也有很多用途。
- 等位基因特异性PCR。如果提供的引物足够长，即便引物与目标序列有少许错配，PCR也可以工作。引物的3′端核苷酸序列对PCR至关重要，除非它与模板正确碱基配对，否则反应将无法进行。因此，我们可以通过建立PCR来检查目的核苷酸是A还是G，其中该核苷酸必须与引物之一的3′端核苷酸序列配对。以T结尾的引物只会扩增A等位基因，而以C结尾的引物只能扩增G等位基因。用两种不同的引物进行两个平行的PCR，或者引物被不同标记（如用不同染料）以便在单一混合反应中得到可鉴别的PCR产物。图5.2显示了如何使用等位基因特异性PCR检测镰状细胞突变。图5.9和图5.12显示了其他应用。
- 用限制性内切酶消化。如果变异恰好形成或破坏了限制性内切酶识别位点的序列，那么该变异可以很容易被检测到。相关序列经PCR扩增，产物用适当的限制性内切酶消化后进行琼脂糖凝胶电泳分析。片段的大小显示酶是否能够切割DNA。杂合子同时显示切割的和未切割的片段。下面举例说明了β地中海贫血（**案例13 Nicolaides家系**，图5.8）和LHON（**案例6 Fletcher家系**，图5.10）。

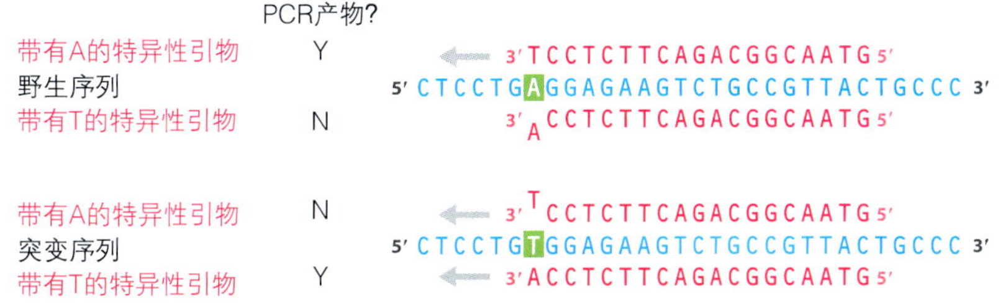

图5.2 通过等位基因特异性PCR检测镰状细胞突变

如果引物的3′末端核苷酸序列不能进行正确的碱基配对，PCR反应将会失败。引物序列中其他位置的轻度错配PCR反应有可能继续进行，但3′末端序列必须匹配。一个引物（未展示，左外侧）是标准的；另一个引物与镰状细胞病的β-珠蛋白基因c.20A>T（p.Glu6Val）变异的等位基因（绿色）匹配。设计两个PCR反应，一个PCR反应用带有A的特异性引物进行扩增，另一个PCR反应用带有T的特异性引物进行扩增。更多示例请参见图5.9和图5.12。

框 5.1

变异命名简要指南

基因组 DNA，cDNA 或所编码蛋白质的改变可描述为变异，分别以前缀 g.、c. 或 p. 加以表述。

对于 DNA“>”意为“变异成”。如 G>A 是指正常的核苷酸 G 被 A 取代。缺失和插入分别用 del 和 ins 表示。受累的核苷酸的编号根据起点位置对应数据库序列确定。对于 cDNA，核苷酸自起始密码子 AUG 的核苷酸 A 处开始编码。内含子中的核苷酸编号采用前一个外显子的最后一个核苷酸的编号、一个加号和此核苷酸在该内含子中的位置表示，例如 c.77+1，c.77+32 等。如果在一个大的内含子末端，则可以给出下一个外显子第一个核苷酸的编号、一个减号和邻近第几位来表示（示例见表 5.3 和表 11.1）。对于基因组 DNA，起始核苷酸位置必须指定。

对于蛋白质改变使用一个或三个氨基酸缩写字母表示（参见框 3.6）。X，Ter 或 * 意指终止密码子。起始密码子甲硫氨酸是蛋白质氨基酸的计算起点（尽管在翻译后它一般会被切除）。

例如：

c.76A>C 意思是编码序列 cDNA 第 76 位核苷酸的 A 被 C 取代；

c.76_78del 意思是 cDNA 核苷酸 76~78 号位置 3 个核苷酸缺失；

p.Ala26Val 或 p.A26V 意思是氨基酸第 26 位的丙氨酸变为缬氨酸；

p.Cys318Ter 或 p.C318* 意思是氨基酸第 318 位由半胱氨酸变为终止密码子；

p.Arg123LysfsTer34 表示蛋白质的氨基酸位移：首先是第 123 位精氨酸变为赖氨酸，之后编码氨基酸位移，在其后第 34 位氨基酸终止。

上述对于变异的具体表述可以充分理解本书中的全部内容。命名法定义了用于描述各种序列变异的术语。在人类基因组变异协会网站上可以找到全部详细说明。

与这种命名法同时使用的还有一些非正式的方法。有时命名是基于已建立的等位基因列表，这个命名系统特别用于药物遗传学相关的变异。因此在第十章我们会见到 *TPMT**2 和 *HLA-B**1502 命名方式。有些变异用首次描述它的地点来命名。这个方法广泛用于血红蛋白变异，例如，血红蛋白 Beirut，血红蛋白 Lepore（完整列表请参见 OMIM）。有时这种命名方式也用于其他蛋白质，例如凝血因子Ⅴ Leiden。

筛查基因上任一序列改变的方法

基因诊断实验室通常要检测患者候选基因中的每个外显子。外显子和内含子的平均大小（分别为 145bp 和 3 365bp，请参阅第三章）意味着我们可以分别对每个外显子进行 PCR 扩增和测序。以往对具有较多外显子的基因如 *CFTR*（**案例 2，Brown 家系**：27 个外显子）或 *COL2A1*（**案例 10，O' Reilly 家系**：54 个外显子）进行常规测序时成本会很高。因而出现各种快速筛查外显子变异的方法，以剔除那些显然没有变异的外显子从而节省测序成本。但这种方法现在已不常用，除非检测整个基因外显子是否存在序列的缺失或重复，就像**案例 4（Davies 家系）**所做的那样。由于测序成本的下降，二代测序法常规用于检测一个或多个基因的外显子，而 RNA 分析（请参见第 4.4 节）也提供了检测多个基因外显子的替代方法。由于快速筛查点突变已不再广泛使用，因此我们对这种方法仅做简要介绍。本书的前几版提供了更多关于此方法的信息。常用于筛查点突变的方法基于以下两个原理之一。

- 异源双链的特性。如果某人外显子中的序列改变是杂合的，则外显子的 PCR 扩增产物会是变异序列和正常序列的混合物。如果将混合物加热致 DNA 变性，然后缓慢冷却，产生的一些双链将是**异源双链**，每条链包含来自两个等位基因中的每一个链。异源双链比完全匹配的双链更容易变性。多种办法可以观察到这一点，例如，用变性高效液相色谱法（dHPLC）观测 DNA 变性后色谱柱上的迁移率变化。另一种是解链曲线分析法，观测 DNA 变性过程中荧光（如 SYBR Green）的变化来跟踪变性，与 DNA 单链相比，其荧光仅在双链时很强。

- 单链 DNA 的特性。在利于杂交的条件下，单链 DNA 的某些碱基可自我配对，缠绕在一起形成结。结的确切形状取决于序列的不同，这会影响其在凝胶电泳上的迁移速率。单链构象多态性（single strand conformation polymorphism，SSCP）检测法就是寻找被检序列与正常序列迁移率之间的任何差异。与 dHPLC 相比，SSCP 不需要昂贵的设备而且易于操作，但遗漏的变异可能会多一些（据称灵敏度在 80%~90%）。

这些方法的共同特点是可以检出外显子序列与对照序列之间的不同（以不同的灵敏度），但不能确定具体的变异信息。因此就需要对外显子进行测序。

DNA 测序——最根本的检测方法

DNA 测序，即检测 DNA 分子中 A、C、G 和 T 核苷酸的特定序列——Fred Sanger 于 1977 年发表的双脱氧技术使 DNA 测序得以实现。Sanger 的方法在此后的 30 年中几乎未受到质疑，是 DNA 测序的最常用方法。人类基因组计划就是通过工业化的大规模应用桑格测序技术而实现的。多年来，技术的不断进步使测序的操作更加便利，如放射性标记被荧光标记所取代，图 5.4 中展示的机器可同时对 96 个样品进行半自动测序，但基本原理保持一致。

自 2005 年起，这一切都改变了。几家相互独立的商业公司相继宣布了新的革命性的测序技术。不同的公司竞相开发出不同的技术，但它们的共同点是它们在很大程度上是平行测序的。数以千计或百万计的测序反应并行进行，从而大大提高了通量。这些新技术统称为二代测序（next generation sequencing，NGS），它们使分子遗传学面目一新。该技术以每个核苷酸相当低的成本产生了以前无法想象的测序量，使以前不敢想象的紧密依赖测序的各种应用成为可能。全基因组测序现已成为常规。人类基因组计划曾用 15 年的时间来完成人类参考序列，耗资 30 亿美元。而最新的 NGS 机器仅花费 1 000 美元在数小时内就可完成整个人类基因组测序。

尽管有了革命性的新测序技术，桑格测序法并没有终结。如下面要讨论的，新测序技术在准确性和选择目标序列方面面临挑战。因此，对于目标序列，如单个 PCR 产物，单个外显子或单个小基因测序高通量测序并非首选，桑格测序仍然是首选技术。二代测序技术独特之处是使大的基因组、全外显子组或全基因组测序成为可能。因此，两种技术均可在临床实验室得到充分应用。在本节中，我们将首先介绍桑格测序法，然后讨论二代测序，重点关注其功能、应用和潜力，而非技术细节。想要了解更多信息的读者可以阅读相关的综述。Strachan 和 Read 的《人类分子遗传学》（2019）第六章详细描述了各种技术，Goodwin 等（2016）的综述也有相关介绍。由于测序技术发展迅速,建议读者阅读最新的综述以获取详情。

桑格(双脱氧)测序法

如同PCR一样,双脱氧测序法使用DNA聚合酶产生很多目标DNA片段(一种被称为合成测序的方法)。起始模板是可识别的DNA分子——通常是PCR产物,有时是目标片段的克隆产物。与PCR不同的是,桑格测序只想复制一条DNA链,因此使用单个引物,如图4.8所示。从目标DNA的单链开始,通过添加引物,4种核苷酸单体A、G、C和T以及DNA聚合酶来合成一个互补链。然而单体核苷酸池中还掺有核酸链终止分子,这是该测序技术的关键。这个想法由Fred Sanger提出,并为他赢得了1980年的诺贝尔化学奖(这是他的第二个诺贝尔化学奖!他曾因确定蛋白质的氨基酸序列获得了1958年的诺贝尔化学奖)。

核苷酸链终止分子是正常A、G、C和T核苷酸的修饰后形式(图5.3)。它们和相应的正常核苷酸一样在测序反应过程中掺入到不断延长的多核苷酸链,但会阻止该核苷酸链进一步延长。其化学机制是去除脱氧核糖的3号位上的羟基:核苷酸链的终止者是双脱氧核苷酸。因为该羟基提供与下一个核苷酸的连接点,它的缺失意味着该特定的核苷酸链不能再增添新的核苷酸。

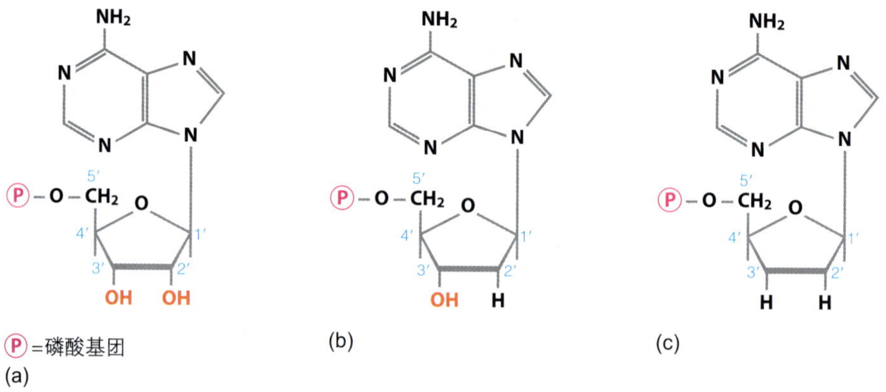

图5.3 分子式:(a)核糖核苷酸;(b)脱氧核糖核苷酸;(c)双脱氧核苷酸

双脱氧核苷酸可通过其5′端磷酸添加到正在延长中的DNA链上,但是由于它缺少3′羟基,其后将无法进一步添加核苷酸。在测序反应中,4种双脱氧核苷酸会用不同的荧光染料标记。

为使整个反应正常进行,核苷酸链终止分子的量需要适当。当把核苷酸A整合到延长中的核苷酸链时,聚合酶随机选择正常的核苷酸A或经修饰的双脱氧核苷酸A。如果双脱氧核苷酸A的含量是总核苷酸A的1%,那么在A位置,约有1%的核苷酸链会因掺入链终止分子而不再继续延长。结果将积累一系列因嵌入双脱氧核苷酸A而终止延长的核苷酸片段。举一个具体的例子,假设我们使用一条20个核苷酸的引物,将要复制的DNA链中在引物5′端分别位于27、30、35、41等位置上有核苷酸T。对应模板链中的每个核苷酸T,聚合酶将在合成延伸的链中掺入相应的核苷酸A。如果双脱氧核苷酸A占总单脱氧核苷酸A的1%,则大约1%的核苷酸延长链会终止于每个双脱氧核苷酸A嵌入的位置,结果将产生长度为27、30、35、41等核苷酸片段。通过电泳将核苷酸产物分开，如果我们可以读取片段的长度，则可以读取新合成链中核苷酸 A 的位置(或模板链中的核苷酸 T)。如果双脱氧核苷酸 A 是唯一使用的双脱氧核苷酸，则不会有 28、29、31、32 等核苷酸长度的片段，因为在这些位置聚合酶不会将 A 整合到延长链中，便不会存在双脱氧核苷酸 A 阻止核苷酸链进一步延长的可能。

当需要测全部核苷酸序列时，把全部 4 种经修饰的核苷酸终止分子掺入到反应中即可(图 5.4a)。4 种双脱氧核苷酸用 4 种不同颜色的荧光染料标记，而正常的核苷酸不做标记。(设定)每个以 A 结尾的片段为绿色，每个以 C 结尾的片段是蓝色，依此类推。DNA 测序仪通过毛细管电泳把不同长度的产物片段分开，当片段从毛细管流出时，激光会读取每个片段的颜色。结果将显示为一连串的有色峰图(图 5.4b)。专用软件在解读序列时还提供其他信息，例如每个峰图的量值和每个片段的长度。这些指标可使自动化测序用于 DNA 序列外的其他用途。越来越多基于 PCR 的检测，通过采用荧光标记引物，使 PCR 产物可以在测序仪上进行大小和定量分析，而不再使用人工方式的凝胶电泳。

被拷贝的序列

5′ AGCTTGAAGACTTAATGACCAACTTGATTATCATAAGTACGGCTAGC 3′

延伸方向

3′ ATGCCGATCG 5′ 引物

CATGCCGATCG
TCATGCCGATCG
TTCATGCCGATCG
ATTCATGCCGATCG
TATTCATGCCGATCG
GTATTCATGCCGATCG
AGTATTCATGCCGATCG
TAGTATTCATGCCGATCG
ATAGTATTCATGCCGATCG
AATAGTATTCATGCCGATCG
TAATAGTATTCATGCCGATCG
CTAATAGTATTCATGCCGATCG
ACTAATAGTATTCATGCCGATCG
AACTAATAGTATTCATGCCGATCG
GAACTAATAGTATTCATGCCGATCG

反应产物是一组嵌套的片段每个片段由彩色标记的双脱氧核苷酸标记

(a)

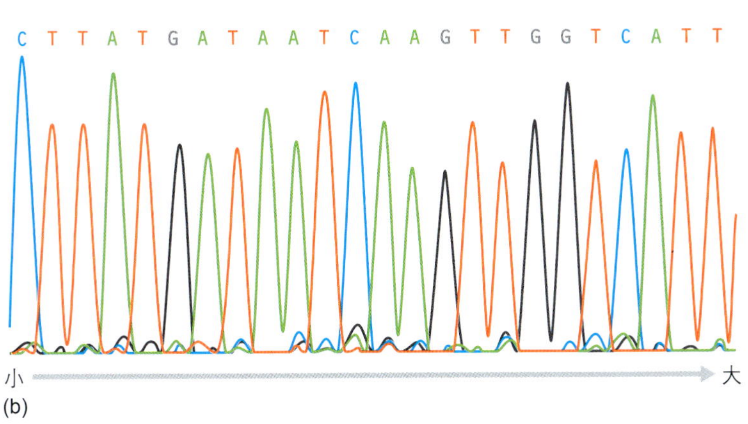

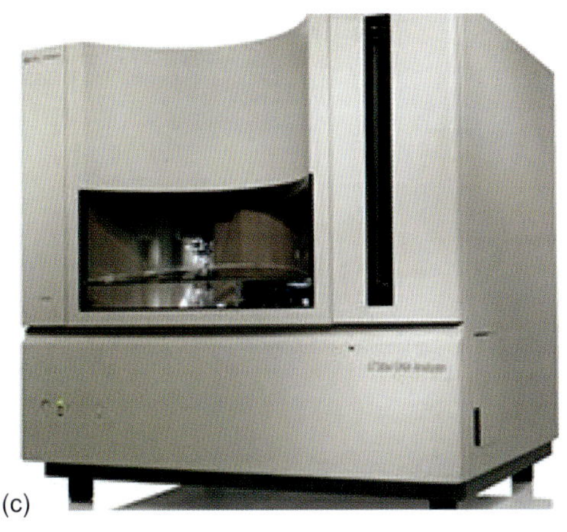

图 5.4 DNA 测序原理

(a) 核苷酸的每次掺入使得核苷酸链得以延伸，以小概率掺入的双脱氧核苷酸能够终止其延伸，结果产生一系列嵌套的核苷酸片段产物。(b) 电泳将片段按长度分开，每种双脱氧核苷酸携带不同颜色的荧光染料。(c) 测序仪，如 ABI 3730 基因分析仪可同时针对 96 个样本，自动分离、检测和测定核苷酸片段的长度和数量。图片由 Thermo Fisher 科技提供。

与NGS相比,桑格测序的通量很低,但具有3个优势。

- 第一,准确度高。所有NGS技术的随机错误率比较高。纠正这个问题需要对同一DNA进行多次测序以剔除随机错误。许多临床实验室仍使用桑格测序法来确认经NGS检出的重要变异。
- 第二,桑格测序可以一次测出600~800nt的准确核酸序列。而大多数NGS技术可阅读的片段较短,不超过100~200nt(见后文)。如下文所述,这将影响序列识别的准确性。
- 第三,桑格测序是有针对性的。通过选择起始模板和引物,科学家可精准选定目标DNA片段测序。而NGS技术是把所有DNA分子序列送进测序仪。

二代测序(NGS)

NGS技术不止有一种。至少十多家公司在竞相开发此类技术,一些产品在世界各地的实验室中已经常规使用。所有NGS技术共有的创新点是大通量并行检测,即可以同时进行数以百万计的独立测序反应。取决于具体技术,它可能是数以百万计的微珠,具有单反应单元的微阵列,单个微乳滴或单个微孔板等。与桑格测序法相比,NGS每次运行生成的数据量惊人,而每个碱基测序的成本大大降低。但NGS缺乏桑格测序的关键特征:它们没有针对性。在桑格测序中,引物的选择决定了将要读取的序列,而大通量并行检测设备则对样本中的所有DNA进行测序。除非要对整个基因组进行测序,首先必须选择患者DNA的一个子群进行测序。这可能只是一个基因,一组感兴趣的基因的外显子或者所有基因的全部外显子(全外显子组)。为此,通常先把患者基因组DNA超声处理成片段,变性并与探针混合,其包含所有待检的目标序列。把杂交的片段(通常使用生物素标记的探针和链霉抗生物素包被的磁珠)分离并测序。

NGS检测的材料是经碎片化处理的样本随机产生的数百万个DNA片段的混合物。与限制性内切酶消化不同(框4.2),这些片段是随机的,来自不同细胞的相同DNA分子会产生不同的片段。因此,测出的DNA核苷酸将出现在不同长度核苷酸的重叠片段上。假设初始样本由数千个细胞的DNA组成,测出的序列都源自这数千个独立的核苷酸片段。测序产生的初始数据是数百万个短"读数"(序列延伸)的集合,包括送检材料中DNA的所有片段。

将数以百万计的单个读数转换为有用信息的第一步是将它们与参照序列对齐。目前的GRCh38人类参考序列适用于临床和其他人类遗传学研究。强大的计算机软件试图将每个片段序列与参照序列的对应位置进行匹配。这里我们可以看到序列**读取长度**和**读取深度**的重要性。图5.5显示了一个简化示例,并阐明了一些问题所在。

与桑格测序相比,各种NGS技术的测序错误发生率要高很多。当除了单个核苷酸外(图中标记为"b"或"c"的位置),其他所有读取数据均与参照序列相同时,错配既可能是真正变异,也可能是测序错误。读取深度对于确定哪种判断是正确的十分重要。如果只有2个读取数,在某个位点一个是G,另一个是A,则不可能知道这是一个真正变异还是测序错误。如果有50

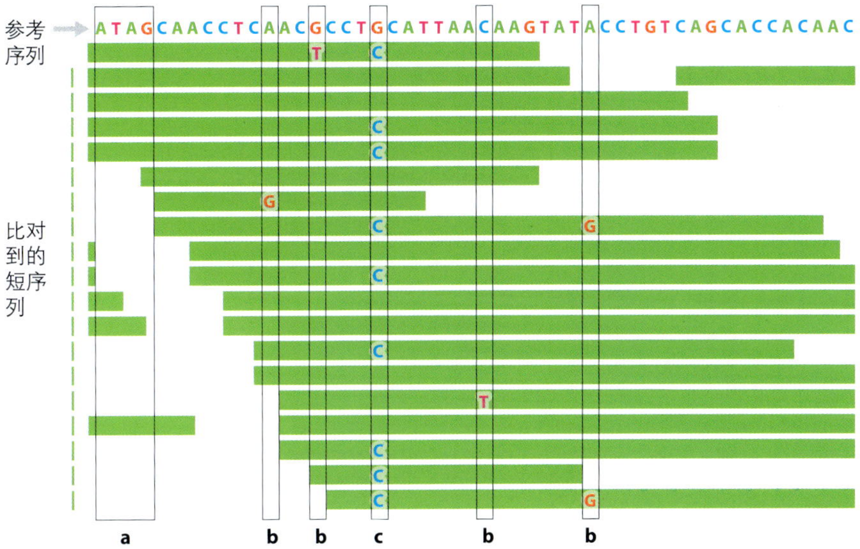

参考序列
ATAGCAACCTCAACGCCTGCATTAACAAGTATACCTGTCAGCACCACAAC
比对到的短序列
a
b
b
c
b
b

图 5.5 NGS 读取数与参照基因组比对

每个水平的绿色条带代表一个测序片段的读数。这里仅显示与参照序列不匹配的核苷酸,其他位置表示完全匹配。(a)数据覆盖不佳的区域。(b)所示变异很可能是检测错误。(c)这个位置多半是 G/C 杂合子。实测样本应有更大的读取深度。

个读取数据,49 个 G 和 1 个 A,则 A 可能是测序错误。如果 50 个数据中有 29 个 G 和 21 个 A,则此人该位点很可能是具有两个变异的杂合子。读取深度(即读取数)最终取决于检测设备中加载样本的量(这反过来取决于你愿意在一次测试中花费多少),但这在基因组中并非一致——某些基因序列比其他序列更容易被有效捕获、扩增和测序,因此需要高水平的平均读取深度以确保所有基因序列的最低覆盖程度。图 5.6 展示了一个案例。从临床而言,通常建议 80 倍的平均读取深度。

读取深度
100
80
60
40
20
0
1
2
3
4
5
6
7
8
9
10
11
12
外显子

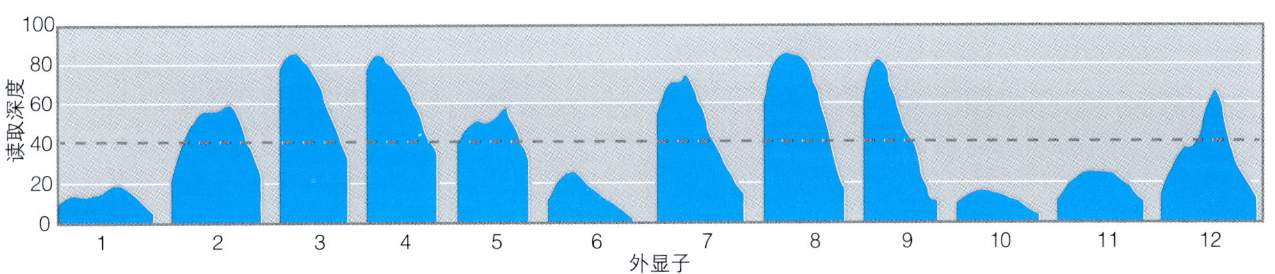

图 5.6 读取深度不是恒定的

PCSK9 基因测序的平均读取深度为 40 倍(虚线),而实际读取值在 12 个外显子之间以及每个外显子内部是不同的。

数据读取的长度会影响其与参考序列比对的难易。读取太短不大可能发现一个明确的匹配点。不同的 NGS 技术可以分为短读和长读两类。所有原始版本以及大多在临床常规使用的 NGS 技术都属于短读。公司之间的激烈竞争正在推动技术快速发展,特别是在增加平均读取长度方面,但大多数情况下仍在 100~200nt 长度范围内,远低于经典的桑格测序读取的 600~800nt。含有复杂重复结构的基因组,其序列的许多区域无法通过短读 NGS 进行测序,因为读取长度无法明确对齐。另外,PacBio 和 Oxford

Nanopore 等公司已能提供或正在开发长读技术，可对数千个核苷酸碱基作单次读取，从而使与参照序列的比对更为可靠，并可以解析复杂重复区域的序列。许多人预测，一旦成本下降和准确性提高，长读技术将会占主导地位，当下的成本和准确性限制了该技术的广泛应用。

双端测序可提供额外信息。比如，对已知长度的较长片段的两端 50 个核苷酸进行测序，将有助于和参考序列进行比对。例如，某末端可能位于重复区域，却可以参照另一端序列的正确比对而正确放置。如果受测 DNA 的末端序列是已知的，当与参考序列中不同距离或不同方向的序列相匹配时，序列比对还可揭示受测 DNA 中的插入、缺失或倒位（图 5.7）。

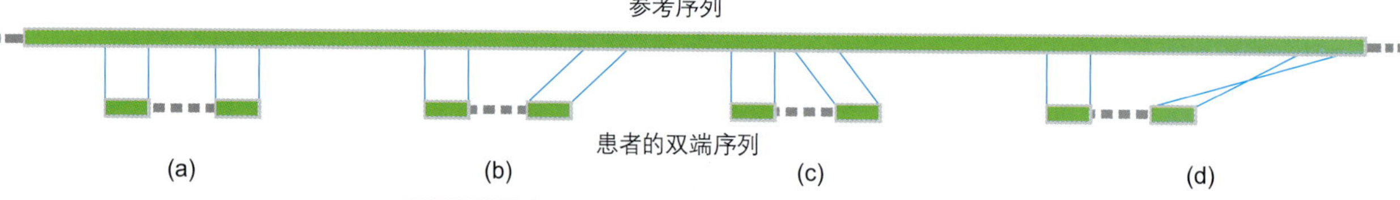

图 5.7 双端测序可用于鉴定结构变异

(a) 间距 2kb 的末端序列与参考序列一致。(b) 患者 DNA 中相距 2kb 的序列在参考序列中相距 3kb，提示患者在配对的末端序列之间某处有 1kb 的缺失。(c) 患者 DNA 中相距 2kb 的序列在参考序列中仅相距 1kb，表明患者在配对末端间的某区域处插入了 1kb 序列。(d) 患者同方向 DNA 序列与参照序列对比呈相反方向，表明患者 DNA 发生序列倒位，而其断点位于两末端之间的区域。

数据读取比对完成后，变异识别程序会生成一个变异列表，列出受测 DNA 与参考序列不同的位置。这些大多是单核苷酸变异。质控程序会监测比对质量并删除数据覆盖不足或错配数量过多（可能是比对不正确）的读取数据。受测 DNA 即便真有插入或缺失一个或几个核苷酸，但有可能因和参考序列对比不佳而无法通过质控。因此，NGS 分析对患者的变异有低估的可能。不同的变异识别程序并不总是给出相同的变异列表，而且真实的变异也有被错读的风险。因此，要将来自任何 NGS 机器的原始数据转换为可用的临床序列，需要大量的计算能力和广博的生物信息学技能——而不能简单地留给程序自动生成。

经过所有的数据处理和质量控制，一个典型的 NGS 全基因组将显示：

- 与参考序列比较，有 300 万~350 万个单核苷酸变异（含可编码区域内约 2 万个变异）。
- 50 万个小的插入或缺失。

从中筛选出具有孟德尔遗传意义的单个致病变异是个巨大挑战，既需要大量的生物信息学技能又需要临床洞悉能力。我们将在本章和后续章节中讨论一些案例（疾病框 5）。

5.3 案例分析

迄今的故事……

表 5.1 总结了前面章节中描述的案例的检测结果和进一步需求。本节

将描述对案例2、3、6、10和13所做的进一步检测，以说明前文描述的各种不同技术。按照测试顺序讨论5个案例：首先是案例13，完全采用检测特定序列变异的方法来进行分析；其次是案例6，检测线粒体基因组的特定突变；然后是案例2和10，查找一个目标基因中的突变；最后是案例3，因为没有目标基因，对整个外显子组做了高通量测序。

表5.1 迄今各典型案例的检测小结和进一步检测需求

案例	临床疾病	已做检测	需要进一步检测
1	亨廷顿病	通过PCR检测扩增序列扩增大小	不需要
2	**囊性纤维化**		**检测 *CFTR* 基因变异**
3	**智力障碍**	SNP芯片筛选致病性拷贝数变异——未见异常	**全外显子组测序寻找致病变异**
4	进行性假肥大性肌营养不良	MLPA显示外显子44~48缺失，已检测家庭成员	不需要
5	染色体易位	核型分析确认	不需要
6	**莱伯遗传性视神经病变**		**检查同质性或异质性线粒体突变**
7	?22q11缺失	FISH检测确认	不需要
8	唐氏综合征	核型分析确认	产前检查（请参阅第十二章）
9	特纳综合征	核型分析确认 PCR检查Y序列	不需要
10	**斯蒂克勒综合征**		**检测 *COL2A1* 基因突变**
11	脆性X综合征	PCR和Southern印迹检测三核苷酸重复序列大小	不需要
12	?染色体异常	SNP芯片检查染色体失衡；检测是否为新发变异	不再进行常规调查
13	**β地中海贫血**		**检测突变**

案例13 Nicolaides家系

- Spiros和Elena都是β地中海贫血基因的携带者
- 需要产前诊断确定突变
- 等位基因特异性PCR显示Spiros携带p.Gln39X变异
- 限制性酶切消化显示Elena携带c.316-106C>G变异

107 117 145 285 354

血红蛋白病是所有遗传病中研究最深入的，这可以理解，因为许多国家中的数百万人受该病困扰。β地中海贫血纯合变异儿童生活受到严重影响，他们需要反复输血，随之带来体内铁含量超载。临床试验已表明基因治疗非常有希望，愿能很快改变该病的现状。据估计，在希腊塞浦路斯人中，有七分之一的人携带β地中海贫血基因。因此，我们估算每49对夫妻中就有1对均是致病基因携带者，这触发了全国人群筛查计划的实施。为什么血红蛋白病在某些人群中如此普遍，其原因将在第九章讨论。常规血液学方法就可以筛查携带者，结果表明Spiros和Elena两人都是携带者，尽管他们本人完全健康。为确定其具体变异，医生建议他们进行分子检测。考虑到今后任何妊娠他俩都必须做产前检查，所以他们接受了这个提议，认为现在做比较好，因为没有紧急情况，否则Elena怀孕后需做紧急检测。

Spiros和Elena各自提供了漱口样本用来从中提取DNA。β-珠蛋白基因中的5个特定变异占希腊塞浦路斯人所有β地中海贫血等位基因的98.4%（表5.2）。因此，对他们的DNA首先检测是否存在这些变异。如果是阴性结果，将对他们的整个β-珠蛋白基因进行测序。β-珠蛋白基因很小（3个外显子和2个内含子，总共只有1 500bp），因此可以直接对外显子，内含子和启动子区进行测序以发现变异。

结果发现他们二人都未携带最常见的塞浦路斯变异 c.93-21G>A,故对其 DNA 进行了其他 4 个常见变异的检测。结果表明,Spiros 带有 p.Gln39X 变异,而 Elena 带有 c.316-106C>G 变异。所有这些都可以通过测序、等位基因特异性 PCR 或等位基因特异性寡核苷酸杂交来鉴定。c.316-106C>G 变异为 *Rsa* I(GTAC)和 *Kpn* I(GGTACC)两个限制性内切酶各引入了酶切位点。图 5.8 和图 5.9 说明了检测这些变异的不同方法。

表 5.2 希腊塞浦路斯人常见的 β 地中海贫血等位基因

变异	位置	希腊塞浦路斯人 β 地中海贫血各等位基因占比/%	序列改变:(正常,异常)
c.93-21G>A	内含子 1	79.8	ctatt**g**gtctattttccc ctatt**a**gtctattttccc
c.92+6T>C	内含子 1	5.5	AGgttgg**t**at AGgttgg**c**at
c.92+1G>A	内含子 1	5.1	AG**g**ttggtat AG**a**ttggtat
c.316-106C>G	内含子 2	5.1	cag**c**taccat cag**g**taccat
p.Gln39X	外显子 2	2.9	TGGACC**C**AGAGGTTC TGGACC**T**AGAGGTTC

大写字母代表外显子序列,小写字母表示内含子序列。关于变异命名请参阅框 5.1,这些变异的致病原因请参阅第六章。数据源于 HbVar 数据库。

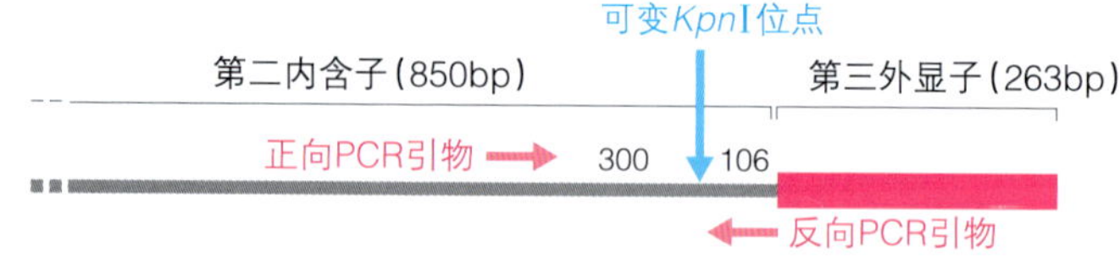

	KpnI位点	未消化的PCR产物	KpnI酶切PCR产物
正常序列	无	406nt	406nt
c.316-106 C>G	有	406nt	300+106nt

图 5.8 c.316-106C>G 等位基因变异的鉴定

该变异在 β-珠蛋白基因的内含子 2 中产生了一个 *Kpn* I 限制性酶切位点(GGTACC)。将含有变异位点的一段合适大小的 DNA 片段通过 PCR 扩增,扩增产物与限制性内切酶一起孵育。消化后 DNA 片段的长度通过人工凝胶电泳或自动的基因分析仪电泳来测量。

C的特异性引物

3′ GTTTCCAAGAAACTCAGGAAACC 5′

5′ GGACCCAGAGGTTCTTTGAGTCCTTTGGGGATCTGTCCAC 3′

5′ GGACCTAGAGGTTCTTTGAGTCCTTTGGGGATCTGTCCAC 3′

3′ ATTTCCAAGAAACTCAGGAAACC 5′

T的特异性引物

图 5.9 通过等位基因特异 PCR 鉴定 p.Gln39X 等位基因

原理见图 5.2。如第六章所述,C>T 变化将谷氨酰胺(CAG)的密码子转换为终止密码子(TAG)。核苷酸 C 特异和 T 特异的引物共用一个与其左侧区域互补的引物。每个引物第三个位点的故意错配会增加反应的特异性。请注意,引物序列以 3′→5′ 方向书写。

案例 6　Fletcher家系

- Frank，22 岁，视力进行性模糊
- 视力问题家族史
- 线粒体遗传可能
- ❓莱伯遗传性视神经病变
- 检测线粒体基因组
- 检测到 m.G3460A 突变

4　11　62　119　143　354

莱伯遗传性视神经病变（LHON，OMIM 535000）是由线粒体 DNA（mtDNA）变异引起的线粒体功能缺陷。Frank 的诊断能否确认取决于其特异变异与 LHON 之间是否有关联性。LHON 的分子遗传机制非常复杂。mtDNA 中有 18 种不同单核苷酸变异和该病相关，故猜测线粒体功能受损导致疾病的发生可由多种途径引起。18 种变异中，有 5 种变异具有单独引发严重的后果而导致 LHON 的能力；其余的变异可能是通过联合作用，累积起各自较小的作用而引发此病。

至少在欧洲血统的人中，绝大多数病例由 3 个单核苷酸变异所致（我们在此使用 mtDNA 通常命名法）。

- m.G11778A：在 16.5kb 的线粒体基因组中，位于 11778 处的核苷酸 A 取代了 G，导致参与氧化磷酸化机制的 ND4 蛋白中第 340 位精氨酸被组氨酸取代。
- m.G3460A：G→A 核苷酸变异导致 ND1 蛋白中第 52 位丙氨酸被酪氨酸取代。
- m.T14484C：该核苷酸替换导致 ND6 蛋白中的第 64 位甲硫氨酸被缬氨酸取代。

在常规的诊断程序中首先要检测这 3 种特定的变异。如果不存在，则需要更广泛地检测，其中可能包括对 mtDNA 进行部分测序。

前面阐述的任何一种方法都可以用于检查这 3 种变异。图 5.10 显示用限制性内切酶来鉴定 m.G11778A 变异。结果显示 Frank Fletcher 没有携带 G11778A 变异。

	序列（11770 / 11780 / 11790）	片段的大小 *Sfa*NI	片段的大小 *Mae*III
正常	CGAACGCACT CACAGTCGCA TCATAATCCT	417 + 91	233 + 218 +57
m.G11778A	CGAACGCACT CACAGTCACA TCATAATCCT	508	233 + 131 + 87 + 57

图 5.10　通过对限制性内切酶识别位点的影响来检测线粒体 DNA 中的 G11778A 等位基因

该变异使 *Sfa*NI（GCATC）的酶切位点消失，但产生了一个 *Mae*Ⅲ（GTNAC，其中 N 是任何核苷酸）酶切位点。图中显示的检测涉及用 PCR 扩增包括 11778 核苷酸在内的一个 508bp 的 mtDNA 片段。PCR 产物分别用上述两种酶消化，并通过凝胶电泳将不同大小的片段分开。限制性酶切位点用下划线标出，改变的核苷酸用不同颜色显示，并标明片段的大小。

图 5.11 显示使用另一种技术——焦磷酸测序来检测 m.G3460A。焦磷酸测序是一种通过特殊的合成来测序的方法，尚未广泛使用，其优点是可以产生定量结果。如第一章所述，携带线粒体突变的个体可以是同质也可以是异质的。用焦磷酸测序法对 3460 位点前后的线粒体基因组短片段进行测序，可读出在此位置携带 G 或 A 的线粒体的相对比例。Ronaghi 等（1996）描述了该过程。简而言之，引物延伸时引入经过特殊修饰的（核苷酸）单体，当这些单体结合到延伸链中时会产生荧光。焦磷酸测序仪呈现每一个单体依次被多聚酶合成的过程。未被掺入的单体将在引入下一个单体前降解。结果表明，Frank 的 m.G3460A 变异是同质的，因而证实了他 LHON 的诊断。

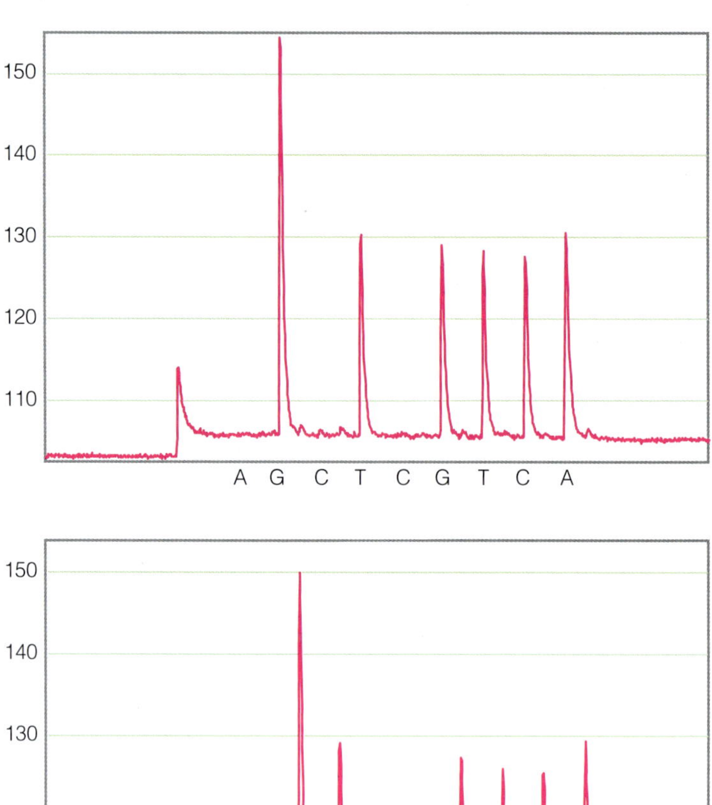

图 5.11 通过焦磷酸测序检测 G3460A mtDNA 变异

焦磷酸测序尝试将每个核苷酸依次添加到引物末端。成功添加会触发生物荧光反应,由机器记录为一个峰值。上图:变异序列 GTGTCA;下图:正常对照 GCGTCA(序列是反向链)。

案例2 Brown家系

- 婴儿 Joanne,反复感染,生长不良
- 发汗试验证实她患有囊性纤维化
- 常染色体隐性遗传
- 需要进行分子检测
- 检测到 *CFTR* 变异

2 9 60 120 140 283 354

我们希望明确 Joanne 的 *CFTR* 基因中具体致病变异的原因有两个。首先,一些新药有望改善该疾病的某些症状,但它们只针对某些特定的变异,因此有必要检查 Joanne 的两个 *CFTR* 等位基因,以确定她是否可能受益。其次,David 和 Pauline 表示他们将来可能会考虑生育更多的孩子,但希望进行产前检查,因为他们感觉照顾一个囊性纤维化的孩子已经是他们所能承受的最大限度。满足这些需求的前提是明确 Joanne 发生了哪两个变异。此外,家庭聚会时讨论了此事,家系的其他成员开始担心自己携带变异的风险,一些亲戚表示希望进行携带者检测。同样,这必须先完成对 Joanne 变异的检测。尽管已有超过 1 700 个 *CFTR* 基因变异在囊性纤维化患者中发现,但大多数仅有一例或几例报道。而少数几个致病变异则相对常见。因此,对 CF 的检测通常是在进行基因全序列测序前首先检测这些常见变异。已有几个商用检测试剂盒可供使用。

使用多重等位基因特异性PCR分析法筛查了Joanne的DNA。结果显示(图5.12),她拥有一个北欧人中最常见的囊性纤维化等位基因的一个拷贝,缺失了3个核苷酸,c.1521_1523delCTT导致该蛋白质缺少第508位苯丙氨酸(p.F508del)。这个变异的非标准名称是δ-F508。在许多北欧人群中,这个变异占全部CF等位基因的70%~80%。桑格测序法被用来寻找Joanne的第二个变异,发现了以下变异(除了p.F508del之外):

外显子3:c.236G>A

外显子16:c.2620-15C>G(图5.13)

在第六章中,我们将讨论实验室如何尝试确定这些变异的致病可能性。

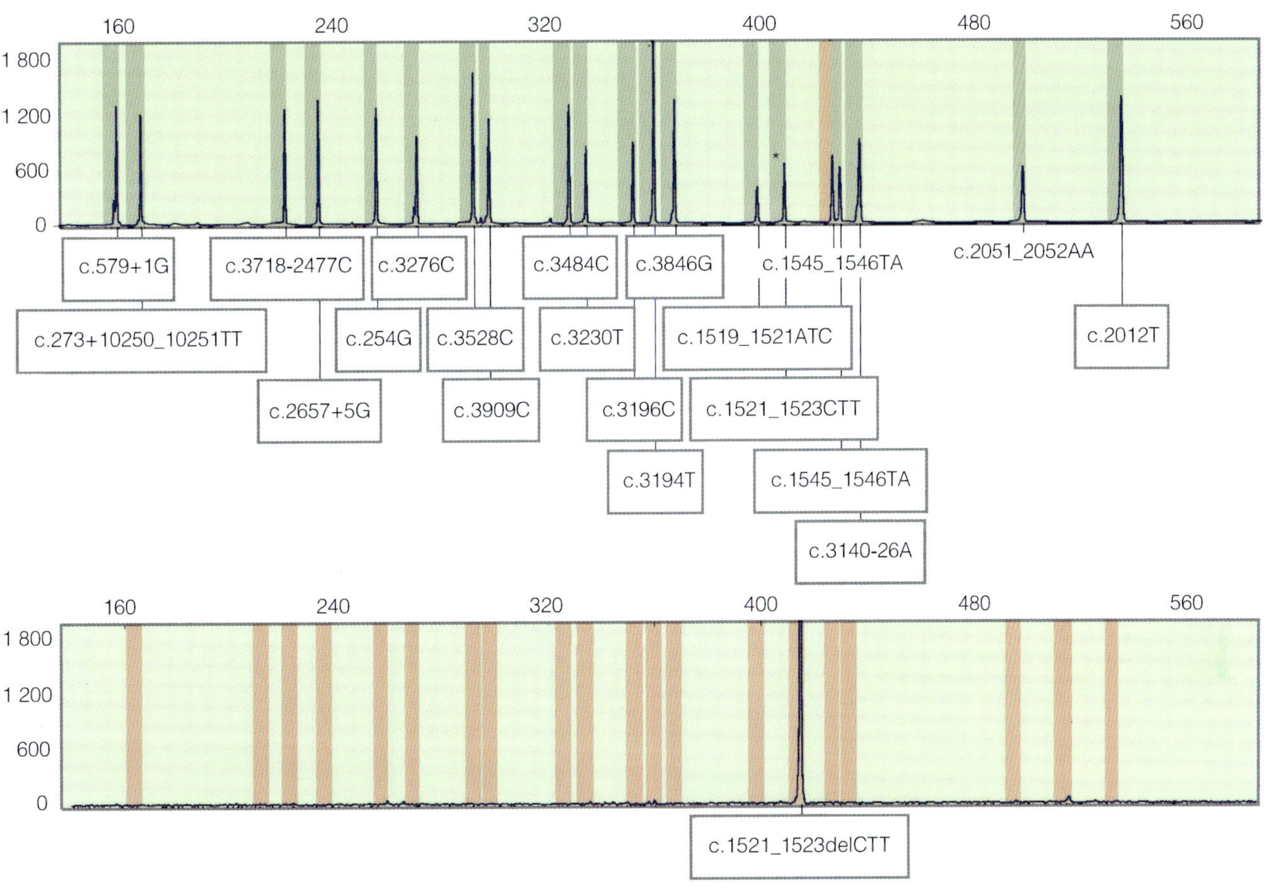

图5.12 针对36个常见*CFTR*等位基因的多重等位基因特异性PCR检测

Joanne的样本由两个反应进行扩增,每个反应使用针对不同特定*CFTR*等位基因的一组引物,其反应产物再用基因分析仪分离。图中的上图显示使用针对变异位点正常序列的引物所扩增的结果,下图显示相对应的变异等位基因。故对于p.F508del变异的检测,该结果既显示了正常等位基因(上图,*),又显示了变异等位基因(此处用其正式命名c.1521_1523delCTT)。因此,Joanne是这个变异的杂合子,但她还应该携带该检测试剂盒中36个靶向变异中没有包含的第二个变异。图中数据使用Devyser Core试剂盒生成,由曼彻斯特圣玛丽医院的Simon Ramsden和Jenny Henchliffe提供。

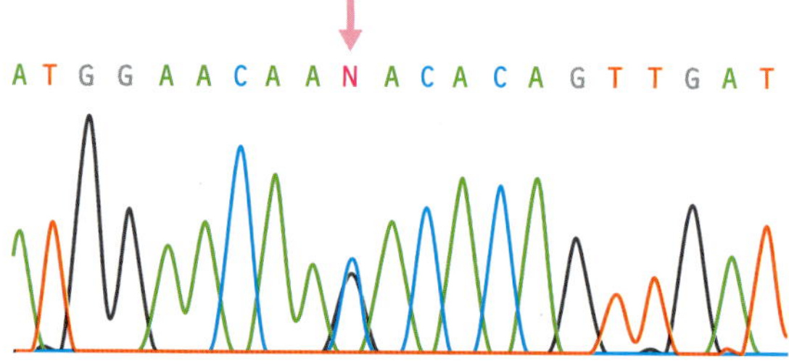

图 5.13 Joanne Brown 的 *CFTR* 基因第 16 外显子片段 PCR 产物的 DNA 测序图

在箭头所示的位置,G 和 C 核苷酸均存在,表明 Joanne 的核苷酸位置是杂合的(记住,PCR 和测序产物通常是两个等位基因产物的混合物)。对照样品仅显示 G。通常对 DNA 的两条链分别测序以确认发生何种变化。本图所示序列是反义链。

案例10 O'Reilly家系

- Orla 有严重的近视,身材矮小和髋关节问题
- 类似问题家族史
- ?斯蒂克勒综合征
- 检测胶原蛋白Ⅱ基因
- 测序检测发现 *COL2A1* 变异

51 64 122 144 354

Orla 表现为高度近视伴关节障碍,常染色体显性方式遗传,是Ⅱ型(或有时为Ⅺ型)胶原蛋白突变患者的特征。如框 3.4 所述,人类至少有 27 种不同的胶原蛋白,由至少 30 个基因编码。概括地说,每个胶原蛋白基因都编码一个多肽,即前胶原蛋白,随后被广泛地翻译后修饰。最终生成的胶原蛋白分子包含 3 条紧密缠绕的螺旋状多肽链。有些是同源三聚体,有些是异源三聚体。胶原蛋白Ⅱ是由染色体 12q13 上 *COL2A1* 基因编码的多肽同源三聚体。

COL2A1 基因有 54 个外显子。Orla 的突变可能位于第 8~49 外显子内的任何位置。这些外显子编码Ⅱ型胶原蛋白的三条螺旋结构域。该区域外的变异会影响在翻译后修饰过程中被切掉的部分前胶原蛋白,如框 3.4 所述,与 Orla 的表现型无关。在 Orla 的案例中,测序显示外显子 40 中有 2 个核苷酸缺失:c.2488_2489del。我们将在第六章讨论这种缺失对Ⅱ型胶原蛋白分子的影响。

案例3 Kowalski家系

- Kamil 和 Klaudia 之长子 Karol
- 发育迟缓,肌张力低下,严重智力障碍
- 在这种情况下基因检测的困难性
- 可能需要外显子组测序
- SNP 芯片微缺失检测阴性
- 外显子测序

3 9 61 93 122 141 354

如第四章所述,将患有严重智力障碍的男孩 Karol 的 DNA 用微阵列检测了拷贝数变异,但未发现明确的致病变异。他很有可能在某些或其他关键基因中存在点突变——但在数百个甚至数千个基因中的任何一个突变都可能导致智力障碍。在 NGS 使用之前没有进一步检查的方法。而 NGS 可以对他的整个外显子组进行测序,很有可能找到他的致病原因。我们在此描述发生在曼彻斯特的一个真实案例(以下均为化名)。

将 Karol 的 DNA 通过超声处理成片段,然后将标准寡核苷酸衔接子连接到片段的两个末端,以便仅使用一对引物对整个 DNA 文库进行 PCR 扩增。将扩增后的片段文库与一个外显子捕获试剂盒提供的寡核苷酸(见上文)进行杂交。洗去未杂交片段,NGS 机器对文库进行测序,整个外显子组的平均读取深度为 80 倍,使得参考外显子组在 20 倍深度或更大深度下覆盖率达 94%。

在与人类参考基因组序列比对后,删除质量控制失败的数据并运行变异识别程序,结果得到一个包含16 400个变异的列表。第一步是排除常见变异,将列表中的变异数目缩减到可操作的水平,以对其进行详细分析。Karol的问题属于罕见,所以他的变异也一定罕见。为决定多么罕见的变异需要保留在分析中,有必要对Karol的可能病因做出判断。他的疾病属于隐性还是显性?如果是显性,那一定是新生突变的结果,因为父母都没有受到影响,也没有任何类似病情的家族病史。相关的变异等位基因一定是相对罕见的——当然,在人群中的发病率远低于1%。如果Karol的病情是隐性的,则发病率的上限就不那么严格,因为罕见隐性病变的携带者在人群中并不那么罕见——计算方法请参阅第九章。两种推测都可能是正确的,并且可以使用两个备选假设进行分析,但经验表明,在英国等近亲结婚不常见的国家,绝大多数此类病例是由新的显性突变引起的。

在NGS建立之初,关于任何人群中DNA变异频率的信息都是非常有限的,因此不清楚列表中有多少变异可以因为过于常见而被忽略。随着越来越多的基因组被测序,基因组信息的质量迅速提高。两个重要的公共数据库ExAC和GnomAD是宝贵的参考资源。它们收集了各种来源的已发表的外显子组或基因组序列,并进行了标准化的再分析(这一点很重要,如上所述,不同的质量控制程序和变异识别程序可能会产生略有不同的变异列表)。数据主要来自各种临床试验或第十三章中描述的全基因组关联研究中的健康对照个体。如果使用这些数据来剔除可能会导致迟发性疾病的变异,则需要谨慎,但我们可以确信,这些个体中没有一个像Karol Kowalski那样患有严重的儿科疾病。ExAC数据库包含60 706个外显子组。其后继者GnomAD数据库已扩展到125 748个外显子组和15 708个完整基因组。这一极其强大的资源的唯一局限性在于,大多数个体都是具有欧洲血统的白人。这种偏差正在努力纠正中。

根据这些数据库过滤Karol的变异列表,将变异减少到410个。进一步过滤取决于考虑每个变异对所涉及基因的可能影响,这将在第六章中讨论。

5.4 拓展学习

三个问题

变异检测的方法主要取决于如何准确回答所提出的问题。考虑三个可能的问题:

(1) Joanne Brown(案例2)的*CFTR*基因中是否存在p.F508del变异?

(2) Joanne Brown的*CFTR*基因中是否存在变异?

(3) Joanne Brown是否有任何基因变异导致了她的病情?

使用检测特定序列变异的章节中所描述的任何方法,可以对问题(1)做快速且低成本的解答。该章节还描述了在什么情况下可能提出这样的具体问题。问题(2)可以通过对候选基因的每个外显子进行测序来解答。这很可能通过桑格测序来完成,尽管对于一个含有大量外显子的基因来说,二代测序方法可能会更容易。问题(3)在高通量测序技术问世前是无法回答的。

但我们用最新的技术能力来回答这个问题，已可以快速鉴定出大量罕见疾病的基因和变异，而以往这些疾病仅有临床特征的描述。

在临床应用中，有三种可能的方式来运用新技术的力量。

- **对一组候选基因进行测序。**耳聋、失明或先天性心脏病等病症通常由单个致病变异引起，但是对每个病例，产生变异的基因可能是成百个或更多个候选基因中的任何一个。一种常见的诊断方法是制定候选基因列表，然后设计与每个基因的每个外显子匹配的一组定制的寡核苷酸，用作杂交探针，以捕获患者基因组 DNA 中所需的外显子。非杂交序列被洗掉，剩余的用于测序。例如，在曼彻斯特有含 180 个基因的基因组用于研究视网膜变性，而另一个含有 115 个基因的基因组用于研究先天性白内障。与全外显子组或全基因组测序相比，该方法减少了测序量和相应的测序成本。这种方法重点关注合理的候选基因，从而减少了无关和不必要的信息的生成。其缺点是需要花费大量精力来开发和验证合适的基因组，并且需要定期更新以涵盖发现的新基因。此外，这意味着实验室操作根据基因组将被分成多个不同部分，使得工作流程和质量控制更加复杂。
- **全外显子组测序。**在这里，每个蛋白质编码基因的每个外显子都被测序（总共约 180 000 个）。如前所述，所需序列是从与患者的基因组 DNA 中通过杂交获取。多家公司出售外显子组捕获试剂盒，其中还包括不同数量的侧翼内含子和一些其他功能性非编码序列。通常，它们能捕获 30~60Mb 的序列，约占全总基因组的 1%~2%。对 20 000 个基因进行测序而不是对某个目标组 100 个左右的基因进行测序，这显然会花费更多，但这个方法有它的优势。使用商品化试剂盒可以节省实验开发和更新疾病特异性基因包所做的工作，使工作流程更加统一。但是，与人类参考基因组相比，患者的外显子组通常会有约 20 000 个变异，对这些变异过滤，以找到与患者疾病相关的变异，是一项艰巨的任务。此外，对每个基因进行测序后，有机会发现可能很重要但与患者希望诊断的疾病无关的信息。一个因听力障碍前来就诊的儿童有可能被偶然发现携带导致癌症的致病变异。这个发现可能受欢迎也可能不受欢迎。在知情权和伦理方面可能会引发诸多问题。如何处理这些所谓的“偶然发现”已经引起了很多讨论和深思（见第 12.4 节）。

一种广受欢迎的策略是使用虚拟基因包，即对整个外显子组进行测序后仅对有限的基因组进行分析，至少首选这样做。在一项倡议中，由 Genomics England 召集的专家委员会定义了大量虚拟基因包，用于分析英国十万基因组计划的病例。表 5.3 列出了一些示例。

表 5.3 英国十万基因组计划使用虚拟基因包的示例

疾病	考虑的基因数
歌舞伎面谱综合征	4
家族性血尿	8
先天性甲状腺功能减退症	27
无眼畸形/小眼畸形	56
原发性睫状体疾病	138
癫痫性脑病	182

续表

疾病	考虑的基因数
先天性听力障碍	356
原发性免疫缺陷综合征	388
智力障碍	1 997

- **全基因组测序**。随着测序成本的持续下降,将患者的全基因组测序作为诊查手段已变得可行。这将有助于发现编码外显子之外的变异。但目前这种检测的优势尚需探讨,因为基于现在的知识水平,非编码序列的绝大多数变化都无法解释。但其优势在于可以识别结构变异(其断点通常在非编码 DNA 中)可以被识别。这在肿瘤学中,尤其是分析肿瘤基因组时特别重要(第七章)。目前全基因组测序的第二个优势在于它避免了对外显子的捕获,其价值已被一项荷兰奈梅亨大学的研究(Gillisen et al.,2014)所证明。他们对 50 个三人组(不明原因的严重智力障碍患者及其未受影响的父母)进行全基因组测序。此前已经使用微阵列检测拷贝数的变化,并对整个外显子组进行了测序,均没有发现任何致病变异。而全基因组测序对 50 组中的 20 组做出了明确诊断,发现每个致病变异都不在非编码 DNA 区内,而是编码区的新生序列变异或微小的新生拷贝数变异,这些在以前检测中被遗漏了(尽管该诊断组有丰富的经验),这是由于外显子捕获的效率不足或微阵列分辨率不高,或者可能被质量控制程序错误剔除。随着技术的更新和经验的积累,这些问题会逐渐减少。

走向何方?

毋庸置疑,许多健康人随身携带自己基因组序列电子记录的时代会很快到来。但这在多大程度上仅仅是为了满足个人好奇心或虚荣心,又在多大程度上能为临床服务,尚是一个悬而未决的问题——也是临床遗传学家迫切希望得到答案的问题。

疾病框 5

心律失常性猝死综合征

导致致命心律失常的遗传性疾病可能是造成毁灭性家庭悲剧的元凶。人们早已认识到,看似健康的年轻人也可能猝死,而尸检却无法查明悲剧发生的原因。有时,一个家庭中不止一人受到影响。本文将描述一个家庭如何引起关注并接受调查。故事始于一封转诊信。

社区医生给遗传门诊的转诊信:

“请看看这位 22 岁的年轻女子,她的兄弟去年突然意外去世。家人一直建议她在今年结婚前做一下检查,她也担心她未来的孩子存在风险。”

就诊时/之前所需的信息:

- 家系图,尤其要注意家庭中有无任何其他突然死亡,即使这些死亡被认为是癫痫,溺水等造成的。
- 死亡情况。

- 验尸结果以及是否有任何组织样本可供进一步检测。

需要考虑的主要鉴别诊断：

- 自杀。
- 药物滥用。
- 癫痫。
- 心脏事件。

建立诊断：

如果前三个原因已被排除或被认为不太可能，则要考虑的主要诊断是**心源性猝死**。在老年人中，这很可能是由于冠状动脉疾病，但在没有心脏结构异常的年轻人中，最大的可能性是**心律失常性猝死综合征（sudden arrhythmic death syndrome，SADS）**。任何医疗记录都应仔细检查，如果有组织样本可用，可以进行基因检测。

最常见的心脏**离子通道病**，即心律失常综合征，包括：

- 长Q-T间期综合征（主要影响控制钾离子从细胞内流向细胞外的钾通道）。
- Brugada综合征，影响调节钠离子进入细胞的钠通道。
- 儿茶酚胺能性多态性室性心动过速（catecholaminergic polymorphic ventricular tachycardia，CPVT），影响细胞中的钙调节。

心肌病是一组遗传性心肌疾病，通常出现呼吸困难等症状，但会导致SADS。可能会有发病先兆，一些患者验尸发现有明显心肌肥大。但是，有些人可能没有症状，任何组织学迹象只有该领域的专家才会注意到。主要种类有：

- 肥厚型心肌病（hypertrophic cardiomyopathy，HCM）。
- 扩张型心肌病（dilated cardiomyopathy，DCM）。
- 致心律失常性右室心肌病（arrhythmogenic right ventricular cardiomyopathy。ARVC）。

长Q-T间期综合征的特点是心电图异常（框图5.1）。包括Q-T间期延长（表明心室复极时间延长或紊乱）和T波异常，伴随可能导致晕厥（晕倒）的心动过速（心脏快速跳动）。在晕厥期间发生的抽搐可能会被误诊为癫痫。这些发作通常会自行终止，但也会发展为心室颤动，使心脏停止有效地泵血而发生猝死。所有溺水病例的10%~20%可能是长Q-T间期综合征或其他遗传性心律失常所致（请参阅Choi et al.，2004）。长Q-T间期综合征也可以解释某些婴儿猝死综合征的发生，但最多仅占10%。

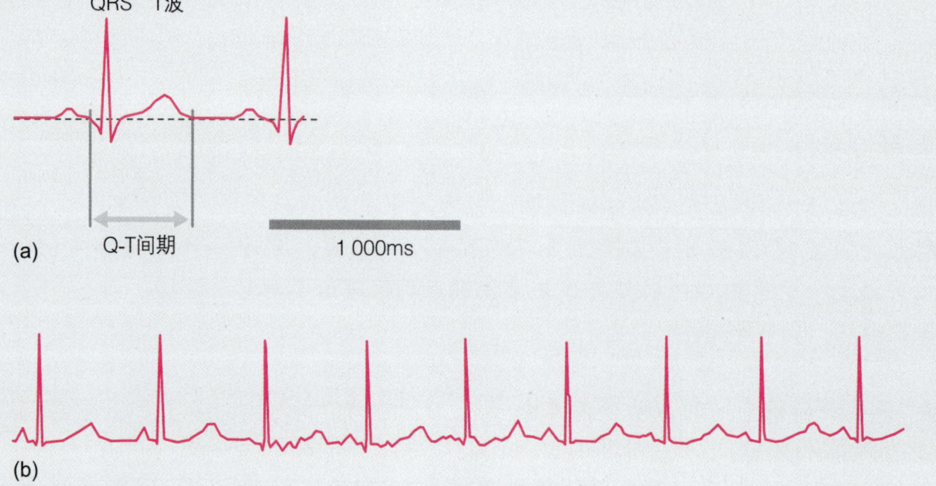

框图5.1 （a）Q-T间期和（b）运动心电图的一部分显示Q-T间期（535ms）延长。资料由曼彻斯特圣玛丽医院的Kay Metcalfe医生提供

符合显性遗传特征的患病家系已做描述,但也有报道患者伴有感觉神经性耳聋和具有常染色体隐性遗传的特征。显性的类型(框图 5.2)统称为罗马诺-沃德综合征(OMIM 192500),而隐性类型称为耶韦尔和朗格-尼尔森综合征(JLN;OMIM 220400)。JLN 患者除了长 Q-T 间期还有严重的感觉神经性听力损失。未经治疗的人中有一半在 15 岁之前死亡。

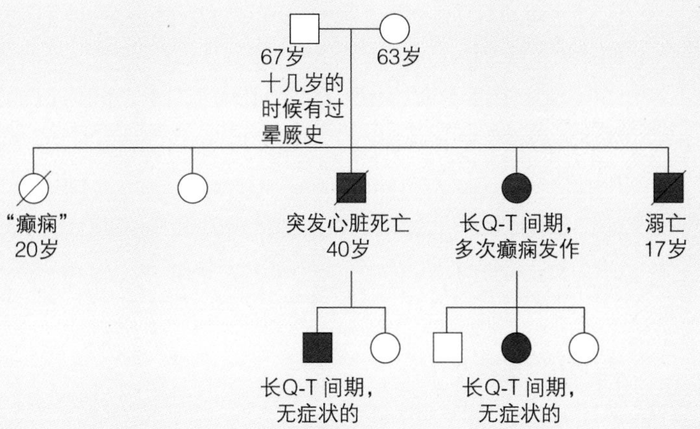

框图 5.2 **显性长 Q-T 间期综合征共分离的一个典型家系**

基因连锁分析表明,罗马诺-沃德综合征和 JLN 综合征都存在等位基因异质性,不同的基因位点涉及不同的家族。已发现影响以下离子通道的基因突变:

- *KCNQ1* 和 *KCNE1*——编码 IKs 钾离子通道组分的基因。一些罗马诺-沃德综合征患者可以是杂合子,而 JLN 患者可是任何一个基因突变的纯合子。晕厥和猝死会因过度运动(尤其是游泳)而触发。
- *KCNH2* 和 *KCNE2*——编码 IKr 钾离子通道组分的基因。一些罗马诺-沃德综合征患者中,两个基因各自的杂合突变均可致病。情绪激动或吵闹的声音(尤其是吵醒人的声音)是猝死的最常见诱因。
- *SCN5A*——编码心脏钠通道。有些罗马诺-沃德综合征患者携带杂合子突变。死亡通常发生在安静休息或睡眠期间。在一些 Brugada 综合征患者中也有该基因的突变,但其心电图异常是不同的。

多达 30% 的家庭中并未检出以上任何基因突变。发现他们的致病变异非常必要,可以清楚地识别高风险亲属,并使无风险的亲属放心。对所有长 Q-T 间期综合征的治疗旨在避免已知的诱发因素,通过使用 β 受体阻滞剂药物减少心动过速的倾向,以及对一些患者,可以使用植入式心脏复律除颤器。对特定变异的了解将有助于提供预期指导,以避免某些特定诱因。

5.5 参考文献

Choi G,Kopplin LJ,Tester DJ,et al.(2004)Spectrum and frequency of cardiac channel defects in swimming-triggered arrhythmia syndromes. *Circulation*, 110:2119-2124.

Goodwin S,McPherson JD and McCombie WR(2016)Coming of age: ten years of next-generation sequencing technologies. *Nat. Rev. Genet.*, 17:333-351.

Gilissen C, Hehir-Kwa JY, Thung DT, et al. (2014) Genome sequencing identifies major causes of severe intellectual disability. *Nature*, **511**: 344-347.

Katsanis SH and Katsanis N (2013) Molecular genetic testing and the future of clinical genomics. *Nat. Rev. Genet.*, **14**: 415-426.

Ronaghi M, Karamohamed S, Pettersson B, et al. (1996) Real-time DNA sequencing using detection of pyrophosphate release. *Anal. Biochem.* **242**: 84-89.

Soothill PW and Lo YMD (2014) Non-invasive prenatal testing for chromosomal abnormality using maternal plasma DNA. *Scientific Impact Paper 15*. Royal College of Obstetricians & Gynaecologists, London.

Strachan T and Read AP (2019) *Human Molecular Genetics*, 5th edition, CRC Press-*see Chapter 6 for details of sequencing technologies.*

有用的网站

基因 panels。

GnomAD。

www.yourgenome.org ——来自 Wellcome Trust 病例对照联盟的这个网站采用动画和视频来解释各种技术及其对使用这些技术的实验室工作人员的采访。

5.6 自我评测

(1) 对于以下每个序列变化及其作用，请从下列选项中选择可以用于检测该变异或其作用的方法(许多情况下不止一种方法适用其检测)。

- 寻找 *CFTR* 基因 27 个外显子中的任一个点突变。
- 检测患**进行性假肥大性肌营养不良**男孩，抗肌萎缩蛋白基因外显子 50~54 的重复序列。
- 疑似马查多-约瑟夫病的女性，检测其 *SCA3* 基因的(CAG)n 重复扩增序列。
- 识别畸形婴儿中一个小的额外“标记”染色体。
- 检查一个已知患 DMD 男孩的妹妹携带与这个男孩相同的抗肌萎缩蛋白基因第 7 外显子中的 4 个核苷酸插入。
- 寻找新生儿重度听力损失的原因。
- 检查因多种先天性异常而死亡的婴儿的正常父母是否有任何平衡的染色体结构变异。
- 在患有 DMD 男孩中，识别一个抗肌萎缩蛋白基因外显子的缺失。
- 在囊性纤维化变异患儿的表兄妹中检查 *CFTR* 基因 4 外显子 G>C 变化(TGGAATTGCAGCAG > TGGAATTCCAGCAG)。在囊性纤维化儿童中寻找第二个突变，常规筛查只发现了一个致病变异。在一名疑患 Williams-Beuren 综合征的儿童检查 7q11.23 位置出现的杂合 1.5Mb 片段缺失。
- 检查基因启动子的变异是否有任何功能影响。

描述一名来自脆性 X 综合征家族的年轻女性 *FMR1* 基因的完全扩增。识别患者肿瘤细胞基因组的获得性变化。

可能的方法:

(a) 核型分析

(b) FISH

(c) a-CGH

(d) 多重连接依赖性探针扩增(MLPA)

(e) PCR,检查特定序列是否存在

(f) PCR,检查序列大小

(g) PCR,检查产物的限制性内切酶消化

(h) PCR,产物桑格测序

(i) 等位基因特异性 PCR

(j) 逆转录酶 PCR(RT-PCR)

(k) 与等位基因特异性寡核苷酸杂交

(l) 单链构象多态性(SSCP)

(m) Southern 印迹法

(n) 全外显子组测序

(o) 全基因组测序

(2) 对于以下每种检测方法,请注意它使用了单链还是双链 DNA 的特性:

- 变性高效液相色谱法(dHPLC)
- a-CGH
- 构象敏感的凝胶电泳
- PCR
- MLPA
- 检查限制性内切酶位点的生成或消除

(3) 限制性内切酶 *Eco*RⅠ切割序列 GAATTC。某个基因的部分编码序列如下:

```
CAA  AAC  CTC  AAG  TCA  ACG  AGT  TCG  GTA  ACG  TAC
Gln  Asn  Leu  Lys  Ser  Thr  Ser  Ser  Val  Thr  Tyr
```

此基因序列是从患者 DNA 中 PCR 扩增而来的,这种疾病通常是由该基因的突变引起的。值得注意的是,正常人不会被 *Eco*RⅠ酶切割的 PCR 产物现在被切割成两个片段。假设突变改变了所示片段中的单个核苷酸,请对其进行鉴定。

[关于问题 2 和 3 的提示在本书后面的指导部分提供。]

第六章 基因突变的后果是什么?

本章学习要点

通过本章学习,你应该能够:

- 描述和识别 DNA 编码序列中的同义、错义、无义和移码改变,以及剪接位点突变。
- 使用遗传密码表来确定编码序列中 DNA 改变对基因产物的影响。
- 解释并举例说明功能丧失、功能获得、单倍剂量不足、显性负效应、无义介导的 mRNA 降解、剂量敏感性。
- 讨论在多大程度上可以建立基因型-表型之间的关联及其常常不精确的原因。
- 列举非编码 DNA 改变影响基因表达的方式。

6.1 案例介绍

案例14 Jenkins家系

- James Jenkins,婴儿期诊断为软骨发育不全
- 无家族史
- 怀 James 时,其父 58 岁
- James 的妻子 Joanne 也患有软骨发育不全
- 产科问题和孩子的患病风险

130 146 354

28 岁的 James Jenkins 已成为遗传科的"常客"。James 的父母 Jessica 和 John 在他出生不久就开始到遗传科就诊。他们已经有两个健康的孩子,但因为这次是高龄妊娠,他们一直担心孩子有患唐氏综合征的危险。怀 James 时,Jessica 39 岁(John 58 岁,但是夫妇二人知道父亲的年龄并不是唐氏综合征的主要危险因素)。羊膜腔穿刺检测未见异常,夫妇二人便放松了警惕。James 出生时发现头偏大。出生后第 6 周行常规检查时,医生发现他的头控能力很差、四肢偏短,将其转诊至儿科,由儿科医生安排进行骨骼检查。

检查显示软骨发育不全的典型影像学特征。父母很震惊,因为他们都很健康并且身材正常。他们想了解更多有关这种疾病的信息,并希望认识其他有同样疾病孩子的家庭。因此,尽管他们自己并不打算再生孩子,还是要求转到遗传科。

在遗传诊所,医生和遗传咨询师建议 Jessica 和 John 参考为帮助患者家庭照顾软骨发育不全儿童制定的有关指南。为 James 安排了一项睡眠测试,以检查他是否存在睡眠呼吸暂停。为 James 的父母提供了一张针对软骨发育不全儿童制定的生长图表,以监测病情进展。并告诉他们需要关注哪些医学征兆。由于软骨发育不全儿童的背部和头部需要良好的支撑,医生建

议他们在家中、汽车中和婴儿车中使用合适的座椅。遗传咨询师给他们提供了一个患者组织的联系方式以及一些有用的文献。

多年来,这个家庭多次与遗传科和患者组织联系,寻求有关医疗上的支持,确保所有适当的设施就位,以便James能够上学和参加社会活动。除了经常发生上呼吸道感染和持续呼吸音粗糙需要摘除扁桃体和腺样体外,总体来说,James是一个健康的男孩。他热衷于体育运动,但在学校与同学比赛时,常常因落后于人感到沮丧。然而,家人了解到英国矮人体育协会这个组织,James便成为一名喜爱比赛的运动员。很快,他就认识了许多其他身材矮小的年轻人,并开始赢得奖牌。随着时间的推移,他代表自己的国家参加了世界矮人运动会(图6.1),他就是这样认识了Joanne,她是一名游泳运动员,也患有软骨发育不全。

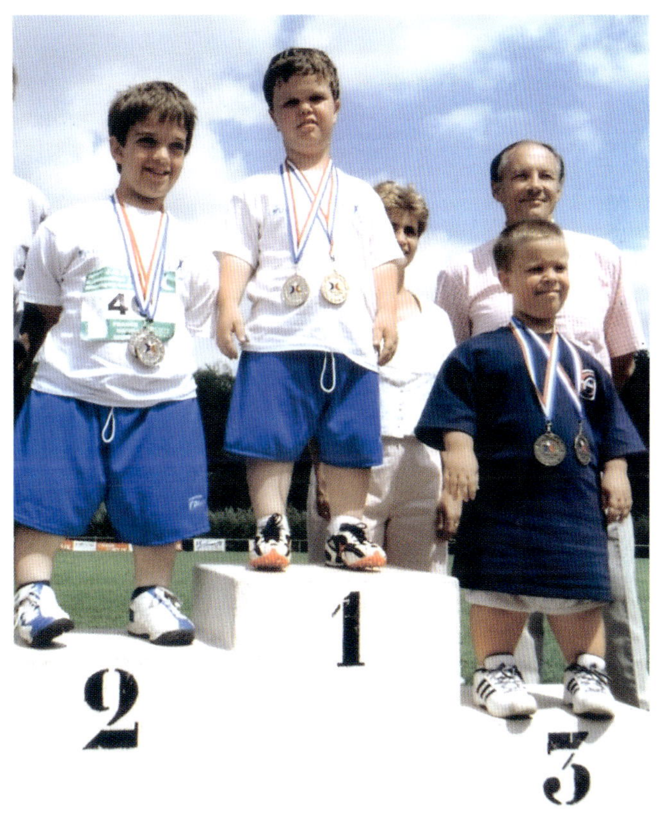

图6.1 世界矮人运动会上三个患有软骨发育不全的男孩
注意,每个人都有一个相对较大的头部、较短的四肢和正常长度的躯干。

随着时间的流逝,James和Joanne的关系迅速升温并结婚。James是一名体育教练。Joanne在大学学习心理学,受雇于一家大公司从事无障碍设施安全咨询工作。他们预约了遗传门诊,想了解如果Joanne怀孕,对她本人和孩子的风险。Joanne的母亲也患有软骨发育不全,故Joanne夫妇已经有思想准备,他们的孩子有可能和他们一样。但他们听说如果父母双方都有此病,孩子则会有患严重的致命疾病的危险,而且如果生一个身材正常的孩子,他们也不确定将会有怎样的感受。

在遗传诊所,他们针对妊娠风险进行了详细讨论。Joanne从讨论中得知，软骨发育不全的女性不能通过阴道分娩，她需要在孕 38 周左右在医院接受剖宫产。常规流程是，在妊娠初期，Joanne 应该被转诊去看产科医生，为她制订分娩计划；妊娠后期需要见麻醉师，因为剖宫产有时会有气管插管问题。遗传科医生向夫妇俩解释了每次妊娠的风险：孩子有 50% 的机会从母亲或父亲那里遗传致病基因而患病；有 25% 的机会遗传父母双方的正常基因而具有正常身材，还有 25% 的机会遗传父母双方的致病基因，所谓的双倍剂量——导致严重四肢短小且胸部极度狭窄。这样的孩子只能存活数小时或数天。医生告诉 Joanne 夫妇，妊娠初期的检测可以明确发生了上述哪种可能性。如果孩子是纯合的，则可以选择终止妊娠。

6.2 科学工具包

前两章我们介绍了检测 DNA 序列变异的一些方法，对其中有些案例阐述了其变异的后果。本章我们将更系统地探讨分子病理学，即 DNA 序列的变异如何影响细胞的生物化学功能或人体的特征。本节我们将探讨不同类型的变异如何影响蛋白质编码基因的转录或翻译。接下来在第 6.4 节，我们将探讨更广泛的问题，即某种 DNA 变异是否导致该基因的功能丧失或功能获得，以及基因型在多大程度上可预测表型。但首先，在与患者及其家属交流时，我们需要注意使用恰当的词汇（框 6.1）。从某种意义上说，这是准确使用科学词汇的问题；但对与患者交谈的医务人员来说，还需要注意措辞不当可能给患者带来心理影响和伤害，尤其是“突变”一词。虽然本章标题使用了突变一词，主要是为了简洁，但在医患交流时，除非特殊情况，应尽量避免使用该词。

框 6.1

描述 DNA 序列变异的用词

“突变”一词可用于描述引起 DNA 序列变异的事件或由此所产生的变异，与该变异可能已经遗传多少代无关。换句话说，它可以描述变异的过程或其产物，最好将其产物描述为“变异”。诊断实验室的工作人员经常使用“突变”来表示致病变异，而非致病变异则被称为“多态性”。后者在群体遗传学中具有特定含义（请参见第九章），因此不建议随意使用。同时，除非描述基因改变的实际过程，否则在与患者沟通时，最好完全避免使用“突变”一词。该词对于某些人来说具有贬义的含义（例如，“John Smith 是一个变种……”），因此使用“变异”或“异常”之类的词比较明智。

变异类型概述

一个蛋白质编码序列如遵循中心法则（见图 3.2）来实现其作用时，需经一系列步骤，其中任何一个步骤都可能受到基因变异的影响。以下是需要考虑的主要变异类型：

- 全基因缺失

- 全基因重复
- 染色体重排导致基因断裂
- 基因的一个或多个外显子缺失或重复
- 启动子或其他顺式调控序列的变异
- 通过改变现有剪接位点而影响剪接的变异
- 通过激活隐蔽剪接位点而影响剪接的变异
- 改变三联阅读框架(移码)的编码序列变异
- 引入提前终止密码子的编码序列变异(无义改变)
- 蛋白质中的一个氨基酸被另一个氨基酸取代的编码序列变异(错义改变)
- 编码序列变异改变一个氨基酸的密码子但编码相同氨基酸(同义替换)

在第6.4节中,我们将考虑基于基因功能的另一种分类。变体可以被分为无义或无效(没有产物生成,或没有功能),亚效(产物较少,或功能太少),超效(产物过多,或功能过多)或新生(一个新的功能)。

全基因缺失或重复

尽管反馈机制可以根据基因产物的需要来调节该基因的表达水平,但可以预计,基因产物的量会随基因数目的变化成比例地减少或增加。并非所有的基因缺失或重复均是致病的。近期发现,某些基因的拷贝数在正常人之间存在相当大的差异。用比较基因组杂交(见图4.7)的方法已发现出乎意料的大量非致病性的拷贝数变异(见图2.21),大多数不涉及编码序列,但也有一些例外,举例如下:

- X染色体上串联重复的绿色视觉色素基因的数目在人群中是不同的。
- 染色体1p21上唾液淀粉酶的基因数目在人群中是不同的;传统高淀粉饮食人群中,该基因数往往高于那些来自传统低淀粉饮食人群(Perry et al.,2007)。
- 染色体6p21上一些主要组织相容性复合体的单倍型(请参阅第十章)包含不同数量的HLA等位基因。

然而,对于大多数基因而言,拷贝数的变化是异常的,通常是致病的。若一个基因的拷贝数减少或增加50%(从通常的2个拷贝变成1个或3个)就会引起表型改变,则该基因被称为**剂量敏感**基因。基因重复的致病性比基因缺失要小。相关染色体上的剂量敏感基因,可以解释该染色体三体的致病作用,以及单体更严重的表型。

基因断裂

如果一个基因因染色体重排而断裂,该基因的5′片段保留启动子,仍可能被转录,但不会产生正常的全长转录本。例如,半数严重的A型血友病(OMIM 306700)病例是由*F8*(凝血因子Ⅷ)基因倒位引起的(图6.2)。由于mRNA的稳定性在很大程度上由3′非翻译区介导,部分mRNA不太可能是稳定的或不编码任何产物。因此,这种断裂破坏了基因的表达。偶尔,染色体重排可能通过将两个不同基因的外显子连在一起,形成一个新的嵌合基因。这种变化在癌症中很重要(请参阅第七章),这是基因断裂阻止基因表达规律的部分例外。

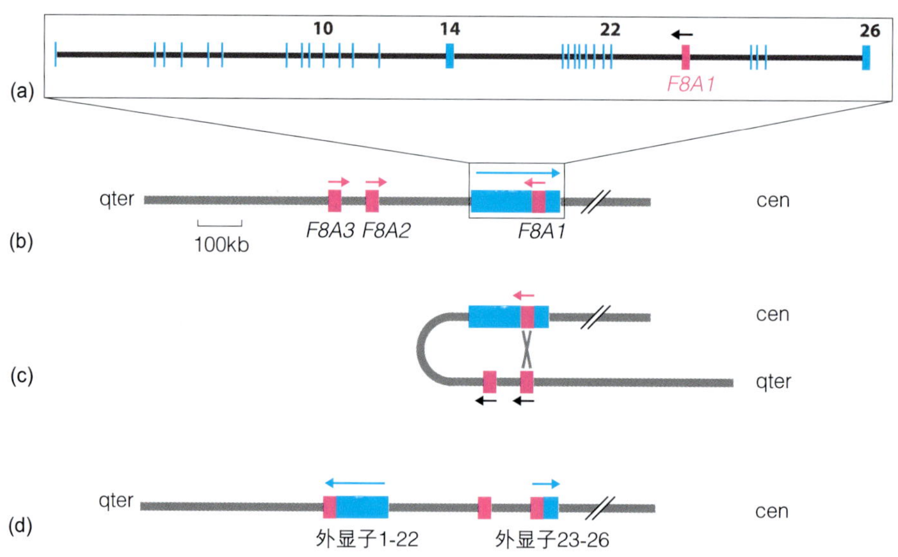

图 6.2 **倒位破坏 *F8* 基因**

(a)*F8* 基因位于 X 染色体 Xq28 位点上,含 26 个外显子,全长 187kb。(b)红色方框代表 *F8* 基因第 22 内含子中的一个非编码序列,额外的两个拷贝位于距 *F8* 基因起始点 360kb 和 435kb 处。红色箭头表示重复的方向。注意,这些是反向重复(与疾病框 2 中的直接重复不同)。(c)在男性减数分裂过程中,X 染色体的这一部分没有匹配序列。DNA 可能会发生环化,使重复序列的两个拷贝以相同的方向配对。偶尔会在配对的序列之间发生重组。(d)结果是约 500kb 的 DNA 发生了染色体倒位,破坏了 *F8* 基因。蓝色箭头显示 *F8* 基因的 5′→3′ 方向。

影响完整编码序列转录的变异

基因表达的正确调节对细胞行使正确的功能至关重要。基因激活与否,取决于细胞类型及其功能状态。编码序列的表达须有功能正常的启动子,适当的增强子和允许的("开放的")染色质环境——更详细的调控机制,请参见第十一章。其中任何一个元素受到干扰都可以阻止转录。因此,即便一个基因的编码序列本身可能是完整的,启动子或增强子中序列的变异也可使其失活。

这样的个例有许多(Gordon and Lyonnet,2014),但发生频率并不像预期的那样频繁,部分原因是诊断实验室很少分析此类变异。如果发现启动子或增强子发生变异,其影响还需通过实验研究来验证,而这些研究并非诊断实验室的常规工作。就目前的知识,如果变异发生在非编码序列,计算机分析通常不能确定该变异是否致病。除这种不确定性外,微小的序列变化似乎对增强子影响不大,它们似乎在进化过程中获取了类似于载人航天器工程的容错机制。较小的序列变化可能会导致它们所调控基因的表达水平发生细微变化,这种变化的积累可能易于导致多种常见疾病,例如糖尿病(请参阅第十三章),尽管有 Gordon 和 Lyonnet(2014)引用的案例,但很少会对某个基因表达产生显著影响。

DNA 序列变化引发的染色质环境变化也许更易致病。在病理学中很重要的一类非编码变化是 DNA 甲基化。如第十一章所述,特殊的酶将甲基($—CH_3$)基团连接到 DNA 的胞嘧啶碱基上,作为调节染色质构象和基因表达系统的一部分。具有完整编码序列的基因可能通过不适当的甲基化而关闭。引发这种甲基化的因素之一是疾病框 4 中所述的不稳定的重复序列扩增。脆性 X 综合征的全突变(**案例 11,Lipton 家系**)就是一个例子(图 6.3)。*FMR1* 基因的 5′ 非翻译区中,$(CGG)_n$ 重复序列扩增超过 200 次就会引发 DNA 甲基化,阻止该基因的转录。类似的甲基化效应在癌症的发生中也很重要(请参阅第七章)。

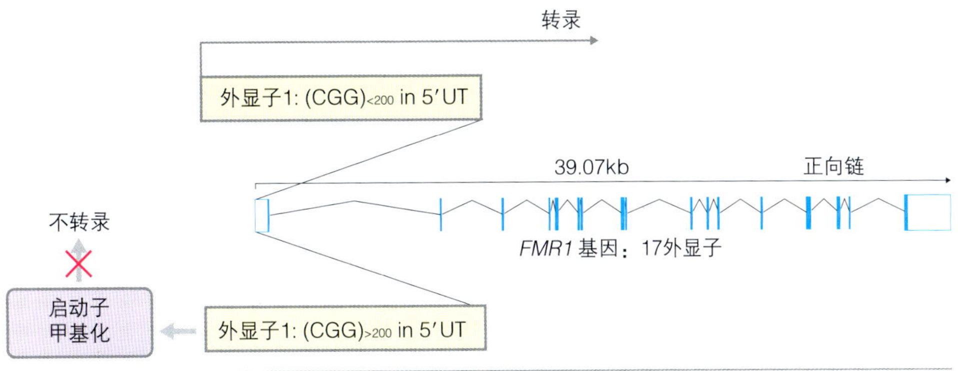

图 6.3 脆性 X 综合征 $(CGG)_n$ 扩增抑制了 *FMR1* 完整编码序列转录

庆幸的是,对大多数孟德尔疾病而言,仔细研究编码序列和剪接位点,一般都可以发现其致病变异。因此,影响基因调控的变异,可能主要与复杂的多因子疾病相关(第十三章),这些疾病的易感性取决于多种基因表达微小改变的组合,而不像孟德尔疾病,一般由对功能影响较大的单个基因突变引起。

影响初级转录本剪接的变异

如第三章所述(见图 3.10),剪接体是一种大型多分子机器,它在外显子-内含子交界处将初级转录本剪开,并将外显子拼接在一起。几乎所有的剪接位点均由 RNA 中内含子起始处的 GU 二核苷酸(DNA 中的 GT)和末端的 AG 组成,每个位点均嵌在一个松散定义的共有序列中,而且周围有增强或抑制该位点活性作用的短基序。变异可以通过阻止正常剪接位点发挥作用或将非正常剪接位点的序列误认为正常剪接位点而影响剪接。

剪接位点并不是全或无的概念,有不同强度(即它们对剪接机器的亲和力)的潜在位点存在。剪接位点的变异可以完全阻止其功能或改变其强度。DNA 中标志内含子开始和结束的是(几乎)不变的 GT……AG 二核苷酸,它们的任何变化,都会使该位点失去功能,而细胞对此所作的反应则很难预测。受累的外显子可被跳过,或者某些内含子序列可能被保留在成熟的 mRNA 中。通常将附近的某些其他位点作为剪接位点,从而改变成熟 mRNA 的序列。外显子-内含子连接序列附近的其他改变通常也影响剪接,但这很难预测。它们可能会影响 GT……AG 周围的共有序列,也可能影响附近和剪接机器组件相结合的增强子或沉默子序列。但这些序列不是严格限定的。它们可能位于剪接位点附近的内含子中,但也可能位于外显子中。如果编码序列的变化改变了一个外显子的剪接增强子,则可能是致病的,其原因与任何预测的氨基酸序列变化无关。以下两个例子将说明这种效果。

- *CFTR* 基因第 8 内含子的 3′ 端附近是一系列 T 核苷酸。在不同的人中可能有 5、7 或 9 个 T。5T 变异可以降低附近剪接位点的强度,因此第 9 外显子通常会被跳过,从而导致功能丧失。该功能丧失只是部分的,因为一部分转录本是正确剪接的。因此,5T 变异通常引起轻度和非典型的囊性纤维化。
- 脊髓性肌萎缩症(spinal muscular atrophy,SMA 或韦德尼希-霍夫曼病,OMIM253300)由位于 5q13 的 *SMN1* 基因功能丧失引起。该基因的重复拷贝(*SMN2*)位于同一条染色体上,距离 *SMN1* 仅有 500kb,乍一看应该能够取代突变基因的功能。这两个基因仅有轻微的序列差异。其中之一是第 7 外显子的 C>T 变化,位于 5′ 剪接位点下游 6 个核苷酸处。该变异仅将一个苯丙氨酸密码子替换为另一个(UUC>UUU)。但实际上,该变异破坏了剪接,很可能是引入了一个外显子剪接沉默子来干扰剪接。这样,大约 90% 的转录本中第 7 外显子被跳过了,以致 *SMN2* 基因在很大程度上是无功能的,不能弥补 *SMN1* 基因的任何功能损失。有趣的是,一些 SMA 患者有多个该基因的拷贝。尽管每个拷贝产生的蛋白质很少,但它们合起来足以使这些患者的疾病变得较轻且发病较晚。有关 SMN 蛋白的功能,请参见疾病框 10;有关 SMA 的更多讨论,请参见框 14.9。

一些序列变化通过激活**隐蔽剪接位点**而影响剪接。也就是说,某个序列恰好具有剪接位点的许多特征,但还不足以使细胞将其用作剪接位点。某种变异可能会增加其与剪接位点的相似度,而被细胞启用。如以下示例,这种隐蔽位点可以位于外显子,也可以在内含子中。

- 在血红蛋白 E 中,β-珠蛋白基因第 1 外显子的 3′ 端上游 14 个核苷酸处发生 G> A 替换,推测会导致 p.Glu26Lys 氨基酸替换。但实际上,其致病作用是影响了剪接。这个核苷酸的变异导致变异的序列成为一个选择性剪接位点。使用该位点的转录本是无功能的,导致了 β 地中海贫血。
- 引起囊性纤维化的原因之一是 *CFTR* 基因较大的第 22 内含子中 12kb 位置上的单核苷酸变异 c.3849+12191C> T。该变异激活了一个隐蔽剪接位点,导致异常剪接而使基因功能丧失。与上述 5T 变异一样,只有某些转录本使用该剪接位点,故疾病的表现相对较轻。

如果激活隐蔽剪接位点的变异位于内含子深处,常规外显子测序的方法是无法发现的,这样就有必要研究 mRNA(如 cDNA)而不是基因组 DNA(尽管一旦被锁定,此类变异可以通过任何已知序列变化的检测进行基因分型)。毫无疑问,这类变异被低估了。

如第 3.4 节所述(见图 3.10),许多转录本都可以被**选择性剪接**,即某些剪接位点仅被一部分初级转录本使用,产生一系列**剪接异构体**。如第 3.4 节所述,在 Ensembl 数据库中浏览任何基因都会发现大量不同的转录本,其中大多数是剪接异构体(尽管有些涉及使用不同的启动子)。选择性剪接可能是组织特异性的,因为某些异构体仅在特定组织中发现。ENCODE 项目发现每个基因位点所含的平均异构体数量(见第 3.4 节)为 5.4。如果一个变异发生在共有剪接序列或剪接增强子中,改变了剪接位点的强度,则可能影响剪接异构体的平衡而产生表型。这种变化更有可能成为常见疾病的易感因素,而非引起孟德尔病的突变。

总之，除了发生在稳定的 GT……AG 二核苷酸的变异外，影响剪接的变异是广泛的，且很难预测。计算机程序可以用来预测序列变化对剪接的影响。最好的预测方法是将不同方法组合起来，可能会有 90% 的正确率，但也并非绝对可靠。除了靶序列变异所产生的影响之外，剪接机器本身的变异也可能是致病的，请参见疾病框 10。

导致翻译错误的变异

当蛋白质编码序列发生变化时，需要参考遗传密码来考虑其影响（表 6.1）。变化可以分为三种类型：

- 错义变异将一个氨基酸的密码子替换为另一个氨基酸的密码子，导致单个氨基酸替换。
- 无义变异将编码某一个氨基酸的密码子替换为终止密码子（UAG、UAA 或 UGA）。
- 移码变异可插入或删除核苷酸，从而改变读码框。

以下我们依次考虑每种类型。

表 6.1 遗传密码

密码子中第一个碱基	密码子中第二个碱基				密码子中第三个碱基
	U	C	A	G	
U	Phe	Ser	Tyr	Cys	U
	Phe	Ser	Tyr	Cys	C
	Leu	Ser	终止	终止	A
	Leu	Ser	终止	Trp	G
C	Leu	Pro	His	Arg	U
	Leu	Pro	His	Arg	C
	Leu	Pro	Gln	Arg	A
	Leu	Pro	Gln	Arg	G
A	Ile	Thr	Asn	Ser	U
	Ile	Thr	Asn	Ser	C
	Ile	Thr	Lys	Arg	A
	Met	Thr	Lys	Arg	G
G	Val	Ala	Asp	Gly	U
	Val	Ala	Asp	Gly	C
	Val	Ala	Glu	Gly	A
	Val	Ala	Glu	Gly	G

某些氨基酸，如丝氨酸和精氨酸，有多个密码子，而色氨酸和甲硫氨酸各只有一个密码子。AUG 同时作为起始密码子和内部的甲硫氨酸密码子。注意终止密码子有三个。

错义变异。编码序列中的单个核苷酸改变，可以将一个密码子变为另一个密码子。假设更改后的密码子不是终止密码子，其可能的结果有两种：

- 同义（或沉默）替换是单核苷酸改变将一个密码子替换成另一个密码

子,但还编码同一个氨基酸。例如,DNA 中的 T>C 改变,将 mRNA 中的 UUU 密码子转换为 UUC,两者均编码苯丙氨酸。这些替换不会产生功能后果,除非像上述 *SMN2* 基因的变异一样,影响到剪接。

- 错义变异将一种氨基酸替换为另一种氨基酸。可以使用表 6.1 来确定密码子变化对氨基酸序列的影响。

确定一个错义变异是否具有致病性是很困难的。该氨基酸对特定蛋白质的功能有多重要?它是否构成酶活性位点或其他一些基本功能元素的一部分?也许该氨基酸对于建立蛋白质的三维结构至关重要。蛋白质对替换氨基酸的耐受性如何?氨基酸的化学性质和大小不同;有些配对比其他配对更具兼容性。然而,对于许多蛋白质中的许多位点而言,一个氨基酸的替换不会影响其功能。多种计算机程序(例如 POLYPHEN-2,SIFT)都试图解释任何给定变异对给定蛋白质的影响。这些软件通常通过观察人类和其他物种中相对应的蛋白质,来发现相关蛋白质中改变的氨基酸是否总是相同的——如果相同,则该蛋白质可能不会耐受替换。

如上所述,重要的是要记住,看似无害的同义或错义变异,可能会通过破坏剪接而产生主要的致病作用。

无义变异。mRNA 中的 UAG、UAA 和 UGA 是三个终止密码子(表 6.1)。将任何其他密码子转换成终止密码子(DNA 中的 TAG、TAA 或 TGA)的单核苷酸变异,会导致核糖体分离,蛋白质的合成在该变异点终止,此类变异称为**无义变异**。与通常的看法相反,含无义变异的 mRNA 一般不会产生截短蛋白质。细胞具有一种非常有趣的机制(无义介导的 mRNA 降解),用于发现和降解含有提前终止密码子的 mRNA(图 6.4)。尽管在某些情况下可能会产生一定量的截短蛋白质,但无义变异的后果通常等同于基因的完全缺失。

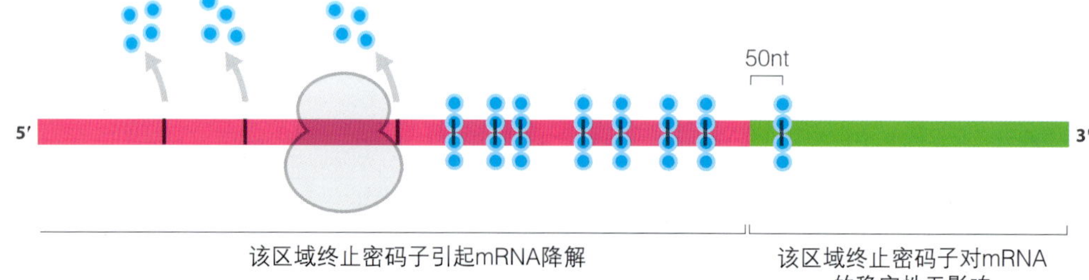

图 6.4 无义介导的 mRNA 降解(NMD)

当经过剪接的 mRNA 从细胞核输出到细胞质时,剪接机器的某些成分(外显子连接复合体,exon junction complex,EJC)仍然附着于每个剪接位点。当第一个核糖体沿着 mRNA 移动时,它会逐一置换 EJC,直至到达终止密码子并脱离。如果无义变异发生在 mRNA 的红色区段,则一个或多个 EJC 将保留在原位,这会触发 mRNA 的降解。因此,红色区段中的提前终止密码子会触发 mRNA 降解,不会产生截短的蛋白质。但是绿色区域中的无义变异,能够指导产生有潜在致病性的截短蛋白质。

无义介导的 mRNA 降解有可能是细胞进化过程中获得的保护机制,使其免受有潜在毒性作用的截短蛋白质的危害(见后文)。这大概也可以解释为什么许多基因的最后一个外显子非常大——无法将 3′ 非翻译区分割成多个外显子,否则就使用正常的终止密码子触发无义介导的 mRNA 降解。无义密码子在同一基因的不同部位产生的影响存在一些令人相当困惑的差异,如图在红色区域(图 6.4)的变化会导致无义介导的 mRNA 降解发生,但在绿色区域不会(见 OMIM 602229 的例子)。有关更多详细信息,请参见 Holbrook 等的综述(2004)。

移码。插入或删除不是 3 的倍数的任何数目的核苷酸都会产生移码。其后果是完全更改下游所有信息的读取(请参见框 3.3)。理论上讲,翻译移码 mRNA 可以在下游产生一条全新的多肽。但是,即使产生了这种蛋白质,它也可能不稳定。在所有可能产生的多肽链中,只有很小的一部分可以折叠,从而产生稳定的蛋白质。细胞会发现并降解那些无法正确折叠的分子。然而更常见的是,新的多肽根本不会产生,因为通常在移码后不久就会生成一个终止密码子,如图 6.5 所示。如上所述,含有提前终止密码子的 mRNA 一般会被降解,不会产生蛋白质。因此,无论何种方式,都无法生成蛋白质。

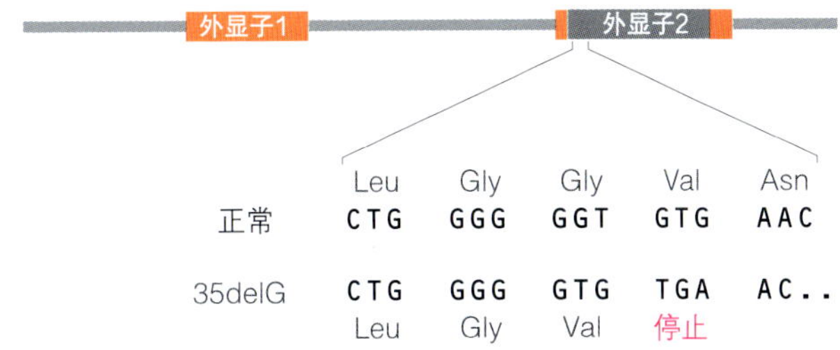

图 6.5 缝隙连接蛋白 26(*GJB2*)基因的 c.35delG 等位基因

这个突变是常染色体隐性先天性耳聋的常见原因。缝隙连接蛋白 26 在内耳中具有重要功能。该图显示了 *GJB2* 基因的 2 个外显子,编码序列为黑色,5′ 和 3′ 非翻译区为彩色。该基因序列包含 6 个连续的 G 核苷酸。在复制此类同聚物的过程中,如果 DNA 聚合酶从模板上脱落然后重新结合,则可能会丢失或重复一个核苷酸(复制滑动)。因此,同聚物序列是单核苷酸插入或缺失的热点部位。核糖体在读取移码变异后的 *GJB2* 信息时,很快就会遇到一个终止密码子。

整个外显子的缺失或重复是造成移码的常见原因。当一个基因的一个或多个完整外显子缺失或重复时,其产生的效应部分取决于该变异是否导致移码。缺失 125 个核苷酸的外显子将产生移码,而如果该外显子缺失 126 个核苷酸,则不会移码。第 6.3 节描述了移码在 DMD 分子病理学中的主要作用。

第 6.4 节的表 6.3 给出了各种类型突变可能产生效应的一般规则。

6.3 案例分析

在这节,我们将对已知变异的分子病理学进行讨论,同时研究**案例 14**(Jenkins 家系)。

案例1 Ashton家系

- Alfred Ashton 之子 John，28 岁，身体健康
- ❓亨廷顿病家族史
- 常染色体显性遗传
- 需要 PCR 检测做诊断
- PCR 检测证实了 John 父亲的诊断
- 预测性检测的利弊
- 分子病理学
- 治疗的可能性

1 7 60 94 140 354

三核苷酸重复序列的扩增在第四章已有描述。该变异是在 *HTT* 基因的编码序列添加了 CAG 三联重复序列。当基因被转录并翻译时，该扩增不会破坏阅读框架，其蛋白质产物还是正常的含 3 142 个氨基酸的亨廷顿蛋白，但其 N 末端附近有大量的谷氨酰胺（CAG 是谷氨酰胺的密码子）扩展序列。患者常常是杂合子，但也有罕见的纯合子的报道，在临床表型上通常与杂合子病例没有明显区别。这表明致病原因是突变蛋白的存在而不是正常蛋白的缺失。目前尚无报道亨廷顿病可以由 *HTT* 缺失、无义或其他致病变异引起。另外，迄今至少有一例报道，染色体重排破坏了 *HTT* 基因的一个拷贝，但并没有引起亨廷顿病。这些观察结果表明，亨廷顿病应该由功能获得引起。

突变蛋白对神经元有一定毒性，特别是在大脑的纹状体和尾状核。细胞逐渐死亡导致疾病迟发。为什么突变蛋白是有毒性的尚有争议。它们在神经元内形成聚集体，但不清楚这些聚集体本身是否有害。更有可能的是聚集过程的中间体是有害的。正常的蛋白质一般与许多其他蛋白质相互作用——很可能对多种蛋白复合物的组装起某种支架作用，这使识别其某一关键功能的改变非常困难。含有重复扩增序列的 mRNA 分子的异常翻译，也可能产生有毒性的 RNA 分子（Cleary and Ranum，2013）。

案例2 Brown家系

- 婴儿 Joanne，反复感染，生长不良
- 发汗试验证实她患有囊性纤维化
- 常染色体隐性遗传
- 需要进行分子检测
- 检测到 *CFTR* 变异
- 分子病理学

2 9 60 120 140 283 354

囊性纤维化是由 *CFTR* 基因编码的氯离子通道功能完全丧失而引起的隐性遗传病。患者 Joanne 的 *CFTR* 基因应该没有功能。DNA 检测（第五章）发现她有三个序列发生改变：第 3 外显子中的 c.236G> A，第 10 外显子中的 c.1521_1523delCTT（p.F508del）和第 15 内含子中的 c.2620-15C>G。众所周知，p.F508del 是迄今为止欧洲人中最常见的囊性纤维化变异（参见表 12.2）。该变异是编码序列中三个连续核苷酸的非移码缺失。该变异蛋白几乎是一个全长蛋白，含 1 479/1 480 个正确的氨基酸，但是缺失的那一个氨基酸影响了蛋白质的结构。变异蛋白合成后，在细胞中不能被正确处理，无法定位在需要它的顶端细胞膜上，其结果是功能完全丧失。Joanne 携带的其他两个变异并不常见，需要进一步分析。第 15 内含子的变异考虑是非致病性的，原因有两个：

- C>G 变化发生在第 15 内含子，位于第 16 外显子开始前的 15 个核苷酸。内含子的变化有时可通过影响剪接而致病。剪接预测软件没有提示该变异对剪接有任何影响，但是没有对 RNA 进行研究，这种影响还不能排除。但这个病例存在第二条证据：
- Joanne 的父母 David 和 Pauline 接受 DNA 检测后，发现 p.F508del 和 c.2620-15C> G 变异均来自 David，提示这两个变异一定在同一基因拷贝中。即使 c.2620-15C>G 是致病变异，也不能解释 Joanne 的病因，因为她从 Pauline 遗传的基因一定也应该含有致病变异才可以解释。

Joanne 的另一个变异 c.236G>A 确实来自她的母亲。核苷酸变化位于

第3外显子内，将色氨酸79(TGG)的密码子转换为终止密码子(TAG)，这是一个明确的致病变异。由于无义介导的mRNA降解(见上文)，变异基因一般不会产生任何蛋白质，即便可以产生，也应该是无功能的，因为终止密码子在序列中出现得很早。

如前所述，确认Joanne的致病变异的原因之一，是看她是否可以使用一种新的针对特异变异的药物Ivacaftor，该药可部分纠正Joanne携带的变异p.F508del的影响。Ivacaftor类药物通过改善有缺陷的CFTR蛋白功能而发挥作用。不同类型的*CFTR*变异以不同方式影响CFTR蛋白功能，每种类型的变异需要不同的特异性药物。但是Joanne的第二个突变p.W79X是无义变异，不会产生蛋白质，因此其作用无法用这类药物改善。另外，这些新药的成本极高，患者需要终身服药。这引发人们的疑问，是否只能通过花钱买这种药物才能使患者获得最大的益处。该问题已成为公众问题，患者及其家属运用各种方法获得这类药物进行治疗。Manfredi和同事(2019)发表了非常有趣的评论。

案例3 Kowalski家系

- Kamil和Klaudia之长子Karol
- 发育迟缓，肌张力低下，严重智力障碍
- 在这种情况下基因检测的困难性
- 可能需要外显子组测序
- SNP芯片微缺失检测阴性
- 外显子测序
- 发现新生*ARID1B*变异
- 治疗的可能性

3 9 61 93 122 141 354

如第5.3节所述，Karol的全外显子测序发现了16 400个与参考人类基因组(外显子组序列的经典数据)不同的变异。剔除那些在人群中出现太频繁，不太可能引起Karol的罕见病的变异后，剩下了410个变异，对其进行分析如下：

(1) 排除那些预测不会改变任何蛋白质氨基酸序列的变异。包括非编码区的变异和改变氨基酸密码子但仍编码相同氨基酸的同义变异。其余的是在编码区的错义变异、插入或缺失变异或影响剪接位点或截短蛋白质的变异。请注意，此分析过程可能错误地剔除了那些偶然有致病性的同义变异(例如*SMN2*基因中的TTT>TTC变化)以及启动子、增强子或mRNA非翻译区的致病变异。

(2) 通过POLYPHEN-2或SIFT程序(见上文)分析，排除那些不太可能致病的错义变异。但这些程序的平均准确率只有80%，因此在此阶段可能错误地排除(或包含)了某些变异。

(3) 从数据分析的角度，研究人员决定检测Karol的问题是常染色体隐性遗传或显性遗传导致的。根据隐性假设，候选基因的两个拷贝中均应有明确的致病变异。但在Karol的变异中并没有发现这样的基因，因此对候选基因进一步分析以寻找显性变异。

(4) 通过寻找任何一个亲本中都不存在的新生变异，进一步筛选剩下的可能显性候选变异。Karol父母的DNA被采集并进行了外显子组测序。最终将候选基因锁定到一新生变异，即*ARID1B*基因第12外显子中的一个单核苷酸置换c.3304C>T。这个典型的无义变异将第1 102个密码子从CAG(谷氨酰胺)变为TAG(终止密码子)。*ARID1B*基因有20个外显子，上述变异在该基因的第12外显子中，因此突变的mRNA应该触发无义介导的mRNA降解，成为一个无功能等位基因，而另一个等位基因是完整的。因此，Karol携带一个有功能和一个无功能的*ARID1B*基因。

（5）最后，用桑格测序来验证这个变异的准确性，确认它的确是新生变异（该检查很重要，因为明显的新生变异经常是测序错误），并检查了 *ARID1B* 作为候选基因的可能性。结果非常令人满意。在第 6.4 节中，我们已用实例表明，*ARID1B* 单个拷贝的功能丧失是致病的；Karol 不一定有该基因的纯合变异才得病。ARID1B 蛋白构成了染色质重塑复合体的一部分，后者是一种控制局部染色质构象进而控制许多其他基因表达的多蛋白机器。这个复合体中几种蛋白的变异都与智力障碍有关，而且在患有严重智力障碍的儿童中，该基因的新生突变已有报道。这样，Karol 的病因就明确了。

案例4 Davies家系

- Martin，24 月龄，动作笨拙，学步晚
- 肌营养不良家族史
- X 连锁隐性遗传
- 抗肌萎缩蛋白基因检测的问题
- 通过 MLPA 检测到 44~48 外显子缺失
- 分子病理学

3 10 61 89 142 257 285 354

Martin 缺失了抗肌萎缩蛋白基因的 44~48 外显子（图 4.11）。考虑到在其他患者中报道过的该基因这一部分的缺失，我们观察到一个看似矛盾的情况（表 6.2）。

表 6.2 抗肌萎缩蛋白基因全外显子缺失的影响

<table>
<tr><th>外显子</th><th>大小(bp)</th><th>移码</th><th>单个外显子缺失的影响</th><th colspan="3">多个外显子缺失导致 BMD</th></tr>
<tr><td>42</td><td>195</td><td>0</td><td>BMD</td><td></td><td></td><td></td></tr>
<tr><td>43</td><td>173</td><td>−1</td><td>DMD</td><td rowspan="2">外显子缺失 43+44</td><td></td><td rowspan="4">外显子缺失 43~46</td></tr>
<tr><td>44</td><td>148</td><td>+1</td><td>DMD</td><td rowspan="2">外显子缺失 44+45</td></tr>
<tr><td>45</td><td>176</td><td>−1</td><td>DMD</td><td rowspan="2">外显子缺失 45+46</td></tr>
<tr><td>46</td><td>148</td><td>+1</td><td>DMD</td><td></td></tr>
<tr><td>47</td><td>150</td><td>0</td><td>BMD</td><td></td><td></td><td></td></tr>
<tr><td>48</td><td>186</td><td>0</td><td>BMD</td><td></td><td></td><td></td></tr>
</table>

DMD 是一种致死性疾病；BMD 病情则较轻。转载自 Strachan & Read（2019）《人类分子遗传学》（第 5 版），经 Garland Science/Taylor & Francis LLC 许可。

多外显子缺失的后果通常比单外显子缺失的后果要轻。例如，第 43~46 外显子中的任何一个缺失，都会导致严重的进行性假肥大性肌营养不良；而更大的缺失，缺失 2 个甚至全部 4 个外显子，却只引起轻度症状，即贝克肌营养不良（OMIM 300376）。换句话说，同时有 2 个或甚至 4 个致命突变，却导致较轻的疾病。

该悖论的关键是缺失是否产生移码。如表 6.2 显示，如果第 43 外显子或第 44 外显子缺失，会引起移码。但如果两者同时缺失，则这两个移码会相互抵消。长的抗肌萎缩蛋白的分子在肌细胞中的功能有点像两端带有钩子的绳索（图 6.6）。绳索的主体由多个重复单元组成，单元的精确数量对该蛋白的功能并不重要。如果 Martin 简单地制造出比正常稍短的抗肌萎缩蛋白分子，但两端的钩子完好无损，那么他患的是较轻的贝克肌营

养不良(Becker muscular dystrophy, BMD),预后相对较好。但是,将表 6.2 中的外显子长度加起来时,他的缺失会产生+1 的移码。在移码下游产生的蛋白质会具有完全错误的氨基酸序列——但实际上,核糖体在沿着这个新码阅读时,很快就会遇到一个终止密码子。如前所述,无义介导的 mRNA 降解意味着 Martin 的变异基因根本就不会产生蛋白质产物,而不是截短蛋白质。用标记的抗肌萎缩蛋白抗体对肌肉进行活检,可以确认抗肌萎缩蛋白的缺失(见图 1.4)。对 Martin 的病例,这并没有增加有用的新信息,但在 MLPA 缺失筛查而未发现突变的男孩中,这是有价值的诊断测试。在巨大的抗肌萎缩蛋白基因(79 个外显子,11kb 的编码序列,2.4Mb 的基因组 DNA)中搜索一个点突变会非常具有挑战性,而肌肉活检可以较容易地确定诊断。

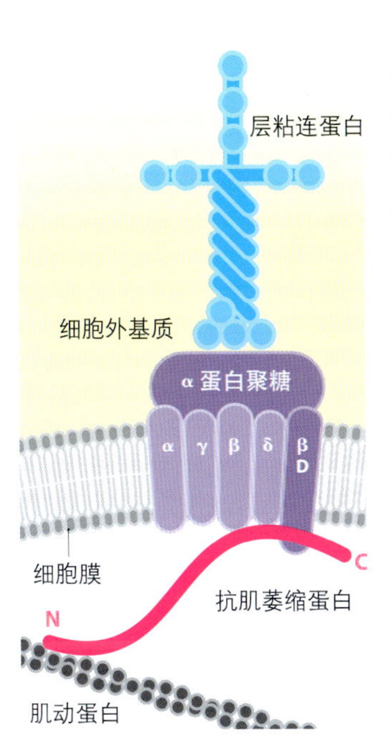

图 6.6 通过抗肌萎缩蛋白糖蛋白复合物,抗肌萎缩蛋白分子将肌细胞的细胞骨架锚定在细胞外基质上

其中包括 α、β、γ 和 δ 肌聚糖蛋白(这些基因突变会引起肢带肌营养不良)以及 α 和 β(标记为 βD)肌聚糖。抗肌萎缩蛋白缺失的肌细胞比较脆弱,几年后就会衰竭,从而导致进行性肌无力。

案例6 Fletcher家系

- Frank,22 岁,视力进行性模糊
- 视力问题家族史
- 线粒体遗传可能
- ❓莱伯遗传性视神经病变
- 检测线粒体基因组
- 检测到 m.G3460A 突变
- 分子病理学
- 治疗的可能性

4 11 62 119 143 354

Frank 携带的致病突变是线粒体 DNA 中的 m.G3460A(第五章)。多数线粒体蛋白质由核基因编码,在细胞质核糖体上合成,然后输入线粒体。线粒体 DNA 有 13 种蛋白质编码基因,这些基因在线粒体中转录和翻译,其表达方式与核基因极为相似。它们编码氧化磷酸化电子传输链的组成部分,该过程使线粒体以 ATP 分子的形式产生能量(图 3.9b)。

与核 DNA 变异相比,线粒体中 DNA 较大的缺失和重复相对更常见。线粒体基因没有内含子,因此不存在剪接突变。异质性在基因型和表型的关系之间引入了额外的变异性。这三个常见的 LHON 等位基因都是影响电子传输系统中三种不同蛋白质的错义变异:ND1 蛋白中的 p.Ala52Tyr、ND4 中的 p.Arg340His 和 ND6 中的 p.Met64Val。Frank 携带的变异是其中的第一种。每种变异均降低氧化磷酸化的效率。氧化磷酸化的缺陷通常影响具有高能量需求的组织,例如视网膜。目前尚不清楚为什么这几个特殊变异会导致突发的不可逆的视力丧失。

案例10 O' Reilly家系

- Orla 有严重的近视，身材矮小和髋关节问题
- 类似问题家族史
- ❓斯蒂克勒综合征
- 检测胶原蛋白Ⅱ基因
- 测序检测到 *COL2A1* 变异
- 分子病理学
- 治疗的可能性

51 64 122 144 354

Orla 同时患有高度近视和关节问题，提示Ⅱ型胶原蛋白病变，该型胶原蛋白在软骨和眼睛玻璃体中起重要作用。*COL2A1* 基因测序显示她是杂合的，她的第 40 外显子有 2 个单核苷酸缺失（第 5.3 节，c.2488_2489del）。在读取移框信息时，核糖体会在另外 42 个密码子之后遇到一个停止密码子。受累的等位基因由于无义介导的 mRNA 降解而不会产生任何产物。因此，Orla 的Ⅱ型胶原蛋白只有正常人的一半数量。

胶原蛋白合成缺陷会导致软骨发育异常——这是大约有 150 种临床表型的一组疾病。软骨病变通常导致长骨塑形缺陷。*COL2A1* 软骨发育异常导致一系列相关病变，从Ⅱ型软骨形成障碍（宫内或围产期致命疾病）、软骨发育低下、脊椎骨骺发育不良（spondyloepiphyseal dysplasia，SED）和 Kniest 发育异常，到斯蒂克勒综合征（临床表现较轻且诊断较晚）。有趣的是，对蛋白质合成影响最大的变异并不是产生最严重临床表型的变异。

- 最严重的临床表型是由三股螺旋区的 Gly-X-Y 单元中取代甘氨酸的错义变异引起的（见框 3.4）。只有甘氨酸这个最小的氨基酸能够置身于构型紧密的三股螺旋的内部。因此它被替换后会严重破坏纤维的组装。
- 异常剪接导致的整个外显子缺失和外显子跳读也会引起相对严重的表型。*COL2A1* 基因有 54 个外显子，其中第 8~49 外显子编码三股螺旋区。这些外显子均具有中性阅读框架（45、54、99 或 108bp），因此，删除或跳读这些区域的外显子不会引起移码或无义介导的 mRNA 降解，其变异蛋白只是短一些。但在杂合子体内，当不同长度的多肽链形成三股螺旋时，就会破坏其结构。
- 像 Orla 的例子，无义变异和移码变异引起最轻的表型，即斯蒂克勒综合征。由于无义介导的 mRNA 降解，没有异常链来干扰正常链的组装，但是胶原蛋白Ⅱ的数量减少。无义突变的杂合子有 50% 的正常三股螺旋，但如果正常和异常多肽链以 50∶50 混合随机选择分子，则三股螺旋由三个正常链组成的机会只有八分之一。

这表明，在杂合子中，变异基因最好不产生蛋白，这样变异蛋白就不会干扰非变异的正常蛋白的功能。如果变异后的产物阻止正常产物的功能，则该变异称为显性负效应（图 6.7）。

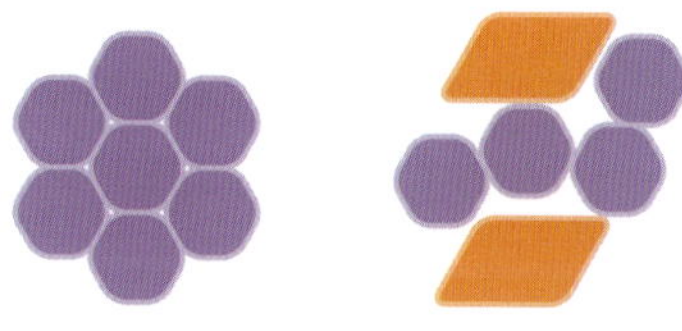

图 6.7 显性负效应

变异等位基因产生异常蛋白，该蛋白质破坏多蛋白复合物的装配。在杂合子中，显性负效应等位基因比无效等位基因产生更严重的表型。

案例13 Nicolaides家系

- Spiros 和 Elena 都是 β 地中海贫血基因的携带者
- 需要产前诊断确定突变
- 等位基因特异性 PCR 显示 Spiros 携带 p.Gln39X 变异
- 限制性酶切消化显示 Elena 携带 c.316-106C>G 变异
- 分子病理学

107 117 145 285 354

Spiros 携带 p.Gln39X 变异。一个单核苷酸替换将谷氨酰胺(CAG)的密码子转变成终止密码子(TAG)(图 6.8)。变异的基因不产生任何基因产物,导致纯合子 β° 地中海贫血(完全没有 β 链)。

Elena 的突变(图 6.9)比较隐蔽。c.316-106C>G,是在 β-珠蛋白基因第 2 内含子深部的一个单核苷酸替换,位于第 3 外显子起始点上游 106 个核苷酸。尽管在 Elena 的案例中,实验室可以用简单的限制性酶切来确认,见图 5.8,因为它正在寻找已知的变异,但这类突变只有通过研究 mRNA 后才开始被注意到。这个看似无害的变异激活了一个隐蔽剪接位点,使其优先于正常的供体剪接位点被使用。其结果是导致 β^+地中海贫血,也就是说,突变基因可使用正常剪接位点产生一些正确的 β 链,但数量不够。

内含子1 Leu	Leu	Val	Val	Tyr	Pro	Trp	Thr	Gln	Arg	Phe	Phe	Glu
ccacccttagGCTG	CTG	GTG	GTC	TAC	CCT	TGG	ACC	CAG	AGG	TTC	TTT	GAG
ccacccttagGCTG	CTG	GTG	GTC	TAC	CCT	TGG	ACC	TAG	AGG	TTC	TTT	GAG
内含子1 Leu	Leu	Val	Val	Pro	Pro	Trp	Thr	终止				

图 6.8 β-珠蛋白基因的 p.Gln39X 等位基因

位于第 2 外显子起始点附近的这一单核苷酸变异将谷氨酰胺密码子转换为终止密码子。小写字母代表内含子,大写字母代表外显子。

正常内含子2	ctaatagcagctacaatccagctaccattctgct
突变-新的剪接位点使部分区域变为外显子	CTAATAGCAGCTACAATCCAGgtaccattctgct

图 6.9 β-珠蛋白基因中的 c.316−106C>G 变异

这个单核苷酸变异激活了 β-珠蛋白基因第 2 内含子深处的一个隐蔽剪接位点。小写字母代表内含子,大写字母代表异常外显子。

表 5.2 列出了其他三种 β-珠蛋白变异,它们是希腊塞浦路斯人地中海贫血的常见原因。有趣的是,这三种变异均影响剪接。

- 最常见的变异,c.93-21G>A,同样激活了内含子中的一个隐蔽剪接位点,但这次是在第 1 内含子。对 mRNA 的研究表明,该新剪接位点的利用率达 80%,所以该等位基因仅产生正常数量 20% 的 β-珠蛋白。对于许多基因来说,20% 的功能水平就足够了,但 β-珠蛋白的生理需求量大,故引起 β^+地中海贫血。
- 第二种变异,c.92+6T>C,是一个降低正常剪接位点效率的例子。变异的核苷酸在第 1 内含子中,位于内含子起始位点下游 6 个核苷酸处(GGCAGgttggtatcaa……,大写字母为外显子序列,下划线指被改变的核苷酸)。核苷酸 T 并不是在每个内含子 5′ 端发现的固有 GT 的一部分,而是形成有效识别剪接位点所必需的背景序列的一部分。同样,该变异的结果是 β^+地中海贫血。
- 第三种在希腊塞浦路斯人常见的变异是 c.92+1G>A。这直接改变了第 1 外显子-第 1 内含子剪接位点中固有的 GT 序列,使之变为 AT。该变异导致转录本无法正确剪接,因此该等位基因产生 β° 地中海贫血。

案例14 Jenkins家系

- James Jenkins，婴儿期诊断为软骨发育不全
- 无家族史
- 怀 James 时，其父 58 岁
- James 的妻子 Joanne 也患有软骨发育不全
- 产科问题和孩子的患病风险
- 所有病例均有相同的 *FGFR3* 突变
- 突变率明显高的原因
- 治疗的可能性

130 146 354

所有软骨发育不全个体都是杂合的，由一个完全相同的错义变异引起，即成纤维细胞生长因子受体 3 中第 380 位由精氨酸替代了甘氨酸。该现象令人疑惑，因为 80% 的病例是由互不相关的新生突变引起。James 的情况就是这样，他父母双方的身材都正常，尽管 Joanne 的母亲患有软骨发育不全。像 James 和 Joanne 这样的患者，他们都很健康且有正常的生育能力。但由于他们在社会上面临许多劣势，其平均生育的子女数远少于正常身材的人。该疾病与神经纤维瘤病 Ⅰ 型(NF1，疾病框 1)类似，通过反复突变来维持在人群中的发病率——相关计算请参阅第九章。软骨发育不全的发病率相对较高(大约每 20 000 例活产中就有 1 例)提示 *FGFR3* 基因具有较高的突变率。但令人不解的是几乎所有引起软骨发育不全的突变都发生在 c.G1138 这个核苷酸位点(极少数突变涉及相邻核苷酸，但在蛋白质水平上还是 p.G380R，其作用相同)。迄今为止，该核苷酸在人类基因组中的突变率似乎是最高的。它有什么特别之处呢?

多年来这一直是个谜。最终，英国牛津大学研究人员的开创性工作发现，高突变率不是唯一的解释，答案是男性睾丸对携带突变的精原细胞具有选择性(Goriely et al.，2009)。事实上，*FGFR3* 突变的发生频率并不比预期高，但是精子中含突变的细胞具有增殖优势，导致携带这种特定变异的精子数量不成比例地增加。几乎所有的突变都发生在男性中，由于突变的精原细胞有持续的繁殖优势，其频率随着年龄的增长而显著增加。James 出生时，他的父亲 John58 岁。

如第 6.4 节所述，成纤维细胞生长因子受体基因的变异为基因型与表型的相关性分析提供了非常清晰的案例。

6.4 拓展学习

临床分子遗传学的中心目标是能够预测任何 DNA 序列变化所对应的表型效应。建立基因型-表型相关性的目标，通过以下两个步骤完成：

- 确定一个变异如何影响基因的功能——它会导致功能丧失(部分或全部)、功能获得还是对功能没有影响?
- 确定基因功能的丧失或获得如何影响疾病表型。功能丧失不一定是病理性的——它取决于受累的基因。X 连锁基因中，功能丧失的变异也可以在健康的男孩中被发现(Tarpey et al.，2009)。McArthur 等(2012)在 1 000 个基因组队列中，发现有基因功能纯合丧失的健康个体。显然，即使缺失某些基因的功能，我们仍可以过得很好。

功能丧失和功能获得变化

关于基因变异的后果，首先要问的问题就是它是否会导致功能丧失、功能获得还是不影响功能? 换句话说，改变的基因产物是否仅仅丧失了正常的功能(部分或全部)，是否会产生危害作用，还是仍然和以前一样有正常功

能?表 6.3 总结了不同类型的变异可能产生的影响。

表 6.3 常见变异类型及其可能影响

变异类型	对基因产生的可能影响
较大的缺失或倒位	很可能完全丧失功能
整个基因的重复	增加 50%(从 2 个到 3 个基因拷贝)的基因产物。除非基因产物的精确水平至关重要,否则通常不会产生表型效应
启动子或调节序列的改变	可能会降低或增加转录水平,或改变对控制信号的反应。增强子的改变可能影响基因表达的组织特异性(Gordon and Lyonnet,2014)。产生的任何蛋白质均具有正常的结构和功能
内含子的改变	一般不影响功能——但有时可能会影响剪接,通常会导致功能丧失
mRNA 5′ 或 3′ 非编码区的改变	一般不影响功能——但有时可能会影响 mRNA 的稳定性或翻译效率,通常导致功能丧失
剪接变异	除非有替代的剪接机制跳过该外显子,否则发生在典型的 GT……AG 剪接位点的突变会使该等位基因失活。其他变异的影响可能更温和,只导致一部分转录本被错误地剪接,或改变选择性剪接的模式。这可能导致基因的部分功能丧失。内含子深处的单个核苷酸替换可激活隐蔽剪接位点
移码	很可能使该等位基因的功能丧失。移码下游的多肽与正确序列没有相似之处。通常,核糖体读取移码后的密码子,会很快遇到一个终止密码子。其效果与无义变异相同
无义变异	很可能破坏该等位基因的功能。大多数包含提前终止密码子的 mRNA 均不会被翻译成截短蛋白质,而是被降解(无义介导的 mRNA 降解),根本不能被使用
错义变异	效果不定,取决于相关氨基酸的性质和功能。可能引起功能丧失或获得,或对功能没有影响。如果一个氨基酸被化学特性非常相似的氨基酸取代,就更彻底的变化而言,其功能改变不会太大。蛋白质中的某些氨基酸对其结构或功能必不可少,而其他则不是。实际上,明显的错义变异可以通过影响剪接而致病
同义密码子替换	很可能没有功能影响——但有时会影响剪接

我们知道,改变基因序列导致功能丧失的变异可以多种多样,但产生功能获得的变异种类却为数不多。此类功能获得一般不包括获得一个全新的功能(尽管也有此类变化的案例,参见 α-1-抗胰蛋白酶的 p.M358R 变异,OMIM 613490)。更长久的是功能获得常涉及调节功能的失控,以致其产物在不该发挥作用时起作用。它可能对关闭它的信号变得不敏感,或者表达过高。细胞表面的受体可能持续活化,使之在没有配体存在时也会向细胞内传递信号。亨廷顿病则是另一种机制,其突变的蛋白获得一种毒性作用(见上文)。功能获得的机制需要突变的等位基因产生异常的蛋白质(或有时是有毒性作用的 mRNA)。因此,功能获得变异往往是错义的或调节性的变异,而不是缺失、无义或移码改变。观察任何一个特定基因的病理性变异谱,可以看到功能丧失和功能获得之间的差异是显而易见的(图 6.10)。

如前所述,染色体重排有时会将基因组中相距很远的基因的外显子融合,形成一个新基因。这种嵌合基因可能获得新的功能。外显子重组在进化中可能很重要——许多蛋白质可以被看作是由有限功能域的不同组合组成的,每个功能域均由单独的外显子编码(见图 3.11)。由于染色体易位会严重影响减数分裂(第二章),这种重排不太可能引起遗传疾病。但是,癌症完全由突变体细胞的有丝分裂发展而来,因此由染色体重排引起的癌基因功能获得并不会阻碍细胞增殖。参见疾病框 7 中的例子。

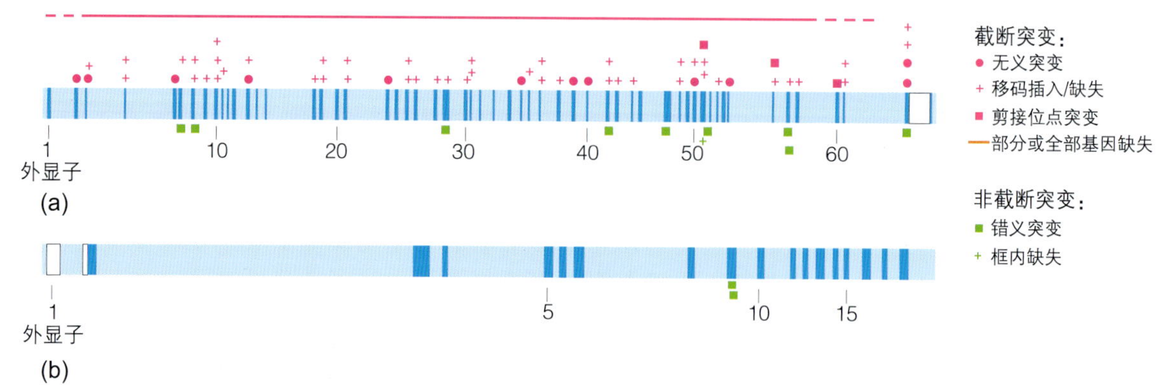

图 6.10 导致功能丧失或功能获得变异的对比谱

(a)共济失调-毛细血管扩张症患者的 *ATM* 基因变异(OMIM 208900)。(b)软骨发育不全患者的 *FGFR3* 基因变异(OMIM 100800)。(a)转载自 Strachan & Read(2019)《人类分子遗传学》(第 5 版),经 Garland Science/Taylor & Francis LLC 许可。

显性或隐性?

显性和隐性是性状或表型的属性,而不是基因的属性。尽管有时候很难避免,但我们不应该说"显性基因"等。如果杂合子表现出某种性状,则为显性;如果没有,则为隐性。

- 功能获得的变异一般产生显性性状。功能获得存在于杂合子中,不管正常等位基因是否存在。
- 功能丧失的变异可以产生显性或隐性特征,这取决于生物体对该特定功能部分丧失的敏感程度(图 6.11)。对于许多基因产物,我们可以很好地维持正常水平的 50% 即可,所以功能丧失的表型都是隐性的——囊性纤维化就是众多例子中的一个。对于某些细胞中的某些基因产物,50% 正常功能是不够的(**单倍剂量不足**),功能丧失变异的杂合子则表现为显性疾病。

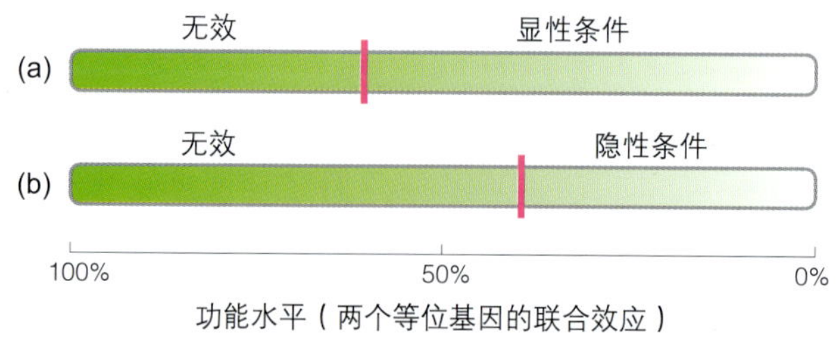

图 6.11 功能丧失突变导致显性还是隐性疾病取决于生物体对该功能丧失的敏感程度

如果正常功能的阈值如(a)所示,则功能为 50% 的杂合子将受到影响,该疾病为显性。这种情况称为单倍剂量不足。如果阈值如(b)所示,则导致隐性疾病。

- 显性负效应变异是一类特殊的功能丧失等位基因,其中异常产物干扰了正常产物的功能(见图 6.7)。这种变异的杂合子携带者的功能达不到正常水平的 50%,其结果通常是导致显性疾病。这种变异的效果取决于异常产物的存在,因此,致病的变异总是错义改变,而不是移码或无义改变。如图 6.5 所示,*GJB2* 基因中的一个简单的功能丧失变异,引起隐性耳聋。其基因产物是缝隙连接蛋白 26,该蛋白以六聚体的构型形成缝隙连接,允许离子在细胞之间通过,这对内耳功能很重要。某些全长的变异缝隙连接蛋白

26(p.W44C,p.R75Q)以显性负效应方式干扰六聚体缝隙连接的形成,导致显性耳聋。

从疾病框 5 中我们看到,同一个离子通道基因的变异,如何导致显性的罗马诺-沃德综合征隐性的耶韦尔和朗格-尼尔森综合征——两者均有心律失常,但后者还有听力损失。这表明不同的细胞类型对相同的功能丧失可能有不同的敏感性。只有严重的离子通道功能全面丧失会影响听力,而心脏细胞对轻度的功能丧失很敏感。

在检查患者疾病的候选基因时,了解功能丧失变异是否会显示单倍剂量不足通常很重要。例如,Karol Kowalski(案例 3)携带 *ARID1B* 基因的一个杂合的无义改变——但是,该基因只有单倍剂量不足才能解释 Karol 的智力障碍。前面提到的 ExAC 和 GnomAD 数据库为此提供了非常有用的工具。对于每个基因,通过比较健康个体中功能丧失变异频率与如果随机功能丧失的杂合子是无害的预期频率,可以计算出一个统计值(pLI,功能丧失不耐受的概率)。对于 *ARID1B*,在 GnomAD 数据库的 125 748 名受试者中观察到 4 个变异,而预期值为 91,证明单倍剂量不足。

有人可能会问,为什么任何基因都显示单倍剂量不足,为什么自然选择不能确保一个更恒定的表达水平?在大多数情况下,答案为基因产物的量是相对于细胞中的其他物质而平衡的。细胞功能依赖于无数种相互作用,例如受体与配体之间的相互作用,或 DNA 结合蛋白与其靶序列之间的相互作用,来开启或关闭某些生物过程。这种开关取决于两个作用物的相对浓度是否适合,因此,对任何一方水平的变化都会很敏感。

了解表型

细胞内基因产物的生化作用与基因突变的临床表现之间通常存在很大的鸿沟。本书讨论的许多案例都说明了这一点。即使我们知道了生物化学作用又了解了表型,通常也很难解释它们之间的因果关系。就拿其中的一个例子脆性 X 综合征来说,为什么缺乏 *FMR1* RNA 结合蛋白会导致男性出现智力障碍、巨睾和长形脸?在某些情况下,这种联系很明确——比如,回答为什么缺乏抗肌萎缩蛋白会导致缓慢进展的神经肌肉疾病,或者为什么镰状细胞病会有其相应的特征。在许多情况下,这种关系非常不明确,特别是影响生长发育基因的变异。我们对正常的发育和正常的细胞生物学尚知之甚少,不足以解释每个个案的错误所在。

我们应该避免天真的"……的基因"的思维,这点很重要。最好不要把你的家用冰箱描述成一台会毁掉你储存的冷冻食品的机器——这是有问题出现时发生的事情。同样,我们没有囊性纤维化的基因或肌营养不良的基因。由于许多人类基因是人们通过研究其出错时引起的疾病而发现的,故很自然地将疾病名称附加到基因上。有时这种思维很难避免,比如"亨廷顿病基因",但重要的是不要认为疾病决定了基因的功能。

基因型与表型的相关性

准确建立 DNA 变异与表型之间的预测相关性是分子病理学的终极目

标——十分理想化,但却很难实现。在大多数情况下,DNA 序列变化与患者的疾病之间的事件链太长,无法得到清晰的相关性。基因产物不能在真空中发挥功能,它们需要与细胞中的其他分子协同,并在个体的生化环境中起作用。人类的整体基因型以及环境和生活方式都千差万别,清晰的基因型与表型之间的相关性并非显而易见,这通常只有在实验室果蝇或小鼠中可以看到。

即便是孟德尔疾病,如果仔细检查的话,也并非简单。本书主要讨论的孟德尔疾病只是所有表型的一小部分。在这些表型中,单个基因变化的影响不会被其他遗传或环境影响完全淹没。但这些其他的影响也很少完全不存在。考虑到一个基因往往有不同的变异,人们可能会期望导致功能丧失的所有变异都具有非常相似的影响。但其实不然,其影响在携带相同变异的个体之间,甚至是在一个基因中不同的功能丧失变异之间都是不同的。而且,功能丧失不一定是全部的,虽然人们期望与功能丧失的程度有一个宽泛的普遍相关性,但其他因素也会影响临床的表现。Scriver 和 Waters(1999)写过一篇很好的文章,剖析了苯丙酮尿症中苯丙氨酸羟化酶功能丧失的程度不能准确预测未经治疗的苯丙酮尿症患者的智力障碍程度。

对功能获得性疾病,上述相关性可能更为密切。我们已经看到(见图 6.10),在这种疾病中,基因型的范围通常非常有限。如果同一基因中存在几种不同的功能获得性变异,其作用可能都是不同的。成纤维细胞生长因子受体就说明了这一点(框 6.2)。我们已经在 *FGFR3* 中发现了与软骨发育不全相关的 p.G380R 变异(Jenkins 家系,案例 14),但是同一基因或与之密切相关的 *FGFR2* 基因中的其他变异会产生完全不同的表型。

框 6.2

FGFR 基因的基因型与表型的相关性

9 种成纤维细胞生长因子(fibroblast growth factor,FGF)蛋白控制着各种间充质和神经外胚层细胞的生长和分化。它们通过 *FGFR1~FGFR4* 基因编码的 4 种细胞表面受体发挥作用。每个受体分子由胞外区、跨膜区和胞内区组成。其胞外区含 3 个免疫球蛋白样结构域,胞内区含 2 个酪氨酸激酶结构域和一个 C 末端反式激活区域(框图 6.1)。被配体激活后,受体形成二聚体,激活细胞内酪氨酸激酶的构象变化,从而激活 Stat1 信号分子,最终导致细胞周期停滞。4 个 *FGFR* 基因中的每一个基因都编码至少 12 个选择性剪接异构体。受体可以形成异二聚体也可以形成同二聚体,它们对 9 种 FGF 具有不同的亲和力。因此,它们可以在不同细胞类型中介导不同组合 FGF 产生的多种细微功能变化。

几种 *FGFR* 变异都会导致功能获得。即使在没有配体的情况下,变异的受体也在结构上变得活跃,或多或少地传递信号,从而触发不适当的细胞周期停滞。变异发生在第二和第三免疫球蛋白结构域之间较短的连接处会影响分子的灵活性,从而影响其形成二聚体的潜力。每个免疫球蛋白结构域通过一个 S-S 桥连接在一起。其他常见的错义变化要么去掉一个涉及的半胱氨酸,要么增加一个半胱氨酸,这些变化也可能使分子在没有配体存在的情况下形成二聚体。其他较常见的功能获得变异可以影响跨膜结构域。*FGFR2* 和 *FGFR3* 基因中不同的变异会导致非常特殊的颅骨发育不良或骨骼发育不良综合征(请参见框图 6.1 和框表 6.1)。

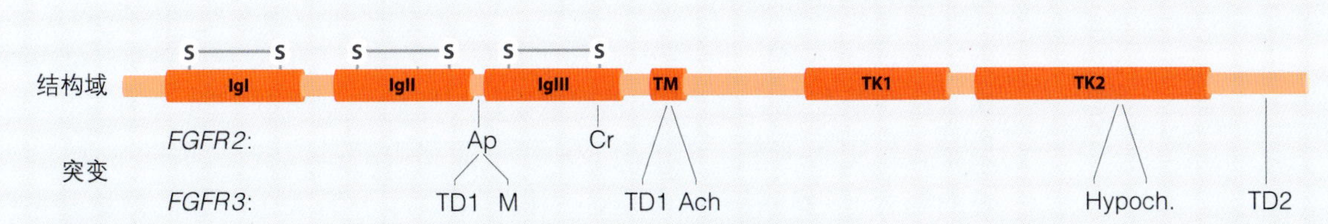

框图6.1 成纤维细胞生长因子受体的结构和主要致病变异的位置

Ach,软骨发育不全;Ap,阿佩尔综合征;Cr,克鲁松综合征(Crouzon 综合征);Hypoch.,软骨发育低下;M,明克综合征(Muenke 综合征);TD1 和 TD2,致死性骨发育不全 1 和 2;TK,酪氨酸激酶结构域;TM,跨膜结构域。该图显示了非常相似的 FGFR2 和 FGFR3 的蛋白结构。

框表6.1 *FGFR2* 和 *FGFR3* 基因的表型和主要突变

基因	疾病(OMIM 编码)	变异
FGFR2	阿佩尔综合征(101200)	p.Ser252Trp(65%),p.Pro253Arg(34%)
	克鲁松综合征(123500)	p.Cys342Tyr 或 Arg(50%)
	Beare-Stevenson 回状头皮症(123790)	p.Ser372Cys(25%),p.Tyr375Cys(75%)
FGFR3	软骨发育不全(achondroplasia)(100800)	p.Gly380Arg(97%)
	软骨发育低下(hypochondroplasia)(146000)	p.Asn540Lys(50%),p.Asn540Thr,p.Ile538Val
	致死性骨发育不全Ⅰ(thanatophoric dysplasia Ⅰ)(187600)	p.Arg248Cys(60%),p.Tyr373Cys(25%)
	致死性骨发育不全Ⅱ(thanatophoric dysplasia Ⅱ)(187601)	p.Lys560Glu(100%)
	明克综合征(Muenke 综合征)(见 134934.0014)	p.Pro250Arg(100%)

尽管 FGF 受体变异的基因型-表型相关性异常紧密,但从更全面的角度来看,可发现不同种类的相关综合征是如何由影响特定多基因通路的变化引起的。综合征家族的概念已被证明是探索基因型与表型之间关系的一种有效方式(Brunner and van Driel,2004)。在明确哪些基因与特定疾病有关之前,临床医生通过临床症状对疾病进行分类。临床医生本身可以分为"主分派"或"主合派"。主分者专注于疾病之间的差异,并将其分为亚型。主合者专注于相似性,将疾病按照临床症状的相似性来分类,认为其可能存在相同的潜在发病机制。在 20 世纪 80 年代,德国儿科医生 J. Spranger 在医治骨骼发育不良的群体时采用了后一种方法。他根据放射学影像和临床表现而不是其严重程度,将许多分别命名的综合征归纳为一组综合征家族。例如,他将软骨发育低下(患病个体身材矮小,但其他方面都很健康)、软骨发育不全及致死性骨发育不全放在一起。后者由于骨骼和肋骨严重缩短,一出生就会死亡。他确定的其他综合征家族有 Stickler-Kniest 综合征家族(特征是不同程度的肢体短小、腭裂和严重近视)和 Oto-palato-digital 综合征和 Larsen 综合征家族(伴有关节畸形、脱位和腭裂)。现在我们知道了这些疾病的分子基础,回顾 Spranger 的方法是很有见地的。Stickler-Kniest 综合征家族都为 *COL2A1* 变异的结果(**案例 10,O'Reilly 家族**),而软骨发育不全和相关疾病均归因于 *FGFR3* 的变化(见框 6.2)。

通常情况下,一个基因的变异会在大多数某特定综合征患者中发现,但并非所有该病患者均有这个变异。如果对所涉及的信号通路已经有了一定的了解,那么在同一通路中的其他基因中寻找缺失的变异就是合乎逻辑的。携带这些新变异的患者,其表型谱往往与原始病例略有不同,这使基因型-表型相关性更加清晰。RAS-MAPK 信号通路中的基因变异,引起临床上相重叠的综合征(疾病框 3),就是一个很好的例子。有关进一步的讨论和案例,请参见 Donnai 和 Read(2003)以及 Brunner 和 van Driel(2004)。

二代测序已导致基因型-表型相关性的关注点发生了变化。过去,在研究人员确定某个基因的变异导致特定疾病后,该基因几乎只在该特定疾病患者中进行测序,以探究致病变异的范围或用于诊断。现在我们已有成千上万人的外显子组或基因组序列,很显然,以前认为导致特定疾病的许多变异,可以在健康人或与“经典”表型不同的人中找到。我们的思维正从表型主导转变为基因型主导来考虑变异的后果。这表明基因型与表型之间的相关性常常不像以前认为的那样具体。基于遗传背景,一个变异可能会引起一系列相关的表型,或者其外显率可能低于先前的预期。许多变异导致的特定孟德尔表型具有很高的外显率,这仍然是正确的,但在其他情况下,基因型-表型相关性却不像以前认为的那样密切。既往认为,导致孟德尔疾病的变异具有高度特异性的影响,而那些潜在的复杂疾病的变异,其后果则多变。但这一观点已被更注重细微差异的观点所取代。

作为总结,表 6.4 列出了本书到目前为止所考虑的临床案例的基因型-表型相关程度。

表 6.4 到目前为止讨论的临床案例中基因型与表型的相关性

案例	疾病	基因型-表型相关程度
1	亨廷顿病	所有病例的亨廷顿病基因均具有>36 个 CAG 重复序列。重复的数目与发病年龄在统计学上有相关性。较长的重复序列总是引起儿童亨廷顿病,且具有明显不同的表型
2	囊性纤维化	经典囊性纤维化患者病情的严重程度与基因型关系不大,但某些“温和”突变,也可在先天性输精管缺失和鼻息肉等相关疾病中发现
3	智力障碍	遗传异质性非常高。数以千计基因中的任何一个突变都可能导致大脑功能异常
4	肌营养不良	移码缺失一般都引起进行性假肥大性肌营养不良,而整码缺失几乎总是导致较温和的贝克肌营养不良
5	染色体不平衡	表型取决于所涉及区域的大小和基因含量
6	莱伯遗传性视神经病变	相关性很小,即便考虑到异质性也是如此
7	22q11 缺失	缺失的大小与表型的严重程度之间相关性不大
8	21-三体	表型易于识别,但变化很大。嵌合病例一般不太严重
9	特纳综合征	所导致的行为异常取决于单条 X 染色体是来自母亲还是父亲(见第十一章)
10	斯蒂克勒综合征	*COL2A1* 突变的特性与软骨发育异常谱系的位置有很好的相关性
11	脆性 X 综合征	较大的扩增(>200 次重复)在男性导致该病的经典病变;对女性的影响则变化较大。前突变等位基因(50~200 次重复)可能引起震颤共济失调综合征,尤其是在男性;而在女性中则引起原发性卵巢功能不全
12	染色体微缺失	可能最终会建立相关性,但目前病例不足
13	β 地中海贫血	突变类型与 β^0 或 β^+表型之间有良好的相关性。不同胎儿血红蛋白的存在可以导致不同的临床表现
14	软骨发育不全	与 *FGFR3* 的 G380R 变异几乎完全相关

突变是如何产生的?

突变是由DNA损伤或复制错误引起的。DNA是一种相当稳定的分子，但对化学变化敏感。胞嘧啶碱基容易自发脱氨基(失去顶部的—NH_2基团，见框3.5)——其结果将在第十一章中进行描述。作为正常氧化代谢的一部分,细胞内产生的活性氧会引起碱基的化学修饰。由于化学损伤或自然辐射,DNA链断裂一直在发生。烟草烟雾和工业或农业化学物质可以作为诱变剂,但绝大部分损害与工业污染、核电站或任何其他人类活动无关。细胞具有能够修复多种类型DNA损伤的酶,因此许多损伤都不会被察觉,但这也有出错的可能。如果损伤仅限于双螺旋的一条链,其互补链可以作为模板进行正确的修复。但是如果双链断裂,就会带来更多问题,修复过程常常会在序列中留下错误。

DNA复制也是一个容易出错的过程。聚合酶将一个错误配对的碱基掺入新生核酸链中的可能性,只是正确配对碱基和错误配对碱基的相对结合能的函数。热力学计算表明理论上的错配率比观察到的错配率要高几个数量级。高度的准确性归功于校正和错配检查机制作用的结果。聚合酶会检查新合成的DNA是否存在错配的碱基。一旦发现错误,聚合酶就会后退,通过降解一小段DNA然后重新尝试聚合。有趣的是,当对小鼠的一种小型DNA聚合酶(专门用于复制线粒体DNA)进行改造,去除其校正能力而保留聚合酶活性,它们表现出许多加速衰老的特征(请参见Trifunovic et al., 2004)。一种衰老理论将其归因于错误的累积。随着聚合酶的移动,特定的酶会切除并修复新复制的DNA中任何错配的碱基。在第七章中,我们将看到这种错配修复机制失调的后果。即便所有这些机制都存在,偶尔的错误仍难避免。相同碱基的串联序列特别容易因复制滑动而丢失或增加一个碱基,如前所述有关*GJB2*基因中的c.35delG突变(图6.5)。

突变可以在任何时候影响任何DNA片段。我们已经着重讨论了编码序列中的遗传变异,但是越来越多的非遗传性的体细胞突变被确定为某些临床疾病的原因(疾病框6)。正如下一章所述,这对我们了解癌症也至关重要。非编码序列中的突变比编码序列突变的数量要多得多:平均每个人有70多个新突变,但平均只有1.7个在编码序列。在人类和其他物种之间,非编码序列很少是保守的,这意味着它可以在进化过程中发生突变,而突变体却没有任何选择上的劣势。幸运的是,由于我们缺乏解释大多数非编码序列一个或几个核苷酸变化的知识,我们可以安全地假设绝大多数非编码区域的变异与临床无关。

临床遗传学中的嵌合体

嵌合现象是人类和其他多细胞生物的普遍特征。如第一章所述,考虑到产生和维持成年人体所需的细胞分裂次数,以及DNA复制的错误概率,我们每个人都应该是携带无数种遗传变异的嵌合体。在临床遗传学中,嵌合现象至少在以下四种情况中有意义。

1. 染色体嵌合,如第二章所述。对于染色体畸变,嵌合形式的三体患者可以存活,而完全的三体患者则不能存活。

2. 具有孟德尔疾病变异嵌合的个体,孟德尔疾病通常都是非嵌合形式。这种情况特别存在于严重的常染色体显性遗传病或X连锁疾病中,大多由于新突变。这类病例给遗传咨询师带来的困难在第一章已有描述。

3. 具有X连锁变异的杂合子女性。由于X染色体失活,她们都是嵌合体(请参见第十一章)。

4. 随着全外显子组测序的应用,发现许多迄今为止无法解释的非遗传性临床疾病是由DNA变异的嵌合现象引起,这种变异如果不是嵌合形式,将是致死性的。下面会讨论这种情况。

此外,所有癌症在形式上都是嵌合性疾病,因为肿瘤总是带有获得性突变,而这些突变并不存在于患者的固有基因组中(请参见第七章)。

如果身体不对称或具有局域性表型,如斑片状皮肤色素沉着或身体局部过度生长,则提示嵌合存在。如德国医生 Alfred Blaschko 于1901年首次描述的那样,具有各种嵌合染色体的患者通常会遵循 Blaschko 线出现线状的皮肤色素减退或色素沉着(框图6.2)。

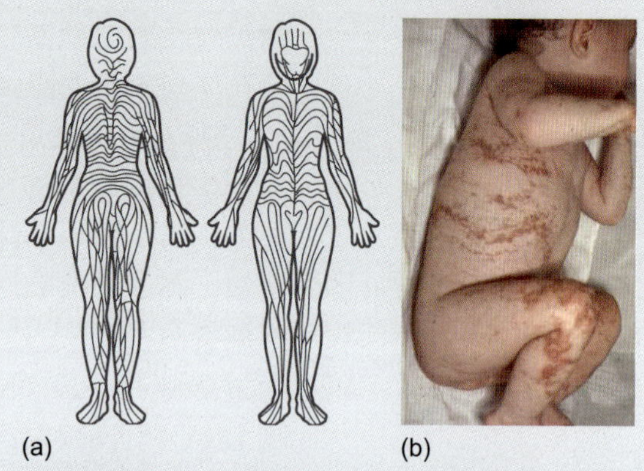

框图6.2 嵌合现象
(a) Blaschko 线。(b)患有色素失调症(OMIM 308300)的女婴,皮肤病变遵循 Blaschko 线。她是X连锁的 *IKBKG* 基因的杂合子,由于X染色体失活而形成的嵌合体。

局域性过度生长通常是激活生长促进基因突变嵌合的结果。例如,相同基因,而且通常是同样的特定突变,常常出现在恶性肿瘤中(框图6.3):

- 多发性先天性黑素细胞皮肤痣的患者通常是 *NRAS* 基因激活性突变的嵌合体。该突变存在于异常皮肤中,但不存在正常皮肤中。患者还可能具有神经系统异常,同样,只有异常组织携带该突变。
- 非黑素细胞皮脂腺痣(Schimmelpenning 综合征)通常有 *HRAS* 或 *KRAS* 基因的激活性突变。疾病框3中描述了它们及 *NRAS* 在 RAS-MAPK 生长促进信号系统中的作用。功能缺失或轻度功能获得性突变对生命没有大碍,疾病框3中描述了此类遗传疾病。更强的激活性突变,如这里所述的突变,只能以嵌合形式才能生存。这3个基因在多种肿瘤中均显示出频繁的强激活性突变。
- 变形综合征(Proteus 综合征)是一种非遗传性疾病,伴有四肢过度生长和不对称、表皮痣、结缔组织痣、脂肪瘤和血管畸形,通常由 *AKT1* 基因的嵌合激活突变引起。一种类似的疾病,CLOVES 综合征(先天性脂肪瘤过度生长、血管畸形、表皮痣和脊柱/骨骼畸形),是由 *PI3KCA* 基因的嵌合突变引起。这些基因的产物构成 PI3k-Akt-MTor 信号通路的一部分,通过该通路,细胞外的促进生长的信号激活了细胞核中的基因转录。这两个基因在癌症中经常发生突变。

任何这些突变的完整结构形式(非嵌合形式)都可能是致死性的。

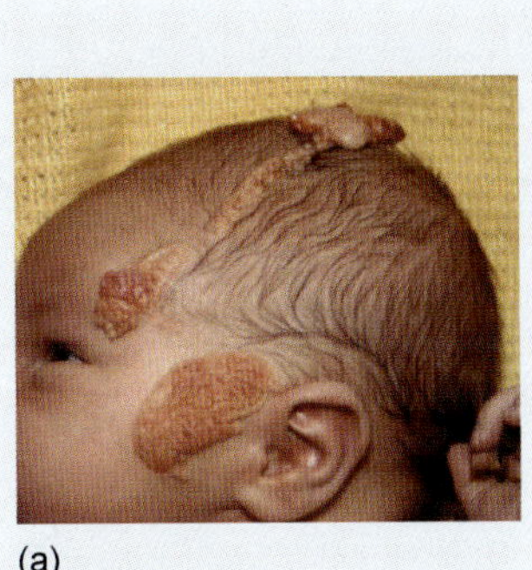

(a)

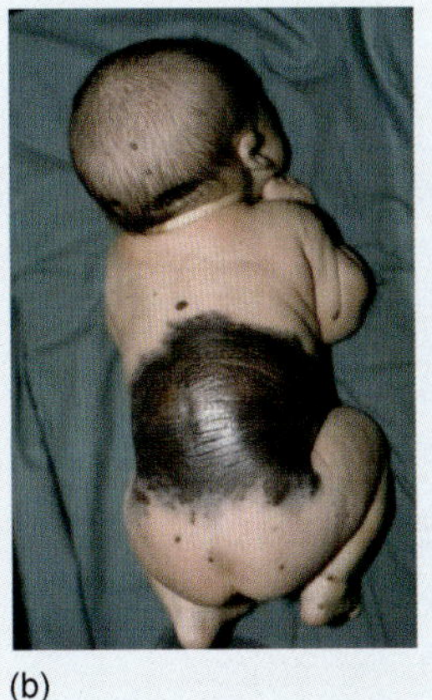

(b)

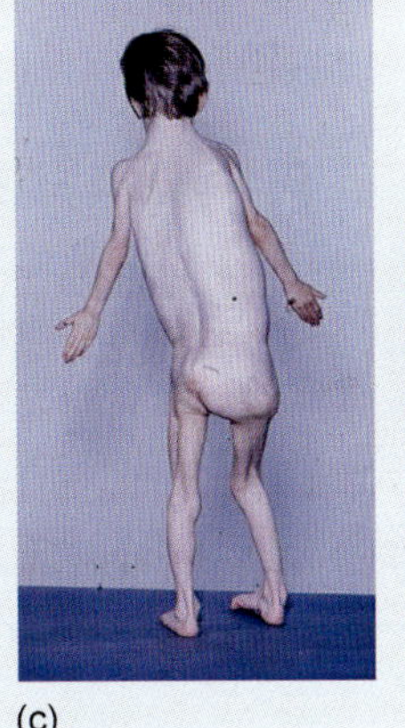

(c)

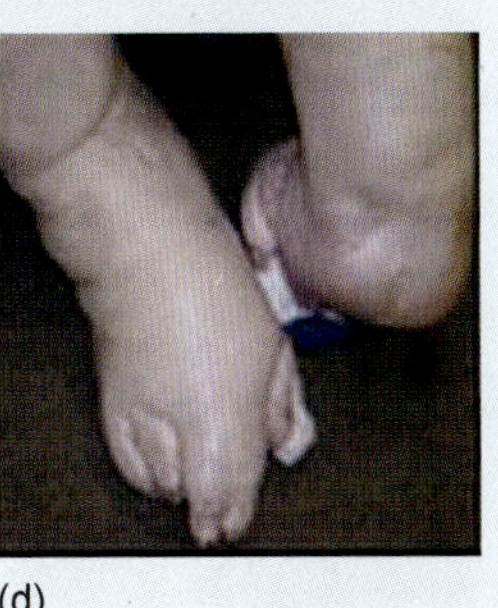

(d)

框图 6.3 促生长基因中激活性突变的嵌合现象引起局域性过度生长

(a)皮脂腺痣,*HRAS* 嵌合突变。(b)*NRAS* 嵌合突变引起的黑素细胞痣。(c)*AKT1* 嵌合突变引起的变形综合征(Proteus 综合征)的过度生长。(d)*PIK3CA* 嵌合突变引起 CLOVES 综合征的足部过度生长和变形。

有时嵌合现象仅在某些组织中存在。导致 Pallister-Killian 综合征(OMIM 601803;框图 6.4)的嵌合的 12p 四体(12 号染色体短臂的 4 个拷贝)就是这种情况。异常细胞仅在皮肤中可见,而在标准血样中看不到(尽管通过深度测序可以在血液中检测到极低水平的异常细胞)。其原因可能是,血液中细胞更新很快,异常细胞处于劣势,而正常细胞占优势地位。

组织特异性的嵌合现象可能是产前诊断中遇到的一个特殊问题。绒毛膜活检(第十四章)为细胞遗传学家提供了胎盘样本进行分析。尽管胎盘是胎儿组织,但如果它出现嵌合现象,则存在很大的不确定性,即这种改变是否只局限于胎盘,还是胎儿本身也可能是嵌合的。如果胎儿是嵌合体,则很难预测表型,可能介于正常和完全基因组变异产生的表型之间,但确切的表型是不可预测的,取决于不同组织和器官中异常细胞的比例。

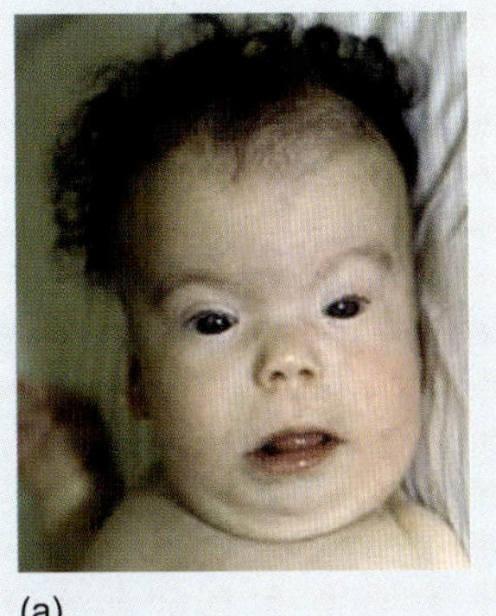

(a)

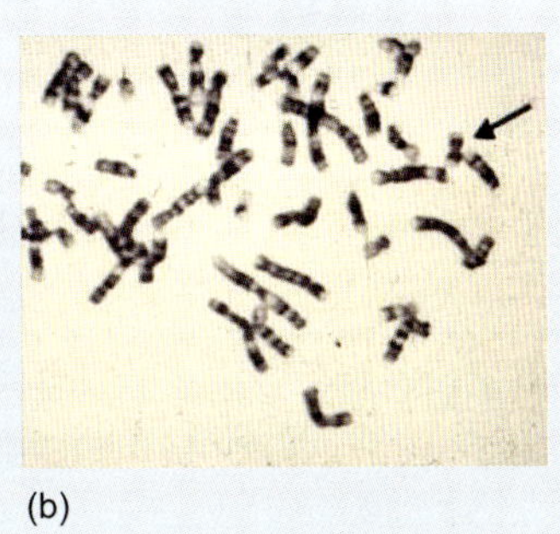

(b)

框图 6.4 Pallister-Killian 综合征

(a)面部外观。注意鬓角没有头发,睑裂短而上斜,鼻子短。(b)核型。注意两个额外的较小的中央着丝粒染色体(箭头),包括两个额外的 12p 拷贝。

6.5 参考文献

Brunner HG and van Driel MA(2004)From syndrome families to functional genomics. *Nat. Rev. Genet.* 5:545-551.

Cleary JD and Ranum LPW(2013)Repeat-associated non-ATG(RAN) translation in neurological disease. *Hum. Molec. Genet.* 22(R1):R45-R51.

Donnai D and Read AP(2003)How clinicians add to knowledge of development. *Lancet*,362:477-484.

Gordon CT and Lyonnet S(2014)Enhancer mutations and phenotype modularity. *Nature Genetics*,46:3-4.

Goriely A,Hansen RMS,Taylor IB,et al.(2009)Activating mutations in FGFR3 and HRAS reveal a shared genetic origin for congenital disorders and testicular tumors. *Nature Genetics*,41:1247-1252.

Holbrook JA,Neu-Yilik G,Hentze MW and Kulozik AE(2004) Nonsense-mediated decay approaches the clinic. *Nature Genetics*,36:801-808.

MacArthur DG,Balasubramanian S,Frankish A,et al.(2012)A systematic survey of loss-of-function variants in human protein-coding genes. *Science*,335:823-828.

Manfredi C,Tindall JM,Hong JS and Sorscher EJ(2019)Making precision medicine personal for cystic fibrosis. *Science*,365:220-221.

Perry GH,Dominy NJ,Claw KG,et al.(2007)Diet and the evolution of human amylase gene copy number variation. *Nature Genetics*,39:1256-1260.

Scriver C and Waters PJ(1999)Monogenic traits are not simple:lessons from phenylketonuria. *Trends Genet.* 15:267-272.

Snead MP and Yates JRW(1999)Clinical and molecular genetics of Stickler syndrome. *J. Med. Genet.* 36:353-359.

Tarpey PS,Smith R,Pleasance E,et al.(2009)A systematic,large-scale resequencing screen of X-chromosome coding exons in mental retardation. *Nature Genetics*,41:535-543.

Trifunovic A,Wredenberg A,Falkenberg M,et al.(2004)Premature ageing in mice expressing defective mitochondrial DNA polymerase. *Nature*,429:357-359.

有用的网站

关于突变的命名,请参考 www.hgvs.org/mutnomen/。

POLYPHEN 和 SIFT 是基于网络的程序,它们试图整理所有可用数据,以确定蛋白质中某一氨基酸的替换是否具有致病性。

6.6 自我评测

(1) 囊性纤维化是由顶部细胞膜缺少由 *CFTR* 基因编码的功能性氯离子通道而引起的。以下哪些突变可能是导致囊性纤维化的原因?

① *CFTR* 基因缺失。

② 编码精氨酸特异性 tRNA 的基因发生突变,导致蛋白质合成机制在丝氨酸密码子处将精氨酸掺入合成中的多肽链中。CFTR 蛋白中的丝氨酸被精氨酸取代可使其失去功能。

③ *CFTR* 基因启动子的突变使其失去了募集 RNA 聚合酶的能力。

④ *CFTR* 基因编码序列的突变,将必需的丝氨酸替换为无功能的精氨酸。

⑤ 剪接体中一个小的非编码 RNA 分子发生突变,导致剪接机制将 GA……AG 作为内含子起始和结束信号,而不是 GT……AG。

⑥ RNA 聚合酶Ⅱ基因的突变,使聚合酶失去功能。

⑦ *CFTR* 基因编码序列发生突变,导致离子通道转运过量的氯离子。

(2) 框 6.3 显示了通过 PCR 扩增检测 *PAX3* 基因的突变的两个外显子的序列(大写)和其两侧的内含子序列(小写)。对于外显子 1,PCR 产物中仅包含 5′UT 的一部分。核苷酸的编号与 cDNA 相同(起始密码子的第一个核苷酸编号为+1),并使用单字母代码表示蛋白质序列(见框 3.6)。

框 6.3

PAX3 基因的部分序列

外显子 1(451nt)

```
                ..CCGTTTCGC CCTTCACCTG GATATAATTT CCGAGCGAAG TGCCCCCAGG
1   ATG ACC ACG CTG GCC GGC GCT GTG CCC AGG ATG ATG CGG CCG GGC CCG GGG
1    M   T   T   L   A   G   A   V   P   R   M   M   R   P   G   P   G
52  CAG AAC TAC CCG CGT AGC GGG TTC CCG CTG GAA Ggtaagggagg gcctcagcgc..
18   Q   N   Y   P   R   S   G   F   P   L   E
```

外显子 2

```
                     ..tgacttttcc cttgcttctc tttttcacct tcccacag
 86  TG TCC ACT CCC CTC GGC CAG GGC CGC GTC AAC CAG CTC GGC GGC GTT TTT
 29  V   S   T   P   L   G   Q   G   R   V   N   Q   L   G   G   V   F
136 ATC AAC GGC AGG CCG CTG CCC AAC CAC ATC CGC CAC AAG ATC GTG GAG ATG
 46  I   N   G   R   P   L   P   N   H   I   R   H   K   I   V   E   M
187 GCC CAC CAC GGC ATC CGG CCC TGC GTC ATC TCG CGC CAG CTG CGC GTG TCC
 63  A   H   H   G   I   R   P   C   V   I   S   R   Q   L   R   V   S
238 CAC GGC TGC GTC TCC AAG ATC CTG TGC AGG TAC CAG GAG ACT GGC TCC ATA
 80  H   G   C   V   S   K   I   L   C   R   Y   Q   E   T   G   S   I
289 CGT CCT GGT GCC ATC GGC GGC AGC AAG CCC AAG gtgagcgggc gggccttgcc..
 97  R   P   G   A   I   G   G   S   K   P   K
```

对于以下的 8 个突变,我们给出了一个简短序列,并显示了第一个核苷酸的编号。带下划线的是已改变的核苷酸(如果有几次改变,则是第一次改变的核苷酸)。对于每个突变,给出:①DNA 变化;②(在适当的情况下)蛋白质变化的正确命名。

c.15　CGGCGCTGTGGCCAGGATGATGC
c.43　GGCCCGGGGTAGAACTACCCGCG
c.78　GCTGGAAGTTAAGGGAGGGCCTC
c.86　TGTCCACTCCACTCGGCCAGGGC
c.121　CTCGGCGGCGTTTTATCAACGGC
c.130　GTTTTGATCAACGGCAGGCCGCT
c.180　CCACAGCGCCCACCACGGCATCC
c.248　TCTCCGAGATCCTGTGCAGGTAC
c.283　TCCATTCCTGGTGCCATCGGCGG

(3) 参考框 6.3 中的 *PAX3* 序列,写出以下每个突变的序列,格式如上述问题 2 所示:

p. N47H
c. 247_248ins(C)
c. 185_202del
p. E61X
c. 85+6G>T
c. 86-2A>G
p. V29M

(4) 参考框 6.3 中的 *PAX3* 序列,对于以下每一种突变,请对应下列选项之一:

A. 同义
B. 错义
C. 无义
D. 移码
E. 非移码插入/缺失
F. 剪接位点突变
G. 起始密码子
H. 终止密码子
I. 内含子

① c.85+1G>A
② c.86T>A
③ c.86-18T>G
④ c.101ins GCC
⑤ c.118C>T
⑥ c.172_173delAA
⑦ c.216C>G
⑧ c.270C>G

(5) 突变的影响可以在蛋白质水平上研究,也可以通过 DNA 测序来研究。如果有合适的抗体,突变可以被分为 CRM^{+}和 CRM^{-}。CRM 指交叉反应物质。用这种方法对框图 6.1 中的每种突变类型进行分类,对难以预测结果的情况进行评论。

(6) 一名学生针对囊性纤维化的遗传学问题做了以下答案:

"囊性纤维化的基因是隐性的。如果您有该基因的两个拷贝,您就患有囊性纤维化,但是如果您只有一个拷贝,则与没有该拷贝的人一样。"

请对此发表评论。

[关于问题 1、2、3 和 4 的提示在本书后面的指导部分提供。]

第七章　癌症是遗传的吗?

本章学习要点

通过本章学习,你应该能够:

- 将肿瘤的发生描述为个体内部的进化过程。
- 定义癌基因和肿瘤抑制基因,并举例说明。
- 描述癌症细胞中发现的基因组不稳定的类型,细胞周期检查点在避免这些方面中的作用。
- 列举出恶性肿瘤的基本能力,并描述导致其发展的体细胞遗传改变类型,包括体细胞突变引起的癌基因激活或肿瘤抑制基因失活、缺失导致的杂合性缺失以及染色体重排导致的融合基因。
- 描述至少两种遗传性癌症综合征,并讨论它们与散发性癌症的关系。
- 描述遗传学在癌症诊断、治疗和预防中的作用。

7.1 案例介绍

案例15　Tierney家系

- Jason,4 岁男孩
- 面色苍白、有大面积瘀斑及心动过速
- ❓急性淋巴细胞白血病

160　173　236　354

Jason 是一个既往身体健康的 4 岁男孩。近两周他感觉后背疼痛且伴随大面积的皮肤瘀斑。他的妈妈带他去看家庭医生。医生注意到他面色苍白、心动过速(心率过快),但无明显发热症状。血液检查显示血红蛋白水平低(贫血),白细胞计数高[90×10^9/L,正常值为(4~11)$\times10^9$/L],血小板水平低。血细胞计数分析显示淋巴细胞水平很高。以上检查结果提示 Jason 可能患儿童急性淋巴细胞白血病(图 7.1)。

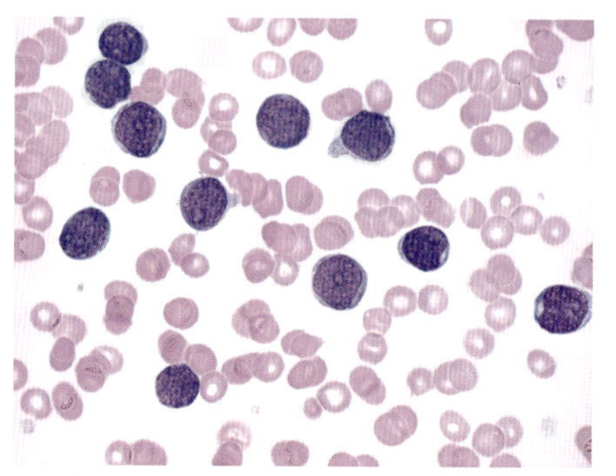

图 7.1　急性淋巴细胞白血病的典型表现
淋巴母细胞较小并伴有较高的核质比,部分呈现明显核仁。照片由曼彻斯特皇家医院 John Yin 医生提供。

案例16 Wilson家系

- 乳腺癌家族史

161 174 354

Wendy Wilson 观看了一个关于乳腺癌家族遗传的电视节目,这引起了她对自己家族史的担忧。几年前,她曾向家庭医生提到过她的担忧,但医生打消了她的疑虑。Wendy 的母亲 Wanda 在 42 岁时患乳腺癌,并在 44 岁时不幸去世。Wendy 母亲住在新西兰的妹妹 Amy 在 40 多岁时也患上了乳腺癌。但经过手术和化疗,7 年来状态依旧很好。去年圣诞节,Wendy 收到一位上了年纪的祖姨妈寄来的卡片,提到她的一个孙子也在接受乳腺癌的治疗,并对男性也能患乳腺癌这件事表示震惊。Wendy 与她的哥哥 William、姐姐 Veronica 取得了联系,三人决定进一步了解情况。Veronica 没多久就联系到了几位失去联络的亲戚。他们发现 Wanda 的一个表亲也在年轻时死于乳腺癌。由于电视节目中曾提到,遗传诊所可以进行家族性乳腺癌的检测,所以 Wendy 预约了她的家庭医生,要求转诊遗传科。应诊时,Wendy 向医生提供了尽可能多的细节。医生查阅了遗传中心提供的在线指南,发现 Wendy 的家族符合高风险的标准,于是进行了转诊。就诊之前,遗传中心的遗传咨询师联系了 Wendy,为她绘制了一份家系图(图 7.2),并向 Wendy 询问了她母亲的详细情况和在哪里接受过治疗,以便获得她母亲的医疗记录来确认疾病细节。

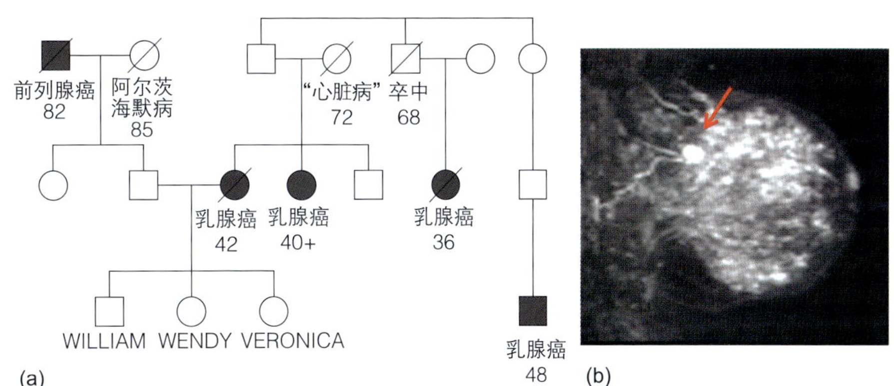

图 7.2 (a) Wilson 家族的家系图,图中显示了癌症类型和诊断年龄。(b) 经磁共振成像在一名 40 岁女性身上发现乳腺癌。该女士携带一个 *BRCA1* 突变。照片由曼彻斯特圣玛丽医院 Gareth Evans 医生提供。

案例17 Xenakis家系

- 肠道疾病家族史
- ?家族性腺瘤性息肉病

161 178 354

Christos 是 Xavier 和 Demi Xenakis 三个孩子中的一个,于 20 世纪 60 年代出生在塞浦路斯。Xavier 在 41 岁时开始出现肠道症状,但直到他感觉到非常不舒服才去看医生。在医院里,他被确诊为肠癌肝转移,只能进行姑息治疗,同年不久后去世。随后,Christos 与妻子和年幼的子女们一起搬到了西雅图,并开了一家餐馆。Demi 也搬来与他们同住。虽然生活很忙碌,但餐馆经营得很好。在几年后的一次保险体检中,Christos 提到他最近发现有些直肠出血,他认为这可能是由痔疮引起的。鉴于有家族病史,医生建议 Christos 做乙状结肠镜检查。令所有人都感到担忧的是,这次检查发现了多个息肉。

外科医生解释说这提示 Christos 患有家族性腺瘤性息肉病(familial

adenomatous polyposis, FAP)。唯一明智的治疗方案是切除结肠,因为他肠道中的一个或多个息肉将会不可避免地发展为癌症。Christos 还在医院接受手术治疗时,外科医生建议他在康复后转到遗传诊所,以了解他子女的风险并在适当的时候对子女进行筛查(图 7.3)。几个月后,这家人到遗传门诊就诊。遗传咨询师解释 FAP 是显性遗传的,并计算出每个孩子都有 50% 的风险获得致病基因。他们得知如果 Christos 发现致病的基因改变,他的子女就应该进行基因检测。对存在风险或被发现是变异携带者的子女,应从 10 岁开始定期进行乙状结肠镜检查。

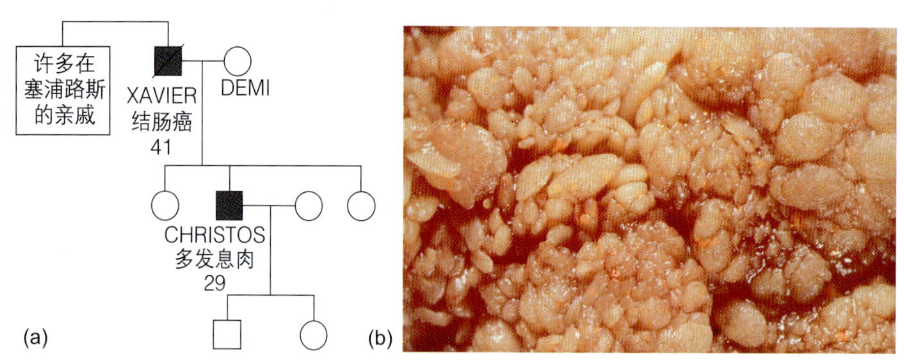

图 7.3 家族性腺瘤性结肠息肉病

(a) Xenakis 家族的家系图。(b) 手术切除的伴有息肉的部分结肠。照片由曼彻斯特皇家医院医学插图部提供。

7.2 科学工具包

自然选择和癌症的进化

想象在一个与世隔绝的树林里面生活着一群田鼠。其中一只田鼠获得了一种能使它比其他田鼠更快地繁殖的可遗传突变。当这群田鼠繁衍了 100 代之后,你会发现树林里大多数田鼠都是那个繁殖速度更快的突变田鼠的后代。同样,简单的达尔文理论也恰好适用于你身体中的细胞。细胞分裂受基因调控。如果一个细胞获得了一种能使它比其他细胞分裂得更快的突变,那么在所有条件相同的情况下,该突变细胞的后代将占据你的身体。因此,癌症并不是一种只由一种原因引起,只有一种治疗方法的特殊疾病,它只是任何多细胞生物体内进化的自然终点。

幸运的是,并非所有的事情都是等同的。多细胞生物如果没有控制和抑制自身体细胞进化的机制,那么它们将无法存活至其生殖期结束。在进化的数十亿年中,多细胞生物已经形成了针对异常细胞的复杂且多层次的防御机制。细胞生长是受到严格调控的。绝大多数体细胞都不具备无限分裂的能力。任何行为异常且不能被纠正的细胞都将被迫走向自我毁灭(细胞凋亡)。对特定年龄段发病的常见的上皮癌的研究表明,需要 4~7 个独立事件才会引发恶性肿瘤。这一发现与几个独立的调控系统需在细胞恶变之前全部失活的观点是一致的。

冲破防御

考虑到经典的突变率,人体内任何一个细胞相继获得 6 个特定突变的概率低到可以忽略不计。假设每个细胞中每个基因的突变率为 10^{-6},一个细胞连续获得 6 个特定突变的机会为 10^{-36}。而人体内只有大约 10^{14} 个细胞,由此看来其对抗肿瘤的防御机制似乎是坚不可摧的。既然我们知道每三个人中就会有一个患上癌症,那么一定有什么方式能绕过防御。

其秘诀在于,早期出现的突变在一定程度会大大增加后期发生突变的可能性。这种机制可以通过以下两种方式来实现:

- 这些突变能给细胞带来生长优势。如果突变细胞可以产生 1 000 个突变子细胞,那么一个突变细胞获得下一个突变的机会将增加 1 000 倍。病理学家早就知道肿瘤的发展需经历以增加生长潜力为标志的阶段,快速分裂的组织最有可能发生肿瘤。人们认为肿瘤形成细胞具有干细胞样的特性,因此它们已经具有了不同寻常的生长潜力。
- 这些突变可以通过破坏基因组的稳定性来增加总体突变率。基因组不稳定性几乎是所有肿瘤细胞的一个关键特征(框 7.1)。大多数肿瘤细胞具有异常的核型,包括大量染色体数目异常和结构重排。可能的原因包括端粒融合(见后文)。一种极端的形式(“染色体碎裂”),即一条特定的染色体发生几十次重排,在 2%~3% 的癌症中可以出现。这种不稳定性会涉及 DNA 序列和一些调控系统。

由于这些变化,肿瘤发生的早期阶段很可能产生大量具有各种各样随机突变的细胞群,为随后的发展提供了肥沃的土壤。在理解肿瘤发生的过程中,一个巨大的挑战是如何从许多偶然出现但并不相关的**乘客突变**中区分出**驱动突变**(在这个过程中是有因果关系的)。含有驱动突变的基因可以分为癌基因和肿瘤抑制基因(tumor suppressor gene,TS)。癌基因的作用是促进细胞生长,肿瘤抑制基因则抑制生长。肿瘤的发生是由癌基因的激活(功能获得)或肿瘤抑制基因的纯合失活(功能丧失)驱动的,描述如下。

框 7.1

癌细胞的基因组不稳定性

基因组的不稳定性是肿瘤细胞的一个关键特征(框 7.2),这使得它们能够产生无穷无尽的基因变异,从而为它们的快速进化提供原材料。不稳定性表现在染色体、DNA 序列和表观遗传(调控)水平。

癌细胞通常会具有高度异常的核型。染色体的获得、缺失和重排是本应确保染色体完整性的某一机制被破坏的结果。肿瘤进化过程中的改变有可能是驱动突变(表 7.2)也有可能是乘客突变。框图 7.1 显示了一个使用多色染色体涂染方法(第 4.4 节)进行分析的典型例子。现在这种分析应基于全基因组测序,但如同第二章,这里我们展示了一个核型,以使改变更加明显。

肿瘤基因组通常也会出现大量的小规模序列改变,反映出其具有较高的突变率。对单个肿瘤基因组进行测序常常能揭示特定突变过程中的一个或多个特征标识,例如,肺部肿瘤中烟草的致癌作用或皮肤黑色素瘤中紫外线的诱变作用。对新复制 DNA 的校正缺陷可以通过微卫星不稳定性揭示出来。

另一个层面的不稳定性是表观遗传不稳定性。由于突变会影响那些负责调控系统的基因(在第十一章中详述),肿瘤往往显示出高度异常的基因表达模式。

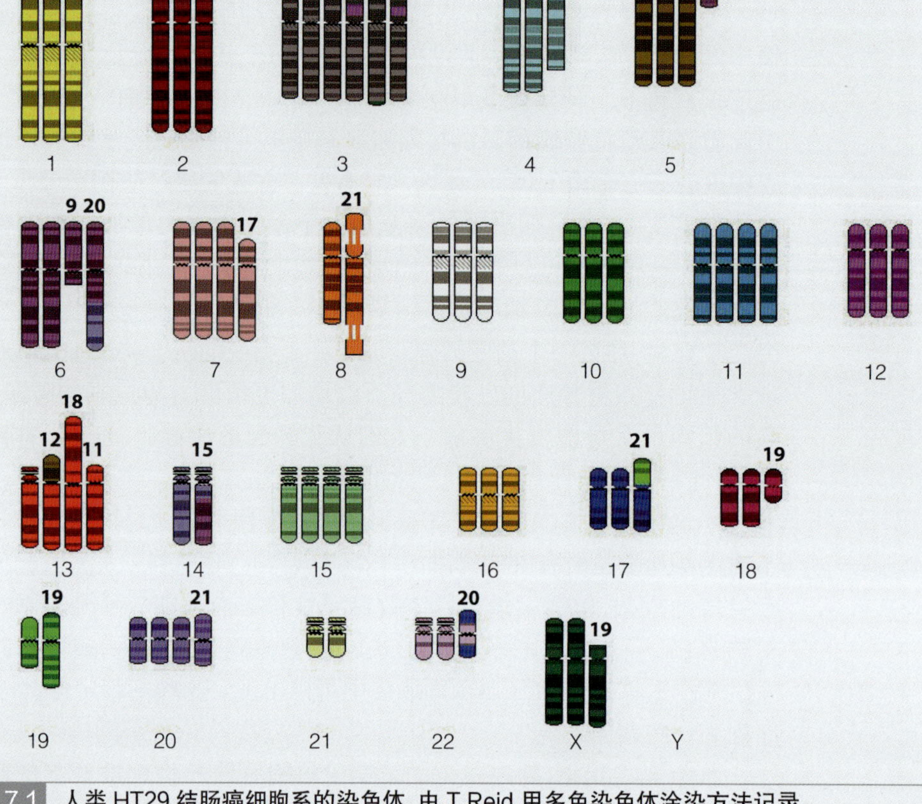

框图 7.1 人类 HT29 结肠癌细胞系的染色体,由 T Reid 用多色染色体涂染方法记录
对 21 个细胞进行了分析。染色体数目在 67 至 71 之间。图中每条染色体上方的数字代表具有该染色体特异异常的细胞数量。

框 7.2

永恒的生命:端粒的重要性

癌细胞是不死的。HeLa 细胞是一个标准的实验室细胞培养模型。自从其捐赠者 Henrietta Lacks 不幸于 1951 年死于宫颈癌后,HeLa 细胞就一直旺盛地在培养基中生长着(见 Skloot,2010)。普通的人类细胞不会这样。它们在培养过程中会经历几十次的分裂,但随后就会停止生长,这种现象被称为衰老。具有某些癌症相关突变的细胞(在 *TP53* 和 *RB1* 中,见后文)可以避免衰老。在进一步的分裂之后,它们进入了一个叫作危机期的阶段。危机期的标志是绝大多数细胞死亡。少数幸存细胞获得了大量的染色体重排和癌细胞的永生能力。

这种现象的发生与重复复制的染色体末端有关。回想一下,双螺旋的两条链是反向平行的,而 DNA 链只能从 5′→3′ 方向延伸(框 3.2)。双螺旋中的一条链有游离的 5′ 端,当以这条链用作合成互补链的模板时,聚合酶会向该链的末端移动,新链也会同样顺利延伸至模板链的末端(框图 7.2a)。如果以另一条含有游离 3′ 端的单链为模板链合成时将出现问题。因为当以这条链为模板时,聚合酶沿其末端向内移动,该方向与复制叉的移动方向相反。新链将成为不连续的 100~200nt 片段(**冈崎片段**)。每个片段起始段都有一个 RNA 引物(10nt)。最后一个引物并不一定从染色体的最后一个核苷酸开始合成。即便如此,10nt 的引物也会在冈崎片段加工连接时被移除。由此,每次复制时,线性 DNA 双螺旋不可避免地会在 3′ 端缺失一些序列。

框 7.2(续)

细菌和线粒体通过环状染色体来解决这个问题;真核细胞则使用**端粒**。人类染色体的末端是大约 10kb 的重复序列(TTAGGG)$_n$。细胞每分裂一轮,端粒缩短 50~100nt。在有限分裂次数内不会产生影响,因为端粒的重复序列中不包含任何遗传信息。反复分裂会导致端粒完全丧失。端粒的一个功能是保护染色体末端不受 DNA 修复机制影响,这些机制识别出断裂的 DNA 末端并试图将它们连接起来(框图 7.2 b)。这就是发生在衰老后危机期细胞的情况,也是导致如框图 7.1 所示的异常情况的一个可能原因。

某些细胞拥有一种酶,即**端粒酶**,它可以使端粒恢复到完整长度。端粒酶利用自身内置的 RNA 模板添加 TTAGGG 单元,因此不依赖于外部模板。端粒酶可在每一代的生殖细胞中修复端粒的长度。大多正常体细胞缺乏端粒酶(基因存在但不表达),但大多数癌细胞却拥有端粒酶。端粒酶的重新激活是获得无限分裂能力的一个重要步骤。当然,同样地,端粒酶也被视为是一个很有希望的抗肿瘤药物靶点。尽管最初的试验结果不尽如人意,但其他一些试验仍然在进行中。

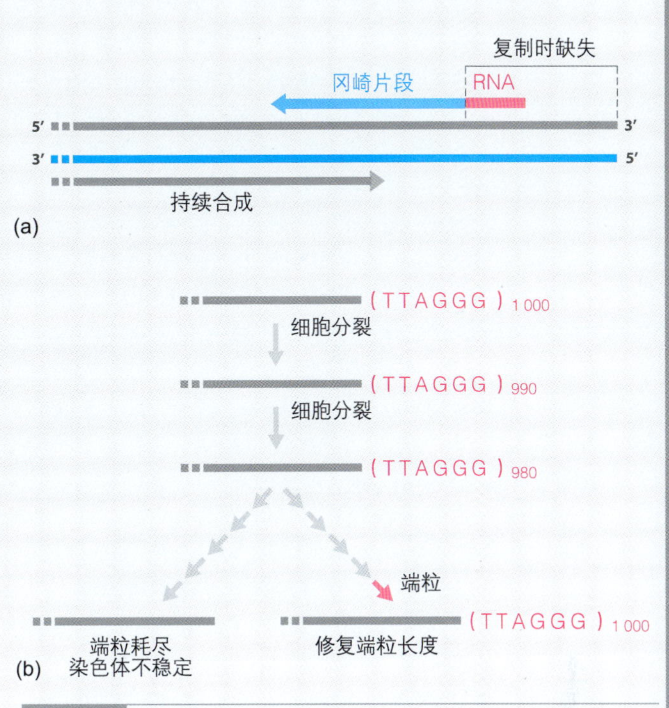

框图 7.2

(a) DNA 复制机制不能复制分子的 3′ 末端。(b) 人类染色体的端粒含有串联重复的 TTAGGG 单元。每次细胞复制其 DNA 时,都会丢失一些重复单元。在培养的细胞中,持续的丢失会导致染色体不稳定。在生殖细胞和癌细胞中,端粒酶可以将端粒恢复至全长。

癌基因

癌基因首次是从各种动物肿瘤分离出的急性转化型逆转录病毒中发现的。正常逆转录病毒的 RNA 基因组中仅含有三个转录单元:群特异性抗原(group-specific antigen, gag)、聚合酶(polymerase, pol)和包膜(envelope, env),每个转录单元编码几种蛋白质。20 世纪 70 年代,人们在分析急性转化型逆转录病毒的基因组时发现它还含有一个额外的基因,即癌基因。最初,人们曾兴奋地认为所有癌症都可能是被携带癌基因的病毒感染所致,因而可以通过接种疫苗来预防。随着发现这些病毒癌基因是偶然整合到病毒基因组的正常细胞基因的拷贝,这种兴奋之情很快就消失了。显然,病毒携带的癌基因与正常细胞中的该基因之间必然存在一些差异。前者可以转化细胞(导致培养中的细胞获得一些肿瘤细胞的特性),而后者不能。病毒癌基因是细胞中该基因(严格意义上称为**原癌基因**,但通常简称为癌基因)的活化形式。

通过对这类病毒的研究,发现了数十种癌基因,并根据将其分离出来的动物肿瘤进行了命名(表 7.1)。20 世纪 80 年代初,细胞内癌基因的正常功能被确定后,对癌症发生分子机制的认识取得了突破。如表 7.1 所示,这些正常、非活化形式的基因控制着细胞的增殖。它们当中大多数都属于酪氨酸激酶。调节在细胞信号系统中起作用的蛋白活性的一个常见方法是可逆磷酸化。特定的激酶通过向信号蛋白中的酪氨酸或有时是丝氨酸残基上的羟基添加磷酸基团来激活其信号系统(图 7.4)。鉴于它们的正常功能,不难理解这些基因的病理性激活形式应该是致癌的。

表 7.1 病毒癌基因及其细胞对应物

基因	动物来源	细胞原癌基因	
		位置	功能
ABL1	Abelson 鼠白血病	9q34	信号转导(酪氨酸激酶)
ERBB2	禽红细胞白血病	17q21	信号转导(受体酪氨酸激酶)
FES	猫肉瘤病毒	15q26	信号转导(酪氨酸激酶)
FMS	Friend 小鼠白血病	5q33	M-CSF(受体酪氨酸激酶)
HRAS	Harvey 大鼠肉瘤	11p15.5	信号转导(小 G 蛋白)
KRAS	Kirsten 小鼠肉瘤	12p12	信号转导(小 G 蛋白)
MYB	禽成髓细胞性白血病	6q22	转录调控(核蛋白)
MYC	禽类骨髓瘤病	8q24	转录调控(核蛋白)
SIS	猴肉瘤病毒	22q12	血小板衍生生长因子 B 链
SRC	Rous 鸡肉瘤	20q12	信号转导(酪氨酸激酶)

有关 RAS 家族癌基因功能的更多信息,详见疾病框 3。

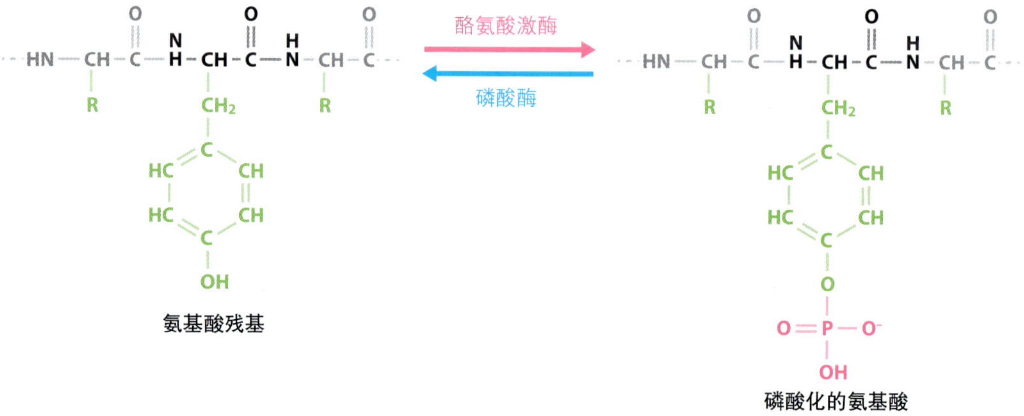

图 7.4 许多蛋白质的活化是通过特定酪氨酸残基的可逆磷酸化进行调节的,且许多癌基因是酪氨酸激酶

基因激活涉及功能获得性变异,该过程可通过多种方式实现:

- 点突变——功能的获得一般都需要一个特定的突变。例如,膀胱癌可能会有 *HRAS* 癌基因的 p.Gly12Val 突变。人的 *RAS* 基因包含 *KRAS*、*HRAS*、*NRAS* 三种。它们编码小 G 蛋白进而激活 RAS-MAPK 细胞内信号级联反应(见疾病框 3)。功能获得突变后会产生过度活跃的分子,引发靶基因的过度表达。

● 扩增——一些肿瘤中包含许多额外的癌基因拷贝,有时以额外的小染色体形式存在,有时以染色体内的复制形式出现。例如,*MYC* 癌基因在肿瘤中经常被扩增。

● 染色体重排可以将两个距离很远的基因外显子结合在一起,形成一种新的嵌合基因。如上所述,癌细胞通常会出现许多染色体异常。大量艰苦的研究致力于识别特定肿瘤类型的特异性变化,并将其与大量随机变化区分开来。表 7.2 列举出了染色体重排的例子(大多数来自白血病,因为白血病相较于实体瘤更容易研究),疾病框 7 阐述了一个众所周知的案例。这些重排非常有趣,因为对其断裂位点进行测序可以发现嵌合基因,而且这已经成为发现癌基因的一种途径。有些基因涉及许多不同的重排——在白血病患者中,已发现位于 11q23 的 *MLL*(*KMT2A*)基因有 30 多种不同的融合序列。对特异染色体重排进行检测是癌症分子诊断的重要部分(见疾病框 7)。通常,嵌合癌基因的检测可以为疾病的预后和治疗提供相应的指导,例如我们后面将会看到的 Jason Tierney(案例 15)。对嵌合基因功能的研究也为了解肿瘤的生物学特性提供了一个重要的切入点。

表 7.2 产生嵌合基因的肿瘤特异性平衡染色体重排的例子(Mitelman 染色体目录)

重排	基因	疾病
t(1;22)(p13;q13)	*RBM15/MKL1*	急性巨核细胞白血病(FAB-M7)
t(2;13)(q35;q14)	*PAX3/FKHR*	肺泡横纹肌肉瘤
t(3;8)(p21;q12)	*PLAG1/CTNNB1*	唾液腺多形性腺瘤
inv(3)(q21q26)	*RPN1/EVI1*	未成熟的急性髓细胞性白血病(FAB-M1)
t(4;11)(q21;q23)	*MLL/AFF*	急性淋巴细胞白血病/淋巴母细胞淋巴瘤
t(6;11)(q27;q23)	*MLL/MLLT4*	急性粒-单核细胞白血病(FAB-M4)
t(9;11)(p22;q23)	*MLL/AF9*	急性淋巴细胞白血病/淋巴母细胞淋巴瘤
t(11;19)(q23;p13)	*MLL/MLLT1*	急性淋巴细胞白血病/淋巴母细胞淋巴瘤
t(7;11)(p15;p15)	*NUP98/HOXA11*, *HOXA13*, *HOXA9*	未成熟的急性髓细胞性白血病(FAB-M2)
t(9;22)(q34;q11)	*BCR/ABL1*	慢性髓细胞性白血病
t(11;14)(q13;q32)	*IGH/CCND1*	慢性淋巴细胞白血病,套细胞淋巴瘤
t(15;17)(q22;q12)	*PML/RARA*	急性早幼粒细胞白血病(FAB-M3)
t(12;16)(q13;p11)	*FUS/DDIT3*	脂肪肉瘤
inv(16)(p13q22)	*CBFB/MYH11*	急性粒-单核细胞白血病(FAB-M4)
t(X;18)(p11;q11)	*SS18 / SSX1*, *SSX2*, *SSX4*	滑膜肉瘤
t(14;18)(q32;q21)	*IGH / BCL2*	滤泡性淋巴瘤
t(12;21)(p13;q22)	*ETV6*(*TEL*)/ *RUNX1*(*AML1*)	急性淋巴细胞白血病/淋巴母细胞淋巴瘤
t(8;21)(q22;q22)	*RUNX1 / ETO*	未成熟的急性髓细胞性白血病(FAB-M2)

染色体重排在白血病和淋巴瘤中特别明确,是因为这些疾病中细胞通常是单个克隆,比实体瘤中的细胞更易于进行细胞遗传学分析。而现在,全基因组测序可以对实体瘤进行类似的分析。

- 染色体重排可通过将癌基因转移到染色质转录活性高的区域而使癌基因的表达上调。伯基特淋巴瘤(Burkitt 淋巴瘤)就是一个典型的例子,这是一种儿童肿瘤,特别好发于下颌,主要在非洲发现。其发病率主要与疟原虫和 EB 病毒的感染有关。肿瘤细胞存在一个特征性的体细胞获得性的平衡相互易位 t(8;14)(q24;q32),如图 7.5 所示。该易位的作用是将 *MYC* 癌基因从 8 号染色体转移到 14 号染色体上的 IGH 免疫球蛋白重链基因的附近。与大多数肿瘤特异性重排不同的是,这一移动并没有产生嵌合基因,而是将 *MYC* 基因置于一个强大的 B 淋巴细胞特异性增强子的作用之下(见 6.2 节有关增强子的描述)。因此 B 淋巴细胞,而不是其他具有此易位的细胞中,*MYC* 基因产生过度表达,最终发展成淋巴瘤。有时,*MYC* 基因也会易位至 2 号或 22 号染色体的免疫球蛋白轻链基因区。

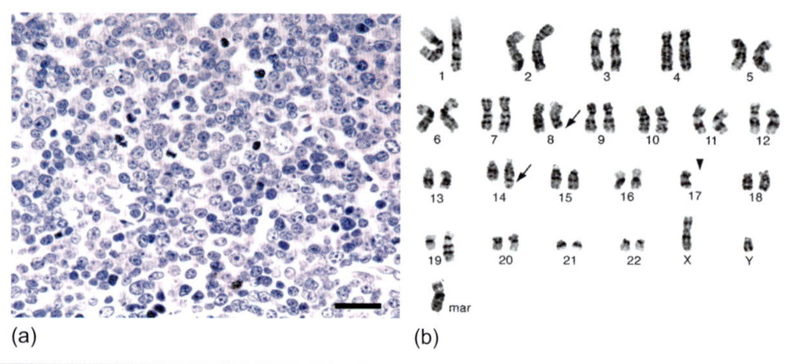

图 7.5 Burkitt 淋巴瘤

(a)组织学和(b)8;14 易位的核型特征。本图中还存在肿瘤中常见的其他染色体异常。经 BioMed Central 公司许可,转载自《分子癌症》(Duensing et al.,2003,2:30)。

肿瘤抑制基因

肿瘤抑制基因(tumor suppressor gene,TS)是通过对罕见的家族性肿瘤的研究发现的。1971 年,Alfred Knudson 根据对视网膜母细胞瘤(retinoblastoma,RB)的研究假设了肿瘤抑制基因的存在。视网膜母细胞瘤是一种罕见的儿童视网膜肿瘤。RB 可以是散发性的,也可以是家族性的(常染色体显性遗传)。Knudson 通过对该病发病率的年龄依赖性分析,假设出癌症发生的早期限速步骤是需要肿瘤的初始细胞遭受两次打击(双重突变)——这可能是一些简单的突变或是一些其他的遗传改变。在散发性癌症中,两次打击都是偶然事件,且每次事件的概率都很低。在家族性肿瘤中,第一次打击是遗传的:易感者的每一个细胞都携带一次打击,因此,只需靶组织中的一个细胞遭受另一次打击就可以导致肿瘤的发生(图 7.6)。家族易感性作为显性性状遗传自父母一方,但使细胞变成肿瘤的细胞表型则为隐性的,需要二次打击来实现(这里需要注意的是,显性和隐性是表型的属性,而非基因或变异的属性)。20 世纪 80 年代的分子研究证实了 Knudson 的假设。家族性 RB 中的第二次(体细胞的)打击被证实,它们总是在遗传自正常父母一方的等位基因中发生缺失或突变。

这项工作证实了 TS 的存在,解释了为什么癌症是家族性的,并提出了两种识别 TS 的方法。

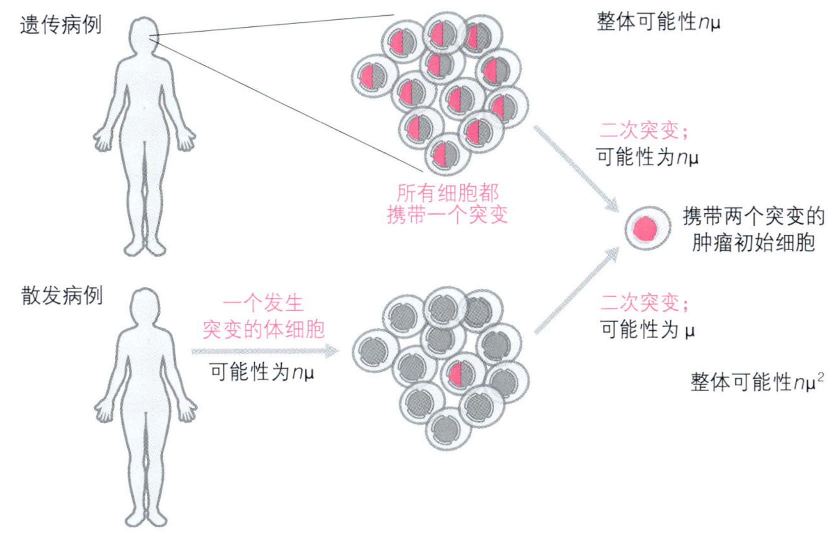

图 7.6 同一种肿瘤的散发和遗传形式之间的关系

靶组织中含有 n 个细胞,一个细胞遭受肿瘤抑制基因功能丧失突变的概率为 μ。例如,如果靶细胞群体由 100 000 个视网膜母细胞的前体细胞组成,且每个细胞的突变率是 10^{-5},那么一个杂合突变的婴儿将极有可能发展成为家族性肿瘤。然而没有遗传易感性的婴儿中只有 1/100 000 的可能会患上这种肿瘤。(注意,这些计算只是为了说明原理,并不能反映真实情况的所有复杂性)

- 识别散发性肿瘤中缺失的染色体区域。通常第二次打击是含有野生型 TS 等位基因的染色体片段的缺失。
- 使用家族连锁研究来识别家族性癌症中突变基因的染色体位置,如第八章所述。

寻找缺失并不容易。成熟的肿瘤具有无数染色体改变,包括许多缺失,但是这些缺失大多是乘客突变,而非引起肿瘤的驱动突变。相反地,在许多家族性肿瘤综合征中,家族连锁方法可以很快地识别致病基因。一旦确定了致病基因,就可以检查散发性肿瘤中是否存在同一基因的突变。通过这种方式,识别了大量的肿瘤抑制基因(表 7.3)。

表 7.3 家族性肿瘤综合征中肿瘤抑制基因的遗传突变

综合征	OMIM 编号	基因	位点
视网膜母细胞瘤	180200	*RB1*	13q14
家族性腺瘤性大肠息肉病	175100	*APC*	5q21
林奇综合征(遗传性非息肉病性结直肠癌)	120435	*MSH2*	2p22
	120436	*MLH1*	3p21
家族性乳腺癌	113705	*BRCA1*	17q21
	600185	*BRCA2*	13q12
利-弗劳梅尼综合征	151623	*TP53*	17p13
多发性基底细胞痣综合征	109400	*PTC*	9q22
共济失调-毛细血管扩张症	208900	*ATM*	11q23
神经纤维瘤病 I 型	162200	*NF1*	17q11

续表

综合征	OMIM 编号	基因	位点
神经纤维瘤病Ⅱ型	101000	*NF2*	22q12
希佩尔-林道病	193300	*VHL*	3p25
多发性内分泌肿瘤Ⅰ型	131100	*MEN1*	11q13
多发性内分泌肿瘤Ⅱ型	171400	*RET*	10q11
家族性黑色素瘤	155601	*CDKN2A*	9p21

肿瘤抑制基因的正常功能

TS 参与维持基因组的完整性。它们是检测和修复 DNA 损伤系统的一部分，在所有损伤得到修复之前阻止 DNA 进行复制，并可以检查和纠正复制错误，确保染色体在有丝分裂中正确分离，并迫使异常细胞自杀（细胞凋亡）。一种特殊的蛋白质，p53，是 *TP53* 基因的产物，在很多这类过程中处于核心位置。由于其在肿瘤中经常发生突变，因此它被称为“基因组守护者”，但是许多其他 TS 产物也发挥重要作用。

检测和修复 DNA 损伤，如双链断裂，涉及 ATM、BRCA1 和 BRCA2 蛋白（见表 7.3）。细胞周期中的一系列检查点可以防止受损 DNA 复制（图 7.7）。检查点机制在进化过程中高度保守，我们对人类细胞周期调控的大部分理解是来自对酵母的研究。2001 年授予 Leland Hartwell，Tim Hunt 和 Paul Nurse 诺贝尔生理学或医学奖以表彰他们揭示了这种调控机制。G_1-S 检查点对 TS 的控制至关重要（框 7.3）。G_2 的一个独立检查点（分离检查点），防止细胞进入有丝分裂，直到染色体彼此完全分离；而在有丝分裂期间，纺锤体检查点防止后期染色单体分离，直到每条染色体的着丝粒都附着在纺锤体纤维上。

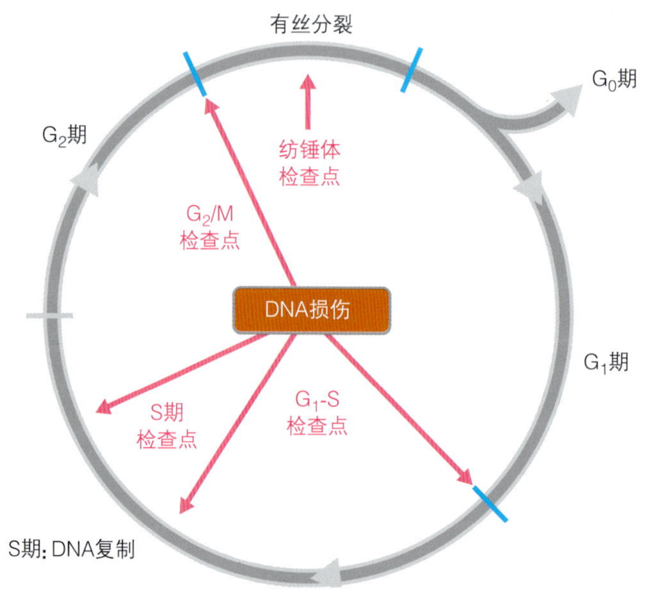

图 7.7　**细胞周期及其检查点**

在一组连续生长的细胞中，细胞周期可分为四个阶段。检查点控制整个周期的进展。终末分化的细胞且不再分裂的细胞进入 G_0 期并停留在 G_0 期。

框 7.3

G_1-S 检查点

细胞周期的进展主要取决于特定细胞周期蛋白的调控。这些蛋白可以激活细胞周期蛋白依赖性激酶（CDK）。激酶通过磷酸化一系列下游靶点作为效应因子；它们受其同一家族的细胞周期蛋白及各种抑制因子的调节。通过 G_1 期并进入 S 期的过程受细胞周期蛋白 D 和 E 及其激酶的调控。一个复杂的上游控制网络调节它们的活性。框图 7.3 仅显示了该网络的一部分。

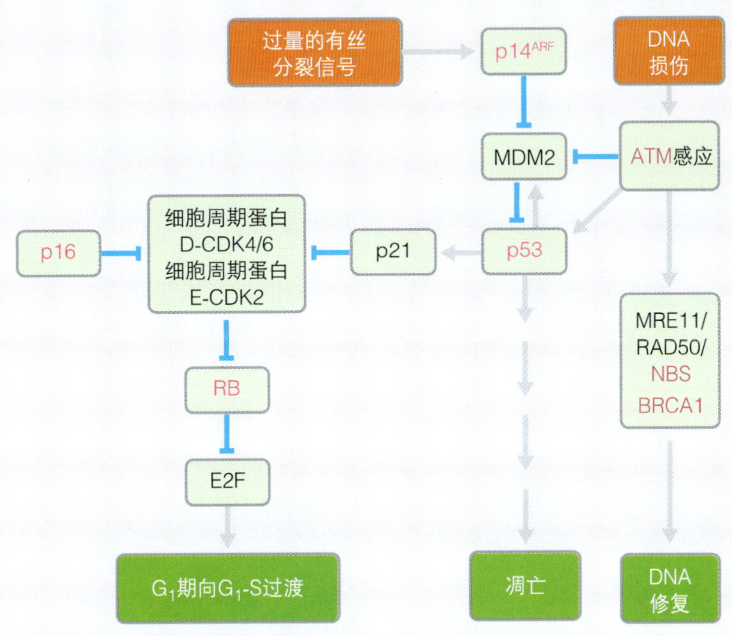

框图 7.3 **调控 G_1-S 进程的一些控制因素和相互作用**

通过家族性肿瘤确定的肿瘤抑制基因以红色显示。—┤显示抑制作用，→显示刺激作用。

错配修复和微卫星不稳定性

各种校对机制使 DNA 复制出现错误的可能性降到最低。错配修复（mismatch repair，MMR）系统便是其中之一。当 DNA 聚合酶在复制重复序列时，如同聚物延伸（图 6.5）或**微卫星**-2-，3-或 4-核苷酸单元构成的短串联重复序列，例如 $(CA)_n$，或疾病框 4 所述重复序列，错配修复系统可特异检查 DNA 聚合酶所产生的错误。人类基因组包含大约 15 万个此类重复序列。如果聚合酶在复制此类重复序列时暂时从模板链上脱离，则在重新结合时，它可能会跳过一个或两个重复单元；或复制一个或两个单元两次，从而使新的 DNA 链可能具有较少或较多的重复单元。因此，尽管这些重复大部分是完全无害的，但它们是复制错误发生的热点，有专门的一组酶来检测和修复此类错误。任何一种酶的功能丧失都会导致某些类型的癌细胞发生错误的增殖。

错配修复机制有六种基因（*MSH2*、*MLH1*、*MSH6*、*MLH3*、*PMS1* 和 *PMS2*）参与。纯合性功能丧失，尤其是 *MSH2* 或 *MLH1*，会产生**微卫星不稳定性**，即整个基因组的微卫星随机获得长度变异。非编码的微卫星不稳定性并不致病，但其会提示诊断实验室该不稳定可能有影响编码序列的风险。例如，*TGFBR2*（TGF-β 受体 2）基因的第 3 外显子含有 10 个连续的核苷酸 A

(图 7.8)。MMR 缺陷的细胞容易插入或跳过一个或多个核苷酸 A。这会导致移码,使新的拷贝失去功能。TGF-β 受体 2 传递来自转化生长因子 B 的信号,它是结直肠细胞增殖的强大抑制因子。一项调查发现,100/111 微卫星不稳定的结肠癌病例中存在 *TGFBR2* 基因体细胞突变。已有其他几个相关靶标被报道,即具有包含微卫星样或同聚物序列相关功能的基因。微卫星不稳定性尤其见于结肠、子宫内膜和胃部肿瘤中。

```
743 TGC ATT ATG AAG GAA AAA AAA AAG CCT GGT GAG ACT TTC
120 Cys Ile Met Lys Glu Lys Lys Lys Pro Gly Glu Thr Phe
```

图 7.8 ***TGFRB2* 基因第 3 外显子的部分序列**

10 个连续的核苷酸 A 序列使基因复制容易出现错配修复缺陷。

当不可挽救时,细胞就会通过凋亡而“自杀”。细胞凋亡是被各种异常的细胞状态触发的特异激活过程,也是正常发育的重要部分(例如,在胚胎发育过程中手指的分离)。该机制涉及被称为半胱天冬酶的蛋白水解酶的级联激活。半胱天冬酶可被线粒体异常时释放的细胞色素 c 激活,或通过 FAS 蛋白与所谓的死亡受体结合而被激活。这种强效自杀的机制自然需要严格的调控,而细胞凋亡的调控环路是极其复杂的。可以触发凋亡的条件包括不可修复的 DNA 损伤和过度的生长信号。p53 蛋白是这些过程的核心环节。它通过特定氨基酸残基的磷酸化和/或其抑制子 MDM2 的失活而被激活。如框图 7.3 所示,p53 刺激 p21 蛋白的表达,起到促进细胞周期停滞的作用。p53 还可以刺激参与线粒体和 FAS 介导的细胞凋亡途径的几种蛋白质的转录。

值得注意的是,有几种肿瘤抑制基因编码的蛋白质非常大。例如由 *APC*(2 843 个氨基酸残基)、*ATM*(3 056 个残基)、*BRCA1*(1 863 个残基)、*BRCA2*(3 418 个残基)和 *NF1*(2 839 个残基)编码的蛋白质。也有相反的例子:*CDKN2A* 基因的两个产物长度仅为 156 和 173 个残基;而一些已知的最大蛋白质是肌肉结构蛋白,如抗肌萎缩蛋白(3 685 个残基)和肌联蛋白(19 946 个残基),它们在癌症中没有任何作用。然而,表 7.3 中的例子表明,那些编码非常大的非结构蛋白的基因,其功能丧失在肿瘤发生中是常见的起始事件。事实上,这些蛋白质通常在分子水平,而非微观水平上,的确具有结构作用。它们与许多其他蛋白质相互作用,并作为支架组装大型多蛋白质结构,执行许多细胞任务。在细胞内相互作用的网络中,这类节点的功能丧失可能是破坏细胞正常功能的有力方式。

癌症的多阶段发展

病理学家早就知道恶性肿瘤的发展经历了以不断增加的生长和去分化能力为标志的阶段。家族性腺瘤性息肉病(FAP,案例 17 中 Christos Xenakis 所患的疾病)为研究这一过程提供了绝佳的素材。当对 FAP 患者进行手术切除时,结肠组织中通常包含肿瘤发展过程中各阶段的病灶(图 7.3b)。多年前,Vogelstein 和同事对散发性结肠癌和 FAP 患者结肠组织各阶段病灶进行了分析,以寻找候选基因的突变和缺失。他们发现一些改变通常出现在早期阶段,而其他的则只出现在晚期阶段。把他们的观察结果放在一起,他们提出了图 7.9 所示的肿瘤发生发展机制。

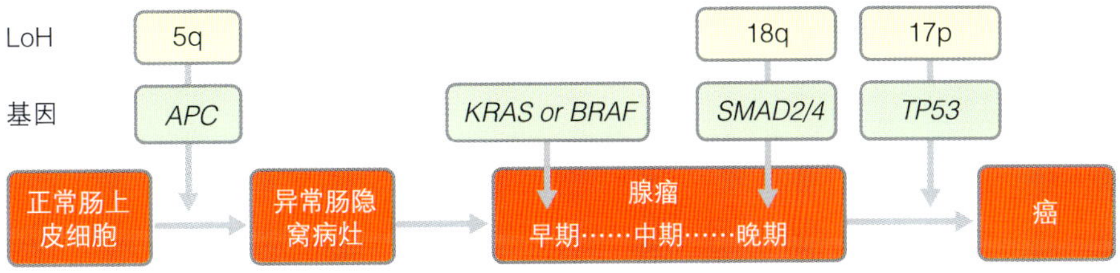

图 7.9 一种结肠癌发展的可能的常见通路

该图(见 Kinzler and Vogelstein, 1996)总结了一些基因在早期病变中经常发生突变,而其他基因仅在晚期病灶中发生突变的方式。该图不代表每个结肠癌的发展进程完全符合此方式。杂合性缺失(LoH):与患者非肿瘤细胞中的相同区域相比,染色体区域没有杂合性变异,表明该区域的一个拷贝在肿瘤细胞中已经丢失。

后来的全基因组研究(第 7.4 节)很大程度上扩展并复杂化这个认知,但它仍然证明了两个有用的观点。

- 最早期阶段是最关键的,因为这些突变必须在一个相对正常的细胞中引起不稳定或生长优势,而这个细胞的大部分防御功能仍然完好。可能只有少数方式可以实现这种改变。一旦肿瘤前体细胞获得基因组不稳定性,则突变发生的可能性将会增加,很难对其一概而论。有错配修复缺陷的细胞具有更多的可能途径进化发展成癌细胞,但这些过程中仍会涉及许多相同的基因和通路。
- 肿瘤的发生需要考虑通路而不是单个基因。缺乏 *APC* 基因突变的肿瘤通常会有同一通路的其他基因突变,例如 β-连环蛋白(β-catenin)或轴抑制蛋白(axin)。缺乏 *RAS* 突变的肿瘤通常有 *BRAF* 基因的突变,该基因具有类似的功能(见疾病框 3)。如上所述,TGF-β 信号在结肠中是一个重要的细胞生长负向调控因子。在细胞中,TGF-β 受体通过磷酸化 SMAD 蛋白中的丝氨酸或苏氨酸残基传递信号。此通路通常在结直肠癌中被破坏:在 MMR 缺陷癌症中 *TGFBR2* 基因的突变,或在 MMR 功能完整的肿瘤中含 *SMAD2* 和 *SMAD4* 基因的 18 号染色体的缺失。

这些病变的某种组合对于癌症的发展是必要的,但显然是不够的。对来自健康老年人正常组织的研究发现了与癌细胞中发现的相同突变的细胞和细胞克隆,但它们并没有发展成为肿瘤(Martincorena et al., 2015, 2018)。似乎突变细胞发展成为肿瘤,需要一些特异突变的积累或某种有利于肿瘤产生的细胞或生化环境才可以实现。

7.3 案例分析

案例15 Tierney家系

- Jason, 4 岁男孩
- 面色苍白、有大面积瘀斑及心动过速
- ❓急性淋巴细胞白血病
- 诊断为 ALL,证实有 *TEL-AML1* 融合基因

160 173 236 354

儿童急性淋巴细胞白血病(childhood acute lymphoblastic leukemia, cALL)是一种源于 B 细胞前体或干细胞的肿瘤。25% 的病例有 12 和 21 号染色体平衡相互易位,断裂位点为 12p13 和 22q22.3(表 7.2)。通过荧光原位杂交(FISH)检测血液和骨髓,Jason 的异常细胞存在这种易位。在易位交界处的 *TEL*(*ETV-6*)基因的 5′ 端部分与 *AML1*(*RUNX1* 或 *CBFA2*)基因的几乎全部编码序列结合形成融合基因。小鼠功能缺失实验表明 *TEL* 和 *AML1* 基因均是造血的关键基因。这两个基因均编码转录因子。*AML1* 编码核心结合

因子的 α 亚单位,是造血干细胞生成的主要调节子。融合抑制了正常 AML1 介导的转录活性,引起造血干细胞自我更新和分化能力的改变。*TEL-AML1* 融合仅在 ALL 的 B 细胞祖细胞中出现。但这两个基因已被发现可与众多其他在淋巴性和骨髓性白血病中编码激酶或转录因子的基因形成融合基因。

TEL/AML1 断裂点位于浅染的亚端粒染色体区域,使易位很难通过传统的核型分析检测到。因此一般由荧光原位杂交(FISH)诊断。Jason 的分裂间期细胞和不同颜色标记的 *TEL* 和 *AML1* 基因的 FISH 探针进行杂交检测。标记 *TEL* 与 *AML1* 基因的荧光信号总是位置相邻,从而确定存在 *TEL-AML1* 融合基因(图 7.10)。这是一个好消息,因为携带 *TEL* 重排的个体通常对化疗非常敏感。Jason 的故事将在第十章中继续描述。

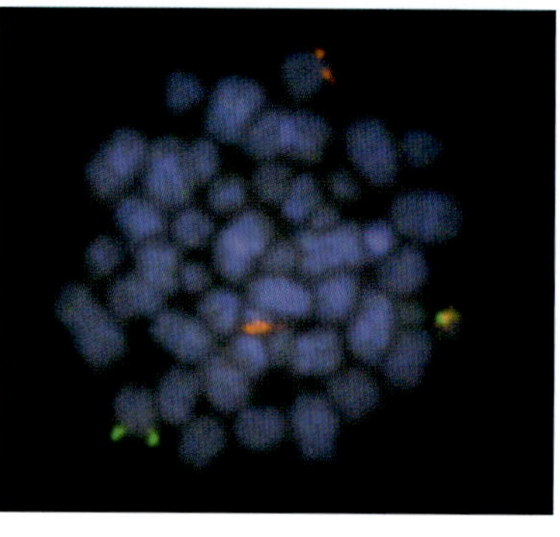

图 7.10 细胞分裂中期 *TEL-AML1* 融合

绿色信号在正常的 12 号染色体上,一个红色信号在正常的 21 号染色体上,一个红色信号在衍生的 12 号染色体上。黄色的 *TEL-AML1* 融合信号在衍生的 21 号染色体上。感谢泰恩河畔纽卡斯尔大学的 Christine Harrison 提供此图片。

案例16 Wilson家系

- 乳腺癌家族史
- 选择进行基因检测
- 确定家族性 *BRCA2* 基因突变
- 对亲属的影响
- 治疗的可能性

161 174 354

在美国和英国,女性一生中有八分之一的概率罹患乳腺癌,因此一个家庭中有多位女性乳腺癌患者的情况并不鲜见。大约 20% 的女性患者其一级或二级亲属有乳腺癌病史。其中有许多是偶然巧合,但统计分析显示,5%~10% 的女性乳腺癌患者确实是家族性的。在 1990 年,一项对大规模多病例家族进行的连锁分析指出,在染色体 17q21 上可能存在一个导致早发乳腺癌的易感位点。经过四年多的深入研究,*BRCA1* 基因在该位置被确定。对 *BRCA1* 突变阴性家族的分析又发现了位于 13 号染色体的 *BRCA2* 基因。

携带 *BRCA1/2* 基因突变的个体,其一生患癌的风险预计为 60%~85%。最初较高的预估风险来自首次发现该突变的大规模多病例家族。但是这些家族均因有多个患者而被选中,所以最初的风险评估存在取样偏倚。基于人群的调查却显示出较低的风险。事实上,冰岛的一项历史研究,基于与现今突变携带者的家系联系,发现在 20 世纪初期,患病风险可能性仅为 30%,由此看出生活方式和环境因素的巨大影响。然而,与未携带 *BRCA1/2* 突变者相比,现今携带该突变个体的患癌风险还是相当高,特别是具有较强家族史的女性更为显著。因此,对突变筛查的需求就变得相当大。

检测 *BRCA1/2* 基因突变的工作量很大。癌症易感性由于功能缺失,所以突变可能存在于其中任何一个基因的任何位置,且这两个基因均有很长的编码序列。*BRCA1* 含有 24 个外显子编码 1 863 个氨基酸,*BRCA2* 包含 28 个外显子编码 3 418 个氨基酸(图 7.11)。德裔犹太人中,有三个始祖突变较为常见(见疾病框 9),这使筛查变得相对简单(尽管阴性筛查结果不能排除其携

带 *BRCA1/2* 基因其他位点突变，或在其他基因的突变，这些都可能使该个体处于高风险)。其他人群，如法裔加拿大人、冰岛人和巴基斯坦人等也都有其各自的始祖突变。Wendy Wilson 家族不来自这样的人群，因此在提供基因测序前有必要确定 *BRCA1/2* 突变的概率是否足够高，进而证明该检测有意义。

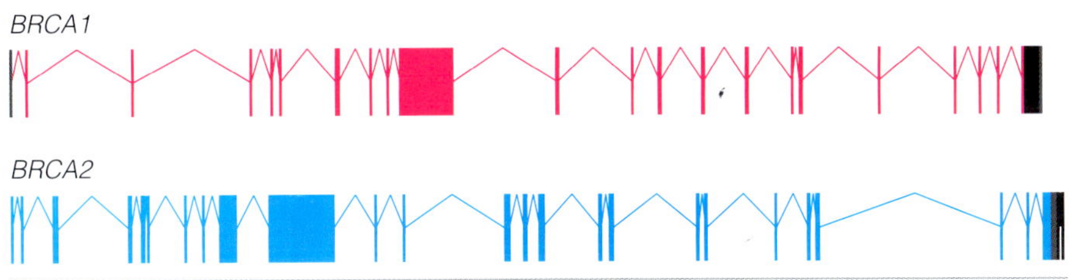

图 7.11 *BRCA1* 和 *BRCA2* 基因的外显子结构

两个基因均有非常大的中央外显子(分别含 3 426 和 4 932 个碱基)。这两个基因和蛋白质不具有同源性，其功能涉及检测和修复细胞内 DNA 损伤的不同方面。

BRCA1/2 突变的特征包括：

- 异常早发的病例
- 双侧发病病例(与 RB 的例子比较，见图 7.6)
- 男性乳腺癌病例(特别是 *BRCA2* 变异的特征)
- 同时具有乳腺癌和卵巢癌的家族(特别是 *BRCA1* 变异的特征)

上述任何特征对 *BRCA 1/2* 乳腺癌并非完全特异，但根据这些因素已经建立了评分系统，展示在框 7.4(Evans et al.，2017)。该评分可使临床医生评估患者携带 *BRCA1/2* 的可能性。

框 7.4

评估 *BRCA1/2* 突变可能性的评分系统

对患者和可疑家族史家庭的所有血缘亲属进行评分；当经过两名年龄超过 60 岁的未患病女性时，则停止计数。对于患者，而非患病的亲属，再按照乳腺癌病理学对分数进行调整；对于每个卵巢癌患者，如果是小于 60 岁的高级别浆液性卵巢癌的女性，其评分需要加 2 分。将患者和患病亲属的分数相加。参见 Evans 等(2017)。

女性乳腺癌评分：

确诊年龄/岁	<30	30~39	40~49	50~59	>59
评分/分	11	8	6	4	2

上皮性卵巢癌(任一级别)： 年龄 <60 岁 13 分； 年龄>59 岁 10 分

其他癌症：

男性乳腺癌	年龄<60 岁 13 分；	年龄>59 岁 10 分
胰腺癌	1 分	
前列腺癌	年龄<60 岁 2 分；	年龄>59 岁 1 分

根据乳腺癌病理学进行调整(仅针对先证者)：

级别 1/2/3	−2/0/2 分
ER + ve / −ve	−1/1 分
三阴性	4 分
HER2 + ve	−6 分

在英国人群中，得分等于或大于 15 分相当于 *BRCA1/2* 突变的概率大于 10%。

很多病例的乳腺癌家族并没有 *BRCA1/2* 基因的突变，后续的研究也没有发现可以解释任何一部分剩余病例的“*BRCA3*”基因。似乎剩余的这类家族聚集性病例更趋向归因于多个低外显率位点的联合效应。通过对已知可与 BRCA1 或 BRCA2 蛋白相互作用的分子进行靶向分析，或通过第 13.4 节所述的大规模关联研究，已经确定了几个这样的位点（表 7.4）。

表 7.4 一些与乳腺癌发病风险相关的遗传性基因变异

基因	变异	染色体位置	比值比
ATM	功能缺失	11q22.3	2.37
BRIP1	功能缺失	17q22	2.00
PALB2	功能缺失	16p12	2.30
CHEK2	c.1100delC	22q12.1	2.34
FGFR2	SNP rs2981582	10q26	1.26
MAP3K1	SNP rs889312	5q11.2	1.13
TNRC9	SNP rs51005538	16q12	1.11
LSP1	SNP rs1865582	11p15.5	1.07

表中比值比是与健康对照人群相比，在女性乳腺癌患者中发现某一特定变异的概率（见框 12.1）。对 *ATM*、*BRIP1* 和 *PALB2* 来说，比值比是指与对照人群相比，乳腺癌患者中的功能缺失性突变的总体频率。对于 *FGFR2*、*MAP3K1*、*TNRC9* 和 *LSP1* 来说，发现的变异是单核苷酸多态性，这些变异本身可能并不增加乳腺癌发病风险，但标志着染色体片段存在风险因素，很可能是表格第一列基因的顺式作用调控元件。对此数据的进一步讨论请参见第 13.4 节。

所有这些变异加起来只能解释乳腺癌的家族倾向的一小部分。功能性基因变异是罕见的，而 SNP 是常见的，但仅增加了很小一部分额外风险。有关对女性进行上述任何或全部变异的基因分型是否具有临床应用价值的问题一直存在争议。一些研究人员建议计算**多基因风险评分**（第十三章中将进一步讨论此观点）。简而言之，就是使用计算机来分析来自乳腺癌患者及健康对照女性的数千个随机变异。然后使用人工智能设计出最能预测风险的估算器。这个想法是有争议的，因为所分析的绝大多数变异与乳腺癌并没有已知的关联。尽管如此，坚持此想法的人指出，在独立的数据集中，前 10% 最高评分女性的风险是后 10% 最低评分女性的数倍。可以说，多基因风险评分的主要用途是调整女性常规乳房钼靶筛查的年龄。

对 Wilson 家族的系谱，应用框 7.4 系统评分得到了 33 分（病理学校正之前）（图 7.2a）。这表明 *BRCA1/2* 突变的可能性很大——鉴于有男性乳腺癌存在，最可能是 *BRCA2*。需要注意的是，我们没有为 Wendy 患前列腺癌的爷爷评分，因为如果该家族的问题是由遗传性的 *BRCA1/2* 变异导致的，那么系谱显示问题应该源于 Wendy 母亲一方。这一分数足够高，应该对该家族进行 DNA 分析。

在病理实验室的档案中找到了 Wanda 手术切除的肿瘤切片并提取了 DNA。检测最终发现在肿瘤组织中 *BRCA2* 第 18 外显子中有一个单核苷酸缺失。第 2 766 位密码子中的第 8 525 位核苷酸的缺失引起移码，导致第 2 776 位密码子变为终止密码子。肿瘤中没有发现第二个变异，但由于没有

Wanda 的正常(血液)DNA 作为对照,所以没有检查杂合性缺失。肿瘤中这个变异的存在强烈提示这确实是一个 *BRCA2* 家族,因为散发性肿瘤很少有 *BRCA2* 突变。

在对家族成员进行 DNA 检测前,有必要确定肿瘤中的突变来源于第一次打击或第二次打击——如果突变源于第二次打击,则此家族的遗传性变异将依然是未知的。我们联系了居住在新西兰的 Amy。在与 Wendy 交流沟通后,Amy 同意提供血液样本进行检测。在当地遗传机构安排下,Amy 的 DNA 被提取出来。不像血液,DNA 很稳定,可以很容易地通过普通邮件寄送至全球各地。Wendy 的遗传中心很容易就对 Amy 的样本进行了 c.8525delC 这一特定变异的检测,结果为阳性。既然这个家族的遗传变异已被确定,Wendy、William 和 Veronica 提供了 DNA 样本进行检测。这些样本仅针对已确定的家族变异进行了检测,结果显示 William 和 Veronica 携带该变异,但 Wendy 没有。

Wendy 听到这个消息后心情释然了许多。但是在遗传咨询时必须让她明白,她仍然有患散发性乳腺癌的群体发病风险。当她达到规定年龄后,进行常规的乳房钼靶筛查是明智的。这也是一个很好的机会向她指出乳腺癌风险受生活方式的影响很大。女性(包括 *BRCA1/2* 变异的携带者)可以通过减轻体重和适当运动将风险降低约 40%。Veronica 携带了这种变异,因此有很高的风险罹患癌症。她可做的选择包括:任其发展不做干预;改变生活方式;加入一个强化监测计划每年进行一次钼靶检查;服用他莫昔芬(Tamoxifen),希望这能降低她的风险;或者选择更为激进的预防性乳房切除手术。该结果还意味着 Wendy 的姑姥姥(患乳腺癌男子的祖母)几乎确定携带该突变,处于高风险状态——不过,72 岁的她,是否愿意为降低风险做任何事情,她需要和她的全科医生讨论。由于男性患乳腺癌很罕见,William 本人患乳腺癌的风险并不很高(他的相对风险很高,但绝对风险依然很低)。另外,虽然 *BRCA2* 变异携带者患前列腺癌的相对风险只是中等,但绝对风险却很高。医生建议他做定期筛查。他的每个女儿因有较高患乳腺癌的风险,也应进行遗传咨询。

Wendy 的姨妈 Amy 是乳腺癌的幸存者。她现在知道自己携带了家族突变。她与在新西兰的肿瘤医生讨论了她目前的病情监测计划是否仍是最佳选择。他们特别讨论了液体活检(框 7.5)对监测复发风险的潜力。

框 7.5

液体活检

癌症患者的外周血既包含循环肿瘤细胞(circulating tumor cell,CTC),又包含循环肿瘤 DNA(cell-free tumor DNA,ctDNA)。分离并确定这二者中任意一个的特征,都可提供一个有效替代穿刺活检的方法,从而监测肿瘤的进展或复发。其独特的优势是细胞或 DNA 既有可能来自原发肿瘤,也可能来自转移灶,因此有可能提供原发肿瘤穿刺活检无法获得的信息。

在外周血中分离肿瘤特异性细胞或DNA需要精湛的技术。尤其是CTC,1mL血液中的10^7个白细胞中,可能仅存在一个循环肿瘤细胞。分离ctDNA的要求较低,但肿瘤来源的游离DNA在患者体内的比例可以从0.01%到93%不等。由于液体活检的巨大前景,现已对其进行了较为深入的技术开发和大量试验。Finotti等(2018)和Alimirzaie等(2019)的综述提供了许多细节和参考。

对于Amy的案例(**案例16,Wilson家系**),液体活检应该是一种极好的无创方法(框图7.4),用来检查微小病灶的残留及监测原发肿瘤的进一步发展或转移。

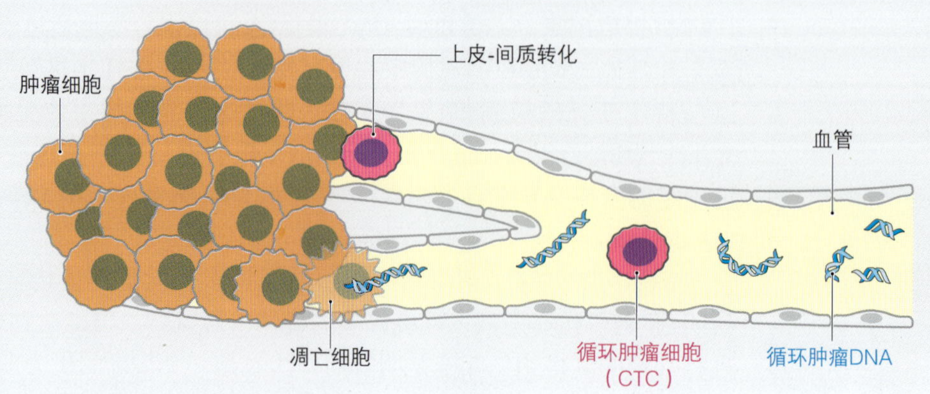

框图7.4 肿瘤会将完整的细胞和循环肿瘤DNA释放到循环系统中

改编自Wyatt AW & Gleave ME(2015)EMBO Mol. Med. 7:878-894;根据知识共享署名(CC)4.0许可证在此转载。

案例17 Xenakis家系

- 肠道疾病家族史
- ?家族性腺瘤性息肉病
- 发现*APC*突变
- 对亲属的风险
- 如何对其子女进行健康管理?
- 治疗的可能性

161 178 354

应用家族连锁研究,并结合报道过的一位携带5q中间缺失的患者,位于染色体5q21-22上的*APC*基因(OMIM 175 100)被确定为FAP的病因。*APC*基因是一个经典的肿瘤抑制基因。家族性病例遗传一个*APC*突变,在肿瘤中使另一个正常的等位基因失活[部分并发症另见Albuquerque等(2002)]。此外,与乳腺癌中*BRCA1/2*的情况不同,*APC*基因的两个等位基因的突变或缺失在散发性结直肠癌的发展早期是一个常见的事件(见图7.9)。

APC蛋白是另一种大型(2 843个氨基酸)多功能蛋白。它似乎参与了包括细胞黏附和与细胞骨架相互作用的数个细胞过程。其中与癌症最为相关的是它对β-连环蛋白(β-catenin)水平的调控作用。β-连环蛋白作为一个转录共激活因子,在细胞核中促进包括周期蛋白D1(cyclin D1)和*MYC*癌基因的靶基因转录。APC蛋白在细胞质中参与一个复合体,降解β-连环蛋白。APC蛋白包含3个β-连环蛋白结合模块以及7个含20个氨基酸的β-连环蛋白负向调节模块(图7.12)。细胞通过Wnt通路释放信号抑制此复合物形成,释放β-连环蛋白,使其进入细胞核。尽管*APC*突变可使β-连环蛋白水平独立于Wnt信号通路而升高,有趣的是,如图7.12的标题所解释的,似乎大多数*APC*突变并不会使其完全丧失调控功能(Albuquerque et al.,2002)。可能完全丧失调控功能会使β-连环蛋白水平异常升高,进而触发细胞凋亡。

没有 *APC* 突变的结直肠癌肿瘤,可能会有 β-连环蛋白基因功能获得性突变或轴抑制蛋白(APC 复合物的另一成分)的功能缺失性突变,从而产生相似的后果。

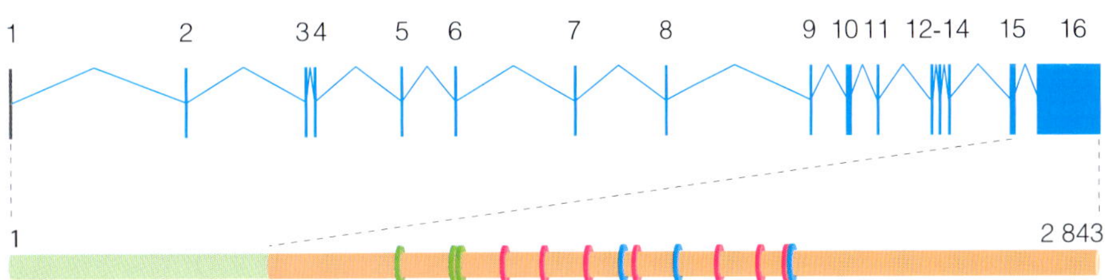

图 7.12 APC 蛋白及其在调节 β-连环蛋白水平中的作用

3 个由 15 个氨基酸组成的模块与 β-连环蛋白结合。7 个由 20 个氨基酸形成的模块负责下调 β-连环蛋白的水平。所有这些模块均由较大的第 16 外显子的 3′ 端编码。该基因的前 15 个外显子仅编码 2 843 个中的 653 个氨基酸。因此,在密码子 640 下游的任何密码子中出现提前终止信号的 *APC* 基因都可以产生截短蛋白质,因为最后一个外显子出现终止密码子或在最后一个剪接位点上游大约 50 个碱基内出现终止密码子时,无义突变介导的 RNA 降解将不会发生(见图 6.4)。只有当截短出现在绿色区域时,蛋白才会因无义突变介导降解而被清除。因此,许多突变产生的截短 APC 蛋白仍可结合 β-连环蛋白,只不过下调 β-连环蛋白的能力有限。

Christos Xenakis 提供了一份血液样本,从中提取了 DNA 用于 *APC* 突变检测。检测结果显示他是第 1 309 密码子(p.Glu1 309ter)无义突变的杂合子。这是 FAP 患者的常见胚系变异。该突变具有高外显率,因此携带者如果不进行治疗,几乎有 100% 的风险发展为结肠癌。识别出这种变异后,就可以对有风险的家族成员进行检测。Christos 的母亲 Demi 联系了她已故丈夫在赛普洛斯的几位亲属,让他们知晓新发现的家族高风险,并给了他们西雅图遗传科医生的联系电话。如果他们中有人愿意进行检测,就可以使用当地的遗传学服务。与此同时,Christos 的两个孩子也需要考虑。每个孩子有 50% 的风险,他们从 10 岁开始需要每年进行乙状结肠镜检查,监测息肉的发展。如果 DNA 检测显示子女没有遗传该变异,所有这些都可以避免。问题是现在就对他们进行检测,还是将来再做。现在检测可以使风险儿童在成长过程中就知道将来需要每年进行肠道筛查,而不是突然被告知这一情况。推迟检测意味着到 10 岁后,孩子能更理解这个疾病并同意检测的流程。

这个家族的情况体现了关于对儿童进行 DNA 检测的一些伦理争议。通常,对儿童进行遗传易感性检测是不合适的。在本案例中,儿童在 10 岁前接受检测是有好处的。对于患 FAP 风险为 50% 的儿童来说,每年的乙状结肠镜检查需要在这个时候开始。如果能证明儿童没有携带家族突变,避免这种令人不快的监测显然对孩子有利。只有父母同意才能正式进行检查,但较好的做法包括与孩子讨论这个问题,并尽可能地获得其同意。

7.4 拓展学习

构建全景图:全基因组研究

癌症研究已经从对单个癌基因或肿瘤抑制基因的研究转向确定肿瘤基因组中体细胞的整体变化。许多实验室都采用二代测序技术来确定肿瘤的全基因组序列。相比于外显子测序,全基因组测序更适合肿瘤研究,因为它可以揭示在癌症中起重要作用的结构变异。如果患者正常组织的基因组也被测序的话,我们就能获得一份完整的体细胞突变列表。相比于早期工作,最新研究能为我们提供一个无偏倚的全基因组变化图谱。COSMIC 数据库旨在对癌症中所有突变基因进行分类。

在全基因组范围研究肿瘤基因表达变化是对肿瘤全基因组研究的重要补充。最初,这些研究使用表达阵列,即携带大量 cDNA 特异性探针的微阵列。这些研究的缺点是只能报告阵列上探针所代表的基因变化。较新的研究采用对 cDNA 的大规模测序,这同样可以提供无偏倚的数据。大型合作项目,像"癌症基因组解剖计划(Cancer Genome Anatomy Project,CGAP)",试图确定许多不同类型的正常组织、癌前病变和各种不同癌症细胞的基因表达谱。对全基因组范围的表观遗传学、小 RNA 和蛋白组学的研究——所谓的多组学研究(框 7.6)将完成肿瘤基因组的全景图谱。

框 7.6

多组学方法研究癌症

过去 30 年中,整个生物医学研究的最大变化是从集中的、以假设为导向的方法转变为无假设的数据驱动方法。从遗传学到基因组学的转变只是一系列研究进展中的一部分(用遗传学家 Andrea Ballabio 的话说,这种改变就像是"用线钓鱼"变成了"用网捞鱼"一样)。我们现有的转录组学、蛋白质组学、表观基因组学和一系列"组学"技术,所有这些都以一种无假设的方式积累大量的数据供后续分析。

在癌症研究中,框图 7.5 显示了一个大型合作研究即癌症基因组图谱(TCGA)所使用的多组学方法。从 2006 年开始,该项目对涵盖 33 种癌症的超过 20 000 例原发癌和相匹配的正常样本,进行了分子鉴定。除了这些明显的探索方式以外,其他方法还包括:

- 反相蛋白质阵列(RPPA),一种蛋白质组学方法。
- 微小 RNA(microRNA,miRNA)——这些 20~25nt 的非编码小 RNA 一直因被当作 RNA 凝胶实验时的降解产物而被忽视。直到 20 世纪 90 年代,Andrew Fire 和 Craig Mello 才意识到它们的重要性(他们凭此获得了 2006 年诺贝尔生理学或医学奖)。miRNA 通过与 mRNA(通常是 3′非翻译区域的序列)杂交来调节基因的表达。这通常会抑制翻译。一个 miRNA 可能与许多不同的 mRNA 相互作用,且几个 miRNA 可以调节一个 mRNA。人类大约有 1 900 个 miRNA。它们形成了一个普遍的基因调控网络,通常在肿瘤细胞中受到干扰。
- DNA 甲基化是转录的主要调控子。甲基化是一种表观遗传机制,即一种改变基因表达而不改变 DNA 序列的机制。详情请参照第十一章。

这个项目和其他大型合作项目的细节及最近泛癌症全基因组分析项目(Campbell et al.,2020)可以访问美国国家癌症研究所的癌症遗传学办公室和国际癌症基因组联盟网页。

框 7.6(续)

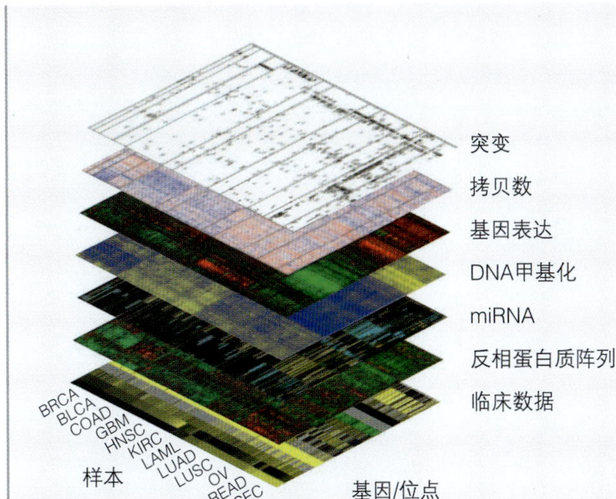

框图 7.5 肿瘤的多组学分析

癌症基因组图谱 2012 年的数据显示了涉及 12 种癌症类型(BRCA,乳腺癌;BLCA,膀胱癌;COAD,结肠癌;GBM,胶质母细胞瘤;HNSC,头颈鳞状细胞癌;KIRC,肾细胞癌;LAML,白血病;LUAD,肺腺癌;LUSC,肺鳞状细胞癌;OV,卵巢癌;READ,直肠癌;UCEC,子宫内膜癌)的 5 074 例肿瘤-正常样本配对数据。经自然出版集团许可,转载自癌症基因图谱研究网络(2013;*Nature Genetics*,45:1113)。

对单个肿瘤的分析给人一种令人生畏的复杂印象。获得的大量数据可以通过所谓 Circos 图的形式展现出来,如图 7.13 所示。对同一类型的许多肿瘤的变化进行分类,可以优先尝试区分肿瘤驱动基因和乘客基因。

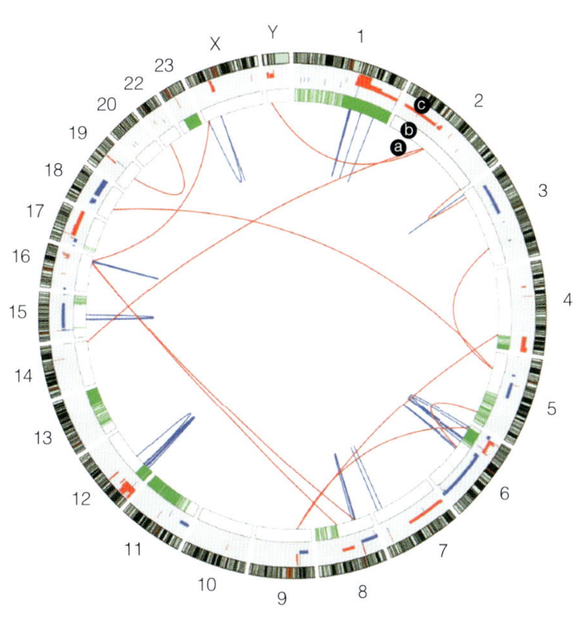

图 7.13 来自一名原发性非小细胞肺癌吸烟患者的体细胞变化 Circos 图

外圈表示的是染色体及其带型。最内侧的线条(标注为 a)表示结构重排,染色体间的变化为红色,染色体内的变化为蓝色。圆圈 b 用绿色标记了杂合性缺失和等位基因不平衡的区域。圆圈 c 表示拷贝数变化(红色 = 扩增,蓝色 = 缺失)。除了这里显示的变化外,还发现了 50 675 个点突变。数据来源于 Lee 等(2010;*Nature*,465:473-477),经自然出版集团许可转载。

降低复杂性的第一步是从基因的角度而不是单个变异的角度来思考问题:一个变异是否会导致基因功能的缺失、获得或改变?为了进一步降低复杂性,可以从整个通路的角度而不是单个基因的角度来思考问题。例如,图 7.14 显示了引起多形性胶质母细胞瘤中许多不同基因的突变,是如何通过导致同一信号通路失调发挥作用的。

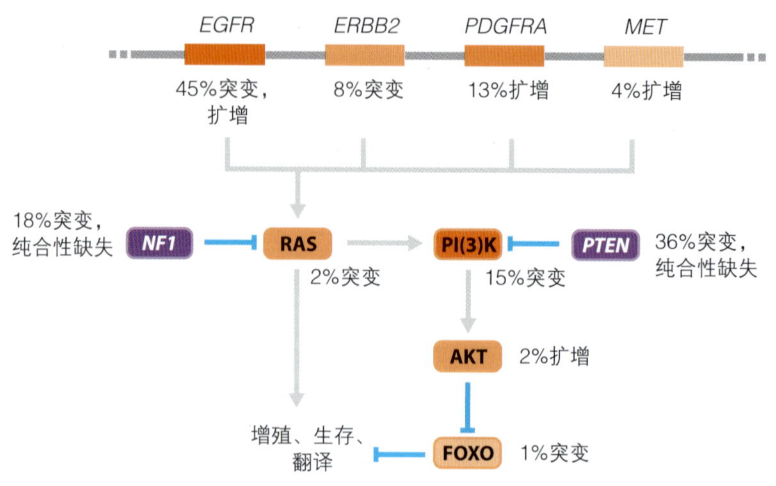

图 7.14 **多形性胶质母细胞瘤的信号通路改变**

在不同的肿瘤中,不同的突变都具有相同的效果,即解除细胞对 EGFR、ERBB2、PDGFRA、MET 等细胞表面受体信号的反应。经自然出版集团许可,转载自癌症基因图谱研究网络(2008;*Nature*,455:1061-1068)。

最近,单细胞分析取得了很大的进展。上述所有的分析都使用了来自大量细胞的混合 DNA 样本;然而,肿瘤并不是像生长在琼脂平板上的细菌菌落那样,由相同的细胞组成的均匀克隆。甚至除了像血管这样的明显特征外,基因组不稳定性意味着肿瘤由多个克隆组成,它们之间有着复杂的突变衍生历史。在过去的几年中,单细胞基因组学技术取得了长足的进步。因此,至少在预算比较充足的研究实验室中,单细胞的 DNA 和 RNA(cDNA)分析已成为常规。单细胞分析可以揭示突变历史。从治疗癌症的角度考虑,主要目标肯定是那些具有潜在转移能力的细胞(转移至患者体内其他部位形成继发性肿瘤)。当对所有肿瘤细胞混合在一起进行研究时,由于这些有转移潜力的细胞只占所有肿瘤细胞中的很小一部分,它们的独有特征和弱点就很可能会被隐藏。

事实上,我们现在可以退一步来全面审视一下癌症。

- 首先,考虑是什么使癌细胞与众不同。在此强烈推荐一篇 Hanahan 和 Weinberg 撰写的综述(2000 年发表,2011 年更新),作者认为,任何癌细胞都需要获得 6 种独特的能力:
  - 独立于外部生长信号进行分裂的能力
  - 忽略外部的抗生长信号的能力
  - 避免细胞凋亡的能力
  - 无限分裂且抗衰老的能力
  - 刺激血管持续生成的能力
  - 侵入组织并形成远处继发性肿瘤的能力

在 2011 年的更新中,作者提出了另外两个"新出现"的特征,即能量代谢的重新编程使细胞持续增殖以及逃避免疫监视的能力。

- 其次,考虑肿瘤是如何获得这些能力的。2013 年,Vogelstein 及其同事提出,所有众多的癌基因和肿瘤抑制基因仅在 12 条信号通路中发挥作用(图 7.15)。
- 最后,考虑许多必要作用的 DNA 序列变化是通过什么过程获得的。除染色体重排外,对小规模序列变化的整体分析发现了有限数量的突变特征,可以帮助识别 DNA 变化的过程(参见 Alexandrov et al.,2013)。

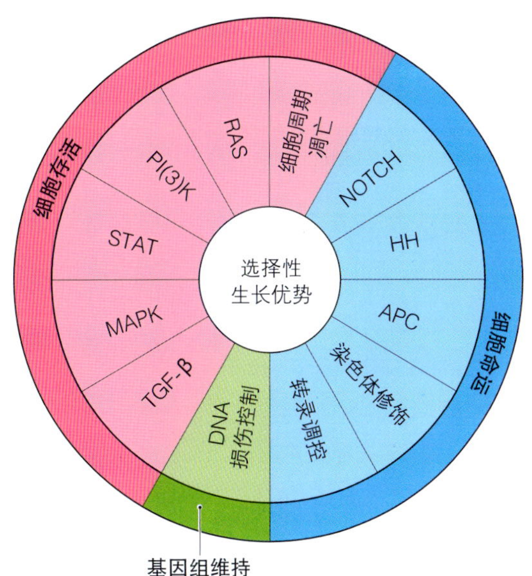

图 7.15 12 条细胞信号通路是致癌基因和肿瘤抑制基因发生致癌变化的靶点
经美国科学促进会许可,转载自 Vogelstein 等(2013;*Science*,339:1546-1558)。

基于基因组学的肿瘤分类

对肿瘤进行分类的目的是确定预后和确定最佳治疗方法。传统的分型方法采用组织的起源和组织学外观来进行区分。抗体染色可使分类更精细,例如,乳腺癌可以根据是否存在雌激素受体、孕激素受体和是否存在 *HER2*(*ERBB2*)扩增被分成不同的分子亚型。通过对 TCGA 项目中 500 例肿瘤进行分析证实,乳腺癌主要可以被分为四类:Luminal A 型、Luminal B 型、HER2 过表达型和基底样或三阴性乳腺癌。在每个类别中都有相当大的异质性,但总体来说,数据有力地表明乳腺癌应该分为这四种不同的疾病。以前的研究显示不同分型的预后有很大的差异,因此一些商业分析工具使用这一结论和类似的发现来指导乳腺癌治疗。

其他分子分型的例子,包括结直肠肿瘤,人们早就知道可以将其分为微卫星不稳定型(*MSH2*/*MLH1* 驱动)和微卫星稳定型(*APC* 驱动)两类。同样,卵巢肿瘤根据其表达谱不同也可以分成两组:有 *BRCA1* 基因突变的分成一组,有 *BRCA2* 基因突变的为另一组。缺乏 *BRCA1/2* 基因突变的散发肿瘤则属于其中之一。因此,卵巢癌包括两种不同的疾病,并可能对不同的治疗方案有效。

除对同种组织来源的肿瘤进行分类外,分子研究还可以将不同组织的癌症划分在一起。Ciriello 等(2013)对框 7.5 中来自 TCGA 数据的 12 种类型的 3 299 例肿瘤样本进行了统计聚类分析,结果表明,按分子特征对肿瘤进行分类通常比按起源组织分类更有用。肿瘤可分为两大类:即主要由体细胞突变驱动的肿瘤或主要由拷贝数变化驱动的肿瘤。基于两种分组,已鉴定出了大约 30 个组织间共有的特征,这些特征大多跨越了组织边界。尽管在细节上存在很大的异质性,但具有某种特征的肿瘤往往有一些共同的突变事件。一些共同的事件已知对特定药物有反应,因此患者可能对靶向治疗有共同的反应。所有这些新发现都为治疗的新发展奠定了基础,下面的疾病框 7 对其进行了简要描述,并在第十章进行了详细介绍。

慢性髓细胞性白血病

CML 患者通常表现为疲劳、运动不耐受、可能厌食或体重减轻等相当不特异的症状(平均诊断年龄为 65 岁)。临床检查通常显示脾大、血液中白细胞计数大幅度增加。如果不治疗,症状会在 1~2 年逐渐恶化,中位生存期是确诊后的 3~5 年。多年来,CML 一直是用于理解癌症病因并开发有效治疗方法的一种模型。

90%CML 患者的淋巴细胞中含有一个异常的小染色体,即费城染色体(Ph[1] 染色体)。它是该疾病的一个非常恒定的特征,如果没有它,CML 的诊断就会受到质疑。早在 1960 年,Ph[1] 染色体就被证明是 9;22 平衡相互易位的产物,即 t(9;22)(q34.1;q11.2)(框图 7.6)。随后,其他白血病和癌症中许多其他特定的染色体重排也被发现(见表 7.2)。后来发现,22 号染色体上的 *BCR* 基因的 5′端通过与 9 号染色体上的 *ABL1* 基因的 3′端易位连接,在 Ph[1] 染色体上形成了一个新的嵌合基因。由此产生的 *BCR-ABL1* 基因总是含有 *BCR* 的第 1 外显子,通常还有 10 个左右的外显子,与 *ABL1* 的第 2~11 外显子相连(框图 7.6,框图 7.7)。嵌合基因被转录、翻译并产生功能蛋白。

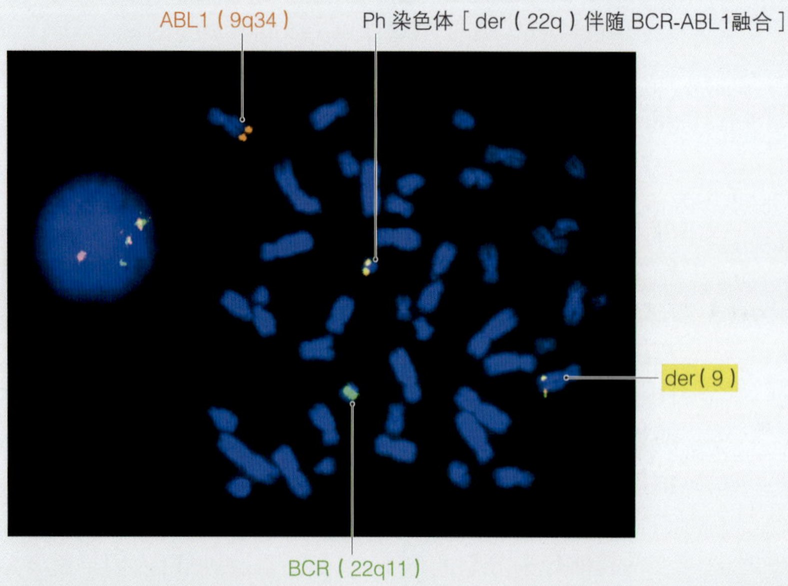

框图 7.6 FISH 检测 *BCR-ABL1* 融合基因

左图:间期 FISH 显示了一个红色(ABL1)和一个绿色(BCR)信号,以及两个混合信号。右图:分裂期 FISH 识别了参与的染色体。经许可转载自《血液学细胞学图谱》。

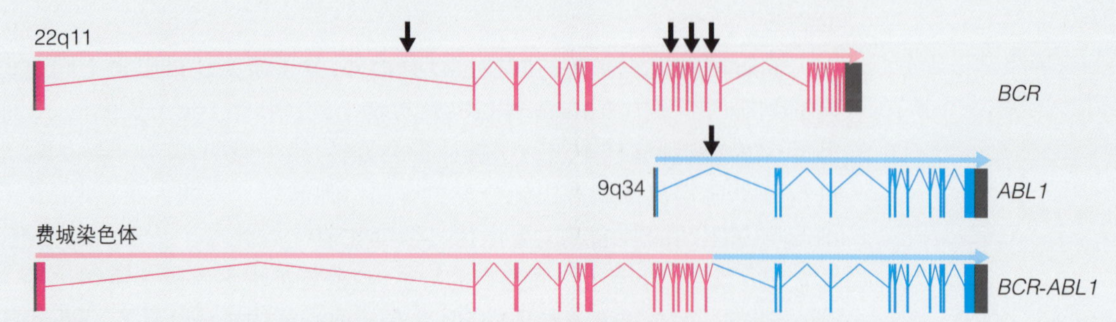

框图 7.7 *BCR* 基因和 *ABL1* 基因结合形成 *BCR-ABL1* 嵌合基因

BCR 的断点可以存在于几种不同的内含子中。

疾病框 7(续)

ABL1 是一个已知癌基因(见表 7.1),其产物为一种酪氨酸激酶,一种常见的信号分子,通过磷酸化其靶蛋白中的酪氨酸残基而发挥控制细胞生长的作用(见图 7.4)。激酶的活性是被严格控制的,部分是由一个 N 端结构域控制的,其可因易位而丢失。嵌合基因经转录和翻译产生了一个酪氨酸激酶。但与 ABL1 激酶不同的是,BCR-ABL1 激酶在结构上处于激活状态,可以在没有正常调节的情况下,传递其促进生长信号。在重要的生长调控过程中的这种功能获得,显然会使细胞向不受控制的增殖方向发展。

2001 年伊马替尼(Gleevec,框图 7.8)的问世彻底改变了 CML 的治疗。伊马替尼是一种 BCR-ABL1 激酶的特异性抑制剂。它使 70% 的 Ph^1 阳性患者的病情得到缓解。在许多情况下让这些老年人有正常的寿命,并因原发病去世而非 CML。

伊马替尼为后来许多靶向抗肿瘤药物的开发奠定了基础并带来了希望(详见第十章)。它也揭示了这些药物的主要局限性:肿瘤细胞由于其基因组的不稳定性和快速进化,不可避免地会对药物产生耐药性。这就需要一种二线药物来专门针对耐药克隆,整个过程也会重复发生。

近年来,一些与造血系统以外疾病无关的胚系突变被发现,被定义为新白血病易感性综合征,包括 CML。这些对于白血病管理以及遗传咨询有重要的临床意义。已知 *ANKRD26* 变异可增加患血小板减少症的风险,但对病例和其家族进行研究后发现,该变异同样可增加包括 CML 在内的白血病的风险。*DDX41* 的胚系突变定义了另一种只限于造血系统恶性风险的疾病,且发病时间通常较晚。恶性肿瘤包括骨髓增生异常综合征、AML、CML、霍奇金淋巴瘤和非霍奇金淋巴瘤。

N N H N N H N O N N

框图 7.8 伊马替尼(Gleevec)的化学结构

7.5 参考文献

Albuquerque C,Breukel C,van der Luijt,R,et al.(2002) The 'just-right' signaling model:APC somatic mutations are selected based on a specific level of activation of the beta-catenin signaling cascade. *Hum. Molec. Genet.* 11:1549-1560.

Alexandrov LB,Nik-Zainal S,Wedge DC,et al.(2013) Signatures of mutational processes in human cancer. *Nature*,500:415-421.

Alimirzaie S,Bagherzadeh M and Akbari MR (2019) Liquid biopsy in breast cancer:a comprehensive review. *Clin. Genet.* 95:643-660.

Beroukhim R,Murmel CH,Porter D,et al.(2010) The landscape of somatic copy-number alterations across human cancers. *Nature*,463:899-905.

Cancer Genome Atlas Research Network (2013) The Cancer Genome Atlas Pan-Cancer analysis project. *Nature Genetics*,45:1113-1120.

Ciriello G, Miller ML, Aksoy BA, et al. (2013) Emerging landscape of oncogenic signatures across human cancers. *Nature Genetics*, 45: 1127-1133

Evans DG, Harkness EF, Plaskocinska I, et al. (2017) Pathology update to the Manchester Scoring System based on testing in over 4 000 families. *J. Med. Genet*. 54: 674-681.

Finotti A, Allegretti M, Gasparello J, et al. (2018) Liquid biopsy and PCR-free ultrasensitive detection systems in oncology (Review). *Int. J. Oncol*. 53: 1395-1434.

Hanahan D and Weinberg RA (2000) The hallmarks of cancer. *Cell*, 100: 57-70.

Hanahan D and Weinberg RA (2011) Hallmarks of cancer: the next generation. *Cell*, 144: 646-674.

Jansson MD and Lund AH (2012) MicroRNA and cancer. *Mol. Oncol*. 6: 590-610.

Kinzler KW and Vogelstein B (1996) Lessons from hereditary colorectal cancer. *Cell* 87: 159-170.

Martincorena I, Roshan A, Gerstung M, et al. (2015) High burden and pervasive positive selection of somatic mutations in normal human skin. *Science*, 348: 880-886.

Martincorena I, Fowler JC, Wabik A, et al. (2018) Somatic mutant clones colonize the human esophagus with age. *Science*, 362: 911-917.

Shen H and Laird PW (2013) Interplay between the cancer genome and epigenome. *Cell*, 153: 38-55.

Skloot R (2010) *The Immortal Life of Henrietta Lacks*. Crown Publishing Group, New York.

Vogelstein B, Papadopoulos N, Velculescu VE, et al. (2013) Cancer genome landscapes. *Science*, 339: 1546-1558.

有用的网站

COSMIC 数据库(癌症基因突变)。

国际癌症基因组联盟。

癌症遗传学办公室。

7.6 自我评测

(1) 关于肿瘤的发生,请对下列描述进行判断,看其符合以下哪一选项:

A. 癌基因和肿瘤抑制基因都正确

B. 癌基因正确,肿瘤抑制基因错误

C. 肿瘤抑制基因正确,癌基因错误

D. 癌基因和肿瘤抑制基因都错误

① 在散发性癌症中可能出现无义突变

② 可能编码参与细胞周期调节的蛋白

③ 在家族性和散发性癌症中经常发生突变

④ 在散发性癌症中经常出现杂合性缺失

⑤ 在家族性肿瘤而非散发性癌症中经常发生突变

⑥ 可能间接使端粒酶失活

⑦ 在散发性肿瘤中经常出现染色体重排

⑧ 在家族性肿瘤中经常出现遗传性错义突变

⑨ 在散发性肿瘤而非家族性肿瘤中经常发生突变

⑩ 家族性和散发性肿瘤中可能表现为基因扩增

(2) 从两个无血缘关系的视网膜母细胞瘤的儿童身上,分别提取血液和肿瘤 DNA,并根据 *RB* 基因附近的一个双等位基因标记进行基因分型。一个孩子有视网膜母细胞瘤家族史,另一个孩子为单侧散发性的肿瘤。基因型如下:

	儿童 A	儿童 B
血液	杂合型 2-1	纯合型 等位基因 1
肿瘤	纯合型 等位基因 2	纯合型 等位基因 1

请对下列描述进行判断:

A. 结果提示儿童 B 是散发性肿瘤

B. 结果提示儿童 A 是家族性肿瘤

C. 结果提示儿童 B 肿瘤的基因型可以是纯合的也可以是半合子的

D. 结果提示如果儿童 A 患有遗传性肿瘤,其遗传了携带标记等位基因 2 的那条染色体。

(3) 神经纤维瘤 2(OMIM 101000)是 *NF2* 肿瘤抑制基因遗传和/或散发突变引起的。遗传性的 NF2 有 90% 的外显率。假设每个细胞中每个基因的突变发生频率是 2×10^{-5},那么靶细胞群的大小是多少?散发性 NF2 的预期发病率是多少?

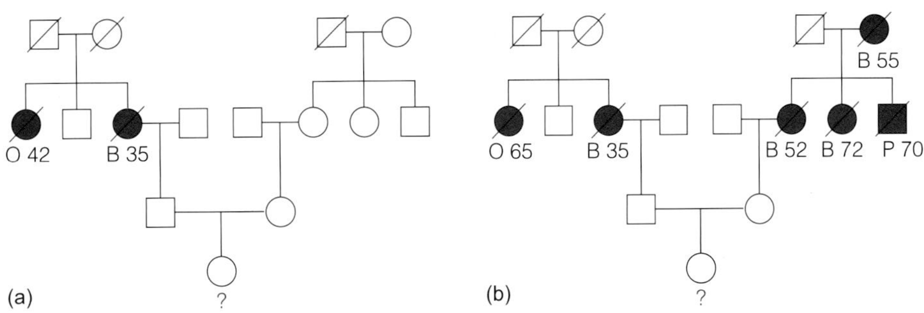

(4) 图中显示了两个家族,分别有多个家族成员患不同种癌症(B:乳腺,O:卵巢,P:前列腺,数字表示诊断年龄)。问号标记的两名女性,你会优先考虑谁进行 *BRCA1/2* 突变筛查?

[关于问题 1、3 和 4 的提示在本书后面的指导部分提供。]

第八章 研究者如何发现孟德尔疾病的致病基因？

本章学习要点

通过本章学习，你应该能够：

- 描述微卫星和 SNP 作为遗传标记的应用。
- 描述定位克隆和同合性定位的基本原理。
- 描述如何使用全外显子组或全基因组测序来鉴定疾病的致病基因。
- 描述从候选基因列表中选择正确致病基因的方法。
- 描述候选基因功能测试的方法。

8.1 案例介绍

案例18 Choudhary家系

- 小女孩 Nasreen，耳聋但无其他异常
- 多重近亲结婚家庭

188 196 217 354

Nasreen 是一对年轻夫妻（Aadnan 和 Mumtaz Choudhary）的第一个孩子，这对夫妻是表亲。妊娠和分娩过程均正常。Nasreen 是个健康活泼的婴儿，但新生儿听力筛查测试显示异常（图 8.1）。此项检查耳声发射的测试，检测的是耳蜗毛细胞对进入婴儿耳朵的咔嗒声做出的反应。在另一项测试听觉脑干反应的检查中，Nasreen 对声音没有任何神经反应。于是，她被转诊到听力门诊接受更精确的测试，进一步证实了前两项筛查测试的结果。Nasreen 健康长大，像正常孩子一样微笑、抬头、翻身，但多次进行的听力测试表明她患有重度到极重度的双侧听力损失。听力医学团队准备为她安装助听器，并提出以后可以给她植入人工耳蜗。医生还建议 Mumtaz 和 Nasreen 与遗传科医生沟通。他们欣然接受，因为正如下面讨论的，Nasreen 的病症有家族史。

Aadnan 的妹妹 Benazir 和 Mumtaz 的弟弟 Waleed 也被邀请与 Aadnan、Mumtaz 和 Nasreen 一起去看遗传门诊，因此该就诊成为一个家庭活动。Waleed 虽然耳聋但精通唇语。只要座位和灯光都合适，他便能够在咨询中与医生进行充分的交流。系谱显示在这个大家庭中存在几个近亲婚姻（图 8.2）。在英国，这种系谱最常见于中东或印度次大陆的人群。Aadnan 和 Mumtaz 是表亲。Mumtaz 的父母（也是表亲）除了 Mumtaz 之外，还有四个孩子。其中两个男孩，Waleed 和他的兄弟 Mohammed 患有耳聋，在一所聋哑学校学习。他们的学习成绩很好。Aadnan 和 Mumtaz 想知道他们将来再生育的孩子患耳聋的风险。Mumtaz 曾经流产两次，她对将来生育孩子的前景感到焦虑。

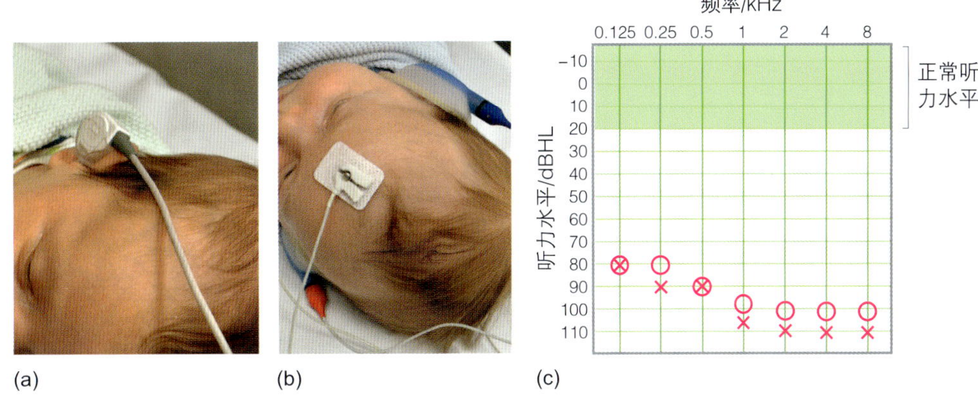

图 8.1 新生儿听力测试

(a)通过检查耳声发射来测试婴儿的听力。(b)测试听性脑干反应。注意使用柔软的耳机。(c)听力图显示双侧重度到极重度听力损失。横轴表示频率,纵轴表示听阈(dB)。两只耳朵的读数使用不同的符号表示。0~20dB 为正常听力;听力损失定义为 20~40dB(轻度),40~70dB(中度),70~95dB(重度),95dB 以上(极重度)。照片(a)和(b)转载自 NHS 的宣传页"为您和您的宝宝进行筛查测试",开放政府许可证 v3.0。

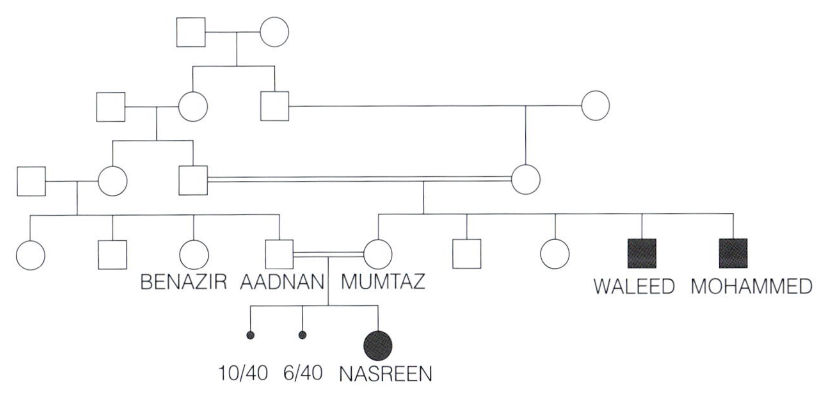

图 8.2 Nasreen Choudhary 家系,显示两次早期流产

8.2 科学工具包

在本章中,我们将重点讨论如何鉴定致病基因并确定它们的致病变异位点。在医学的一些部门中,日常的诊断工作与研究人员鉴定致病原因的研究工作之间存在非常明显的区别。而在遗传学中,这种区别并不明显:临床遗传科医生要应对大量罕见和不甚了解的疾病,他们与研究人员在确定遗传疾病的致病基因方面有着共同的兴趣。在二代测序时代,这种区别尤为模糊:无论是寻找患者患病的原因,如 Karol Kowalski (案例 3),还是研究一种新型综合征,实验室程序都是一样的。唯一的区别是一旦确定了一个可能的致病基因,研究人员必须证明为什么这个新基因是一个令人信服的候选基因,而诊断可以基于已有的先例。

将表型与 DNA 序列变异相关联

基因有两种不同的定义:

- 从孟德尔谱系模式推断出的基因表现为一个特征,通常是一种疾病。50 年前,临床遗传学家就对“亨廷顿病基因”“囊性纤维化基因”等非常熟悉,可以根据系谱风险为患者提供咨询。
- 基因是细胞中发挥生化作用的功能性 DNA 单位。

研究人员的任务是证明孟德尔表型与 DNA 序列变异之间存在确定的关联,然后证明为什么该变异的生化作用会导致该表型的发生。在过去的几十年中,这项任务的第一部分变得无比容易,但第二部分往往仍然具有挑战性。

多年来,许多不同的策略已被用于鉴定孟德尔疾病的基因突变(表 8.1)。我们将依次讨论每种策略,但对其中一些策略仅进行简单介绍,因为它们仅具有历史意义。

表 8.1 基因鉴定的策略

基因鉴定策略	时间段
通过基因产物	1985 年前
通过大片段的染色体异常	1980—
通过动物模型	1990—
通过定位克隆	1985—2005
通过同合性定位	1994—
通过外显子组或基因组测序	2010 年至今

通过基因产物鉴定基因

在分子遗传学研究的早期,人们对蛋白质的研究比对 DNA 的研究更深入。在 20 世纪 60 年代,遗传密码的破译使得从蛋白质的氨基酸序列回溯到编码它的基因的 DNA 序列成为可能。之后,可以合成探针通过杂交的方式来分离基因或 mRNA。然而,考虑到遗传密码的简并性(大多数氨基酸可以由多个密码子编码),任何探针都必须由数个可能的序列组成。其他可能的方法包括制作针对蛋白质的抗体,并使用该抗体来沉淀获取合成蛋白质的核糖体以及相关的 mRNA,这就是 Savio Woo 及其同事在 1983 年分离苯丙氨酸羟化酶基因的方法(Woo et al.,1983)。有时,如果某种类型的细胞主要产生大量的靶蛋白,例如网织红细胞中的珠蛋白或卵母细胞中的卵清蛋白,其 mRNA 则可以直接从这种细胞中分离出来。

通过染色体异常鉴定基因

有时患者出现显性或 X 连锁疾病表型,伴有新生染色体缺失、易位或倒位。这可能只是巧合,也可能是染色体缺失导致了相关基因的缺失,或者染色体断裂点重排会破坏相关基因。1985 年,两个独立的研究小组,一个通过患病男孩的染色体缺失,另一个通过染色体易位,成功地克隆了抗肌萎缩蛋白基因(Hoffman, Brown, and Kunkel, 1987; Ray et al., 1985)。这在当时是具有开创性的成就。从那时起,应用这种方式鉴定出了许多知名的基因,直至今日,这仍然是临床医生参与研究的重要途径。例如,Kurotaki 及其同事(2002)通过克隆 Sotos 综合征患者的一个新生相互易位断裂点 46XX t(5;8)(q35;q24.1),在染色体 5q35 上发现了导致 Sotos 综合征的致病基因(OMIM 117550)。在确定 *NSD1* 基因在这一特定患者中被破坏后,他们发现一些无关的 Sotos 综合征患者中也存在 *NSD1* 基因的缺失或点突变,证实 *NSD1* 基因变异导致 Sotos 综合征。

通过动物模型鉴定基因

大多数人类基因在小鼠和其他动物中都有完全对应的基因,而且在实验动物中更容易鉴定致病基因。可控的杂交意味着在实验动物中可以比在人类中更容易、更准确地定位基因(如下所述的定位克隆),而且可以使用化学和辐射诱变等技术进行操作。鉴定出小鼠基因后,该 DNA 可用作探针分离相应的人类基因。通过这种途径进行人类基因鉴定的主要挑战是如何将相关动物的表型与特定的人类疾病相关联,因为它们并不总是完全对应的。一个成功的例子是通过对显性巨结肠小鼠突变体的研究,发现 *SOX10* 是Ⅳ型 Waardenburg 综合征(OMIM 613266)的致病基因(Pingault et al., 1998)。

通过定位克隆鉴定基因

20 世纪 90 年代,定位克隆是发现孟德尔疾病致病基因的主要策略,其过程如图 8.3 所示。此类家系研究(除了同合性定位,参见后文)现在几乎消失了。这并不是因为它们因测序技术的发展而淘汰,而是因为几乎所有能获得的、可用连锁分析的大家系都已经被研究过并确定了致病基因。剩下的则是高度异质、极为罕见或散发的疾病,无法进行家系连锁分析。

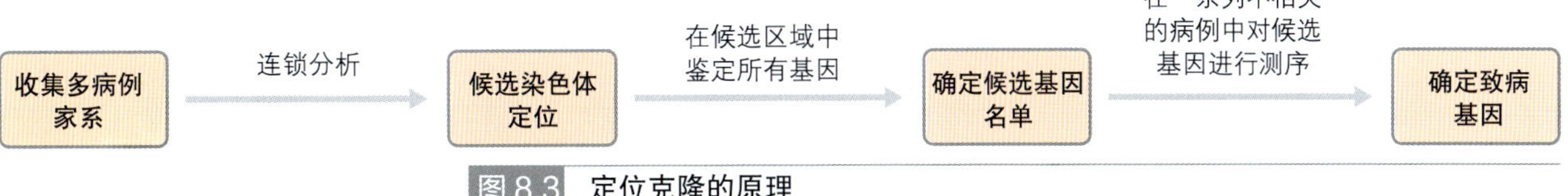

图 8.3 定位克隆的原理

找到一个合适的家系,并从尽可能多的家系成员(包括患病和未患病)获得 DNA 后,关键的一步是用一大组 DNA 标记对家系成员进行基因分型,寻找能准确追踪家系中未知致病基因的标记。如果患者和某一 DNA 标记显著相关到一定程度而不可能是巧合,那么未知的疾病位点一定邻近该标记位点所在染色体位点。这些标记可以是任何多态位点,其染色体定位已知,具有一个以上常见等位基因形式,因此随机选择的个体很可能是杂合的(框 8.1)。图 8.4 显示了该过程的工作原理。

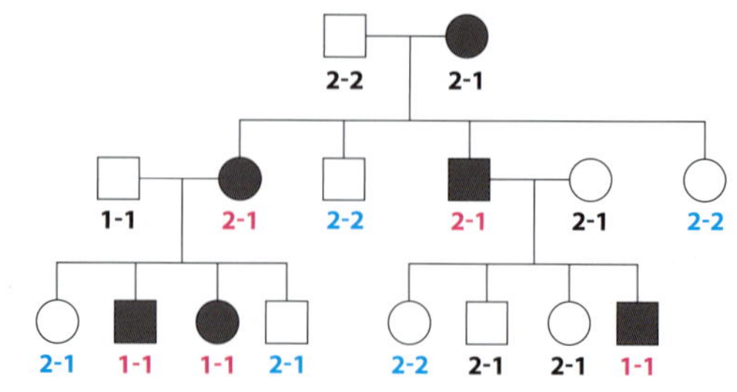

图 8.4 常染色体显性疾病大家系的一部分，显示疾病与双等位基因标记分离

讨论见正文。

框 8.1

遗传标记

遗传标记用于追踪染色体片段在系谱或群体中的传递。一个有用的标记必须是多态的，也就是说它必须具有常见等位基因变异，且是孟德尔式遗传的，即由单一染色体位置的变异决定。在遥远的过去，人们尝试用血型、血清酶变异体和组织类型作为标记。后来，DNA 变异取代了它们，因为 DNA 变异数量更多，更容易通过统一的步骤进行基因分型，表现为共显性遗传，并且有已知染色体位置。常用的 DNA 标记有两种类型(框图 8.1)：

```
ctctcacagt agccacacac acaccgctgc acagcggcct          n=5
ctctcacagt agccacacac acacaccgct gcacagcggc ct       n=6
ctctcacagt agccacacac acacacaccg ctgcacagcg gcct     n=7
```

(a)

```
tttcccttcc atgggtgata ttgcttcttg aaatacggac          A
tttcccttcc atgggtgatc ttgcttcttg aaatacggac          C
```

(b)

框图 8.1 DNA 多态性的常见类型

(a) A $(CA)_n$ 微卫星；(b) a A/C 单核苷酸多态性。

- **微卫星**是短串联重复序列［例如，$(CA)_n$ 序列］，存在于每个人的相同的特定染色体位置，但是重复单元的数量因人而异。人类基因组中已经发现了约 15 万个微卫星标记。用 PCR 扩增含有微卫星的 DNA 片段，并通过凝胶电泳(通常使用荧光标记和 DNA 测序仪)确定其大小，进行基因分型。微卫星标记的优势是具有多种可能的等位基因(即人们可能有 5、6、7……重复次数)，增加了减数分裂提供信息的可能性(即可以确定每个等位基因的亲本来源)。
- **单核苷酸多态性**(SNP)(也称单核苷酸变异，SNV)，提供的信息量较少，因为在一个多态性位点几乎只有两种不同的核苷酸。但是，它们数量丰富(dbSNP 数据库收录了超过 1 000 万个常见 SNP)，可以通过 SNP 芯片进行分型(见第四章)，通过一次操作可以对覆盖整个基因组的 SNP 进行基因分型。一些 SNP 会产生或消除限制性内切酶的识别位点，从而形成限制性片段长度多态性(RFLP，图 5.8)。RFLP 是最初的 DNA 标记，在常规的基因组定位中已被微卫星和 SNP 取代，但因为其简单、易于分型，在小型实验室中仍然有用。

如本章和第十三章所述，在疾病研究中，标记用于识别亲属或明显无关患者共有的染色体片段，以确定未知的致病基因或遗传易感因素。标记也可以用于追踪一个已知携带致病等位基因的染色体片段在家系中的分离情况，以便为亲属提供风险估计(“基因跟踪”)——这是一种已经过时的评估一般风险的方法。尽管仍有一些应用，现在我们可以直接检测大多数孟德尔疾病的致病变异。第四章(见图 4.15)中就描述了这样的例子。医生建议用基因跟踪方法判断 John 和 Joan Ashton(案例 1)生育的胎儿是否存在患亨廷顿病的风险，而不需要揭示 John 是否真的从他患病的父亲那里遗传了致病等位基因。通过家系分析 John 具有 50% 患病风险。基因跟踪有时

框 8.1(续)

也用于植入前诊断(框 14.4)。诊断实验室可能更倾向于使用一组经过验证的可识别家族疾病的标记进行基因跟踪,而不是从患病或有风险的父母身上鉴定特定的致病变异,然后开发一种特定的检测方法来检测植入前胚胎中提取的单个细胞。

进一步使用标记来确定一个人的祖先或寻找未知的亲属不在本书的讨论范围内,但其中一个用于抓捕罪犯的应用实例,将在第 9.4 节中简要讨论。

该图显示了一个假设的常染色体显性疾病(黑色图标)大家系的一部分。用一种非致病变异的双等位基因标记对家庭成员和他们的配偶进行分型,个体可分为 1-1、2-1 或 2-2 三种基因型。其中,基因型标记为红色的个体可以被认为遗传了该疾病的标记等位基因 1。基因型标记为蓝色的个体遗传了标记等位基因 2,即在疾病位点上的正常(非致病)等位基因。基因型显示为黑色的个体无法推断。值得注意的是,个体Ⅲ-6 和Ⅲ-7 可能从母亲那里遗传了标记等位基因 2,从父亲那里遗传了标记等位基因 1,反之亦然。因此,尽管我们知道他们从父亲那里遗传了疾病位点的非致病等位基因,但不知道他们从父亲那里遗传了哪个标记等位基因。有 10 种情况,我们可以计算出共分离(彩色标记的基因型)。在每种情况下,标记等位基因 1 与致病等位基因一起分离,或标记等位基因 2 与非致病等位基因一起分离。这一数据表明,这两个基因座可能是连锁的,一起位于某个特定的染色体片段上。对数比值比是一种用于确定连锁的统计学检验。知道了标记的位置(例如已通过 FISH 确定),我们就确定了致病基因的染色体定位。

注意,并不是所有患病个体都具有相同的标记基因型,所有未患病个体都具有不同的基因型。重要的是等位基因在家系中的分离方式。这是一个**连锁分析**的例子。读者可能会发现上面的推理相当玄妙。连锁分析虽然引人入胜,但已经不再是人类基因鉴定的主流,所以我们在此不再花更多的时间讨论。感兴趣的读者可以在 Miyamura 等(2003)的文章中找到一个真实例子的扩展讨论,请参阅"参考文献"获取正文。

定位克隆的第一步是定位致病基因的基因座(找到它的染色体位置)(图 8.3)。一个致病基因位点能被定位的准确程度部分取决于家系收集的规模,部分取决于运气。在一个大样本集(理想情况下是一个极大的家系,也可以是独立的小家系的集合,经临床医生确认他们患有相同的疾病)可以研究减数分裂中致病基因和标记的分离情况。如果对数比值比明确证实标记和致病基因位点是连锁的,那么就应该注意减数分裂过程中是否发生罕见的重组。重组会导致标记和致病基因位点不发生共分离。这些可用于缩小候选区域的范围。通常,这类家系研究可能会确定 1~5Mb 的候选区域。

确定了致病基因的染色体定位后,就需要对其进行克隆。在早期,这是一个重大的挑战,需要由技术高超的博士后科学家花费数年的时间才能确定候选区域中的所有基因。随着人类参考基因组的获得,这变得非常容易——只需要下载候选基因列表即可。然后,可以按照第 8.4 节所述对它们按顺序优先进行突变检测。最终,能否成功鉴定致病基因,取决于患相同遗传疾病的一群无关个体中,是否全部或大部分患者都是这个基因发生了突变。

通过同合性定位鉴定基因

只要能找到合适的大家系(见图 8.4),连锁分析对于显性或 X 连锁疾病非常有效。对于常染色体隐性疾病,很少能找到大的扩展家系。一种改良的方法,**同合性定位**,在近亲婚配家系或社区中是非常有效的。由于它不需要大的扩展家系,因此至今仍被广泛使用。图 8.5 为同合性定位的原理。

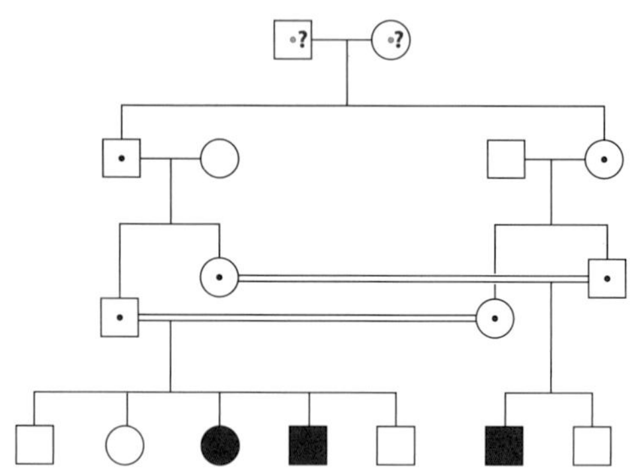

图 8.5 在这个近亲婚配的家系中,Ⅳ-3、Ⅳ-4 和Ⅳ-6 都患有同样的罕见常染色体隐性遗传疾病

同合性是指"由于有共同祖先而相同"的等位基因的纯合性。图 8.5 中的(假设的)常染色体隐性疾病是罕见的。因此,这三个患儿很可能都是从他们的第一代曾祖父母之一继承了两个致病等位基因,标记有圆点的个体都是杂合子携带者。如果是这样的话,三个患病个体都将是同一致病等位基因的纯合子。他们也将是同一染色体片段上所有非致病性标记的纯合子。如果用覆盖整个基因组的一组多态性标记对这三个人进行分型,则可以通过查找三个人都是相同标记等位基因纯合子的区域定位致病位点。与定位克隆一样,将致病位点定位到特定的染色体区域后,有必要在这个家系的患病儿童或患有相同疾病的其他不相关儿童中检查该区域的基因是否发生突变。

同合性定位需要几个,最好是亲缘关系很远的患病亲属。由于血缘关系,加上任何其他巧合的纯合区,表亲的后代平均有 187Mb 的纯合区(基因组的 1/16,计算参见第九章)。这个范围太大,不易于精确定位任何基因,但可以通过与其他患病亲属进行比较缩小范围。

另一种策略是比较几个无亲缘关系的个体,每个人都是来自近亲婚配家庭,每个人都患有相同的罕见隐性疾病。尽管他们很可能具有不同的致病变异,但致病变异应该都在同一个基因中,因此所有人都应在同一染色体位置上具有一系列纯合性。由于没有亲缘关系且具有独立突变,他们可能不会在相关位置存在相同的标记等位基因,但每个患者在此区域中携带的任何标记等位基因都应该是纯合的。如果他们没有亲缘关系,那么他们应该很少有机会共同具有其他纯合的区域,所以应该相对容易地挑出疾病相关的染色体片段。这里的关键限制条件是每个人必须是患者,因为他们在同一基因中的一些或其他致病变异是纯合的。有时,相同的临床疾病可以由多个基因中任何一个的功能丧失引起——这种临床疾病可能是多基因通路发生失调的结果,而且无论通路中哪个基因导致通路失调,其症状都相同。如果检测的样本中存在这样的**位点异质性**,则这种同合性定位策略将会失败。

通过外显子组或基因组测序鉴定基因

在第五章中,我们了解了二代测序是如何让研究人员找出患者身上存在的所有 DNA 序列变异。现在这是确定致病基因的通用方法。其原则已经在 Karol Kowalski(案例 3)中阐明。虽然那个病例是关于诊断的,而本章更多的是介绍研究,但在这一领域,它们遵循的步骤是相同的。唯一的区别是,在 Karol Kowalski 的病例中,遗传科医生们确信,如果他们发现其他类似病例报道同一基因存在变异,正确的致病基因就被确定了。如果研究过程涉及一个新的致病基因而没有先例,则需要额外的证据,可以采用功能实验的方式证明找到的是正确的基因。图 8.6 所示为研究人员试图从外显子组或基因组测序数据中识别新的致病基因的一些策略。

- 策略 A 采用连锁方法。所示的案例使用了一个多病例近亲婚配家系来确定常染色体隐性遗传病的病因。如上所述,人们同样可以使用显性或 X 连锁分离的家系用于研究。如果有可能以某种方式将未知基因定位到特定的染色体位置,这可能会使候选基因的数量从 20 000 个减少到 20 个。从 20 个基因中挑选候选基因,比从 20 000 个基因中挑选候选基因需要的支持证据少得多。
- 策略 B 涉及在同一隐性疾病的独立病例中发生的相同基因突变。患者可能是纯合子或复合杂合子(同一基因中的两种不同变异),无论哪种方式,他们同一基因的两个拷贝都发生突变。
- 策略 C 所示为与研究显性疾病相似的过程。2010 年,Hoischen 和同事通过在 12 个无关病例中发现的杂合突变,确定了 *SETBP1* 是导致罕见显性遗传病申策尔-吉迪翁综合征的致病基因(OMIM 269150,注意 OMIM 中以 2 开头的数字通常表示隐性疾病,但 Hoischen 和同事的工作表明这种疑似隐性的疾病实际上是显性的(Hoischen et al.,2010)。
- 策略 D 为在 Karol Kowalski 家系(案例 3)中使用的方法。很明显,许多散发病例都是由新生显性突变引起的。在整个基因组中,可能存在大约 70 个新生突变,但通常只有 1~2 个会改变蛋白质的表达。因此,亲子三人组对于寻找致病基因是非常强大的资源。

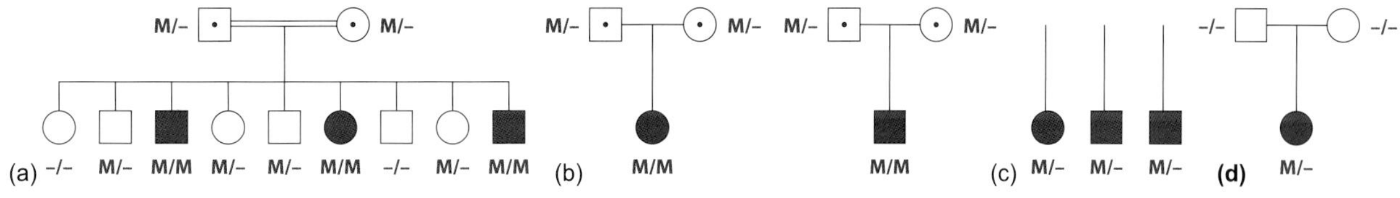

图 8.6 孟德尔疾病致病基因识别的四种策略

M 表示致病变异;–对应的正常等位基因。讨论见正文。转载自 Strachan & Read(2019)《人类分子遗传学》(第 5 版),经 Garland Science/Taylor & Francis LLC 许可。

Boycott 和同事(2019)以及 Shendure 和同事(2019)的综述总结了一些方法和问题。

证明变异如何导致一种表型

一旦确定了一个候选变异，就必须证明它可能导致患病的合理原因。当疾病的性质与生化异常密切相关时(例如先天性代谢异常或血红蛋白病)，这是很简单的，但对于大多数遗传疾病来说，这种联系可能并不明显。在很多情况下，生物化学和生理学方面的研究还不完善，几乎没有针对行为表型开展的研究。通常情况下，就像案例 3(Karol Kowalski)一样，唯一的证据是同一基因的变异可以出现在具有相同临床表型的无亲缘关系的患者中。Matchmaker Exchange 是一个非常有用的网站资源，可以在全球范围内查找此类病例。第 8.4 节将讨论推进研究工作的方式。

8.3 案例分析

案例18 Choudhary家系

- 小女孩 Nasreen，耳聋但无其他异常
- 多重近亲婚配家庭
- 同合性分析
- 外显子组测序
- 患第 2 种隐性遗传病?

188 196 217 354

事实证明，这个家庭所有问题都是由已知基因导致的。然而，用于鉴定的步骤同样可以发现新的致病基因。唯一的区别在于初步确定基因之后，如上所述，需要努力寻找其他患病的病例，进行功能和其他研究，使病例具有说服力。

先天性耳聋可能是由于环境因素造成的，如母亲风疹或出生创伤。遗传学家翻阅了 Mumtaz 的病例，确认 Nasreen 不存在此类问题，但她指出，有必要与 Mumtaz 的母亲和她的家庭医生核实 Waleed 或 Mohammed 也没有这种问题。对该耳聋家系最简单的解释是常染色体隐性耳聋。大约 2/3 的先天性耳聋是这种原因。如果这种解释是正确的，Aadnan 和 Mumtaz 随后的每个孩子都有 1/4 的耳聋风险。家系中存在多个近亲婚配的事实也提示隐性疾病。尽管近亲婚配使孩子畸形的风险大约增加一倍(取决于亲缘关系的程度，见第九章)，但这种增长仅从 2%~2.5% 增至 4%~4.5%。换句话说，生下健康孩子的概率仅从 98% 降低到 96%。在许多传统社区中，存在充分的社会理由与亲戚而不是陌生人结婚。Mumtaz 的两次流产不太可能与生育耳聋患儿有关，而可能是该家系中存在另一种更为严重的隐性疾病的证据，但还需考虑有可能是其他非遗传原因引起的流产。遗传科医生让 Mumtaz 放心，两次早期流产是很普遍的，通常没有什么危险意义(框 14.1)。

Waleed 和 Benazir 就诊的原因是，他们经人介绍认识并计划举行婚礼。Benazir 担心，如果他们的孩子患有耳聋，可能只与 Waleed 亲近，她会被排除在家庭圈子之外。然而，Waleed 的看法要轻松得多。遗传科医生必须对这些隐情敏感，小心翼翼，不要试图把自己的观点强加于人。在患有已知隐性疾病的家庭中，近亲婚配确实会带来特定的风险。根据隐性假说，Benazir 的哥哥 Aadnan(Nasreen 的父亲)是携带者。因此，Benazir 和 Aadnan 的父母中有一人是携带者——可能是他们的母亲，因为她是连接另一方家庭的纽带。

因此,Benazir 是携带者的风险是 1/2,她和 Waleed 的孩子患耳聋的总体风险是 1/4。这一计算表明,风险存在很大的不确定性——如果这种家族性疾病是遗传的且为隐性,风险就高;如果不是,风险就低得多。这个家庭非常想知道是否 DNA 检测可以证实这种解释。

目前,Nasreen 的耳聋是否是常染色体隐性遗传,甚至是否遗传,还仅仅是一种假设,因为造成听力障碍的原因多种多样。她有两个患病的叔叔,都是近亲婚配的后代,这加强了这种疾病是常染色体隐性遗传的证据,但证明这一点的唯一方法是确定其致病变异。遗传性听力损失主页(Hereditary Hearing Loss Homepage)是一个标准的资源,它列出了 75 个基因,其中的变异可以导致常染色体隐性非综合征性听力损失。如何最好地对待这种遗传异质性?

尽管 75 个基因中的任何一个,或者一个新基因都可能是致病原因,但在大多数人群中,*GJB2* 基因的突变是最常见的原因。这个基因编码缝隙连接蛋白 26,在内耳细胞间形成缝隙连接。这些缝隙连接对于钾离子的再循环很重要,当毛细胞对声音作出反应时,钾离子就会进入毛细胞。*GJB2* 是一个非常简单的基因,只有两个外显子,所有编码序列均在外显子 2 中。在特定的人群中,特定的变异是很常见的,例如,欧洲人的 c.35delG(见图 6.5)和中国人的 c.235delC。一个简单的靶向检测就可以检查出患者种族中最常见的变异,而且对整个小基因进行测序并不困难,因此这通常作为首选检测。这种方法为多达一半的案例提供了明确的答案。因此,作为首选方法,研究者对 Nasreen DNA 中的整个 *GJB2* 编码序列进行了测序,但在两个拷贝中均未发现突变。

有两种可选策略可以识别该家庭的变异:同合性定位或外显子组测序。这里我们将两种方法均进行展示以说明过程。

通过同合性定位鉴定基因。如上一节所述,这是基于这样的假设:Nasreen 的曾曾祖父母中的一位携带了杂合形式的致病变异,并且 Nasreen、Waleed 和他的兄弟 Mohammed 由于家族中近亲婚配,各自遗传了该原始变异的两个拷贝。如果他们确实都有那个祖先染色体片段的两个拷贝,那么他们在相关染色体区域的同一组标记等位基因上应该都是纯合的。高分辨率 SNP 芯片(见图 4.13)为同合性定位提供了方便的工具。如图 8.7 所示,将来自 Nasreen、Waleed、Mohammed 和两个未患病同胞的 DNA 在 SNP 阵列上进行基因分型,揭示出染色体 3p21 上存在共有的同合性区域。

遗传性听力损失主页提供了所有已知变异导致听力损失的基因位置列表。基因座 *DFNB1-DFNB108* 宿主变异会导致非综合征性常染色体隐性遗传性听力损失,因此可能是 Choudhary 家系疾病的候选基因(只有 75 个基因:一些 DFNB 编号是重复的,或者是已被报道的基因位点,而其相关的基因尚未确定)。DFNB6 基因座定位于染色体 3p21,该位置由同合性定位确定。

导致 *DFNB6* 听力损失的基因已经被确定为 *TMIE*(跨膜内耳表达基因;OMIM 607237)。TMIE 耳聋在土耳其东南部的近亲婚配家庭中相当常见,在那里,由于患者均是同一致病变异 p.R84W 的纯合子,推测该变异可能是从一个遥远的共同祖先那里遗传来的。如果没有同合性定位的证据,*TMIE* 将在候选检测基因列表中排名靠后,因为只发现少数几个家庭是由 *TMIE* 突变引起的耳聋。对 Nasreen DNA 中该基因的 4 个外显子进行了测序。她是移码突变的纯合子，在第 2 外显子中插入了 4 个核苷酸。在确定了家族变异后，遗传学家现在可以为 Waleed、Benazir 和其他任何有此意愿的家族成员提供明确的检测。

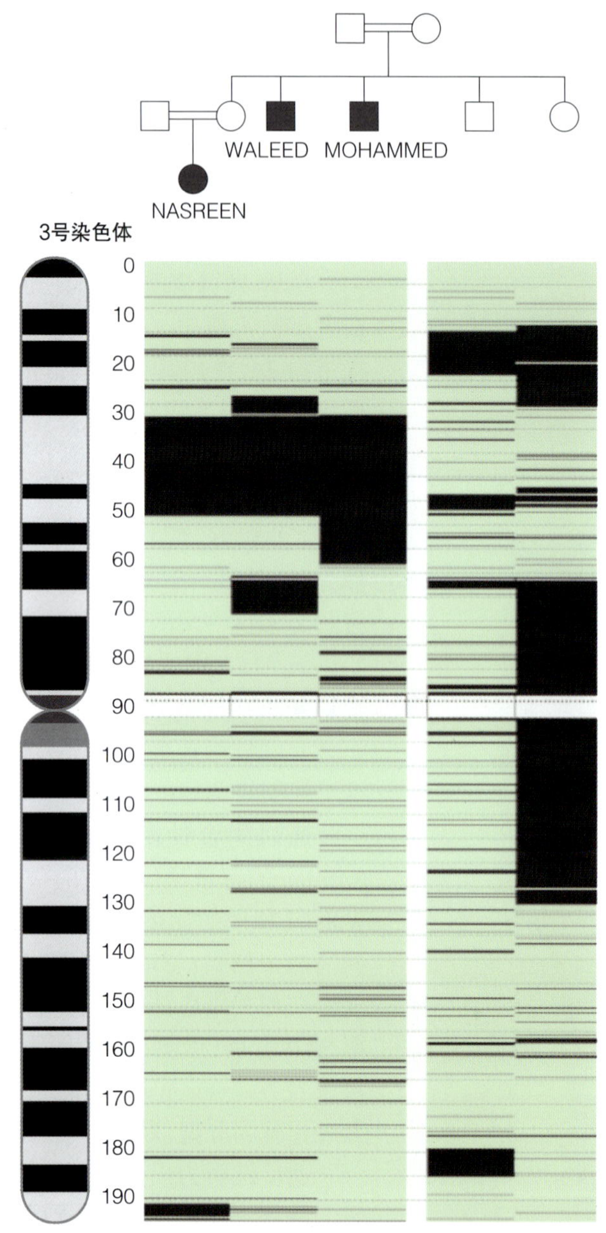

图 8.7 Choudhary 家系的同合性定位

3 个黑色标记的个体有严重的听力损失，推测是常染色体隐性遗传（见图 8.2）。这 3 个患者和 2 个未患病同胞的 DNA 在高密度 SNP 阵列上进行了基因分型。图中显示的是 3 号染色体的结果。SNP 在适当的染色体位置上用水平线表示。杂合的 SNP 显示为绿色，纯合的 SNP 显示为黑色。白色区域表示着丝粒。3 个患者在 3p21 区域的一组相邻的 SNP 都是纯合的，而未患病的同胞这些 SNP 大都是杂合的。在其他染色体上没有发现其他共同的纯合性区域。这个区域很可能含有导致他们听力损失的基因。图片由曼彻斯特圣玛丽医院的 Jill Urquhart 提供。

除土耳其外，以前只有5个家庭被证实存在*TMIE*突变，这些家庭都来自印度南部，其中一个家庭的序列变化与Nasreen相同。如果对该家庭患病成员的DNA进行检测，就有可能明确这两个家庭是否都是从一个未知的共同祖先那里遗传了这种变异，或者他们存在两个独立的突变。如果他们有相同的祖先染色体片段，他们将有可能在紧邻*TMIE*基因的位置存在相同的SNP单倍型。

通过外显子组测序鉴定突变。这里的步骤沿用了Karol Kowalsk家系(案例3)的步骤(见第5.3节)。简而言之，将Nasreen的DNA样本进行随机超声破碎，把接头连接到DNA片段上，并捕获外显子。扩增的外显子在二代测序仪上进行测序，平均深度为80×。将原始读长与人类参考序列进行比对，并在文件中列出了通过质量控制的约20 000个变异。接下来采用了不同的分析策略，即仅挑出可能导致Nasreen听力损失的变异进行分析。Genomics England定义了一个由356个与听力损失相关的基因组成的虚拟基因包。但在Nasreen的案例中，仅分析了遗传性听力损失主页上列出的*DFNB*基因携带导致常染色体隐性非综合征性听力损失的变异。这种简化的分析迅速确定了*TMIE*基因第2外显子的4个核苷酸插入。使用这样的基因包会将分析限制在已知的候选基因上，会遗漏新基因变异导致的病例。然而，如果结果是阴性的，那么将搜索扩展到整个外显子组就很简单了：这是一个虚拟的基因包。整个外显子组序列都存于实验室计算机中，只是分析仅限于这75个基因。

Nasreen被植入了人工耳蜗，随着时间的推移，她获得了一定程度的听力。然而在她4岁时，她的父母有了新的担忧。她的牙齿已经长出来了，但不是Mumtaz和Aadnan所期望的闪闪发光的白色牙齿，而是黄褐色，而且似乎非常敏感。Nasreen哭着说，当她吃冰激凌或任何太热的东西时，她的牙齿都会痛。父母带她去看了当地的牙医，牙医说她的牙釉质比正常人软，然后将她转诊到儿童牙科服务机构。医生发现她有几颗牙齿的釉质出现了裂纹，在X线片上，牙釉质和牙本质之间缺乏对比度。儿童口腔医生说这是一种称为牙釉质发育不全的疾病(图8.8)。

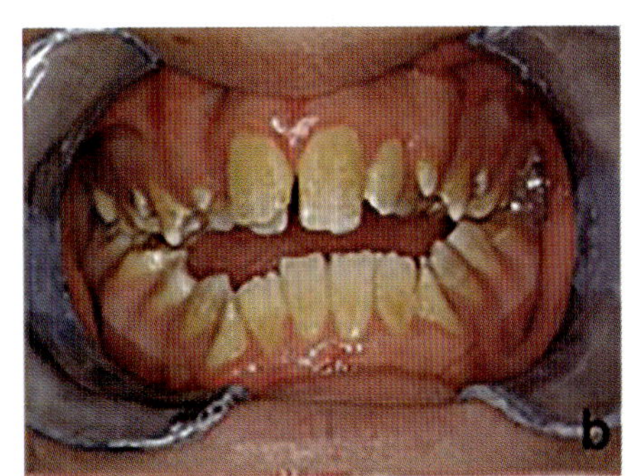

图8.8 遗传性牙釉质发育不全

图片由Peter JM Crawford提供，此处转载自维基百科，基于知识共享CC by 2.0授权。

儿童口腔医生想知道Nasreen的耳聋和她的牙齿异常之间是否有联系，因为这种牙齿状况经常与其他疾病一起出现。牙科遗传学本身就是一个亚专业，许多不同基因的变异都可能影响牙齿的发育，所以她请专家同事帮忙。他们的第一个问题是 Nasreen 的患有听力障碍的叔叔 Waleed 和 Mohammed 的牙齿是否有问题。Mumtaz 出示的家庭照片显示，他们的牙齿细白。Mumtaz 说她的一个远亲 Walid 的牙齿很糟糕，就像 Nasreen 的牙齿一样，但她一直认为那只是牙齿护理不当造成的。牙医检查了以前因 *TMIE* 变异而导致耳聋患者的报告，但信息有限并未显示他们有任何牙齿问题。作为系统性的国际小鼠基因敲除联盟（如下所述）的一部分，*TMIE* 基因在小鼠中被敲除，且这些小鼠已经接受了多方面的系统检查，它们的牙齿完全正常。虽然这些佐证都不能完全否认 Nasreen 牙齿不好是由于她的 *TMIE* 基因突变，但它们使之变得不太可能。因此，牙齿不好有可能是由一个独立的原因引起的。考虑到 Walid 的牙齿也同样不好，故可能在家族中存在第二种常染色体隐性疾病。

如果存在第二种疾病，Nasreen 应该有第二个纯合性区域。然而由于近亲婚配，Nasreen 具有大量的纯合性区域，如果不与 Waleed 和 Mohammed 进行比较，就无法确定涉及的具体区域。因此研究人员转而研究外显子组数据。虽然只检查了 Nasreen 外显子组变异列表中已知与听力损失有关的变异，但在实验室的计算机中仍然可以找到整个列表。该列表筛选出影响蛋白质表达且以纯合子形式存在的变异（错义、无义或剪接位点突变）。一个候选变异引起了大家的注意。这是一个无义突变：位于染色体 19q13 的 *KLK4*（激肽释放酶 4）基因中的 p.W153X。据报道，该纯合变异在三个家系中引起了非常类似的遗传性牙釉质发育不全（OMIM 204700）。不出所料，Waleed 和 Mohammed 都不是该变异的纯合子（19q13 上的变异和 3p21 上与 *TMIE* 基因连锁的变异是独立分离的）。有了这个结果，研究者联系到 Walid，他同意进行检测。结果显示，Walid 是同一变异的纯合子。他很高兴自己摆脱了不注意口腔卫生才导致他牙齿不好的印象。他的检查结果证实了两种不同的隐性疾病在该家系中是分离的。这在近亲婚配的家系中并不少见，并可能引起表型区分的困难。

8.4 拓展学习

当一个新的基因变异，被认为是遗传病的病因时，除了最初的基因鉴定之外，还需要一些额外的证据。通过外显子组或基因组测序鉴定的基因尤其如此。使用定位克隆或同合性定位可能将候选基因范围确定为相关染色体位置上的十几个基因之内，因此，可能仅需少量的补充证据即可证实。根据外显子组或基因组测序确定的候选基因是 2 万个基因中的一个，证明独立确定的有相同基因变异而无亲缘关系的个体具有相同的表型，是非常有用的。Matchmaker Exchange 可以帮助确定此类例子，但并非总能找出答案。即使识别出其他病例，也会让我们更加确信为什么该基因的变异会导致有关的疾病。

幸运的是，在过去的几十年中，补充证据的来源急剧增加。关于任何基因的大量相关信息都可以在互联网上找到，而不必到实验室亲力亲为。例子包括：

- Ensembl 和 UCSC 基因组浏览器将提供基因的外显子-内含子结构信

息、所有转录本和剪接异构体的目录以及染色体区域信息。

• ClinVar 数据库是一个免费提供人类遗传变异数据,并解释它们对疾病意义的公共数据库。例如,以“ARID1B[基因]”为关键词进行搜索,就会出现包含 451 个条目的列表,这些条目由不同的实验室提交或从出版物中提取出来,每个条目都报告了 *ARID1B* 基因的一个变异,并附有提交者对该变异是否致病的评估及受试者的病情(如果患病的话)。如果搜索“囊性纤维化”[dis]时,会显示报道过的 1 458 条囊性纤维化患者的变异记录,同样对每种变异的致病性进行判断(于 2019 年 5 月 31 日进行搜索)。

• GnomAD 数据库列出了各种遗传学研究中的无亲缘关系个体的 125 748 个外显子组和 15 708 个基因组测序中发现的变异。患有严重儿科疾病的个体被排除在外,因此,至少对于早发性疾病,它可作为健康人(需谨慎)的数据库使用。例如,搜索“ARID1B”会生成一个包含 2 605 个变异的列表,包含每个变异的频率计数和一些注释。该列表还报告,只看到 4 个功能缺失的变异;相比之下,如果变异在杂合子中是不致病的,在数据对象中是随机发生的,则估计有 91 个变异。这表明功能丧失变异的杂合子可能与该数据库中或多或少健康个体的特征不相符。对于像 Nasreen 这样的隐性疾病,相对于数据库中功能缺失变异的杂合子的频率而言,人们更应该寻找纯合子的缺陷。

• Genecards 提供了大量关于基因及其产物的信息,包括其功能描述、已报告的调控元件目录、其参与调控的通路的描述、动物同源序列列表、蛋白质的亚细胞定位以及在各个组织中表达的大量数据。

自然,有些基因的信息会比其他基因更完整。但由于近年来许多实验都是基于全基因组范围而不是靶向进行的,因此即使非常不起眼的基因也会有相当多的信息。利用这些资源,通常可以确定一个候选基因是否有可能成为患者疾病的致病基因。至少该基因应该在相关组织中表达。要决定一个候选基因的已知功能是否与患者的病情相符是比较困难的,因为很多时候我们对细胞内相互作用和功能的网络缺乏足够的了解。

如果所有这些网络搜索都不能提供一个明确的答案,那么就有必要自己进行实验。在过去十年左右的时间里,无论是在组织培养还是在整个生物体中,我们操纵基因和细胞的能力都取得了非常显著的进展。两个关键的进展是:

• **简单有效的基因编辑技术的发展。**随着 CRISPR-Cas 系统的开发,曾经困难而费力的过程突然变得非常便宜和简单(Charpentier & Doudna, 2013)。利用该技术,可以对活细胞的基因组 DNA 进行任何所需的改变。该技术尚未完全成熟,所以在现阶段强烈反对使用该技术编辑人类生殖细胞,但是该技术已经彻底改变了组织培养或生物模型的实验范围。

• **诱导多能干细胞(induced pluripotent stem cell,iPSC)的发展。**假如有人想研究来源于携带某种特定致病变异患者的某种类型的脑细胞,迄今为止除了脑活检是不可能获得这种细胞的。现在有两种获取细胞的方法。如果可以获得正确类型的细胞(但缺乏所需的遗传变异),比如从尸检或接受脑部手术的患者那里获取,CRISPR-Cas 就可以用来引入这种变异。或者,患者可能同意提供一种容易获得的细胞,如成纤维细胞。这些细胞可以在细胞培养中进行操作以产生 iPSC(一种相当标准的程序),然后诱导分化成所需类型的脑细胞(详见第十四章)。

这些细胞可以用来研究候选变异如何影响其基因或与宿主基因相互作用的其他基因的表达。可以研究基因产物的亚细胞定位,并发现基因间相互作用或细胞应答发生的任何改变。细胞培养的进一步发展使得在很多情况下开发类器官成为可能。三维细胞簇,在某些重要方面已经可以模拟整个器官活检,如肾脏、肠道或大脑。所有这些技术都远远超出了诊断实验室的检测范围,但可以使研究人员发现任何变异的精确作用。

一些效应只能在完整的生物体中进行研究。在一些广泛研究的模式生物中存在着大量的功能丧失变异资源。例如,国际小鼠基因敲除联盟系统敲除了 18 500 个小鼠基因,占小鼠所有蛋白质编码基因的 90% 以上,并建立了含有每个敲除基因的冷冻胚胎干细胞库。对于大多数(尽管不是全部)基因,已经创建了携带每个敲除基因的活体小鼠,并继续详细研究其表型。

在实践中,可能更需要实验室的工作来研究功能获得性变异而不是功能丧失性变异。功能获得性变异更具特异性,需要合适的生物模型,以期获得与被研究患者相关的表型。在决定使用哪种生物模式时,必须在与人类的相关性和任何特定生物模型的方便性和成本之间取得平衡。小鼠与人类的同源性最接近,但操作难度大且成本高,这与道德伦理无关。果蝇可以避免这些问题,但可能与人类差别太大。斑马鱼(Danio rerio)是一个流行的折中方案。作为脊椎动物,它们与人类的共同点比果蝇或线虫更多,但是它们比小鼠更方便操作。斑马鱼很容易大量繁殖,并且无需解剖即可对其活体透明胚胎进行研究。

关于功能研究的多种技术本身可以单独写一本书,这些超出了本书的范围。在 Strachan & Read(2019)的书中对它们有更详细的介绍。想要了解更多细节的读者可以去找一篇最近的好综述阅读。总体来说,致病基因鉴定的最终证明(和发表)通常需要功能研究。

如果外显子组测序不能确定候选基因怎么办?

阅读已发表的论文,会让人觉得外显子组测序总能鉴定出致病基因。这只是因为未成功的研究不会被发表。实际上,二代测序的准确率通常在 30%~60%。为什么不是 100% 呢?可能的解释包括:

- **寻找的变异不存在。**也许这个人的疾病不是由二代测序可以检测到的单个高外显率的变异引起的,而是由较少的几个变异(每个变异的影响相对较小)和/或环境因素共同导致的。
- **变异存在于原始外显子组序列中,但未被列入最终的变异列表。**必要的质量控制程序可能会去掉原始数据中支持证据不足的真正变异。小的插入或缺失会导致序列读长与参考序列匹配不好,有被忽略的风险;基因组高度重复区域内的编码序列也是如此。可能是由于外显子不能被很好地捕获或是测序质量不好。在中枢神经系统的重要基因中常常存在只有十几个碱基对的微外显子,它们就可能不被捕获(Scheckel & Darnel,2015)。

- **变异已被鉴定出来,但被错误地归类为非致病变异**。像 POLYPHEN-2 和 SIFT 等用于区分错义突变是否致病的程序,单独使用准确率只有 80% 左右。多个程序共用使用可以提高准确率,但仍然不够完美。例如,Ng 等在 2010 年开创性地应用二代测序鉴定米勒综合征(OMIM 263750)的致病基因,因为其中一个正确鉴定的变异被错误地归类为非致病性而险些失败。一个特别的问题是,替换的氨基酸在其他一些物种中被发现为相应蛋白质中正常的野生型氨基酸。这将导致程序给它标记为非致病性的 ——但由于人类和相应的动物蛋白之间存在其他差异,该氨基酸可能只在不同背景的动物蛋白中才发挥功能,而在人类蛋白中不起作用(Jordan et al., 2015)。
- **非编码序列中的变异**。因为超过 98% 的基因组 DNA 是非编码的,所以外显子组测序必然会遗漏很多致病变异。事实上,很少有非编码 DNA 的改变会导致高外显率的表型,大多数改变对表型的作用都很小(如果有的话)。它们是第十三章中描述的常见非孟德尔疾病的研究对象。然而,也有反例:
    - 一类常见的变异是隐藏在内含子中的变异,这些变异可以激活某个剪接位点(见第 6.2 节)。如果在已知隐性疾病的患者中仅发现单一致病性外显子变异,则应该对相关基因的基因组 DNA 进行测序,并使用检查剪接位点的程序查看所有的内含子变异。通过对 cDNA 进行测序,并证明存在异常的剪接异构体确认变异(但无义突变介导的衰变可能意味着来自突变等位基因的转录本不会存在于成熟的 mRNA 中)。同样的程序可以用于识别新的候选基因,尽管这需要强有力的证据。
    - 启动子通常被包含在外显子捕获程序的靶标中,因此靠近转录起始位点的启动子变异不会被遗漏。然而转录起始位点更上游的变异很可能被遗漏。因此,需要进行功能研究来证明基因表达水平是异常的,而且这种异常表达具有致病后果。
    - 外显子捕获序列可能包含也可能不包含基因的 5′和 3′非翻译区。如果不包含,将会遗漏诸如 Marie Unna 稀毛症(OMIM 146550)或强直性肌营养不良 1(疾病框 4)之类的疾病。即使一个变异已经被正确识别,比起编码序列,确定它是否致病要比编码序列中的变异困难得多。
    - 二代测序不能发现大量高度甲基化的扩增重复序列(疾病框 4)。Baratela-Scott 综合征(OMIM 615777)是一个有趣的例子——所有常规技术完全检测不到高度甲基化的 DNA,因为它无法被扩增或测序(LaCroix et al., 2019)。
    - 一些孟德尔疾病是由非编码 RNA 的改变引起的,例如软骨-毛发发育不全(OMIM 250250, Ridanpaa et al., 2001)或 Taybi-Linder 综合征(OMIM 210710, Edery et al., 2011)。
    - 完全位于非编码序列的小的结构重排(缺失、重复或倒位)可能会影响调控序列(如增强子)与其靶基因的关系。这可能导致增强子失去对其靶基因的影响,或者有时将其影响从其正常靶基因转移到附近的其他基因。其结果是基因错误表达,可能是致病的。Lupiáñez 及其同事(2015)的论文提供了示例。

解密发育障碍(Deciphering Developmental Disorders,DDD)研究:转化研究和国家合作模式造福患者

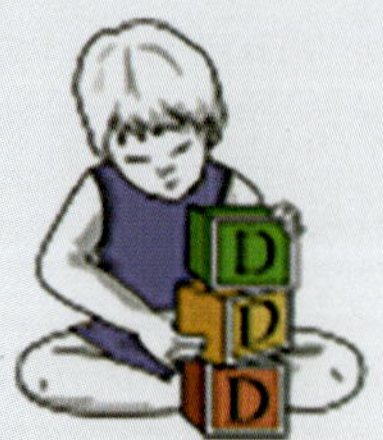

2011 年,英国开展了解密发育障碍(DDD)项目研究,旨在确定发育障碍的病因 *。英国和爱尔兰共和国的 24 个地区遗传学服务机构的医生与 Wellcome Trust Sanger 研究所的科学家合作,收集了 13 500 名未确诊的严重发育障碍的儿童和成人及其父母的 DNA 和临床信息。主要成就以黑体字突出显示如下。

最初用微阵列检测拷贝数变异,然后进行外显子组测序,后来采用全基因组测序。所有报告的结果都在经认可的诊断实验室得到验证。起初,分析仅限于已知与发育障碍有关的突变基因。尽管所有这些病例之前都经过临床遗传科医生检查且均未确诊,但还是发现了许多突变,表明:

- **许多疾病的表型谱比以前认为的要广泛得多。**

随着分析的深入和类似大规模研究结果的公布,许多新的疾病被识别和描绘。

- **截至 2019 年,DDD 项目已经公布了 49 种新的疾病。**
- **约 42% 的病例已被确诊。**

在使用新测序技术进行大规模研究的结果公布之前,对于没有其他家族史、有未确诊的患病儿童的家庭,只能给出非常模糊的复发风险估计。DDD 和其他研究表明:

- **严重发育障碍(没有亲缘关系)的主要原因是新生显性突变。据 DDD 研究估计,42%~48% 的队列研究可以用新生编码突变解释,这意味着复发风险非常低** #。

新病症患儿的家庭确实需要更多的信息和支持,DDD、临床医生和患者组织(例如 Unique)之间的合作在开发信息资源方面发挥了重要作用。

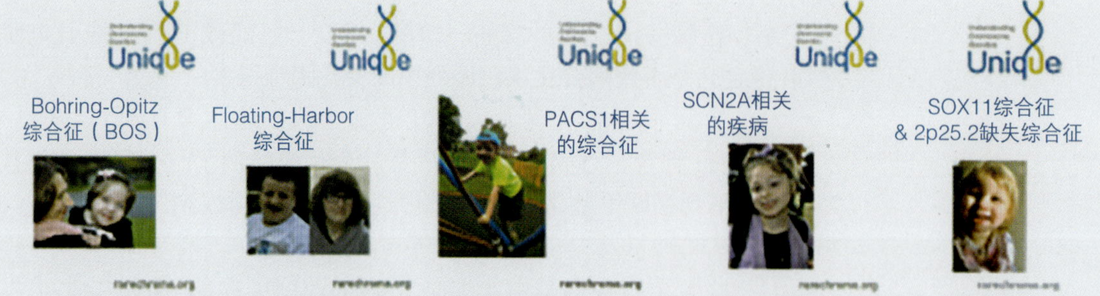

图片由 Unique 授权转载。

对数据的重新分析继续产生进一步的结果并为家庭提供新的诊断,包括确定新的遗传机制(例如**逆转录转座**对发育障碍的影响)。DDD 与其他大型项目之间的国际合作正在进行中,许多新的疾病正在被发现。

*DDD 研究由健康创新挑战基金(Wellcome 和英国卫生部之间的平行资助伙伴关系)和 Wellcome Trust Sanger 研究所共同资助,并得到了 NHS 国家健康研究所的支持。

父母之一为嵌合体的病例已经被描述过;其他对近亲婚配人群的研究表明,隐性疾病的风险较高。

8.5 参考文献

Boycott KM, Hartley T, Biesecker LG, et al. (2019) A diagnosis for all rare genetic diseases: the horizon and the next frontiers. *Cell*, 177: 32-37.

Charpentier E and Doudna JA (2013) Rewriting a genome. *Nature*, 495: 50-51.

Gilissen C, Hehir-Kwa JY, Thung DT, et al. (2014) Genome sequencing identifies major causes of severe intellectual disability. *Nature*, 511: 344-347.

Edery P, Marcaillou C, Sahbatou M, et al. (2011) Association of TALS developmental disorder with defect in minor splicing component *U4atac* snRNA. *Science*, 332: 240-243.

Hoffman EP, Brown EP and Kunkel LM (1987) Dystrophin: the protein product of the Duchenne muscular dystrophy locus. *Cell*, 51: 919-928.

Hoischen A, van Bon BWM, Gilissen C, et al. (2010) *De novo* mutations of *SETBP1* cause Schinzel-Giedion syndrome. *Nature Genetics*, 42: 482-485.

Jordan DM, Frangakis SG, Golzio C, et al. (2015) Identification of *cis*-suppression of human disease mutations by comparative genomics. *Nature*, 524: 225-229.

Kurotaki N, Imaizumi K, Harada N, et al. (2002) Haploinsufficiency of *NSD1* causes Sotos syndrome. *Nature Genetics*, 30: 365-366.

LaCroix AJ, Stabley D, Sahraoui R, et al. (2019) GGC expansion and exon 1 methylation of *XYLT1* is a common pathogenic variant in Baratela-Scott syndrome. *Am. J. Hum. Genet.* 104: 35-44.

Lupiáñez DG, Kraft K, Heinrich V, et al. (2015) Disruptions of topological chromatin domains cause pathogenic rewiring of gene-enhancer interactions. *Cell*, 161: 1012-1025.

Miyamura Y, Suzuki T, Kono M, et al. (2003) Mutations of the RNA-specific adenosine deaminase (DSRAD) gene are involved in dyschromatosis symmetrica hereditaria. *Am. J. Hum. Genet.* 73: 693-639.

Ng SB, Buckingham KJ, Bingham AW, et al. (2010) Exome sequencing identifies the cause of a mendelian disorder. *Nature Genetics*, 42: 30-35.

Pingault V, Bondurand N, Kuhlbrodt K, et al. (1998) *SOX10* mutations in patients with Waardenburg-Hirschsprung disease. *Nature Genetics*, 18: 171-173.

Ray PN, Belfall B, Duff C, et al. (1985) Cloning of the breakpoint of an X: 21 translocation associated with Duchenne muscular dystrophy. *Nature*, 318: 672-675.

Ridanpaa M, van Eenennaam H, Pelin K, et al. (2001) Mutations in the RNA component of RNase MRP cause a pleiotropic human disease, cartilage-hair hypoplasia. *Cell*, 104: 195-203.

Roach JC, Gluzman G, Smit AFA, et al. (2010) Analysis of genetic inheritance in a family quartet by whole genome sequencing, *Science*, 328: 636-

639.

Scheckel C and Darnel RB (2015) Microexons - tiny but mighty. *EMBO J.* 34:273-274.

Shendure J, Findlay GM and Snyder MW (2019) Genomic medicine - progress, pitfalls, and promise. *Cell*, 177:45-57.

Woo SLC, Lidsky AS, Guttler F, et al. (1983) Cloned human phenylalanine hydroxylase gene allows prenatal diagnosis and carrier detection of classical phenylketonuria. *Nature*, 306:151-155.

总体背景

Ott J (1999) *Analysis of Human Genetic Linkage*, 3rd edn. Johns Hopkins Press. *A highly authoritative exposition of the basis of human genetic mapping.*

Strachan T and Read AP (2019) *Human Molecular Genetics*, 5th edn. CRC Press. *Covers the material of this chapter in greater depth.*

有用的网站

dbSNP。

遗传性耳聋主页。

斑马鱼信息网。

8.6 自我评测

(1) 这是一个完全外显的常染色体显性遗传病家系。图中显示的是具有等位基因 1 和 2 的 DNA 标记的基因型。

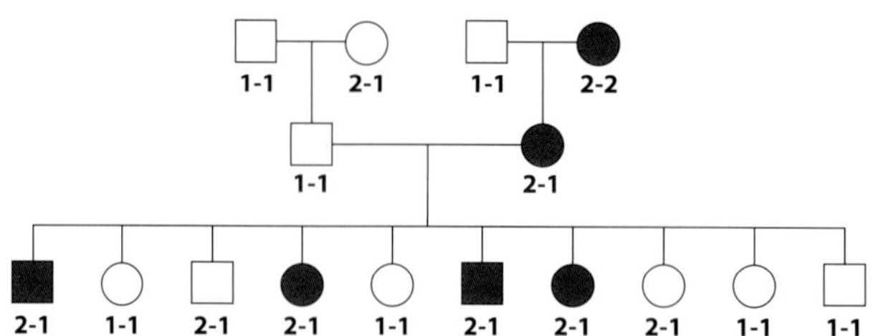

① 将每个减数分裂标记为绝对非重组、绝对重组、可能非重组、可能重组或无信息。

② 重组率的最佳估计值是多少?

③ 使用 χ^2 检验 50% 重组子(无连锁)与零假设的偏差是否显著。结果是否显著?

④ 如果标记和疾病之间没有连锁,你希望在第三代中的标记模式在这样的谱系中所占的比例是多少?称之为 L1。

⑤ 如果标记和疾病之间存在连锁(重组分数 θ),你希望看到第三代中的标记模式在这样的谱系中所占的比例是多少?称之为 L2(当然,L2 是 θ 的

函数)。

⑥ 将 θ=0、0.05、0.1、0.15、0.2……0.5 时 L1、L2、L2/L1 和 $\log_{10}$(L2/L1)的值制表。

⑦ Log_{10}(L2/L1)是 lod 分数。最高 lod 分数是多少?这是否有意义?请讨论。

(2) 在下面的家系中,一种完全外显的常染色体显性疾病的分离情况。在以前的研究中,这种疾病的致病基因已经被定位到染色体 2q35 上。该系谱显示按染色体顺序排列在候选区域内的 4 种 DNA 多态性的基因型。你能用这些数据缩小疾病位点的范围吗?

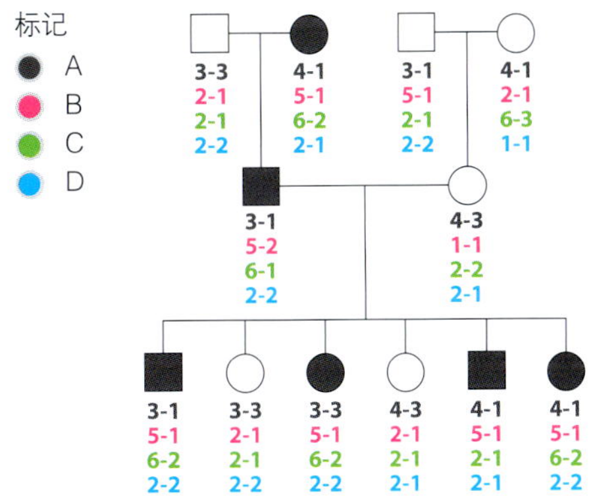

(3) 4 对夫妇各有一个孩子患有同样严重的常染色体隐性疾病。他们均要求在生下一个孩子前进行胚胎植入前诊断。体外受精后,取出一个单细胞。实验室没有试图为 4 个家庭中的 8 个变异体开发和验证特异的测试,而是用与疾病位点密切连锁的遗传标记对他们进行分型。图中显示了基因型。对每个家庭报告预测结果。

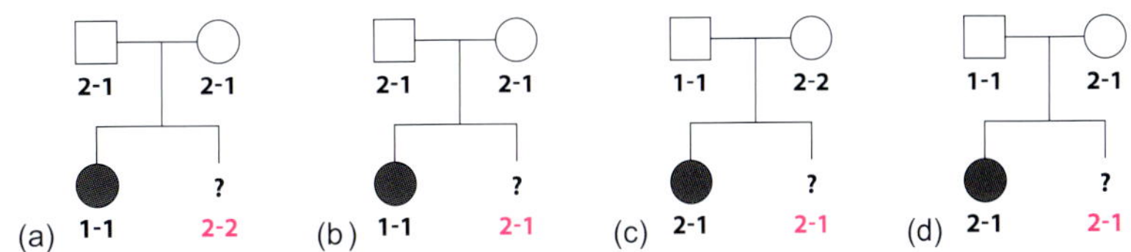

(4) Janet 怀第 2 个孩子的时候,她的丈夫 John 和 14 岁的儿子 Ben 在车祸中丧生。Ben 患有囊性纤维化(cystic fibrosis,CF)。Janet 极力想把孩子生下来,但又觉得自己无法应对再生一个囊性纤维化孩子的悲剧。在 Ben 的葬礼之后,她才向医生提出了这个问题。医生提出产前诊断需要 Ben 和 John 的 DNA 样本,但是他们已经被火化了。无奈只好与 John 年迈的父母联系,他们同意提供漱口水样本进行突变检测。一周后,实验室要求提供血液样本,因为漱口水 DNA 质量太差,测序无法确定其中一人肯定传给了约翰的 CF 突变。然而,那时已经无法联系上 John 的父母了,为了忘却丧子之痛,他们已经踏上环游世界的旅程。通过查看旧档案,实验室找到了一张 Guthrie 血斑卡,这张卡曾用于 Ben 的常规新生儿筛查。虽然该样品降解得太严重,无法用于测序,但实验室可以将其和 John 父母的漱口水通过检测一个微卫星多态进行分型,已知这个微卫星多态与 CF 基因座紧密连锁。Janet 和她父母的 DNA 样本也用这个标记进行了分型,结果如图所示。如果进行产前诊断,可能的基因型和对胎儿的影响有哪些?

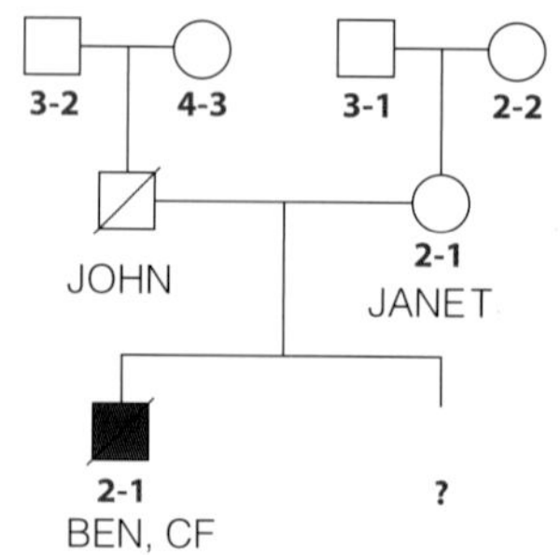

（5）连锁研究已将导致孟德尔疾病的致病基因定位到一个 2Mb 区域。数据库检索显示该区域包含编码以下产物的基因：

- 参与肝脏解毒反应的酶
- 磷酸盐转运体
- 核糖体大亚基的组成部分
- 线粒体电子传递链的核编码成分
- 一种功能未知、广泛表达的蛋白，含有可变长度的谷氨酰胺
- 催化三羧酸循环的酶
- 在成人中枢神经系统和视网膜中表达的功能未知的蛋白质
- 仅在早期胚胎特定区域表达的转录因子
- 广泛表达的转录因子
- DNA 损伤修复途径的组成部分

以下疾病，进行突变检测的首选是什么？

① 成年性神经退行性疾病
② 佝偻病样骨骼畸形
③ 垂体缺失
④ 加速衰老综合征
⑤ 耳聋并发糖尿病

[关于问题 1、2 和 5 的提示在本书后面的指导部分提供。]

第九章 为什么有些疾病常见，而有些却罕见？

本章学习要点

通过本章学习，你应该能够：

- 了解等位基因频率、近亲婚配、建立者效应、亲缘系数的定义。
- 使用 Hardy-Weinberg 公式计算常染色体隐性疾病和 X 连锁隐性疾病的携带者频率。
- 定性描述近亲婚配的后果，并使用 Sewall Wright 路径系数法来计算亲属间的共同基因的概率。
- 描述杂合子优势的重要性并举例说明。
- 解释为什么很难通过医疗干预改变群体的等位基因频率。

9.1 案例介绍

案例19 Ulmer家系

- Hannah，女，6 月龄，德裔犹太人
- 出生时正常，但之后问题渐多
- ❓泰-萨克斯病
- 酶学检查明确诊断

209 216 286 354

Rachel 和 Uzi Ulmer 是德裔犹太人。他们的祖先来自东欧。Rachel 和 Uzi 都不信仰宗教，也没有上过犹太学校或去过犹太教堂。Hannah 是这对夫妇的第 3 个孩子。Hannah 出生时，他们已有 2 个健康的孩子，一个 5 岁，一个 3 岁。Hannah 在婴儿期未见明显异常。她微笑和抬头的发育时间均在正常范围内。6 月龄体检时医生发现她竖头不稳，就安排 4 周后复查。复查时医生注意到她竖头不稳的情况加重而且对外界反应欠佳，就对 Hannah 进行了一次全面的神经系统检查，发现她双眼黄斑区有樱桃红斑。医生确信 Hannah 患有泰-萨克斯病（OMIM 272800）（图 9.1），便安排检测血中氨基己糖苷酶 A。不幸的是 Hannah 血液中氨基己糖苷酶 A 水平极低，随即明确了诊断。Rachel、Uzi 和他们的家人得知 Hannah 疾病的不良预后，非常难过，但他们决心努力让 Hannah 的生活尽可能舒适。Hannah 病情在接下来的 3 年里进一步恶化，出现四肢痉挛并失去了视力和听力。四岁半时不幸去世。

(a)

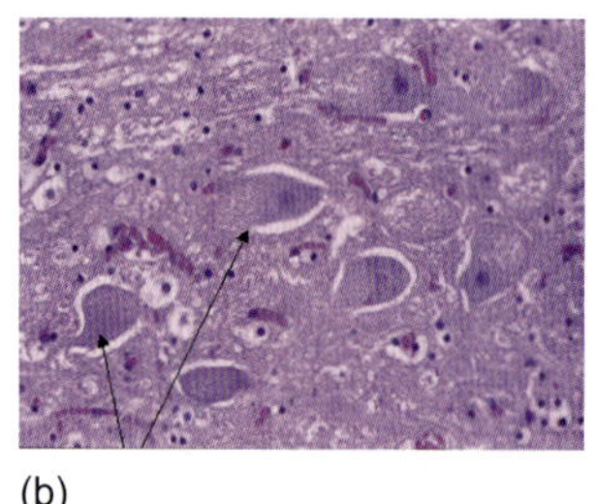

(b)

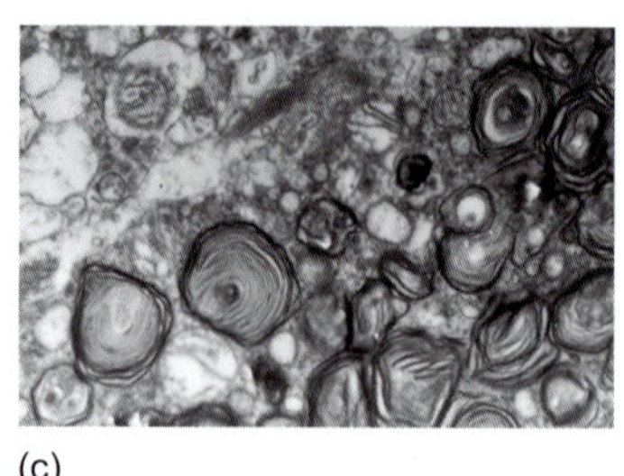

(c)

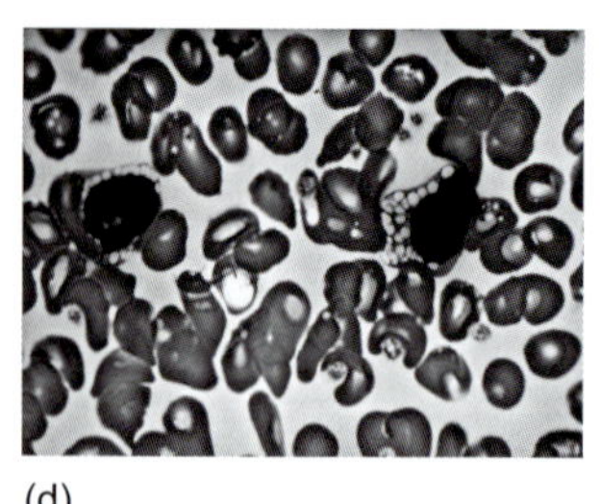

(d)

图 9.1 (a)泰-萨克斯病患儿视网膜上特征性樱桃红斑。(b)中枢神经系统中的气球样神经元(箭头)。(c)电子显微镜下的异常细胞体。(d)淋巴细胞异常空泡。这些都是溶酶体贮积症的典型特征。照片由曼彻斯特皇家儿童医院 Ed Wraith 和 Guy Besley 医生提供

9.2 科学工具包

本章主要讲述**等位基因频率**:等位基因频率的决定因素是什么,什么情况下等位基因频率会改变,以及在各种情况下如何用等位基因频率计算遗传风险。等位基因频率通常被称为基因频率——这是一个常见的不当用词,我们要尽量避免,因为大多数常染色体基因的频率是固定的,即每个基因组有一个拷贝。而等位基因频率介于 0 和 1 之间,一般用 p 和/或 q 来表示。

等位基因频率取决于**基因库**。基因库是由某个特定人群中特定基因座的所有等位基因组成。这个特定人群可以小到一个社区,大到整个人类。在基因库中,等位基因 A 的频率是该位点上所有等位基因是 A 的比例,这也是从基因库中随机抽样得到等位基因 A 的可能性。等位基因可以根据我们的目的来进行分类。例如在讨论疾病相关的等位基因频率时一般将等位基因分为两类:正常等位基因和致病等位基因。但对 DNA 进行测序后,你可能会发现每个等位基因都包含多个不同的突变,并且出于某些目的,你可能希望将每种突变计算为一个单独的等位基因。无论采用哪种方案对等位基因进行分类,所有等位基因的频率加起来必须为 1。

相对于等位基因频率,临床医生更关心基因型频率。他们想知道对于人群中一个随机个体,某种致病等位基因在该个体内是纯合子或者杂合子的概率。Hardy-Weinberg 分布(框 9.1)描述了群体中基因型频率与等位基因频率的关系。借助 Hardy-Weinberg 分布,无需采取大规模人群抽样进行基因分型,就可以计算出人群中隐性疾病携带者的比例。与孟德尔遗传定律一样,Hardy-Weinberg 分布是估算遗传风险的核心工具。

框 9.1

Hardy-Weinberg 分布

假设在一个群体中有两个等位基因 A 和 a(也许还可能存在其他等位基因,但这不重要)。假设等位基因 A 的频率是 p,等位基因 a 的频率是 q。如果 A 和 a 是群体中所有的等位基因,那么 p 和 q 的总和就是 1,如果群体中存在其他等位基因,则 $p+q$ 将小于 1。根据 Hardy-Weinberg 分布可以算出 3 种可能基因型的频率为:

框 9.1（续）

$$\frac{AA}{p^2} \qquad \frac{Aa}{2pq} \qquad \frac{aa}{q^2}$$

学生们通常写成 $p^2+2pq+q^2=1$，但这是错误的。Hardy-Weinberg 分布不是一个等式。它描述等位基因频率和基因型频率之间的关系。当群体中只有两个等位基因时，每个人的基因型都是AA、Aa 或者 aa 中的一种，这时 p^2、$2pq$ 和 q^2 加起来才等于 1。如果群体中有 3 个等位基因（A、a 和 a_1，频率分别为 p、q 和 r），那么 AA、Aa 和 aa 的频率仍然是 p^2、$2pq$ 和 q^2，但因为群体中还存在其他基因型，群体中所有基因型及频率则为：

$$\frac{AA}{p^2} \qquad \frac{Aa}{2pq} \qquad \frac{aa}{q^2} \qquad \frac{Aa_1}{2pr} \qquad \frac{aa_1}{2qr} \qquad \frac{a_1a_1}{r^2}$$

Hardy-Weinberg 分布的原理可以通过一个小小的思维实验来理解。我们把基因库中的所有基因想象成一个袋子里的一大堆豆子。袋子中 A 豆子的比例是 p，a 豆子的比例是 q。闭上眼睛想象一下，把手伸进袋子里取出一个豆子，这颗豆子是 A 的概率是 p，是 a 的概率是 q。把取出的豆子放回袋子中，摇匀后再取出第二颗豆子，第二颗豆子是 A 的概率是 p，是 a 的概率是 q。两颗豆子都是 A 豆子的概率是 p^2，都是 a 豆子的概率是 q^2。第一颗是 A 豆子，第二颗是 a 豆子的概率是 pq；同样第一颗是 a 豆子，第二颗是 A 豆子的概率也是 qp，所以你选择到两个不同豆子的概率是 $2pq$。

框 9.1 中我们用一袋豆子模型，推导了 Hardy-Weinberg 分布。该模型说明了 Hardy-Weinberg 分布的一个重要前提：第二个豆子是 A 还是 a 的概率应该与第一个豆子是 A 还是 a 无关。从遗传学角度讲，只有在**随机婚配**的情况下，基因型才会按照 Hardy-Weinberg 分布。随机婚配并不等同于自由恋爱，它只意味着在你决定求婚之前，不要问你爱人的基因型。听起来有点荒唐，但现实生活里，很多择偶标准都部分体现了基因型选择。**选型婚配**时考量的种族、身高、智力、耳聋以及其他表型，都至少部分反映了基因型选择。与 Hardy-Weinberg 分布相比，选型婚配会增加群体中等位基因纯合子的比例，减少杂合子的比例。

临床遗传学上，近亲婚配时，选型婚配至关重要。亲属之间具有相同的基因，因此相对于非近亲结婚，近亲结婚会增加配偶具有相同等位基因的概率。如果一方携带常染色体隐性疾病的等位基因，与非近亲配偶相比，近亲配偶携带同一个等位基因的概率增加，因此其后代的患病风险也会增加。我们将会在第 9.3 节中通过 Choudhary 家族（案例 18）对此进一步讨论。

用 Hardy-Weinberg 计算携带者风险

假设一个女子准备结婚，她有一个兄弟患有囊性纤维化。她知道囊性纤维化是遗传病，想知道她生育的后代罹患此病的风险。她虽然健康，但很可能是囊性纤维化携带者（具体概率见后文）。携带者自己的健康不受影响，但如果她的配偶也是携带者，那她的孩子将有可能是患者。她的配偶是携带者的风险和从人群中随机挑选的人是携带者的概率是一样的，这可以用 Hardy-Weinberg 平衡定律计算出来。

如果我们忽略广泛存在的等位基因异质性，将 *CFTR* 基因上的所有等位基因分为有功能的等位基因 A 和无功能的等位基因 a，它们的频率分别为 p 和 q，那么基因型的分布如下：

AA	Aa	aa
p^2	$2pq$	q^2

北欧裔美国人囊性纤维化的新生儿发病率为 1/2 000（在西班牙裔，非裔美国人和亚裔美国人中囊性纤维化的发病率较低）。因此，q^2 等于 1/2 000，q 等于 1/2 000 的平方根，大约是 1/45。*CFTR* 基因座上 1/45 是等位基因 a；其余的 44/45 是等位基因 A（我们已假设将所有等位基因分为 A 或 a，在这种情况下 $p+q=1$）。现在我们可以计算出携带者频率：$2pq = 2\times44/45\times1/45 = 1/23$。在随机择偶的情况下，如果女孩的伴侣是北欧裔美国人，那么他是携带者的概率为 1/23。

X 连锁疾病的风险计算更简单。如果某一特定群体中男性患有血友病 A 的概率为 1/5 000，那么该人群中女性携带者概率是多少呢？男性只能是 A 或 a 基因，因此致病等位基因的频率等于该人群中男性的患病率：

女性			男性	
AA	Aa	aa	A	a
p^2	$2pq$	q^2	p	q

女性中携带者概率等于 $2 \times 4\,999/5\,000 \times 1/5\,000$，约等于 1/2 500。

在一些罕见疾病中，正常等位基因的频率通常可以接近于 1，这使得风险计算更容易。但需要注意的是，在罕见的常染色体隐性遗传病中，相当大的一部分病例是近亲结婚的后代。而近亲结婚不是美国或英国囊性纤维化发病的主要因素，因为在美国或英国囊性纤维化是一种相对常见的疾病。疾病越罕见，近亲结婚后代患者在总患者中的占比就越高。忽略近亲结婚，简单地按照 Hardy-Weinberg 分布计算，会严重高估罕见疾病中的携带者频率，具体见后文。

等位基因频率改变

以下原因会导致等位基因的频率在世代传递过程中发生改变：

- 新的基因突变导致基因库中致病等位基因的数目增加。也可能发生回复突变，导致一个致病等位基因恢复正常。然而，对于功能丧失型的突变，这个过程很大程度上是单向的。大量可能的序列变化中的任何一种都可能将一个功能基因变成一个无功能基因，但只有某一个特殊回复突变才能恢复一个无功能等位基因的功能。正向突变率与回复突变率的比率可能是 1 000：1 左右。其他突变也可能发生在无功能等位基因上，但结果是该等位基因依然无功能。
- 当患者生育能力严重降低时，自然选择会从基因库中移除致病等位基因。人工选择可能具有类似的效果（请参见第 9.4 节）。
- 来自等位基因频率相差很大的人群的大量移民涌入，可能会改变基因库。

- 每一个群体都是由有限数量的个体组成的。每一代中只有一部分人会进行生育。在统计学上来说，生育人群不能完全代表这一代群体，这会导致两个世代之间等位基因频率的偶然波动。随着时间的推移，这些变化会不断累积，因为产生子代的配子只与父母一代的等位基因频率相关，而与前几代的等位基因频率没有关系。生育人群的数目越小，每一代发生的随机波动（也被称为**遗传漂变**）就越大，在多个世代中观察到的漂变速度就越快。

无论群体中最初的基因型频率如何，一代人的随机婚配就足以建立 Hardy-Weinberg 分布。如果在对群体进行统计调查时发现分布与 Hardy-Weinberg 有显著差异，则可能意味着存在有以下几种情况之一：

- 统计调查方法有缺陷：这是调查新基因多态性时最常见的现象。基因型的非 Hardy-Weinberg 分布很可能是因为基因分型方法有问题，需要改进提高其可靠性。
- 发生了自然选择：某基因型显著增加胎儿或者新生儿死亡率，那么在人群中该基因型的频率会降低。
- 存在明显的选型婚配：这可能是简单的近亲婚配；也可能是群体内呈非自由婚配，即群体内有两组或多组具有不同等位基因频率的亚群在组内范围婚配（**群体分层**）。

请注意，如果您使用卡方检验来检查含两个等位基因的基因型是否呈 Hardy-Weinberg 分布，即使您有三个观察值和预期值，两个等位基因也只有一个自由度。因为一旦您确定了 q，那么其他预期的数值都会随之确定。

决定等位基因频率的因素

人们有时会认为显性性状应该是比较常见，而隐性性状比较罕见。实际上等位基因的频率和它是否引起显性或隐性表型之间没有联系。例如：亨廷顿病就是众多罕见显性疾病中的一种，而 O 型血是一种常见的隐性性状。

当某一中性性状不受选择影响时，该等位基因频率反映该群体建立者中的频率。但不管在什么时候，当生育群体减少到很小数量时，该基因频率将受遗传漂变调节。最常见的中性基因多态性（SNP 或微卫星位点，具体见框 8.1）属于这种情况。偶发的突变会改变等位基因而引入一些随机变异。如第十一章所述，甲基化胞嘧啶的脱氨基作用会在进化过程中倾向于将 CpG 序列逐渐转化为 TpG，但这对等位基因频率的影响需要相当长的时间跨度才能显现出来。

与疾病相关的等位基因频率也受其他因素影响。反复发生的突变往往会增加功能丧失型等位基因的数量，而选择则会减少人群中的致病等位基因。由于携带显性疾病致病等位基因的个体或携带 X 连锁疾病致病等位基因的所有男性都患病，而使他们暴露于选择压力之下，故选择在常染色体显性疾病和 X 连锁疾病中是非常有效的。对于常染色体隐性遗传疾病，选择压力的作用要慢得多，因为大多数致病等位基因都存在于健康的杂合携带者中，他们不受选择的影响。因此，隐性疾病的等位基因即使会导致很严重的疾病，但仍可以在人群中持续存在很多代。这最终在许多人群中显示为重要的**建立者效应**。如果一个群体，无论现在有多少人，但是他们都来自少数的建立者，或者在某个特殊时期只有少数个体生育了下一代，那么其中某个建立者所携带的任何隐性致病等位基因，都可能以很高的频率存在于现在的人群中。同样，如果一个常见隐性遗传病的等位基因恰好在这少数建立者中缺失，那么在现在的人群中它也将会是罕见甚至是缺失的(图 9.2)。

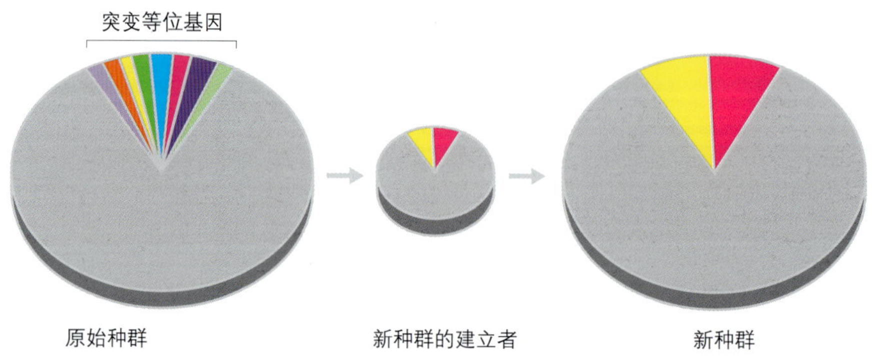

图 9.2 建立者效应

建立者效应在许多人群中都可以看到。这些人群大多规模较小，繁殖相对孤立。芬兰人(表 9.1)似乎是个例外，但事实上，芬兰人群在历史上经历了几次严重的瓶颈作用——具体见疾病框 9。由于上述原因，建立者效应主要出现在隐性遗传病中，而不是显性或 X 连锁遗传疾病中。表 9.1 展示一些例子，疾病框 9 详细地描述了德裔犹太人中多种疾病的特征。

表 9.1 可能因为建立者效应导致的某些人群中的常见疾病

疾病	OMIM 编号	遗传方式	人群	备注
骨畸形性发育不良	222600	AR	芬兰人	90% 的芬兰病例为在第 1 内含子的供体位点剪接突变
天冬氨酰葡糖胺尿症	208400	AR	芬兰人	携带者频率：1/30 98% 携带有 p.Cys163Ser 突变
神经元蜡样脂褐质沉积症	256730	AR	芬兰人	97% 的芬兰病例带有 p.R122W 突变
Hermansky-Pudlak 综合征	203300	AR	波多黎各人	携带者频率：1/21 大多数其他人种中罕见
巴尔得-别德尔综合征	209900	AR	贝多因人	两个非等位基因，BBS2 和 BBS3 都相对高频
强直性肌营养不良	160900	AD	魁北克-萨格奈人	患病率 1/500，是大多数其他人群患病率的 30~60 倍
丁酰胆碱酯酶缺乏症	177400	AR	阿拉斯加的因纽特人	致病等位基因频率为 0.1；该人群中报告了三种不同的等位基因
厄舍综合征 1C 型	276904	AR	路易斯安那州的法裔阿卡迪亚人	43/44 名患者为 c.216G>A 位点纯合突变
进行性神经性腓骨肌萎缩 4D 型	601455	AR	保加利亚的吉普赛人	OMIM 中写了一个特别的注释

注意：除强直性肌营养不良外，其他所有疾病均为常染色体隐性遗传(AR)。

杂合子优势

为什么隐性疾病在人群中很常见还有第二个原因。镰状细胞贫血就是一个典型的例子。该病在恶性疟疾流行的人群中很常见，但在疟疾不常见的人群中却很罕见甚至不存在。其主要原因是杂合携带者对疟疾具有一定的抵抗能力。在过去，正常野生型个体常常死于疟疾，镰状细胞纯合子又死于该疾病，导致生存下来的杂合子个体不成比例地繁衍了后代（图 9.3）。

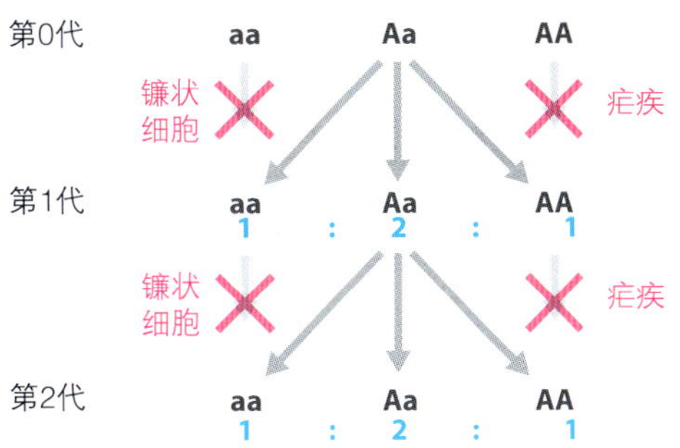

图 9.3 **杂合子优势**

假设一个极端的例子：每个患有镰状细胞贫血（aa）的人都因为疾病而不能生育，而所有野生型纯合子（AA）都因为疟疾而不能生殖。只有杂合子婚配生育了下一代。那么无论选择持续多少代，每一代在出生时总是有 25% 的镰状细胞贫血纯合子、50% 的杂合子和 25% 的野生型纯合子。当然现实中是不会如此极端的。

即使杂合子优势程度并不大，但当持续了许多代后，它也能极大地影响等位基因频率。如果相对于 Aa 杂合子，aa 纯合子和 AA 纯合子中各有 S_1 比例和 S_2 比例的人不能生育，在遗传平衡条件下，等位基因频率比值 q/p 等于 S_2/S_1。在囊性纤维化中 S_1 等于 1（我们谈论的是过去的情况，而不是现在），而在北欧血统的人中 q/p 等于 1/45，得出 S_2 等于 1/45。换言之，在过去的几个世纪中，囊性纤维化携带者应该比野生型纯合子享有 2% 的生殖优势（存活到生育年龄的儿童平均数），这样才可以解释北欧人中囊性纤维化携带者的高比例。这样的优势太小，很难在调查数据中发现，因此它是否存在仍有争议。

杂合子优势还是建立者效应？

如果某种疾病在某特定群体中很常见是建立者效应所致，那么我们可以预期，患者大多具有与祖先完全相同的突变。但如果是由于杂合子优势，那么各种不同的突变则较为常见。库尔德斯坦犹太人中的 β 地中海贫血就是一个很好的例子，该人群中携带者的频率高达 20%，但已经发现了 13 种不同的 β-珠蛋白突变。显然杂合子抗疟疾的优势是主要原因。另外在宾夕法尼亚州兰开斯特郡的阿米什人中，罕见的隐性埃利伟综合征（OMIM 225500）相对常见，致病等位基因频率为 0.07。来自 9 个不同家庭的患者第 4 号染色体上 *EVC* 基因的每一个拷贝都发生了相同的突变。这些人的祖先都可以追溯到 1744 年移民来的一对夫妇：Samuel King 和他的妻子。他们夫妻都很健康，但是其中一人一定是携带者。这是建立者效应的一个例子。在这个特殊的例子中，建立者是相对年代较近的，可以通过族谱证明来自共同的祖先。而在大多数情况下，需要找出这个共同的致病突变才能做出来自同一个祖先的推断，并且最好是携带致病等位基因的染色体片段上含有共同的非致病性遗传标记的单倍型。碰巧的是，阿米什家族的 *EVC* 突变总是伴随着 *EVC* 基因的第二个非致病变异。而在无致病突变的染色体上没有发现这个变异。这让我们进一步确认这是一个来自同一个祖先的突变。

已经在多个孤立人群中发现一种相对常见的现象：多个突变引起某种隐性遗传病。杂合子优势可能是它形成的原因，但也有可能是观测偏差。基因突变通常是从研究患者发现的，而没有筛查整个人群。如果一种疾病的某个致病等位基因相对常见，那么会有很多人是该等位基因的携带者。当这些人碰巧同时携带另一个致病的等位基因而患该病时，这两个致病等位基因都会被发现。因此，医学上可以借助群体中某个常见隐性致病等位基因发现该群体中其他更罕见的致病等位基因。但如疾病框 9 所示，杂合子优势、建立者效应和基因漂变的影响很难完全分开。

9.3 案例分析

案例19 Ulmer家系

- Hannah，女，6 月龄，德裔犹太人
- 出生时正常，但之后问题渐多
- ❓泰-萨克斯病
- 酶学检查明确诊断
- 兄弟姐妹基因检测？

209 216 286 354

泰-萨克斯病是一种溶酶体贮积病。本病例中是因为一种特殊的溶酶体降解酶——氨基己糖苷酶 A 缺乏，导致它的高分子底物 GM2 神经节苷脂不断输入溶酶体，但不能被降解而大量贮积。溶酶体不仅仅是细胞垃圾桶，也是调节细胞代谢状态的信号网络的一部分。未降解的 GM2 神经节苷脂充满溶酶体并使之膨胀从而逐渐杀死视网膜神经节和其他神经元，最终通常导致患儿在 2~4 岁时死亡。这种疾病在所有种族中都发现过，但在德裔犹太人中的发病率是其他大多数民族的 100 倍以上。大约每 30 个北美犹太人中就有 1 个是携带者，而在大多数其他人种中，这个比例可能是 1/300。因此多个国家的犹太社区专门设立了携带者筛查项目，具体见第十一章。因为 Rachel 和 Uzi 的家庭不属于任何犹太社区，他们也不去教堂，因此错过了携带者筛查。

在了解了泰-萨克斯病之后，Rachel 和 Uzi 很担忧，想知道他们其他健康的孩子是否为携带者，并急切希望他们接受基因检测。但遗传科医生则认为检测幼儿不符合伦理。任何检测结果都不会对孩子的健康状况或健康管理产生影响。等到孩子成长到可以做出独立知情同意时再考虑基因检测会更好。孩子长大后可能选择不愿知情。在检测对孩子没有明显好处时，剥夺他们的选择权利是不对的。遗传科医生告知他们每个健康的孩子有 2/3 的风险是携带者（而不是 1/2，框 9.2）。

框 9.2

健康的同胞是携带者的风险

如果常染色体隐性遗传病的两个携带者生育一个孩子，那么这个孩子有 1/4 的概率患此病，1/2 的概率是携带者，1/4 的概率是纯合野生型。然而，患儿的健康同胞是携带者的概率不是 1/2，而是 2/3。如图所示，我们已经知道孩子表型正常，所以他只能是阴影框中的三种情况之一。

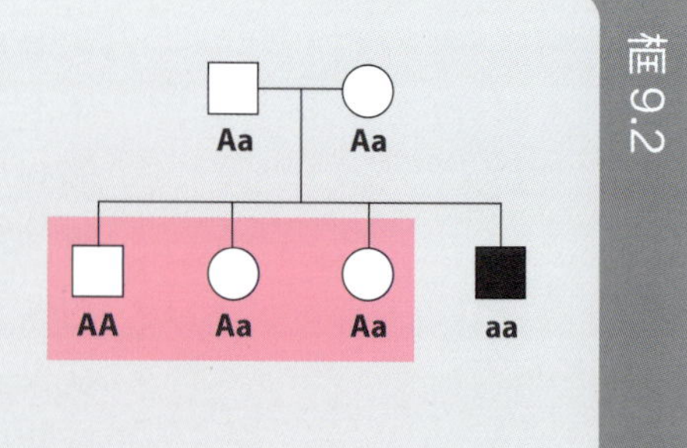

这个有趣的例子说明，当错误是源于针对错误的问题给出正确的答案时，发现该错误是多么的困难。

- 正确的问题：患者的一个健康同胞是携带者的风险是多少？答案是 2/3。
- 错误的问题：携带者夫妇的孩子是携带者的风险是多少？答案是 1/2，但这并不是父母所问的问题。

Rachel 和 Uzi 认为他们可能会要更多的孩子，故希望进行产前检测。夫妇二人都取了漱口液样本，进行 *HEXA* 基因检测。在德裔犹太人中，3 个 *HEXA* 基因变异占泰-萨克斯病致病等位基因的 90% 以上（表 9.2）。Rachel 和 Uzi 分别携带了其中一个变异。Rachel 的变异影响了内含子 12 的剪接位点，而 Uzi 的变异在外显子 11 有 4 个碱基插入导致移码。Hannah 是这两种功能缺失型突变的复合杂合子。

表 9.2 展示了德裔犹太人中泰-萨克斯病携带者中 3 种最常见变异的调查结果。在非犹太人中，这 3 种变异在致病等位基因中所占的比例并不特别高。跟预期一样，研究也表明有广泛多样的罕见致病等位基因在非犹太人群中存在，这是功能丧失疾病的典型特征。如上所述，如果泰-萨克斯病的高发病率仅仅是建立者效应，我们就不会期望有一种以上的常见变异。德裔犹太人这种情况值得关注。这将在本章末尾的疾病框 9 中进一步讨论。

表 9.2 氨基己糖苷酶 A 基因中致病变异的分布

变异	德裔犹太人携带者中的比例（n=156）	非犹太人中携带者中的比例（n=51）
外显子 11 上 4 个碱基插入	73	16
内含子 12 剪接突变	15	0
外显子 7 上突变：p.Gly269Ser	4	3
未发现前三种突变	8	81

OMIM 272800 数据库条目中引用的 Paw 等（1990）的数据。

案例18 Choudhary家系

- 小女孩 Nasreen，耳聋但无其他异常
- 多重近亲结婚家系
- 同合性分析
- 外显子组测序
- 患第 2 种隐性遗传病？
- 计算近交系数
- 治疗的可能性

188 196 217 354

这是一个有多次近亲结婚的家庭，故近交度很高。这种复杂的家庭结构在中东和印度次大陆尤为常见。从基因而不是从社会的角度来看，这种近亲婚配是不可取的——但人们往往高估近亲结婚的危害程度。来自偏远地区的人常常被认为是由于近亲婚配而导致智力发育迟缓。实际上，各种明显的智力发育迟缓可能是由完全不同的原因引起的。研究人员希望通过将问题发生的概率与近亲婚配的程度联系起来，来评估近亲婚配的真正影响。这可以作为遗传咨询以及社会政策制定时考虑的因素之一。因此我们需要计算亲缘系数和近交系数：

- **亲缘系数**是指两个人因为有一个或多个可溯源的共同祖先而共享等位基因的概率。

● **近交系数**是指一个人由于父母近亲结婚，预期为纯合子的概率。该系数是父母亲缘系数的一半，等于在任何一个特定的基因座上，获得两个同样等位基因的概率。

最简单的计算方法是 Sewall-Wright 路径系数法（框 9.3）。图 9.4 展示了如何计算 Nasreen 的近亲系数。利用路径系数法算出 Aadnan 和妻子 Mumtaz 的亲缘系数是 10/64，比一级表（堂）兄妹的 1/8 更近。从而得出 Nasreen 的近亲系数为 5/64。可以注意到，即使是非常近的近亲关系只产生相对中等程度的近交系数。只要不乱伦，就很难产生一个孩子的近亲系数高达 1/4 的家系。遗传学家让小鼠反复进行同代杂交，以产生高度纯合的品系。在历史记录中只有古埃及的法老尝试在人类身上做过同样的事情。

近亲婚配可以通过其后代基因组序列中含有大段的纯合遗传标记序列而被识别出来。在不需要家系图查验的情况下，纯合区域的总长度可以帮助衡量近亲婚配的程度。

框 9.3

计算近亲婚配的影响

亲属之间共同基因的比例是多少？

对于很近的亲属来说，答案是显而易见的：

- 父母和孩子有一半的基因相同（总是）
- 同胞（相同父母）之间共享一半的基因（平均）
- 半同胞（同一个父亲或者母亲）之间平均共享 1/4 的基因
- 叔叔（舅舅）/姨（姑姑）和侄子（外甥）/侄女（外甥女）之间平均有 1/4 的基因相同
- 一级表（堂）兄妹之间平均共享 1/8 的基因

如果这些数字在直观上不明显，或亲缘关系很复杂时，那么 Sewall-Wright 路径系数法则很容易遵循且可靠：

1）绘制只显示共同祖先及其关系的家系图

2）通过一个共同的祖先在两个亲属之间只选择一条路径，并数其连接的数目

3）如果该路径有 n 个连接，则亲缘系数为 $(½)^n$

4）如果有多条可能的路径，则对每个路径进行同样的操作

5）把每条路径的系数加起来

下面以亲兄妹和表兄妹的例子来说明上述方法确实可靠。图 9.4 中展示了一个更复杂的例子。

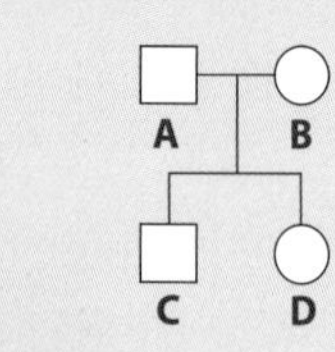

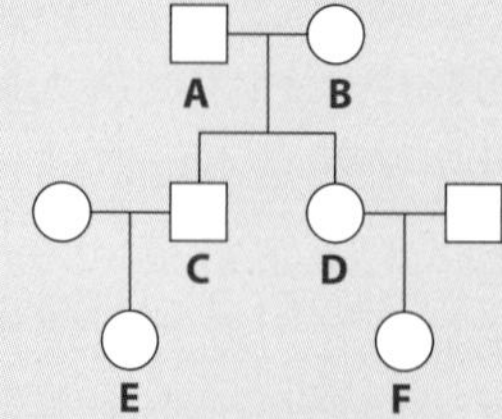

亲兄弟姐妹：

路径	贡献
C–A–D	$(1/2)^2 = 1/4$
C–B–D	$(1/2)^2 = 1/4$
总共	1/2

一级表（堂）兄弟姐妹：

路径	贡献
E–C–A–D–F	$(1/2)^4 = 1/16$
E–C–B–D–F	$(1/2)^4 = 1/16$
	1/8

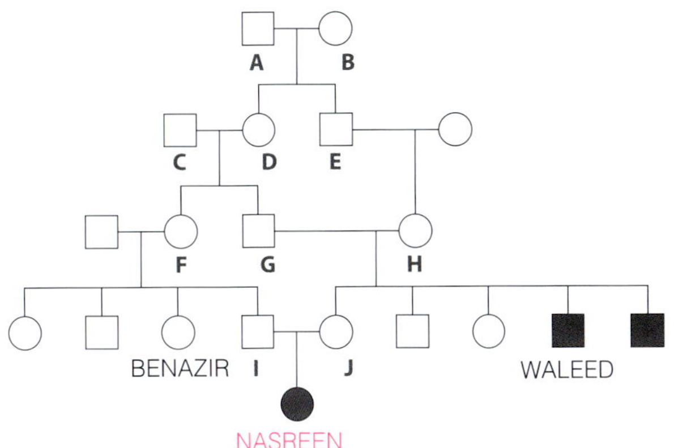

I与j的亲缘系数：

路径	路径数	贡献
I-F-C-G-J	4	$(1/2)^4=1/16$
I-F-D-G-J	4	$(1/2)^4=1/16$
I-F-D-A-E-H-J	6	$(1/2)^6=1/64$
I-F-D-B-E-H-J	6	$(1/2)^6=1/64$
		亲缘系数：10/64

Nasreen近交系数=她父母的亲缘系数的1/2 = 5/64

图 9.4 Nasreen Choudhary（案例 18）近交系数的计算

由于家系内存在多次近亲结婚，直观地进行计算并不容易。用路径系数法计算 Nasreen 父母的亲缘系数。

9.4 拓展学习

无论在最初的建立者群体中遗传疾病的发生率是多少，在人群中的疾病发生率还取决于突变和选择的相反作用。

对于显性和 X 连锁疾病的突变，其频率降低为半数的时间通常很短。

- 在致死的显性疾病这种极端情况下，每个病例都由一个新的突变引起。如果父母自己患病，他们就不会生育后代。致死性发育不全（见框 6.2）就是一个例子。请注意基因致死性意味着这个基因无法传递下去，而不一定是患者死亡。
- 如果某一突变导致显性疾病，那么通常只会持续一代或几代，即使这个突变不能完全阻止生殖，但会减少患者将突变遗传下去的机会。外表异常或轻微的残疾足以降低一个人的婚姻机会。神经纤维瘤病 I 型（疾病框 1）和软骨发育不全（James Jenkins，案例 14）说明了这一点：这两种疾病中都有很大比例的新生突变病例。
- 在 X 连锁隐性疾病中，选择压力只对患病的男性有效。如果一个群体中女性（XX）和男性（XY）的数量大致相等，那么 1/3 的 X 染色体来自男性（图 9.5）。对于**进行性假肥大性肌营养不良**这样的遗传致死性疾病，这意味着每一代都有 1/3 的 DMD 致病等位基因消失。但是现在 DMD 疾病仍然存在，说明致病等位基因的减少会通过新生突变来大致平衡。如果突变和选择之间平衡，说明 1/3 的 DMD 病例将是新生突变。这对进行风险估算有很大影响。我们不能假设所有 DMD 男性患儿的母亲都是携带者——这种可能性只有 2/3。只有这个母亲同时有一个患病的兄弟或母系亲属时，她才是一个肯定携带者（**案例 4，Judith Davies**）。

在隐性遗传病中，只有当致病等位基因处于纯合状态时，选择才能起作用。纯合子中的等位基因与杂合子中的等位基因之比为 $2q^2:2pq$（每个纯合子中有两个等位基因所以是 $2q^2$）。假设 p 无限接近于 1，这个比率就简化为 q（图 9.5）。换言之，在一个 q=0.01 的典型隐性遗传病中，只有 1% 的致病等位基因处于选择压力中。随着进化时间的推移，选择将是有效的，但致病等位基因很容易持续几十代。这些不同的动态选择的结果是严重的显性和 X 连锁疾病中新生突变可能占据很高的比例；而对于大多数隐性遗传病，在考虑家族时可以忽略突变，而每个致病的等位基因在人群中可能很常见。

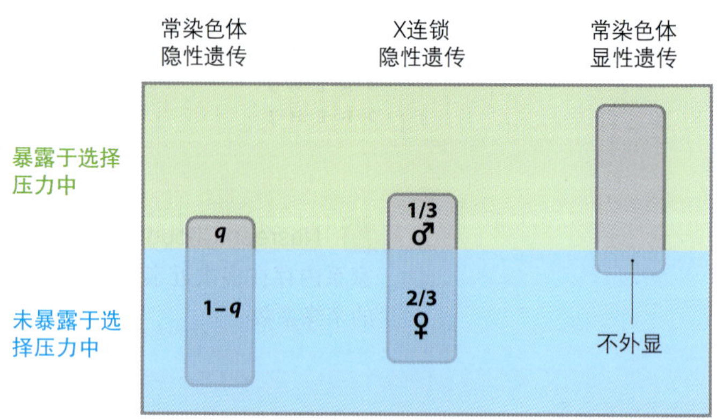

图 9.5 **自然选择压力对不同遗传疾病的影响程度不同**
有关计算，请参见正文。

临床遗传科医生最关心的自然是既常见又严重的疾病，而这些疾病都会通过某种机制避免被自然选择消灭。可能的机制包括以下几点。

- 突变频率高：DMD 就是一个例子。抗肌萎缩蛋白基因的特别结构（见第三章）可能是主要原因。
- 隐性疾病中的杂合子优势。地中海贫血（**案例 13，Nicolaides 家系**）就是一个明显的例子。如前所述，囊性纤维化（**案例 2，Brown 家系**）中也应该存在一些杂合子优势，否则这个疾病发生率不可能如此普遍。事实上，除非有高突变率的证据，否则可以假设，在任何一个大的人群中，大多数相对常见的严重隐性遗传病都可能具有某种程度的杂合子优势。
- 症状主要在生育年龄后出现。亨廷顿病（**案例 1，Ashton 家系**）是一个典型的例子，第七章中描述的家族性乳腺癌和结肠癌也应该是这样的原因。
- 精子发生过程的选择压力。正如在第 6.3 节中对软骨发育不全的讨论（**James Jenkins，案例 14**）中提到的，2009 年 Goriely 和他的同事发现引起软骨发育不全基因的明显高突变率是由于携带 *FGFR3* 基因突变的精原细胞在男性睾丸中具有增殖优势。这些作者们在一些其他基因（*HRAS*、*RET*、*PTPN11*）中也发现了相同的情况，这使显性疾病中的新生突变占有不寻常的高比例，几乎所有突变都是父系来源，且与父亲的年龄相关。

近亲结婚的后代患隐性遗传病的概率有多大?

如果 Jack 和 Jill 是一级表兄妹。假设一个致病等位基因的频率是 q，Jack 是携带者的概率是 $2pq$。在罕见的疾病中 p 值无限接近于 1，所以 Jack 是携带者风险约等于 $2q$。Jill 和 Jack 是表亲关系，所以他们有 1/8 的等位基因相同。也就是说，对于 Jack 携带的任何等位基因，Jill 有 1/8 的机会拥有遗传自同一个祖先的相同等位基因。因此如果 Jack 是携带者，Jill 同时是携带者的概率是 1/8。如果他们都是携带者，他们后代患病的概率是 1/4。总体风险为 $2q \times 1/8 \times 1/4 = q/16$。表 9.3 中显示了一种疾病越罕见，与非近亲婚配相比，一级表(堂)亲后代的风险就越大。

表 9.3　隐性遗传疾病中近亲婚配的风险

致病等位基因频率	非近亲结婚后代患病风险	一级表(堂)亲结婚后代患病风险	一级表(堂)亲结婚的相对危险度
q	q^2	$q/16$	$1/16q$
0.01	1/10 000	1/1 600	6.25
0.005	1/40 000	1/3 200	12.5
0.001	1/1 000 000	1/16 000	62.5

以上计算方法只适用于罕见疾病，因为它假设正常等位基因的频率无限接近于 1，并且假设一级表(堂)亲是从同一个祖先那里继承到相同的致病等位基因。

从另一个角度来看，隐性疾病越罕见，近亲结婚后代患病占比越高。如前所述，这意味着 Hardy-Weinberg 定律当用于计算罕见隐性疾病携带者频率时，可能会有误。

我们能消灭遗传病吗?

临床遗传学家非常清楚，他们的目标并不是消灭遗传病，他们的作用也绝不能以终止异常妊娠的数量来衡量。他们的目标是使患有遗传病或有遗传病风险的人能够尽可能过上正常的生活，包括结婚生子。当然如果遗传服务能侧面降低遗传病的发生率，政府做健康规划时也会乐意纳入这项服务。

上述关于突变和选择的讨论表明，消灭遗传病不是一个很现实的目标。大多数严重的显性遗传病都有很高比例的新生突变，而绝大多数隐性遗传病的致病等位基因存在于健康的杂合子中。即使一个国家有独裁者决定对所有患有严重遗传病的人进行绝育，也不能阻止下一代出现新的病例。即使这种政策延续好几代，它也无法消灭遗传病。也许少数成年期发病的显性遗传病可以被有效地预防，例如亨廷顿病，但唯一防止隐性遗传病发生的方法是绝育所有携带者，但这也将对独裁者及其家庭造成严重影响。因为尽管单个隐性遗传病的携带者频率为 1/100，但是 OMIM 数据库中列出了数千种不同的疾病，我们每个人都是几种隐性致死遗传病的携带者。所以这种假设的计划只能通过对包括独裁者在内的所有人类进行绝育才能阻止隐性遗传病的发生。

另一个略为不同的问题是，在有效对抗自然选择的同时，医学是否也蓄积了一些长期问题（框 9.4）。

框 9.4

接受治疗的患者是否应该通过不育来补偿他们对社会造成的负担?

可治疗的遗传病，如苯丙酮尿症（PKU；见第十章中的案例 20，Vlasi 家系）。未经治疗的苯丙酮尿症患者有严重的智力障碍，很有可能终身需要护理，无法独立生活。经过有效治疗后，患者可以正常地生活，包括生育后代。从遗传学角度，该患者仍然是致病等位基因的纯合子。他的每一个后代都将不可避免地继承一个致病等位基因。治疗费用昂贵，是否应该做一个交换？我们是否应该说：我们同意为治疗提供资金，但作为回报，接受治疗的患者应该同意不将他们的基因遗传下去?

大多数临床医生都会觉得这样的主张非常令人反感——但他们内心可能会有不安，感觉作为负责任的医生，他们也许应该面对这个问题。这个问题也确实应该面对，因为被充分讨论后，它就不会再困扰我们。在上面关于隐性遗传病的讨论中提到，人群中患者携带某遗传病所有致病等位基因的比例为 q，q 就是等位基因频率。在英国，每一万人中就有一人患有苯丙酮尿症。因此 q 为 0.01。换言之，纠结于接受治疗的苯丙酮尿症患者是否有权将其基因传递下去，只关注了大约 1% 的问题，而忽略了其他 99% 的问题。因为我们知道我们无法影响 99% 的人群，所以担心 1% 是没有意义的。当然，每个接受治疗的苯丙酮尿症患者会将致病等位基因遗传下去而不是绝育，这将使该等位基因的频率在下一代略微增加。如果这种情况持续 100 代之多，那么该治疗可能会使致病等位基因的频率倍增。然而大多数人可能会觉得，在接下来的 2 500 年中，人类将有比苯丙酮尿症致病等位基因频率翻倍更严重的问题来面对。

发现近亲和罪犯

临床遗传科医生并不是唯一对个体因共同祖先而具有不同程度相同 DNA 而感兴趣的人。许多国家的警察长期以来一直使用 DNA 图谱分析技术，将犯罪现场样本与国家 DNA 数据库中的个人资料进行比对。尽管不完全匹配，他们希望发现犯罪现场的样本可能来自数据库中某个人的兄弟或儿子。这种做法（家族调查）在伦理上是有争议的，它在某些司法管辖区被允许，但在另一些司法管辖区被禁止。然而它的效果有限。法医数据库是基于十几个微卫星位点的基因型，这足以识别一个完全的匹配，但这有限的基因组数据不足以识别超过一级亲属，或可能的二级亲属。全基因组 SNP 基因型的广泛应用将提供新的可能性。

数以百万计的人将他们的 DNA 交给基因公司，使其对 100 万个左右的 SNP 位点进行检测，并报告关于祖先来源、眼睛颜色（一个镜子不就可以做到？），以及可能的健康情况。这些公司会尽可能不公开个人身份信息。然而，有些人选择自愿公开，以试图找到可能也做了这类基因检测的亲属。公司会通过查找两个人基因组共享片段，并根据共享片段的数量和长度，报告可能的亲属关系程度。全面的 SNP 基因型检测可以确定较远的血缘关系。

这个分析方法是非常强大的，因为虽然远亲只共享少量的基因片段，但是远亲的数量随着亲缘关系变远而迅速增加。如果每对夫妇都有两个孩子，你会有一个亲兄弟姐妹，7 个一级堂（表）亲，15 个二级堂（表）亲和（2^p-1）个 p 级亲属关系的亲戚。通过一个从全国 1 亿人口中随机抽取的 100 万个人的数据库查看谁和你共享基因片段，很可能找到你的 127 个五级堂（表）亲中至少一个人的资料。当然，现实中亲属的共享比率都是不同的，这取决于精确的谱系学以及每次减数分裂时的随机事件，但它通常足以让远亲找到彼此。

人们可能会喜欢通过这种方法来找到不认识的亲属，而警察看到的可能是一个新的帮助抓捕罪犯的工具。犯罪现场样本的全基因组 SNP 基因型可用于识别不明犯罪分子的无罪远亲，从而为调查提供有价值的线索。2018 年，这一方法因帮助确定了案件嫌疑人而引起广泛关注，该案件已经立案 40 多年未果。

如需了解专业的人口遗传学家对这些问题的讨论以及告诫，请参考其他资料。请注意在国家法医数据库遗传信息有限的情况下，这种方法是行不通的。犯罪现场的样本，如果 DNA 含量太少或是混合的或降解的 DNA，往往无法对百万个 SNP 位点进行基因分型。尽管存在这些局限性，将个体基因型公之于众是否明智仍是一个严肃的问题，这引发了与健康有关的讨论。生物数据库共享的范围越广，其用于研究的功能就越强大，但侵犯个人隐私或违反国家数据保护法的风险就越大。

疾病框 9

犹太人和芬兰人的疾病

德裔犹太人和芬兰人群体是两个研究得最好的具有明显建立者效应的例子。两个群体都有高水平的教育和发达的医疗服务，可提供良好的有关遗传病发生范围和发生率的数据。表 9.1 列出了一些芬兰人群的疾病，本节中的框表 9.1 展示了一些德裔犹太人的疾病。Motulsky（1995）对犹太人疾病进行了简明的描述。

这两个群体都是由相对较少的建立者发展而来。

- 在全世界 1 300 万 ~1 400 万犹太人中，大约 80% 是德裔犹太人，他们的后裔在 9 世纪移居德国的莱茵兰，后来又移居波兰、立陶宛、白俄罗斯及周边地区。一千多年来，人们认为德裔犹太人与主要来自西班牙、葡萄牙和北非的赛法迪犹太人截然不同。几百年前，犹太人中大部分还是赛法迪犹太人，罗马时代在西班牙和葡萄牙就存在犹太人社区。而在现代早期，德裔犹太人可能只有几千人。Motulsky 认为很多犹太人都是一个小部分繁荣的商人阶层的后代，因此出现了明显的建立者效应。
- 在芬兰有两个人口扩张阶段，其中任何一个都可能导致明显的建立者效应：一个是在该国南部首次定居后不久的史前时期，另一个是在 17 世纪，开拓者群体居住在非常空旷的北部（De la Chapelle，1993）。顺便说一句，芬兰人说明了语言并不是寻找基因起源的可靠标志。芬兰语与芬兰邻国所说的印欧语系完全无关。芬兰语是一种乌拉尔语，与各种西伯利亚语言有着深厚的亲缘关系；它只与爱沙尼亚语和俄罗斯西北部的两种少数民族语言卡累利阿语和韦普斯语密切相关。然而，芬兰人从基因上看是欧洲人，而不是西伯利亚人。在遥远历史的某个时候，原始芬兰人一定采用了一种新的语言。

框表 9.1　一些在德裔犹太人中异常常见的疾病

疾病	OMIM 编号	遗传方式	携带者频率	备注
泰-萨克斯病	272800	AR	1/30	德裔犹太人中有 3 个常见的致病等位基因，具体见案例 19（Ulmer 家系）和第十一章
家族性自主神经功能障碍	223900	AR	1/30	报告的非犹太人病例很少；99.5% 的犹太人病例为相同的剪接突变
戈谢病	230800	AR	1/15	德裔犹太人中有两个常见的变异：p.Asn380Ser（75%）和 c.84insG（15%）；另外 p.Leu444Pro 变异也很常见
海绵状脑白质营养不良症	271900	AR	1/40~1/60	德裔犹太人中有两个常见的突变：p.Glu285Ala 和 p.Tyr231STOP
C 型互补群范科尼贫血	227645	AR	1/90	大部分德裔犹太人病例有一个内含子 4 的剪接突变
尼曼-匹克病 A 型	257200	AR	1/80	65% 的德裔犹太人病例由 3 个突变导致
布卢姆综合征	210900	AR	1/200?	大部分的德裔犹太人病例有相同的变异，核苷酸第 2 281 位缺失 ATCTGA 并插入 TACATTC
家族性乳腺癌	113705（*BRCA1*）600185（*BRCA2*）	AD	共 2.2%	德裔犹太人有 3 个常见的变异：*BRCA1* 基因上的 c.185delAG 和 c.5382insC；*BRCA2* 基因上的 c.6174delT
扭转性肌张力障碍 1 型	128100	AD	患病率：1/1 000~1/300	遗传异质性；许多德裔犹太人和非犹太人患者都有相同的 3 个碱基缺失

AD，常染色体显性；AR，常染色体隐性。

德裔犹太人中致病等位基因的分布是否可以通过该人群的发展历史来解释，这一点一直存在争议。如果仅仅是因为建立者效应，我们会发现所有高于其他人群发生率的病例都可以由一个在特定标记单倍型上的致病等位基因来解释。我们在家族性自主神经功能障碍、范科尼贫血和布卢姆综合征中就观察到了这样的现象。但在泰-萨克斯病、戈谢病、尼曼-匹克病和海绵状脑白质营养不良症中，都有两个或以上的常见致病等位基因。这被认为是杂合子优势的证据。值得注意的是，列出的 4 种疾病中有 3 种是溶酶体贮积病（泰-萨克斯病、戈谢病和尼曼-匹克病）。事实上，另一种溶酶体贮积病，黏脂贮积症Ⅳ型，在德裔犹太人中也相对常见。这仅仅是巧合，还是说溶酶体贮积病的携带者在这个人群的历史上有杂合子优势？溶酶体通常被简单地描述成细胞内垃圾桶，其特有的功能是降解不需要的高分子物质——但很明显，它们作为信号系统发挥着更广泛的作用，有助于在分解代谢和合成代谢之间建立细胞代谢的平衡。因此可以想象，在某些情况下，某些溶酶体酶的剂量减少可能是有利的。

自然的观测偏差也可以解释一部分数据。例如，三种不同的 *BRCA1/2* 基因变异在德裔犹太人中相当常见，在其他人群则很少见（见第十二章）。其中的差异似乎很显著，但这可能只是人群发展初始时期的一个随机波动，并被快速人口扩张放大。在寻求特别解释之前，我们应该记得还有其他没有发现常见德系突变的基因。也许这并不是一个特别的现象，千分之一的基因可能仅仅通过随机波动就可以造成现在的突变分布。

9.5 参考文献

De la Chapelle A（1993）Disease gene mapping in isolated human populations：the example of Finland. *J. Med. Genet*. 30：857-865.

Goriely A，Hansen RMS，Taylor IB，et al.（2009）Activating mutations in *FGFR3* and *HRAS* reveal a shared genetic origin for congenital disorders and testicular tumors. *Nature Genetics*，41：1247-1252.

Motulsky AG（1995）Jewish diseases and origins. *Nature Genetics*，9：99-101.

Niskanen M（2002）The origin of the Baltic-Finns from the physical anthropological point of view. *The Mankind Quarterly*，43：121-153.

Paw BH，Tieu PT，Kaback MM，Lim J and Neufeld EF（1990）Frequency of three HexA mutant alleles among Jewish and non-Jewish carriers identified in a Tay-Sachs screening program. *Am. J. Hum. Genet.* 47：698-705.

9.6 自我评测

（1）200 名无亲缘关系的个体通过单核苷酸多态性位点上的核苷酸 C 和 T 进行分组，其中 87 人为 CT，93 人为 TT 和 20 人为 CC。C 和 T 等位基因的频率是多少？这个人群是否符合 Hardy-Weinberg 分布？

（2）厄舍综合征 1 型是一种常染色体隐性聋盲综合征，在人群中每 10 万人中就有一人患病。虽然所有的病例在临床上都无法区分，但基因检测发现几种不同基因的突变都可导致厄舍综合征（基因座异质性）。①如果所有病例都是单个基因突变导致的，携带者的总频率是多少？②如果 10 个不同的基因突变纯合子一起导致疾病，且它们的发生率相等，请问携带者的总频率是多少？

（3）有些人对苯硫脲和某些类型的卷心菜中低浓度的苦味物质很敏感且不喜欢，这是一种常染色体隐性性状。可以通过这个性状将人群分为敏感者和不敏感者。某人群中 64% 的人因为这些蔬菜尝起来很苦而不喜欢吃。那么敏感者等位基因频率是多少？

（4）众所周知，红细胞生成性原卟啉症表现为一种不完全外显的常染色体显性疾病，但分子分析表明，患者都是复合杂合突变，他们带有一个罕见的无功能等位基因和一个常见的低功能等位基因（法国 q=0.11）。如果法国人种发病率为 1/30 000，那么这种无功能等位基因的频率是多少？患者与表型正常的人结婚，后代患病的风险有多大？

（5）一位妇女的独生子患有进行性假肥大性肌营养不良。她没有兄弟姐妹，家里其他人也没有进行性假肥大性肌营养不良的病史。她女儿是携带者的概率是多少？

（6）一个男性囊性纤维化患者的妹妹表型正常，嫁给一个没有相关家族史的无亲缘关系的男子。他们都是丹麦人。她怀孕了，胎儿患有 CF 的风险有多大?如果她在怀孕前咨询你的意见，你会劝她不要生育吗?

(7) 一种常染色体隐性遗传病在人群中的发病率为 1/40 000。一位女性与表兄结婚并怀孕，他们的后代患病的风险有多大?

(8) Fred 患有一种罕见的常染色体隐性遗传病。他的母亲是土耳其人，父亲是尼日利亚人。他的祖父和外祖父同时是携带者的概率有多大?

(9) Waleed 和 Benazir(见图 9.4)结婚并育有一个耳聋的儿子 Aziz。Aziz 和 Nasreen Choudhary 结婚了，因为聋人通常更愿意选择一个聋人为伴侣。他们的第一个孩子失聪的概率有多大?请计算这个孩子的近交系数。除了耳聋，这个孩子患有其他隐性疾病的风险高吗?

[关于问题 2~6 的提示在本书后面的指导部分提供。]

第十章　基因如何影响机体代谢、药物反应及免疫系统？

本章学习要点

通过本章学习，你应该能够：

- 描述先天性代谢缺陷的基本原理，并举例说明由代谢障碍导致的疾病。
- 举例说明药物反应的个体差异，并解释其重要性。
- 批判性地讨论基于基因检测的个性化医疗的前景。
- 描述主要组织相容性复合体的一般性质及其功能，以及 HLA 配型在移植中的作用。
- 概括地描述人体能够对几乎任何外来抗原产生特异性免疫反应的遗传学机制。

10.1　案例介绍

案例20　Vlasi家系

- Valon 6 岁男孩，严重学习困难
- 身材矮小，小头畸形，蓝色眼睛，皮肤白皙菲薄，头发稀疏，湿疹，多动
- ❓苯丙酮尿症

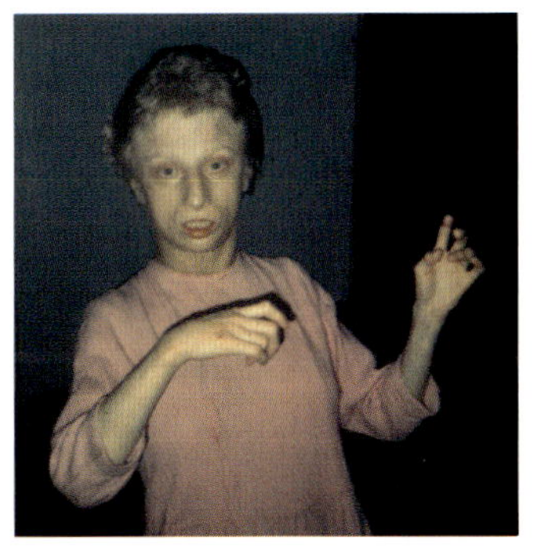

227　237　287　354　355

6 岁的 Valon 是 Adem 和 Flora Vlasi 的独生子。他们的生活非常不稳定。Valon 出生于 Kosovo。这家人住在偏远的农村地区，那里只有基本的医疗服务。Valon 出生不久，由于政局动荡，一家人经过几次搬迁最终作为难民进入澳大利亚。多年来，Adem 一直为 Valon 的生长发育担忧，但 Flora 说这很可能是由于他所经历的多次搬家以及没有上过学。一家人定居下来后，Valon 进入学校学习，但老师们很快发现他存在严重的学习问题。学校安排了教育心理学医生对 Valon 进行评估，并建议全科医生将他转诊到儿科就诊。儿科医生惊讶地发现 Valon 患有一种他只在参考书中见到过的疾病。Valon 身材矮小、小头畸形、蓝眼睛、皮肤非常白皙、头发颜色浅、同时患有湿疹。他多动，当受到约束时会摇晃身体。儿科医生还发现，尽管 Valon 受到父母的精心照顾，他的身上还是有一种鼠尿味。医生非常怀疑 Valon 患有苯丙酮尿症（phenylketonuria，PKU）（图 10.1），并安排对尿样中的苯丙酮酸和血液样本中的苯丙氨酸水平进行检测。

图 10.1　未经治疗的 PKU 患者

案例21 Portillo家系

- 患儿 Pablo
- 类似问题家族史
- X 连锁重症联合免疫缺陷病

228 238 258 354

Pilar 和 Pedro Portillo 两个家庭连续三代都住在镇上同一个地方，亲缘密切。1988 年 Pablo 出生时，Pilar 和 Pedro 很高兴他们有了这第三个孩子。但比起他的同胞，Pablo 是一个体弱多病的婴儿。他似乎总是咳嗽、耳内感染或者腹泻，体重也没有增加(图 10.2)。Pilar 的外祖母建议 Pilar 为 Pablo 预约儿童专科医院，因为 Pablo 的问题与她自己的两个儿子非常相似，这两个儿子都在一岁之前夭折。她希望有治疗方法能阻止 Pablo 的病情进一步恶化。在医院就诊后，Pablo 被直接收住院，接受系统检查。

血液检查结果显示 Pablo 的淋巴细胞计数非常低，T 细胞和 NK(自然杀伤)细胞缺失；B 细胞存在，但无功能。框 10.1 给出了关于这些细胞的基本信息。这些发现并结合家族史，提示诊断为 X 连锁重症联合免疫缺陷病(X-SCID)。这是一个非常糟糕的消息，因为如果没有成功的治疗，预后会很差。医生建议骨髓移植是治疗 Pablo 的最大希望。

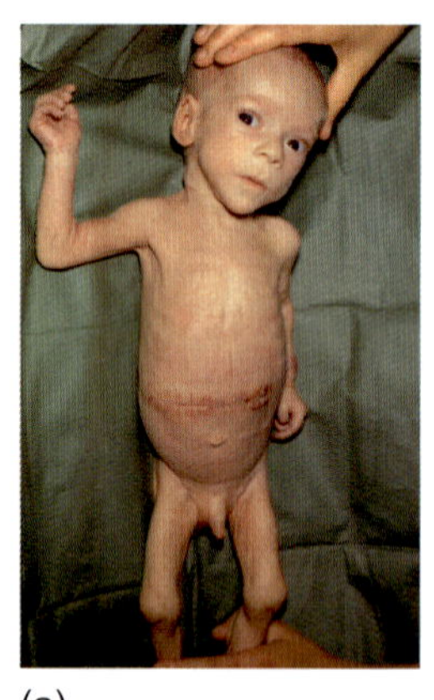

(a)

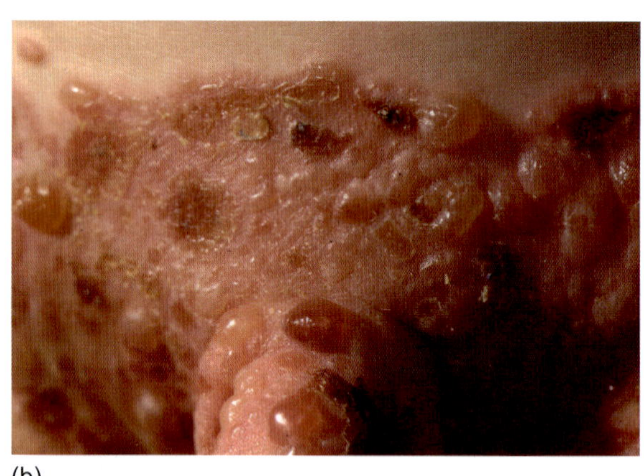

(b)

图 10.2 免疫缺陷问题

(a) 发育不良和皮肤问题。(b) 发生在湿疹区的单纯性疱疹(Koebner 现象)。照片(a)由曼彻斯特皇家医院医学插图部提供，照片(b)由曼彻斯特皇家儿童医院 Andrew Will 医生提供。

淋巴细胞的类型和功能

框 10.1

3 种淋巴细胞(B 细胞、NK 细胞和 T 细胞)均来自骨髓。B 细胞和 NK 细胞在骨髓中成熟，而 T 细胞的成熟过程在胸腺中完成。B 细胞能发育成分泌免疫球蛋白的浆细胞。NK 细胞是具有特征性形态的大颗粒淋巴细胞，占血液淋巴细胞的 15%，是抵御病毒感染细胞的第一道防线。T 淋巴细胞参与免疫应答的调节和细胞介导的免疫，并帮助 B 细胞产生抗体。成熟的 T 细胞表达抗原特异性 T 细胞受体和 CD3 分子。此外，成熟的 T 细胞表达 CD4 或 CD8 细胞表面分子，使其在细胞和抗体介导的免疫($CD4^+$)中发挥作用，或转化为细胞毒性($CD8^+$)T 细胞。

10.2 科学工具包

本节我们将介绍遗传学的 3 个方面，这几个方面都与个体之间的遗传差异有关：

- 先天性代谢缺陷
- 药物反应的常见变异（**药物遗传学**）
- 免疫系统可使机体对几乎任何外来抗原产生免疫反应，也能导致移植排斥反应（**免疫遗传学**）

本节和第 10.4 节各分为 3 个部分，涵盖这 3 个领域。

先天性代谢缺陷

先天性代谢缺陷的概念是在临床遗传学诞生之初就被提出的（框 10.2）。如果代谢途径需要几种酶的级联作用，那么其中任何一种酶的功能丧失都会阻碍代谢（图 10.3）。这将导致上游底物堆积，下游代谢产物缺乏。

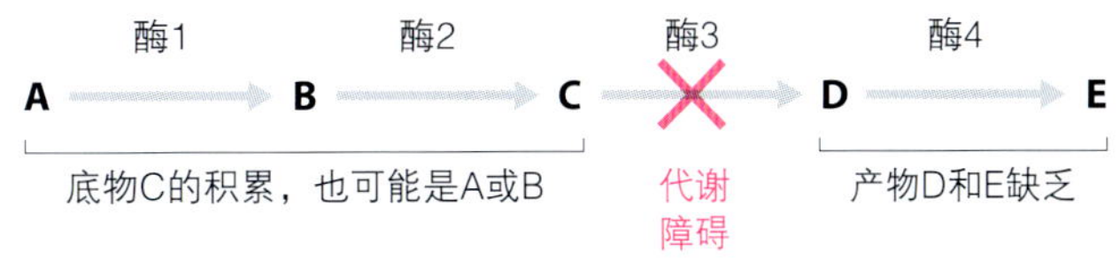

图 10.3 一个简单途径中代谢障碍的影响

- 在生物合成途径中，最显著的影响可能是终产物的缺失。例如，酪氨酸酶是黑色素生物合成的关键酶。酪氨酸酶的纯合性功能丧失会导致白化病（图 10.4）。
- 在降解途径中，最常见的是受阻底物积聚导致的疾病。溶酶体贮积病是典型的例子。正如疾病框 9 中的简要介绍，溶酶体是包含大约 40 种不同水解酶的囊泡，这些水解酶是降解各种大分子所必需的。溶酶体内吞高分子量物质，但只排出它们的低分子量降解产物。因此，一种或另一种溶酶体酶的缺失会导致未降解或部分降解的高分子量物质在溶酶体内积聚，最终导致细胞死亡。

溶酶体贮积病的患者出生时正常，但随着溶酶体中未降解物质的逐渐积聚，病情会逐渐恶化。在第九章中我们已经见到了一例溶酶体贮积病，**案例 19Ulmer 家系**的泰-萨克斯病。图 9.1 说明了未降解的 G_{M2} 神经节苷脂在溶酶体中积聚的后果。疾病框 9 中提到了其他几个例子。其他常见的例子包括黏多糖贮积症，如黏多糖贮积症Ⅱ型（OMIM 309900）和黏多糖贮积症 IH 型（Hurler 综合征）（OMIM 607014）。在这些疾病中，缺乏分解糖胺聚糖（黏多糖）所需的一种或另一种酶会导致无法降解和无法排出的高分子量物质的聚积，造成严重的临床后果。

- 代谢障碍引起的上游高浓度的底物也会导致异常代谢物的产生。苯丙酮尿症（见第 10.3 节的 **Vlasi 家系，案例 20**）就是这种现象的一个例子。异常代谢产物的产生是Ⅰ型酪氨酸血症（OMIM 276700）的致病机制。马来

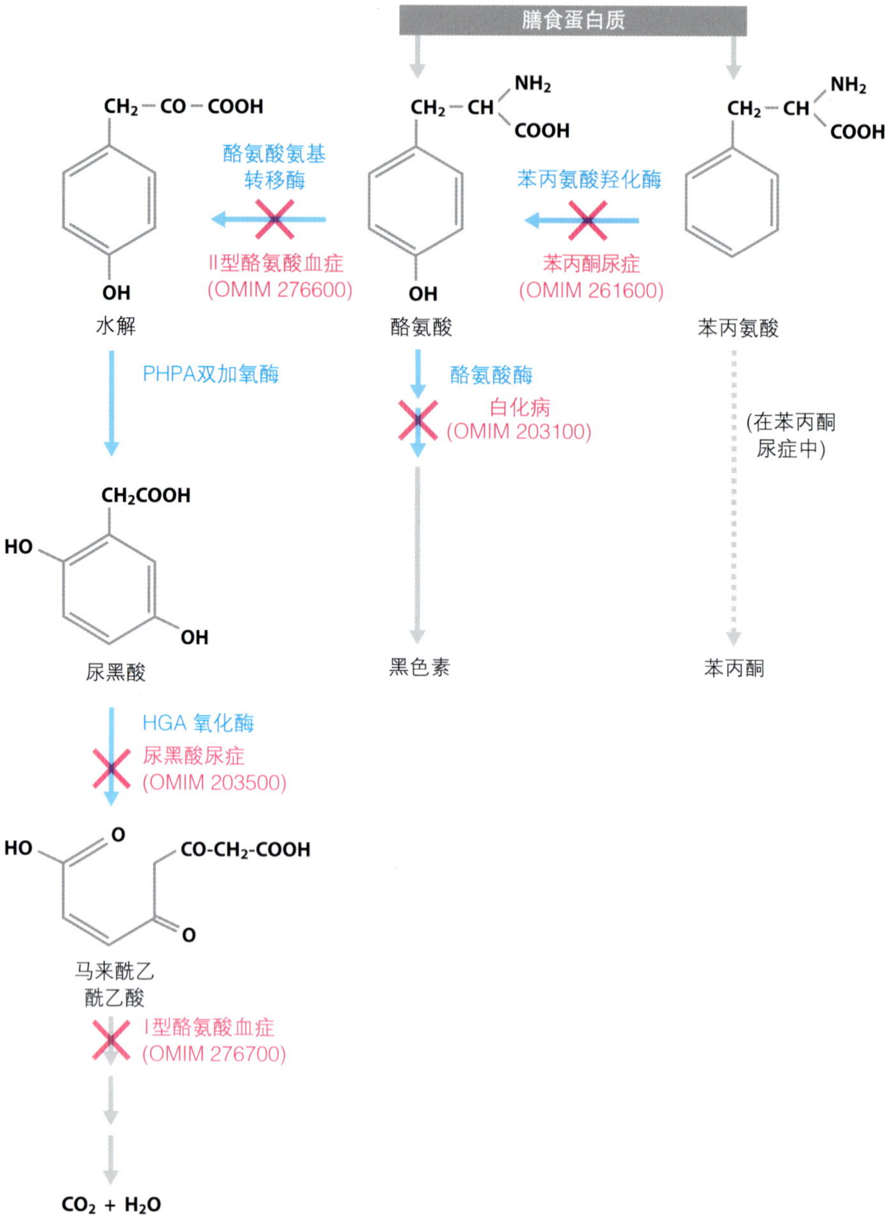

图 10.4 苯丙氨酸和酪氨酸的代谢

代谢障碍的后果包括：产物缺乏(白化病)，上游物质排出代谢障碍(尿黑酸尿症)，或排出代谢障碍底物的替代代谢物(苯丙酮尿症)。HGA，尿黑酸；PHPA，对羟基苯丙氨酸。

酰乙酰乙酸首先被转化为延胡索酰乙酰乙酸，然后通常被延胡索酰乙酰乙酸水解酶(FAH)分解为延胡索酸盐和乙酰乙酸盐(图 10.4)。Ⅰ型酪氨酸血症是 FAH 缺乏引起的。延胡索酰乙酰乙酸累积并溢出，产生有毒的琥珀酰丙酮。这种异常代谢产物会导致肾脏和肝脏疾病，也是Ⅰ型酪氨酸血症的特征性表现。尼替西农是该病的治疗药物，它是 PHPA 双加氧酶的抑制剂(见图 10.4)。其效果是将致命性Ⅰ型酪氨酸血症转变为症状较轻的Ⅲ型疾病，然后通过饮食限制酪氨酸和苯丙氨酸以达到治疗目的。

先天性代谢缺陷是最容易治疗的遗传疾病之一，因为饮食控制或药物治疗对此类疾病通常有作用。由于这个原因，新生儿筛查项目通常包括许多罕见的先天性代谢缺陷，如第十二章所述。第十四章对一些治疗方法进行了总结。

框 10.2

发展

先天性代谢缺陷的概念可以追溯到人类遗传学发展的早期。1902 年 Archibald Garrod 发表了一篇题目为“尿黑酸尿症的发病率:化学性物质个体化研究”的论文。尿黑酸尿症(OMIM 203500,参见图 10.4)是一种罕见的隐性遗传病,患者缺乏尿黑酸 1,2-双加氧酶(也称为尿黑酸氧化酶),相应地,患者的尿液中会排出大量的苯丙氨酸和酪氨酸分解代谢的中间产物——尿黑酸。这种物质暴露在空气中很容易变暗,因此得名。Garrod 指出患者的父母通常是近亲婚配,并且同胞有时也会患病。他推测尿黑酸尿症可能是一种孟德尔隐性遗传病。这是一个了不起的见解,因为孟德尔的工作在两年前才被重新认识。在 1908 年的一系列演讲中,Garrod 提出了“先天性代谢缺陷”这一术语,并提出胱氨酸尿症和戊糖尿症也可作为进一步的例子佐证。

与孟德尔相似,Garrod 也许领先于他的时代。当时的遗传学家更关注于遗传的基本机制,而生化学家则关注于对基础生物化学的理解。有极为罕见疾病的患者不适合进行实验研究。30 多年后,Beadle 和 Tatum 建立了一套合适的实验系统,对粗糙脉孢菌进行 X 射线诱变和生化分析。他们在 1941 年发表的论文“脉孢菌属生化反应的遗传控制”中没有包含他们的标志性语言“一种基因一种酶”,但确实写道:

通过发现许多不能在给定的合成反应中完成特定步骤的突变体,应该可以确定是否通常只有一个基因与给定的特定化学反应的即时调节有关。

在接下来的五年内,Beadle 明确地阐明了一种基因一种酶假说,并将其视为当时理解基因作用的中心内容。那时人们对蛋白质和基因的结构都不清楚。另一个开创性的进展是 1956 年 Ingram 证明了正常血红蛋白和血红蛋白 S 之间的差异。到了 20 世纪 60 年代初,生化遗传学的所有基本概念都已明确。

生化遗传学的定义主要源于其所用的方法和实践者。在 1960 年至 1990 年间,在 PCR 成为常规方法之前,通过 DNA 分析进行临床基因检测的可行性非常有限。然而,生物化学家对代谢途径和酶学有着丰富的知识,并将其应用于相应的遗传病。他们使用气相色谱-质谱串联(GC-MS)等一些专业工具来鉴别血液或尿液中的异常代谢物。他们开展了大规模的新生儿筛查项目,并且密切参与由他们诊断出的先天性代谢缺陷的患儿的管理。所有这些使得他们与主流临床遗传科医生有所不同。如今这两者很大程度上结合到了一起。生物化学学家没有放弃他们的 GC-MS 和其他特殊技术,但是 DNA 方法以及生物化学和细胞生物学的概念现在已经在所有临床遗传学中普遍应用。

药物遗传学

药物通常只对一部分人起作用,有些药物会对某些人产生有害甚至危险的影响。药物不良反应(adverse drug reaction,ADR)是一个严重的临床问题。据估计,美国每年约 10 万人死于 ADR。在英国,一项对 2001—2002 年间两家大型综合医院 18 820 名连续入院患者研究得出结论,6.5% 的入院患者与 ADR 有关,其中 2% 的患者死亡。英国国家医疗服务体系(NHS)在这方面的年度预计成本高达 4.66 亿英镑(Pirmohamed et al.,2004)。导致这些不同药物反应的原因很多。许多是非遗传的原因,例如患者的年龄、性别、体重或生活方式(饮酒、吸烟、运动等)、伴随的疾病以及患者同时服用的其他药物之间的相互作用,但通常是遗传原因(表 10.1)。遗传因素既影响**药代动力学**(药物的吸收、分布、代谢和排泄,换言之,就是人体对药物的作用),也影响**药效动力学**(药物对靶向器官的实际作用,或药物对人

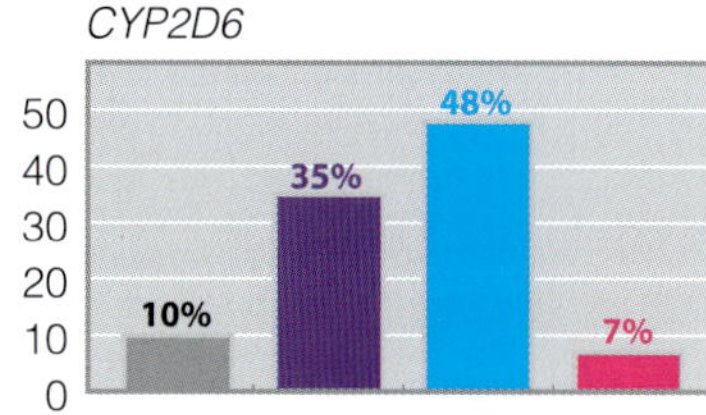

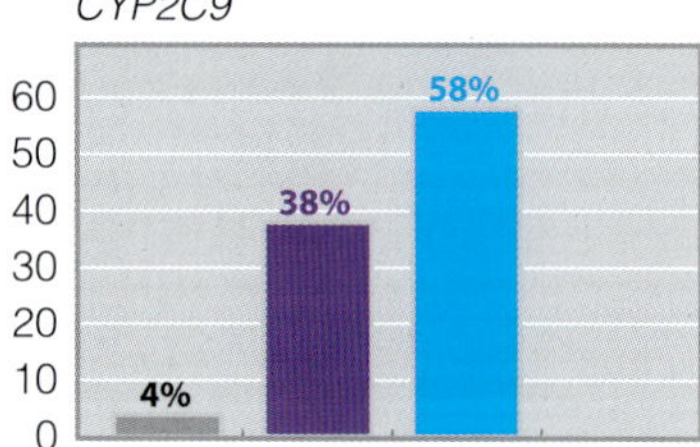

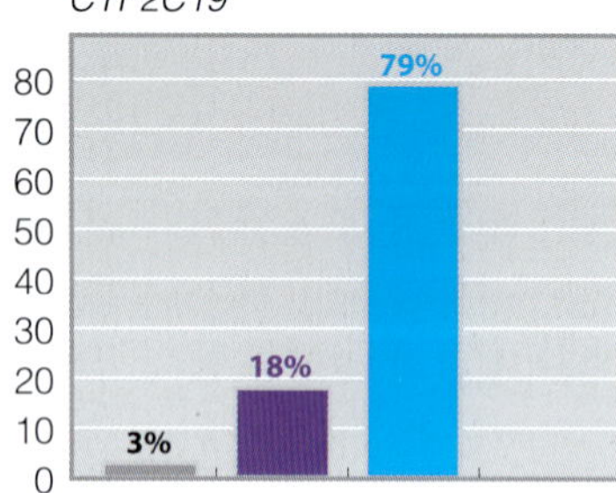

慢代谢者
中等代谢者
强代谢者
超快速代谢者

图 10.5 ***CYP2D6*、*CYP2C9* 和 *CYP2C19* 基因多态性导致酶活性的常见变异**
所有人群中都存在变异,但是频率不同;这些数字是针对有北欧血统的白人的,是根据 Service 的数据重新绘制的(*Science*,2005;308:1858-1860)。

体的作用)。

药物不良反应可以分为 A 型和 B 型。A 型 ADR 反映药物正常代谢的个体数量差异,占所有报告的 ADR 的 80%~95%,通常具有剂量依赖性和可预测性。与药物排泄速度快的人相比,药物排泄异常缓慢的人所接受的药物有效剂量更高。因此,正常剂量的药物可能会产生过量的症状(框 10.3)。对于能够异常高效地激活前体药物的个体也是如此。相比之下,B 型 ADR 是对药物的特异性反应,与药物的正常作用方式无关。B 型 ADR 与剂量无关,难以预测,可能危及生命。在表 10.1 中,只有对卡马西平的反应属于 B 型反应。就每种药物的正常代谢而言,所有其他例子都是可以理解的,但是尚不清楚为什么一个人的 HLA 类型(参见后文免疫遗传学的讨论部分)与卡马西平的作用有关。

在疗效和副作用风险方面,许多最显著的个体反应差异都是由于药物代谢速率的巨大个体差异。许多不同的酶参与不同特定药物的代谢(参见 Evan 和 McLeod,2003 年;Weinshilboum,2003 年的综述),最常见的是 P450 酶家族的酶(参见 Guengerich,2008 年的综述)。这个含铁酶的大家族,以其光吸收的光谱峰值被称为细胞色素 P450,可以利用分子氧将羟基或其他相关基团插入到各种有机分子中。它们负责所有药物中大约 75% 的初始代谢。CYP2C9、CYP2C19 和 CYP2D6 这三个家族成员在药物反应中尤为重要。常见的基因多态性都会影响这个家族中每一种酶的活性。人们可以分为慢、中等、强和超快速代谢者(对于 CYP2D6)(图 10.5)。对于许多药物来说,P450 催化的氧化反应是清除药物的第一步。由于清除速率不同,一定剂量的药物在慢代谢者中的临床效果更大,而在超快速代谢者中其临床效果则小得多。超快速代谢者可能无法从标准剂量的药物中获益,而慢代谢者可能受到类似过量用药的影响(示例见框 10.3)。一些处方药是**前体药**,需要酶转化为活性形式。可待因可以被 CYP2D6 转化为其活性形式——吗啡。对于慢代谢者,用标准剂量的可待因不能缓解疼痛;而对于超快速代谢者会增加不良反应,如呼吸问题和镇静。

表 10.1 对某些基因型个体产生严重副作用的药物示例

药物	不良反应
硫唑嘌呤	硫代嘌呤甲基转移酶活性低的个体,正常剂量的药物会产生危及生命的骨髓抑制
卡马西平	携带 HLA-B*1502 基因型的东亚人和携带 HLA-A*3101 基因型的欧洲人出现危及生命的史-约综合征
氟尿嘧啶	二氢嘧啶脱氢酶缺乏的个体存在潜在的致命性毒性
伊立替康	*UGT1A1* 基因低活性变异纯合子个体存在严重中性粒细胞减少和腹泻
异烟肼	慢乙酰化型个体存在多发性神经病的风险
琥珀酰胆碱	丁酰胆碱酯酶缺乏的个体出现长时间的呼吸暂停
华法林	存在低活性 *CYP2C9* 或者某种形式 *VKORC1* 的个体出现出血过多

框 10.3

Robert Smith 的异喹啉意外事故

异喹啉是一种用于控制高血压的药物。它已不再是处方药，但是它是一个重要历史事件的主角。

1975 年，在科学家在自己身上做实验的英勇时代，伦敦圣玛丽医院医学院的实验室主任 Bob Smith 和他的部分同事摄入了 32mg 的异喹啉。他后来描述自己的药物不良反应："服药 2h 内出现了严重的直立性低血压，血压降至 70/50mmHg。用药后低血压症状持续了两天……"而他的同事服用了类似的剂量，没有出现明显的不良反应。

对志愿者尿液中 4-羟异喹胍的分析发现，这种极端的敏感性与清除异喹胍的羟基化反应能力显著降低有关（框图 10.1）。后来对更多参与者的研究形成了对基因多态性的描述。最终个体被分为 4 种类型：超快速代谢者、强代谢者、中等代谢者和慢代谢者，这反映了 CYP2D6 活性的变化。当然，Smith 教授属于慢代谢者。

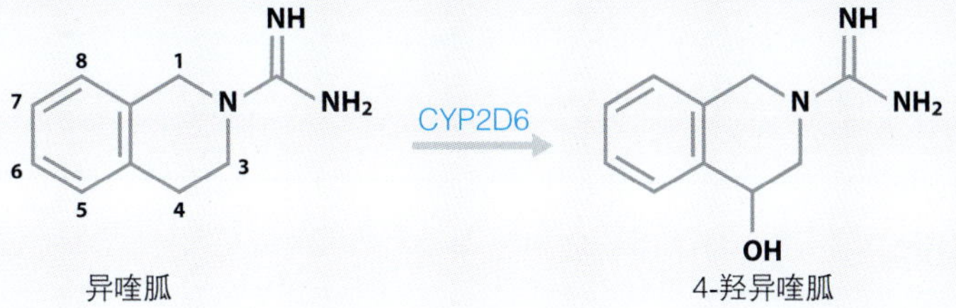

框图 10.1 清除异喹胍的第一步是由 CYP2D6 酶介导的反应，生成 4-羟异喹胍

许多其他的酶系统也参与了药代动力学变化。一个由来已久的例子是外科肌松药琥珀胆碱（琥珀酰胆碱）。通常它的作用是短暂的，因为会迅速被丁酰胆碱酯酶分解。携带这种酶低活性变异的纯合子个体（见 OMIM 177400）无法以这种方式清除药物，可导致危险的长时间呼吸暂停。其他药物通过乙酰化代谢。根据 *N*-乙酰转移酶的活性，人们可以被分为快乙酰化者和慢乙酰化者。

以上例子都与药代动力学有关。重大药效动力学效应的例子并不多，即药物靶点的常见变异对药物的性能有重要影响，但越来越多的药物被设计为作用于一种特定的靶基因型。患者按照基因型分组（分层），并给予基因型特异性治疗。**分层用药**在肿瘤学领域中已经很成熟，因为不同的肿瘤有不同的获得性体细胞突变来驱动其生长。特定的药物针对特定的突变蛋白，而处方则是由事先的基因分型决定。疾病框 7 给出了一个例子，在第 10.4 节对这个话题有更系统的讨论。在其他医学分支中，类似的药物和特定诊断的组合正逐渐被视为未来的发展趋势。

免疫遗传学

免疫遗传学涉及两个主要方面：

- 了解人体如何产生无限数量的各种不同的特异性抗体，这显然与一个基因-一种多肽的假说不符。
- 了解人体如何区分"自我"和"非自我"，并对几乎任何外源细胞或抗原产生免疫反应。

在这里,我们概述了免疫识别问题的遗传学背景;第 10.4 节概述了产生抗体多样性的机制。免疫遗传学是一个大学科,治疗方法在这里只是介绍性的。任何一本新近的免疫学参考书都对遗传学这一引人入胜的领域有更深入的探讨。关于免疫识别问题的背景和更多细节,如下所述,Murphy 和 Weaver 编写的最新版《Janeway 免疫生物学》(2016)是一本很好的参考资料,在 NCBI Bookshelf 有更早的版本。

众所周知,除非组织匹配,否则移植器官将被排斥。这对于需要骨髓移植的 Pablo Portillo(案例 21)来说将是个问题(见第 10.3 节)。排斥反应的主要决定因素是染色体 6p21.3 上主要组织相容性复合体(MHC)基因编码的抗原。MHC 完全匹配的移植物通常不会被机体排斥。遗憾的是,除非是同卵双胞胎之间,否则 MHC 完全匹配是很难实现的,因为 MHC 是人类基因组中最具多态性和可变性的区域。

MHC 内基因密集排列——“经典型 MHC”在 4.1Mb 区域内包含约 200 个基因;“扩展型 MHC”(图 10.6)长 7.6Mb,包含超过 400 个基因,尽管其中近一半是不表达的假基因。不同寻常的是,这些基因许多在功能上是相关的。在高等生物中,除了一些最近复制和分化的基因簇外,功能相关的基因通常明显地随机分布在基因组中。然而在 MHC 中,大多数基因在免疫过程中都起着一定的作用,尽管也有例外,例如参与类固醇代谢的 21-羟化酶基因。在 MHC 中,“自身”与“非自身”免疫识别的关键决定因素是一系列结构相关基因编码的细胞表面分子,即人类白细胞抗原(human leukocyte antigen,HLA)基因。

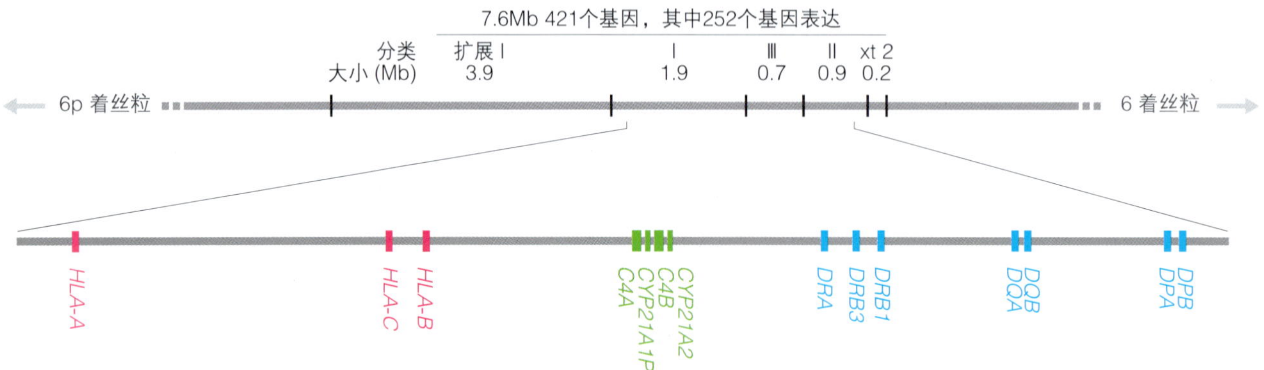

图 10.6 人类 MHC 位于 6p21.3,通常被分为Ⅰ类、Ⅱ类和Ⅲ类区域,两端均有扩展

该图显示了组织配型中最重要的基因以及 C4/21-羟化酶簇。数据来自:Horton et al. (2004) *Nat. Rev. Genet.* 5:889-899。

HLA 分子分为Ⅰ类和Ⅱ类:

- Ⅰ类分子存在于大多数有核细胞的表面。它们由一条 HLA 等位基因编码的重链和一条 15 号染色体上 β_2-微球蛋白编码的恒定的轻链组成。MHC 中有 26 个Ⅰ类基因,但只有 9 个是有功能的。HLA-A 和 HLA-B 是组织配型中最重要的Ⅰ类抗原。这两个基因座都具有高度多态性,HLA-B 基因座是人类基因组中多态性最高的,有 511 个等位基因。
- Ⅱ类抗原主要存在于 B 淋巴细胞和巨噬细胞上。它们由 α 链和 β 链组成,都由 MHC 编码。在 24 个Ⅱ类分子基因座中,15 个具有功能。主要的

Ⅱ类分子是 DR、DP 和 DQ,它们同样具有高度多态性(2001 年世界卫生组织委员会列出了 323 个 DRβ 等位基因)。

显然,有利于这种广泛多态性的选择应该存在。等位基因间经常可见氨基酸残基的大片段差异,这表明重组和**基因转换**(见框 10.4)在产生多样性方面都很重要。

HLA 分子将外源蛋白的多肽呈递给 T 淋巴细胞。Ⅰ类分子将内源性抗原呈递给 $CD8^+$T 细胞,Ⅱ类分子将外源性抗原呈递给 $CD4^+$T 细胞。T 细胞对自身 HLA 分子呈递的非自身多肽或携带非自身 HLA 分子的细胞启动免

框 10.4

重组和基因转换

正如第 2.2 节中所述,减数分裂第一次分裂中的重组(交换)涉及的不仅仅是染色体片段的简单交换。它是由其中一条染色体的双链断裂起始的,然后末端降解。如框图 10.2 所示,随后的事件包括 DNA 链侵入、DNA 合成以及 DNA 链的切割和连接。

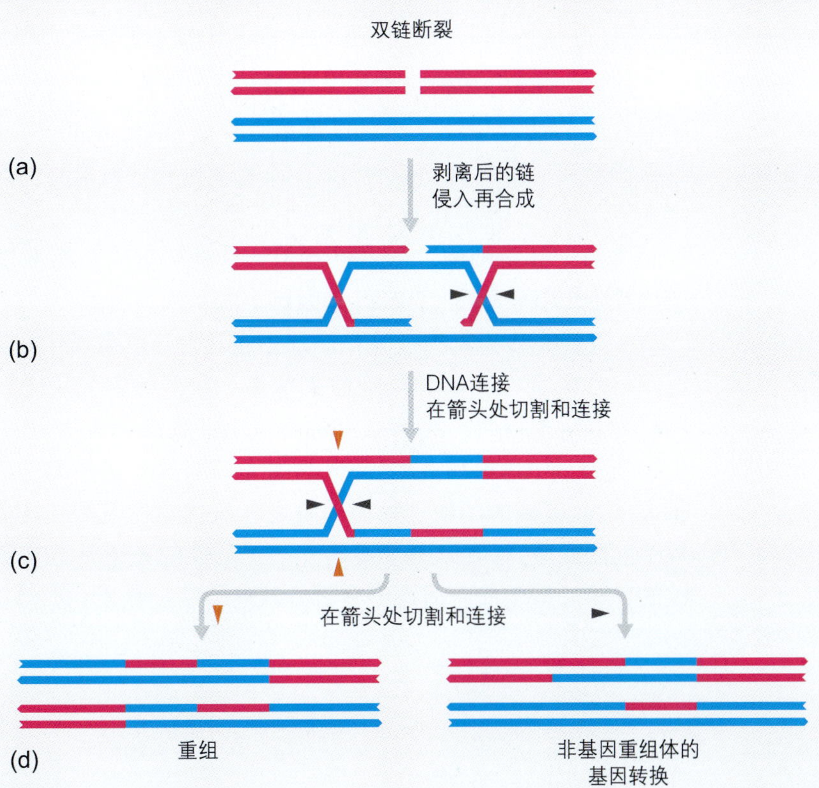

框图 10.2 根据第二轮切割和连接所涉及的那条 DNA 链(步骤 c~d),最终的结果是产生两条重组染色体(红色箭头处切开)或非重组染色体(黄色箭头处切开)。但通过基因转换,蓝色 DNA 上一小段序列被拼接到红色染色体上。这两种机制都有助于在主要组织相容性位点产生大量的遗传多样性。转载自 Strachan & Read(2019)《人类分子遗传学》(第 5 版),经 Garland Science/Taylor & Francis LLC 许可

基因转换可能是正常减数分裂过程中的常见事件,其发生频率与重组相当,但很难被检测到。在人类中,它首先是在 *CYP21A2* 基因功能丧失改变的个体中被发现的(**图 10.6**),其特异的变异体包含了邻近假基因 *CYP21A1P* 的部分序列——显然,非等位基因同源配对的产物是通过基因转换而不是重组产生的(OMIM 613815)。

疫反应。机体存在对自身 HLA 分子呈递的自身肽发生免疫反应的 T 细胞，但在早期发育过程中会被消除（“克隆消除”）。对携带非自身 HLA 分子的细胞产生免疫反应是移植排斥的原因。理想的情况是，移植供体和受体在 HLA-A、HLA-B 和 HLA-DR 基因座上的两个等位基因应该都是匹配的（即 6 个位点匹配）。随着现代免疫抑制治疗的发展，配型不符的移植也经常会获得成功，但是免疫抑制也会带来自身的问题。

10.3 案例分析

案例15 Tierney家系

- Jason，4 岁男孩
- 面色苍白、有大面积瘀斑及心动过速
- ❓急性淋巴细胞白血病
- 诊断为 ALL，证实有 *TEL-AML1* 融合基因
- 化疗前进行 TPMT 检测
- TPMT 假阴性结果引发的严重不良反应
- 治疗的可能性

160 173 236 354

重述一下病例，Jason 是一个 4 岁的男孩，根据他的临床表现以及血液和骨髓检查，发现大量未成熟淋巴细胞，他被诊断为急性淋巴细胞白血病（acute lymphoblastic leukemia，ALL）（图 7.1）。异常细胞的荧光原位杂交（图 7.10）显示，这些细胞中存在一个相互易位 t（12；21）（p13；q22.3），产生了 *TEL-AML1* 融合基因，这是一个已知的白血病发生的驱动因素。

Jason 入院后开始接受包括泼尼松龙、长春新碱、柔红霉素和 *L*-天冬酰胺酶在内的诱导化疗。他对这种治疗反应良好，并进入到应用甲氨蝶呤进行巩固治疗。随后，他开始接受 6-巯基嘌呤和甲氨蝶呤的维持治疗，计划持续 3 年。然而，治疗开始后，他患上了严重的中性粒细胞缺乏性脓毒症，这种感染与中性粒细胞计数过低有关。这种严重的药物不良反应是 Jason 在硫代嘌呤甲基转移酶（TPMT）基因座上的基因型所致。

6-巯基嘌呤和硫唑嘌呤是广泛用于治疗 ALL 的前体药物，也用于移植，以及治疗炎症性肠病和炎症性关节炎。在循环中，硫唑嘌呤通过非酶水解转化为 6-巯基嘌呤。当 6-巯基嘌呤进入细胞后会转化为一系列硫鸟嘌呤衍生物，它们是 DNA 和 RNA 合成的强大抑制剂。这些都是活性分子，但毒性很大，因此精确的药物剂量至关重要。硫代嘌呤甲基转移酶（TPMT）催化循环中的副反应，将 6-巯基嘌呤转化为无活性的 6-甲基巯基嘌呤。TPMT 低活性的个体过量生成有活性但有毒的硫鸟嘌呤类物质（图 10.7）。

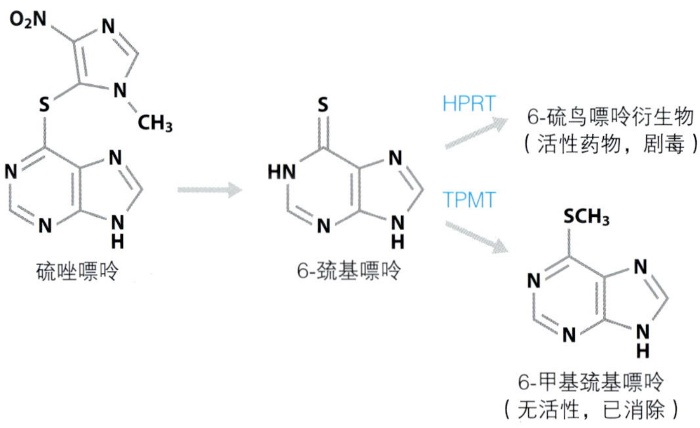

硫唑嘌呤　6-巯基嘌呤　HPRT　6-硫鸟嘌呤衍生物（活性药物，剧毒）　TPMT　6-甲基巯基嘌呤（无活性，已消除）

图 10.7 硫唑嘌呤和 6-巯基嘌呤的代谢

HPRT，次黄嘌呤磷酸核糖转移酶；TPMT，硫代嘌呤甲基转移酶。硫唑嘌呤转化为 6-巯基嘌呤的过程是不需要酶催化的。

表 10.2 常见的低活性硫代嘌呤 S-甲基转移酶等位基因

等位基因	在白人中出现的频率
*TPMT**2	0.5%
*TPMT**3A	5%
*TPMT**3C	0.5%

注意命名方式：在药物遗传学文献中，特定的等位基因通常用基因座命名，后跟星号和序列号。变异为 c.238G>C（TPMT*2）；c.460G>A 和 c.719A>G（TPMT*3A），和 c.719A>G（TPMT*3C）。这些都是导致氨基酸替换的错义变异。

1980 年红细胞 TPMT 缺乏的病例被首次报道。随后的研究证实红细胞 TPMT 活性降低与硫嘌呤类药物（包括硫唑嘌呤和 6-巯基嘌呤）的不良反应有关。三个变异等位基因占中等或低活性病例的 80%~95%（表 10.2）。大约 10% 的英国人是低活性等位基因的杂合子，0.3% 是纯合子。这些人对这些强效药物的作用比正常的纯合子更敏感。在低活性纯合子中，正常剂量会导致危及生命的骨髓毒性和造血系统的崩溃。

TPMT 状态可以通过测量酶的活性或基因的 DNA 分析来检测。Jason 在使用 6-巯基嘌呤治疗之前已经采集血样进行了酶分析，显示酶活性处于正常水平。事后看来，医生们注意到，在他接受 TPMT 检测之前，已经接受了输血以纠正贫血。因为 TPMT 检测是在红细胞上进行的，所以检测到的 TPMT 状态可能是不准确的。因此，将他的血液样本送检进行 TPMT 基因分型。结果显示他是 TPMT*3A 等位基因纯合子，预示着 TPMT 活性缺失。他接受了静脉注射抗生素和支持治疗，恢复良好。他重新开始维持治疗，减少了 6-巯基嘌呤的剂量，至今病情稳定。

案例20 Vlasi家系

- Valon，6 岁男孩，严重学习困难
- 身材矮小，小头畸形，蓝色眼睛，皮肤白皙菲薄，头发稀疏，湿疹，多动
- ?苯丙酮尿症
- 后续婴儿的检测

227 237 287 354 355

Valon 通过血液和尿液的检查被证实患有苯丙酮尿症（PKU）。其病因通常是由于苯丙氨酸脱氢酶没有活性（图 10.4）。此外，一小部分苯丙酮尿症婴儿是由于一种重要辅因子四氢生物蝶呤（BH_4，OMIM 261640）的产生或循环过程中存在遗传缺陷而致病的。实验室检查这些 PKU 的变异形式，通常会包括 DNA 检测以确定 *PAH* 基因的突变。

在苯丙酮尿症中，苯丙氨酸的正常分解代谢途径受阻会导致苯丙氨酸在血液和组织中积聚（图 10.4）。苯丙氨酸不能通过尿液清除，因为氨基酸在肾小管中被主动重吸收。最终，这种累积物质溢出产生异常代谢物苯酮，这些代谢物可以进入尿液，疾病由此得名。

这家人抵达悉尼时，Flora 已经怀孕 6 周。在得知 Valon 有严重的遗传病后，她和 Adem 非常担心新生儿存在患病的风险。由于其他问题的存在，他们感觉无法应对第二个患病的孩子。尽管他们普遍对堕胎持保留态度，但还是讨论了终止妊娠。听到家庭医生解释说即便婴儿不幸患病（1/4 的风险），也是可以治疗的，他们立即要求对 Valon 进行治疗。但医生解释说只有出生后不久就开始的治疗才有效（见第十四章）。他们询问婴儿出生后是否可以立即接受检测，得到了肯定的答复。Flora 产下一名健康的女婴，母婴二人顺利出院。

几天后助产士到家中拜访。除了检查母亲和婴儿的健康状况和生长情况外，她还采集了婴儿的足跟血，将血印记在一张特殊的卡片（Guthrie 卡片）上。在许多国家，这是对每个新生儿的标准做法，无论其是否有家族史。这张卡片被送到中心实验室，检测血液苯丙氨酸水平。尽管婴儿还在医院时采集血样更为容易，但没有这样做是因为在子宫内时，苯丙酮尿症婴儿的苯丙氨酸会通过胎盘被母亲清除（预计母亲是表型正常的杂合子）（图 10.8）。只有在与胎盘连接断开后，苯丙酮尿症患儿体内的苯丙氨酸水平才开始升高，且升高的水平需要几天时间才能变得明显。最佳采集时间是出生后第 5 天，但在没有综合医疗保健系统的国家，最好的做法是生后 24~48h 趁母

婴仍在医院时采血。检测结果显示,Flora 的新生婴儿血液中苯丙氨酸水平正常。她可能是一个携带者(像她的父母一样,一般人群携带者频率为1/50,见第九章),也可能是一个正常的纯合子;最重要的是,她没有患 PKU。

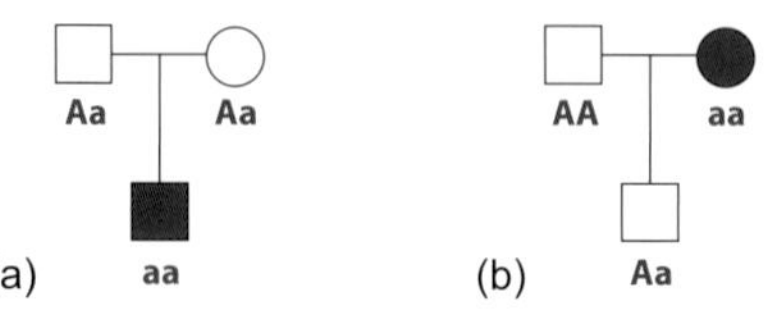

图 10.8 胎儿在子宫内时,苯丙氨酸的水平取决于其母亲的基因型而不是胎儿本身的基因型

(a)苯丙酮尿症胎儿在宫内发育正常,因为母亲可以通过胎盘清除过量的苯丙氨酸。(b)由于母体循环中高水平的苯丙氨酸穿过胎盘,苯丙酮尿症母亲的正常胎儿在出生时会出现严重的脑损伤和小头畸形,除非母亲在整个妊娠期继续低苯丙氨酸饮食。

案例21 Portillo家系

- 患儿 Pablo
- 类似问题家族史
- X 连锁重症联合免疫缺陷病
- 骨髓移植
- 确定遗传原因
- 对女性亲属进行携带者检查

228 238 258 354

骨髓移植是像 Pablo 这样有严重免疫缺陷病患者的首选治疗方法。乍一看,免疫缺陷患者似乎是理想的移植受者。Pablo 缺乏所有 T 细胞功能,因此不能产生移植排斥。然而,骨髓移植存在的一个问题是移植物抗宿主病(graft-versus-host,GvH)。如果移植的骨髓成功地重建了免疫系统,它将把宿主组织识别为外来的,并启动可能致命的免疫反应。良好的配型可以降低这种风险。Pablo 和其他家庭成员进行了 HLA-A、HLA-B 和 HLA-DR 分型检测,结果如图 10.10 所示。

同胞之间有 1/4 的机会拥有完全相同的两种 MHC 单倍型。遗憾的是,Pablo 的同胞 Ignacio 和 Bonita 都不能和他完美配型。当然,他的父母都分别与他的一种 MHC 单倍型相同。在移植捐赠者登记处搜索,希望找到匹配的非亲缘供体。但意料之中,没有找到完美的甚至良好的配型。表 10.3 显示了来自 Murcia 的西班牙人中,Portillo 家族成员携带的每个等位基因和整个单倍型的频率。尽管这些是该群体中最常见的单倍型,但随机选择的群体个体拥有与 Pablo 完全相同的两个单倍型的概率是1/1 500(图 10.9)。

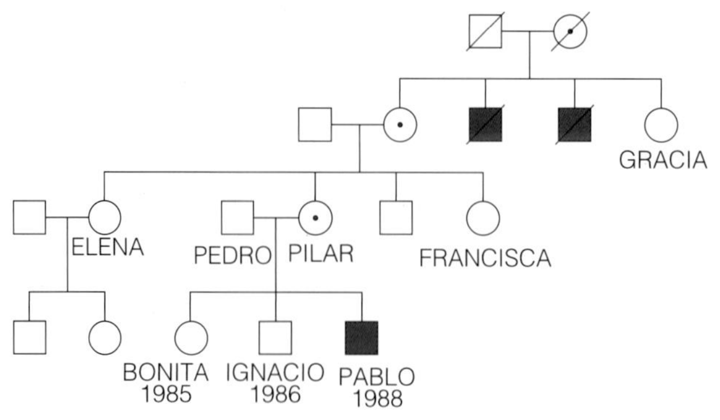

图 10.9 Portillo 家系重症联合免疫缺陷的系谱图

该模式显示,这是一种 X 连锁的罕见疾病。Pablo 的母亲、外祖母和曾外祖母都是肯定携带者。他的妹妹、两个姨妈和表妹都有可能是携带者。

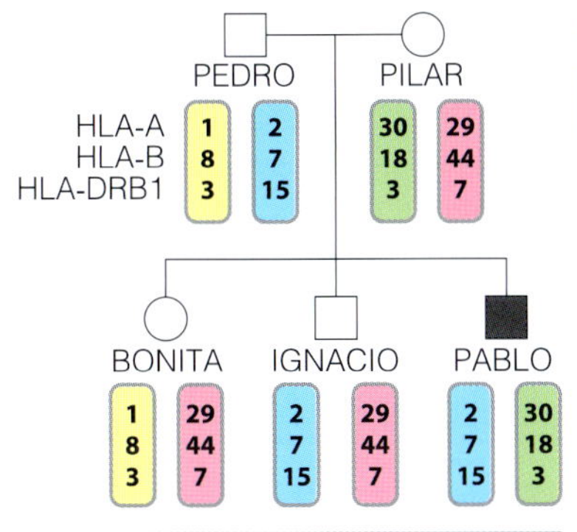

图 10.10 Portillo 家系 HLA 分型结果
因为 *HLA-A*、*HLA-B* 和 *HLA-DR* 的基因座在 6 号染色体上距离很近，所以它们通常作为一个整体(单倍体)进行遗传。

表 10.3 西班牙人群中 Portillo 家族等位基因和单倍型的频率

基因座	等位基因	频率
HLA-A	1	0.095
	2	0.230
	29	0.083
	30	0.107
HLA-B	7	0.056
	8	0.052
	18	0.071
	44	0.179
HLA-DRB1	3	0.123
	7	0.179
	15	0.052

单倍型	观察频率	计算频率
A1-B8-DR3	0.023	0.000 61
A2-B7-DR15	0.019	0.000 67
A29-B44-DR7	0.051	0.002 66
A30-B18-DR3	0.035	0.000 93

注意，HLA 等位基因往往以特定的组合出现。每个单倍型的观察频率远比单个等位基因频率的乘积更大(如计算频率一栏所示)。这是一个连锁不平衡的例子。更多讨论见第十三章。

时间一天天过去，最终决定按照母亲 Pilar 的提议捐献一些她自己的骨髓。一项新的技术给减少 GvH 带来了希望。GvH 是由捐赠者骨髓中的 T 细胞引起的。在 20 世纪 80 年代，人们开发了一种技术来去除人类骨髓中的 T 细胞。原则上，这可以使任何形式的 SCID 患者通过骨髓移植恢复免疫功能。但一些 T 细胞会不可避免地存在，因此最好还是尽可能地匹配移植，但不匹配不再是主要问题。这种方法最近已在 Pilar 所在地区的移植中心得到应用，因此从她体内提取骨髓，去除 T 细胞后注入 Pablo 体内。然而结果令人失望，这个孩子只获得了低水平的 T 细胞功能。显然骨髓移植不够成功。尽管再次接受了母亲的强化移植，但是他最终在 14 月龄时死于巨细胞病毒感染。经验表明，在约 3.5 月龄后进行移植的成功率要低得多。Buckley(2004)对 SCID 中的骨髓移植进行了权威性和通俗易懂的综述。

Pablo 于 1989 年去世。当时导致这种家族性疾病的基因还没有被确定。对于他的父母来说，如果他们想要更多的孩子并希望进行产前检查，可以选择的方案非常有限。他们可以选择进行胎儿性别鉴定，如果是男性可以终止妊娠。考虑到这些病例中只有一半的胎儿不会患病，这对 Pilar 或 Pedro 来说很难接受。遗传科医生可以利用遗传标记来尝试确定男性胎儿是否遗传了 Pilar 的正常或异常 X 染色体，如第九章所述。或者等基因被鉴定出来，可以进行突变分析。为此，Pablo 的 DNA 样本被储存起来。但问题是，当时 X-SCID 的遗传图谱并没有提供明确的基因定位。缺陷基因可能被定位在 X 染色体的长臂近端 Xq12-q13 上，但是无法确定这是否适合所有病例。因此，存在着使用不恰当的遗传标记而得到假阴性结果的风险。Pedro 和 Pilar 不愿冒这个险，不管怎样他们已经有了两个健康的孩子，决定不再生育。Pedro 做了输精管结扎术。

1993 年，X-SCID 的缺陷基因被发现，它是 *IL2RG*，编码 γ 亚单位。γ 亚单位是几种不同细胞因子（白细胞介素 2、4、7、9 和 15）受体的一部分。细胞因子信号的缺乏会阻碍 T 细胞和 NK 细胞的发育；B 细胞存在，但不产生抗体。这个基因非常小，有 4.2kb，由 8 个外显子组成，位于 Xq13。在受累的男性患者中，已经发现多种功能丧失突变。从冰箱中取出 Pablo Portillo 的 DNA 样本并进行检测。在第 7 外显子发现 C>T 碱基置换，将第 293 位精氨酸的 CGA 密码子转换为了 TGA 终止密码子（图 10.11）。

医生再次联系了 Pilar 的妹妹 Francisca 和姐姐 Elena，告知可以为她们提供明确的基因突变检测。两人都接受了检测。对该基因第 7 外显子进行了 PCR 扩增和测序，结果显示 Elena 是携带者而 Francisca 不是携带者。医生还在病历上做了标注，当 Pilar 的女儿 Bonita 和 Elena 的女儿长到大约 16 岁，可以就携带者检测做出知情决定的时候，就会与她们联系。

几年后，这个家族中另外一个分支家庭有了患儿，那时治疗上已经有更多的选择。这个故事将在十四章中再次讨论。

正常序列： CGGACGATGCCCCGAATTCCCACCCTGAAG
R T M P R I P T L K
突变序列： CGGACGATGCCCTGAATTCCCACCCTGAAG
R T M P X

图 10.11 *IL2RG* 基因的 p.R293X 突变导致 Pablo Portillo 患有 X-SCID

X 代表终止密码子。

10.4 拓展学习

先天性代谢缺陷

基因型-表型相关性

酶与疾病之间没有严谨的一对一的对应关系。不能比照着代谢通路图，在每种反应旁标注由这一步先天障碍所导致的疾病。首先，任何因一个多级代谢通路障碍导致的疾病都可能是由于通路中任何一步代谢阻滞。因此，几种不同的先天缺陷可能导致相同的疾病。这与许多不同基因的缺陷都可以导致遗传性听力障碍或智力障碍相似。此外，许多酶是可有可无的，也许缺乏反应产物对机体没有明显的不利影响，或者可以通过其他方法来实现相同的功能。因此，某些酶缺陷不会导致疾病的发生。图 10.4 可能给人一种与此相反的印象，但代谢这部分之所以被选中，正是因为它说明了生物化学和疾病之间的一种特别简单的关系。

大多数先天缺陷都涉及功能缺失突变，像通常的功能缺失突变一样，通常存在广泛的等位基因异质性（见第六章）。由于生化学家可以定量测定酶活性，因此先天性代谢缺陷是建立基因型-表型相关性的一个很有前景的领域。我们可能期望导致酶活性部分丧失的变异体比导致酶活性完全丧失的变异体引起的疾病更为温和。

在许多病例中,我们确实见到了这种情况。然而,酶活性与表型之间的相关性通常还很不明确。以硫酸盐转运酶的变异体为例。高分子量硫酸化多糖是结缔组织的重要组成部分,骨畸形营养不良硫酸盐转运蛋白(DTDST)酶的功能缺失变异体会导致骨骼发育不良。根据临床表型区分的四种不同的常染色体隐性遗传骨骼发育不良综合征,按照病情严重程度由低到高依次排列为:

- 多发性骨骺发育不良 4(MED4,OMIM 226900)
- 骨畸形性发育不良(DTD,OMIM 222600)
- 骨发育不全症Ⅱ型(AOⅡ,OMIM 256050)
- 软骨形成障碍 1B 型(ACG1B,OMIM 600972)

已经报道 *DTDSD* 基因有许多不同的变异体。Karniski(2001)的一篇有趣的文章中探讨了酶活性和临床表型之间的关系。文章对一系列已报道的 *DTDSD* 变异等位基因进行了酶活性测定(图 10.12a)。大多数患者是复合杂合子,重要的是要记住,生理学上重要的是该基因的两个等位基因提供的总体活性水平。Karniski 将变异分为零(0)、低(L)和中等(M)活性,报告数据如图 10.12 所示。

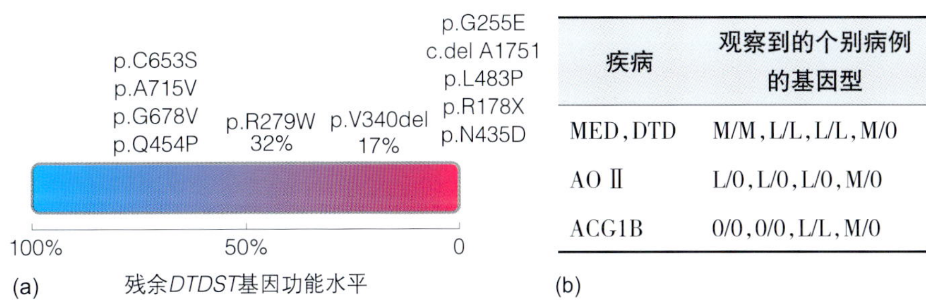

疾病	观察到的个别病例的基因型
MED, DTD	M/M, L/L, L/L, M/0
AO Ⅱ	L/0, L/0, L/0, M/0
ACG1B	0/0, 0/0, L/L, M/0

图 10.12　DTDST 功能缺失导致的骨骼发育不良的基因型-表型相关性

(a)一系列已报道的变异体的酶活性水平。变异体分为零(0)、低(L)和中等(M)活性。(b)一系列具有不同严重程度临床表型的患者的总酶活性。有关缩写的注释,请参阅正文。数据来自 Karniski(2001)。

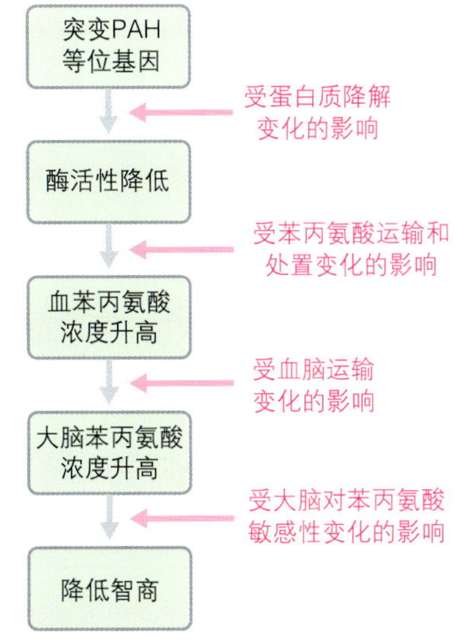

图 10.13　在苯丙酮尿症中许多因素削弱了基因型与表型之间的相关性

PAH,苯丙氨酸羟化酶;这张图总结了 Scriver 和 Waters 的论点(Scriver and Waters,1999)。

总体结论是,基因型-表型相关性确实存在,但它们通常是相当松散的。Scriver 和 Waters(1999)发表的文章(Scriver and Waters,1999)讨论了为什么会这样。作者的问题是,根据患者携带苯丙氨酸羟化酶变异体的酶活性,可以在多大程度上预测未经治疗的苯丙酮尿症患者的智商。答案是,不是很相关,图 10.13 总结了他们对于这种论点的理由(推荐阅读他们的论文)。

一种基因-多种酶?

一种基因一种酶假说,虽然不是在所有情况下都成立,但却是生化遗传学的基本指导思想。那么,我们如何解释单个基因缺陷导致多种酶缺陷的疾病呢?下面通过两个例子来阐述翻译后修饰缺陷如何导致多种酶活性丧失:

- **黏脂贮积症Ⅱ型(MLⅡ)**(OMIM 252500)患者具有不成比例的侏儒症、面部粗糙和智力障碍,与黏多糖贮积症 IH 型(OMIM 607014)患者相似。这两种疾病都与溶酶体酶缺陷有关,但黏多糖贮积症 IH 型是由一种特定的溶酶体酶 α-*L*-艾杜糖醛酸酶功能丧失引起的,而 MLⅡ(也称为I-细胞病)患者

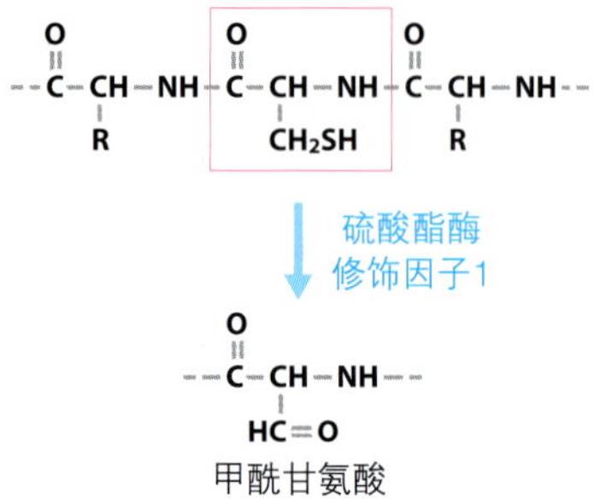

图 10.14 **几种硫酸酯酶的活性位点需要通过 SUMF 酶将半胱氨酸翻译后修饰为甲酰甘氨酸**
SUMF 功能缺失会导致多种硫酸酯酶缺乏症。

的溶酶体存在一系列酶的缺陷。MLⅡ是碳水化合物缺乏的糖蛋白疾病家族中的一员。在细胞质中合成的溶酶体酶需要一个特定的附加的碳水化合物作为它们被运输到溶酶体的信号。在 MLⅡ中,这个信号是有缺陷的。溶酶体靶向性几乎完全缺失,相反,大多数溶酶体酶被分泌到血液中。信号由附着在甘露糖上的 *N*-乙酰氨基葡萄糖-1-磷酸组成,甘露糖又附着在许多溶酶体酶的多肽链上。MLⅡ的根本缺陷在于一种酶,即产生信号分子(*GNPTAB* 基因)所需的转移酶。

- **多种硫酸酯酶缺乏症**(OMIM 272200)综合了 6 种孟德尔疾病的特征,每种疾病都是由一种特定的硫酸酯酶缺乏引起的。每种酶的 mRNA 似乎都能正常产生。这又是一种翻译后修饰过程的缺陷。所有受累的酶都有一种不寻常的氨基酸,甲酰甘氨酸,作为其活性位点的一部分。这是在蛋白质合成后,通过修改蛋白质中的一个半胱氨酸残基产生的(图 10.14)。多种硫酸酯酶缺乏症是编码硫酸酯酶修饰因子(sulfatase modifying factor,SUMF)Ⅰ基因的功能缺失突变导致的,SUMFⅠ是负责翻译后修饰的酶。

同样值得注意的是,先天性代谢缺陷的整个概念取决于什么是“正常”代谢的观点。框 10.5 和框 10.6 描述了通常不会被认为是先天性代谢缺陷的情况。不能合成维生素 C 是所有人类都具有的特征,但只有在特殊环境下才会表现为疾病(框 10.5)。乳糖不耐受(框 10.6)是一种常见的孟德尔表型,在欧洲人群中可能被视为一种先天性代谢缺陷,然而在非欧洲人群中广泛存在,实际上那是一种正常的祖先状态;许多欧洲成年人可以耐受新鲜牛奶的“正常”能力是一种衍生(非祖先)状态。

先天性代谢缺陷是最有可能治疗的遗传疾病之一。许多人对饮食控制或药物治疗反应良好(表 14.2)。因此,在一些国家,新生儿常规接受大量不同的先天性代谢缺陷的筛查(表 12.4)。

框 10.5

不能产生维生素 C——人类普遍存在的先天缺陷

如果人类以狗粮或猫食为生,会因缺乏维生素 C 而患坏血病。那么动物是如何在不吃柠檬的情况下保持健康的呢?事实证明,几乎所有的动物都有合成抗坏血酸(框图 10.3)所需的酶,因此不依赖外部供应。人类和其他高等灵长类动物、豚鼠、食果蝙蝠和红腹鳞茎鸟是个例外。所有这些物种都缺乏催化抗坏血酸生物合成最后一步的酶 *L*-古洛糖酸-γ-内酯氧化酶(GULO)。这个基因在人类位于染色体 8p21,与有功能的小鼠 *Gulo* 基因相比,是一个带有外显子缺失和其他突变的有缺陷的假基因。人类细胞中转染小鼠 *Gulo* 基因会产生自己的抗坏血酸。据推测,缺陷物种都有丰富的水果饮食,因此对 *GULO* 功能缺失的突变没有选择性压力。

D-葡萄糖醛酸 → *L*-古洛糖酸 → *L*-古洛糖酸内酯 → X → 2-酮 *L*-古洛糖酸内酯 → *L*-抗坏血酸

框图 10.3 **抗坏血酸的生物合成**
最后一步反应不是酶促反应,是自发发生的。X 表示人类的代谢障碍。

框10.6

乳糖不耐受——一种常见的代谢多态性

北欧大多数成年人都具有一个显性特征,即遗传性的肠道乳糖酶的持久活性。这使得他们能够耐受富含牛奶的饮食。相反,东亚与热带和亚热带地区的大多数人在儿童早期就停止了肠道乳糖酶的产生。缺乏肠道乳糖酶的人喝新鲜牛奶会出现腹胀、腹痛和腹泻,这是很常见的情况。乳制品,如奶酪和酸奶,乳糖含量较低,因此造成的问题较少。在世界各地,这种现象与饮用牛奶密切相关——例如,非洲某些喝新鲜牛奶的游牧部落(例如贝都因人和苏丹的贝贾人)肠道乳糖酶的持久活性水平很高,而大多数非洲人则没有持久活性。

乳糖酶的持久性或非持久性是一种常见的多态性:这两种状态在正常人中都很常见。正如在大多数哺乳动物体内发现的那样,祖先状态无疑是非持久性的。显然,在从事奶牛养殖的人群中,存在着对持久性变异的强有力的选择。这应该都发生在过去 9 000 年内,使其成为人类近代史上最强的选择性变化之一。

致病的 DNA 变异很难识别,但最终证明是位于染色体 2q21 上乳糖酶基因起始密码子上游 13 910bp 的增强子存在 C/T 多态性。在一项对来自 4 个群体(芬兰人、法国人、欧裔美国人和非裔美国人)的 236 名个体的调查中,每个拥有一个或多个 T 等位基因的个体都有持久性乳糖酶,而每个 C 等位基因纯合的个体都是非持久性的。然而,在沙特人和撒哈拉以南非洲人中,不同的非编码变异是乳糖耐受的原因——这是趋同进化的一个例子。更多详细信息,参见 OMIM 223100。这些是典型的变异,可能成为常见疾病的易感因素(第十三章)。孟德尔疾病通常是导致基因功能的严重丧失或获得编码变异的结果,但在这里,我们有一些改变基因表达时间而不影响基因产物完整性的例子。

药物遗传学

几十年来,许多由基因决定的药代动力学和药效学的差异已经为人所知,但直到最近,个性化处方仍只是一个被讨论的话题,而没有得到实际应用。造成这种应用缓慢的原因有很多。

悲观的人可能会认为如果基因检测的唯一效果是缩减药物市场的规模,那么制药公司是不会希望开展药效基因检测的。他们会更热衷于确定导致罕见的特异性不良反应的基因型,但这是一项更加艰难的任务。制药公司现在试图设计药物,使它们不被 P450 系统或其他高度可变的酶代谢。因此,药物遗传学检测的主要目标将是已经成熟的药物,其中大多数现已失去了专利保护。该行业几乎没有动力去开发和销售那些利润不高的药物测试。

个性化医疗的一个障碍是将基因检测纳入常规临床实践中。它推迟了看患者后给出治疗处方的时间。对于某些情况,例如精神病药物,如果结果可以得到更有效的治疗,延迟几天也是值得的。在肿瘤学的许多领域,这是现行的标准做法。在其他领域,如果床边的试纸测试可以进行即时基因分型,个性化处方可能真的会流行起来。在拥有综合医疗保健系统和电子病历的国家,另一种选择可能是对所有与主要药物遗传变异相关的基因进行一次性分析。分析数据将成为一个人标准医疗记录的一部分,在需要开药时随时使用。

通常基因型-表型相关性很差,会限制基因型指导处方用药的潜在价值。

即使对遗传学有合理的理解，基因型也不能很好地预测最佳药物和剂量。抗凝剂华法林是体现基因型主导处方价值的重要检测案例。华法林广泛用于冠状动脉疾病或静脉血栓患者，尤其是手术后患者的治疗。治疗窗口，即有效且无害的剂量范围，很窄。剂量过小无治疗效果，剂量过大则存在严重甚至致命性出血的风险。安全且有效的剂量在个体间相差 20 倍，剂量不足或过量的不良反应是急诊入院的主要原因，仅次于胰岛素问题引起的不良反应。

华法林靶向维生素 K 环氧化物还原酶(VKORC1)，该酶可帮助维持重要凝血辅因子维生素 K 的水平。药物的分解依赖于几种 P450 酶，特别是 CYP2C9(图 10.15)。当给予标准剂量的华法林时，携带 CYP2C9 低活性变异和/或 VKORC1 某些变异的个体有发生严重出血的风险。然而，许多其他因素也会影响个体对药物的反应，包括患者的年龄，是否患有其他疾病，是否同时使用其他药物，以及代谢该药物所涉及的其他基因的变异。临床试验表明，基因型为主导的用药可以避免传统实验和错误流程中的一些问题，但总体的好处还不足以说服许多医生采用基因型为主导的处方。

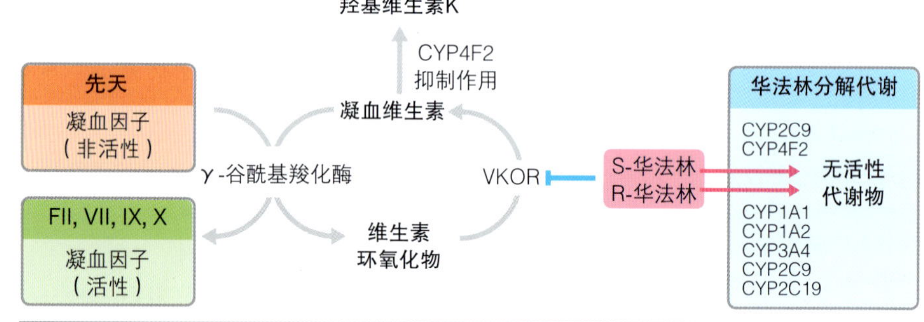

图 10.15 华法林的作用和代谢

通常处方中华法林是两种变异体(立体异构体)的混合物，即 R-华法林和 S-华法林。两者在减少血液凝固方面都很活跃，但是 S 型更有效。它们都是通过抑制 VKOR 起作用的，VKOR 是一种循环利用维生素 K 所必需的酶，维生素 K 是激活凝血级联反应的必需成分。许多不同的 P450 酶(标记为 CYP…)影响华法林的疗效。转载自《人类分子遗传学》(第 5 版)(Strachan and Read，2019)，经 Garland Science/Taylor & Francis LLC 许可。

目前，肿瘤学是分层用药取得重大成功的主要领域。传统的抗肿瘤药物只针对分裂细胞，毫无疑问，这些药物会产生严重的副作用。新的药物是靶向驱动肿瘤细胞过度增殖的特定信号系统。正如我们在第七章中所看到的，不同肿瘤即使组织类型相同，也会表现出驱动突变的巨大异质性，因此在处方前进行基因分型是必需的。

近年来，靶向抗肿瘤药物大量出现。一些是小分子药物，一些是单克隆抗体[另一种很有前景的靶向药物，嵌合抗原受体 T(CAR-T)细胞在方框 14.10 中讨论]。伊马替尼是 BCR-ABL1 嵌合酪氨酸激酶的小分子抑制剂，其实例在疾病框 7 中讨论过。曲妥珠单抗(赫赛汀)是一种单克隆抗体，该药物主要针对由 *ERBB2* 基因多拷贝驱动生长的乳腺癌。在开具赫赛汀处方之前，必须进行肿瘤活检确定是否存在 *ERBB2* 基因的过度表达。表 10.4 给出了示例。

这些药物对具有特定靶基因型的肿瘤非常有效，而对没有相关变异的类似肿瘤则完全无效。这些药物极其昂贵。因此,每种情况下都必须进行活检基因分型以检查变异。遗憾的是,肿瘤是快速进化的组织(见第七章),耐药性克隆很快就会出现。多种靶向药物联合治疗可能是未来的发展方向。

癌症可能是一个特例,因为药物可以靶向肿瘤特异性的获得性变异,而这些变异在患者的正常细胞中不存在。然而,遗传学研究希望可以将精神分裂症等临床定义的疾病分成遗传学定义的亚类,这些可能为分层用药方法提供机会。框 14.10 中讨论了另一种有前景的癌症治疗方法,即免疫疗法。

表 10.4 特定药物靶向基因的致癌变异的示例

靶向基因	致癌机制	癌症类型	药物类别
C-KIT	激活酪氨酸激酶结构域突变	胃肠道间质瘤	小分子酪氨酸激酶抑制剂
B-RAF	激活酪氨酸激酶结构域突变	黑色素瘤	小分子酪氨酸激酶抑制剂
HER-2	扩增	乳腺癌	抗 HER-2 单克隆抗体
EGFR	激活酪氨酸激酶结构域突变	肺癌	小分子酪氨酸激酶抑制剂
EML4-ALK 基因融合	基因融合	肺癌	小分子酪氨酸激酶抑制剂
ROS1 基因融合	基因融合	肺癌	小分子酪氨酸激酶抑制剂
RET 基因融合	基因融合	甲状腺癌、肺癌	小分子酪氨酸激酶抑制剂
K-RAS	激活酪氨酸激酶突变	结直肠癌	靶向 EGFR 的西妥昔单抗的阴性预测因子(单克隆抗体治疗)
BRCA1	功能缺失	卵巢癌	PARP 抑制剂

由曼彻斯特 Christie 医院的 Fiona Blackhall 医生提供。

免疫遗传学

在第 10.2 节中我们提到了免疫遗传学的两个具有挑战性的方面:即机体如何识别“自我”和“非自我”抗原,以及如何产生有效的无限多样性的抗体分子。MHC 在免疫识别中的作用已在上文讲述,这里我们主要探讨抗体多样性背后的重要遗传机制。

抗体是由重链和轻链组成的蛋白质,即免疫球蛋白(Ig)。它们可以以不同的方式组装起来,产生不同类别的抗体——IgA、IgD、IgE、IgG 和 IgM。每一类都有一个特定的重链和 κ 或 λ 轻链中的一种。这 5 种重链均由 14 号染色体上 *IGH* 基因座编码,轻链分别由 2 号和 22 号染色体上的 *IGK* 或 *IGL* 基因座编码。然而,每一个基因座都包含大量可能的编码序列(图 10.16)。在生殖系和所有非 B 细胞中,这种排列是稳定的,基因不表达。而在 B 细胞中,表达的免疫球蛋白基因是一系列 DNA 重排的结果。成熟的免疫球蛋白基因具有保守的多外显子结构,其中一个外显子编码携带抗原结合位点的 N 末端可变区,几个外显子编码恒定区。然而,编码可变区的外显子是 B 细胞成熟过程中高度可变的 DNA 重排的产物。

如图 10.16 的图题所述,编码每个可变区的序列是通过连接 V(可变的)、J(连接)和对于重链 D(多样性)片段而形成的,每个片段都选自一系列备选片段。不要将这一过程与外显子和内含子的剪接混淆。外显子和内含子的剪接是由剪接体在RNA转录本中完成的(见第三章和疾病框10)。在B淋巴细胞中,Ig基因通过一种特殊的重组酶在DNA水平上发生特异性剪接。产物是一个含有多个外显子的基因,其初级转录本随后以通常的方式进行剪接。

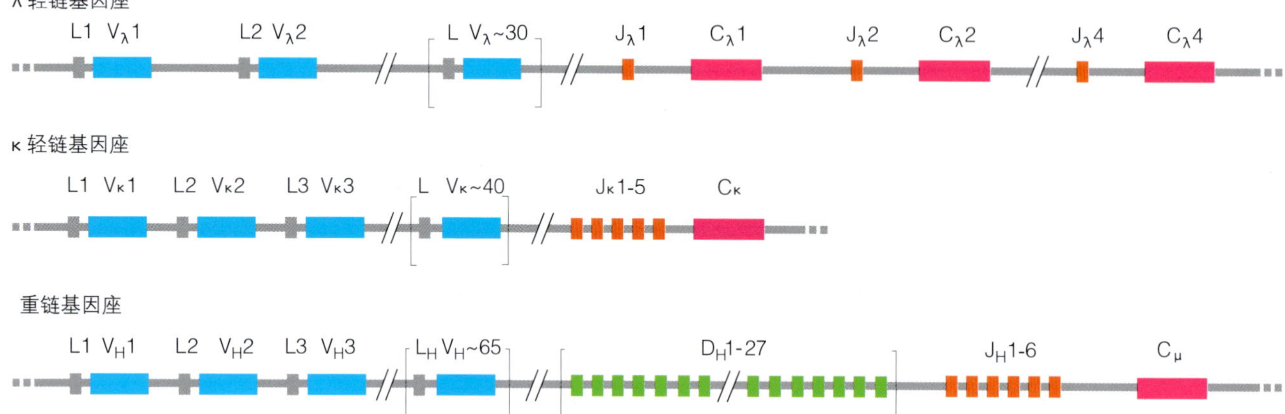

图10.16 每种类型的免疫球蛋白基因都是通过在回复突变中特异性发生的DNA重排来组装的

在轻链中,30~50个V区中的一个与5~11个J区中的一个相连,形成数百种组合,形成数百种组合。在重链中,27个D区中的一个连接到6个J区中的一个,然后新的序列连接到大约70个V区中的一个,形成大约10 000种组合。这种组合多样性只是B细胞产生几乎无限多样性的免疫球蛋白的方式之一。许可转载自免疫学参考书Murphy and Weaver(2016),经Garland Science/Taylor & Francis LLC。

抗体的总多样性取决于几种额外的机制。

- 与传统的基因重组不同,连接V、D和J片段的特殊机制会在连接处随机添加或去掉少量核苷酸。当结果产生移码时,重组基因是没有功能的,但是有三分之一的情况阅读框是保守的,会产生额外层次的多样性。
- 基因重排完成后,体细胞高突变过程将随机点突变高频引入激活B细胞的基因可变区。
- IgA、IgD、IgE、IgG和IgM中不同类别的重链是由另一种特殊的重组机制产生的。每个重排的IgH基因在其3′端序列编码5种类型的恒定区(图10.16只显示了C_μ,其他的在其下游)。只有最邻近VDJ外显子的C序列参与重链形成。类别转换是通过分子内重组事件发生的,其在物理上切除一个或多个C序列,使得另一个C序列与VDJ序列相邻。
- 最后,抗体分子中重链和轻链的结合提供了另一种组合多样性的来源。

仅需补充的是,T细胞中在T细胞受体基因上也存在类似的多样性产生机制。有关所有这些过程的更多细节,请参阅免疫学参考书,如Murphy and Weaver(2016)。

剪接体疾病

剪接体是一种分子机制，可将前体 mRNA 中的内含子剪接出来，并将外显子拼接在一起(Matera and Wang, 2014)。像核糖体一样，剪接体是一个巨大的核糖核蛋白复合体，由非编码 RNA 和蛋白质组成，共同发挥其生化功能。总体而言，有 5 种 RNA(snRNA U1、U2、U4~U6) 和大约 170 种不同的蛋白质参与剪接功能。选择性剪接需要剪接体比核糖体更灵活地发挥作用，并且对外界信号反应更灵敏。也许正因如此，与核糖体相比，剪接体是一个非常动态的结构，随着剪接反应的进行，它会纳入或丢弃一些组件，并发生大规模的构象变化。每个 snRNA 以预组装核糖核蛋白(snRNP)复合体的形式加入剪接体：首先是 U1 和 U2 snRNP，然后是 U4、U5 和 U6 snRNP 一起。

因为有如此多的成分共同工作，很多环节出错也就不足为奇了。这里，我们关注的不是影响单个前体 mRNA 剪接的基因序列中非常频繁的变异(见第 6.2 节)，而是剪接机制本身的缺陷。人们可能认为核心剪接体的任何缺陷都是胚胎致死性的，但事实上，数量惊人的特殊综合征已被证实是由影响剪接体的生物合成或功能的突变引起的(框图 10.4)。

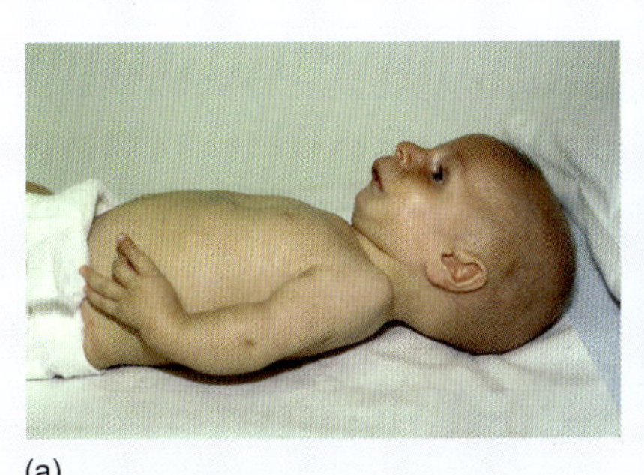

(a)

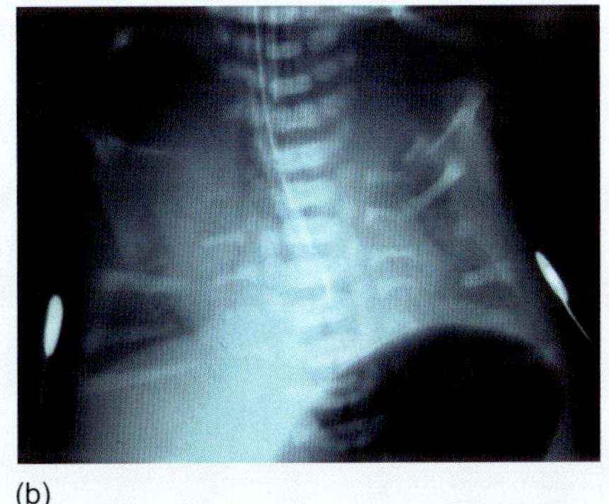

(b)

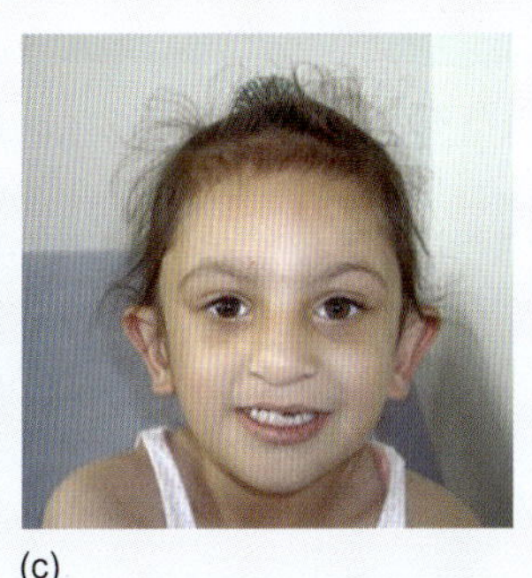

(c)

框图 10.4 剪接体缺陷导致的疾病

(a) Nager 综合征。注意小颌畸形和桡骨发育不全伴拇指缺失；(b) 1 例重症脑肋下颌综合征患儿的胸部 X 线片。注意肋间隙和缺失的肋骨；(c) Burn-McKeown 综合征患儿。注意眼间距过宽，右侧单侧唇腭裂，上唇薄以及耳朵突出。

- **视网膜色素变性**——在常染色体显性遗传性视网膜色素变性家族中已发现编码几种不同剪接体蛋白的基因变异。U4/U5/U6 三价 snRNP 复合体涉及 PRPF3、PRPF8、PRPF31 和 SNRNP200(BRR2)蛋白，该复合体是功能剪接体的主要成分之一。据推测，视网膜神经元对剪接因子有非常高的要求，这可能使它们对剪接体的次优功能特别敏感。
- **面部骨骼发育不良**——在许多不同的综合征中，面部骨骼结构存在缺陷，可能是由于神经嵴细胞异常迁移到咽弓和面部引起的。在某些病例中，也有四肢和其他异常情况。其中一些综合征是由剪接体蛋白的变异引起的。大约一半的 Nager 综合征(OMIM 154400)患者具有影响 SF3B4 蛋白的杂合突变，SF3B4 蛋白是 U2 snRNP 的一个组分。可能的致病机制是单倍剂量不足。一种相关但是更严重的疾病 Guion-Almeida 下颌面部发育不良(OMIM 610536)，是由于 U5 snRNP 中 GTP 酶蛋白 EFTUD2 的单倍剂量不足。编码 U5 snRNP 另一组分 TXNL4A 的基因发生突变，导致 Burn-McKeown 综合征(OMIM 608572)。目前为止，所有已描述的患者都是启动子发生无效突变和缺失的复合杂合子。后者是一种低频率的群体多态性，它会降低但不会完全去除基因的表达。因此，患者 TXNL4A 功能处于低水平状态——也许完全丧失功能将是致死性的。最后，脑肋下颌综合征(OMIM 117650)是由 *SNRPB* 基因变异引起的，该基因编码剪接体所有 snRNP 组件共有的一种调节蛋白。与 Burn-McKeown 综合征一样，其作用是降低而不是去除 SNRPB 的功能。对于这种疾病，其发生机制涉及增加产生提前终止密码子的剪接异构体，因此不产生蛋白质。

疾病框 10(续)

- **snRNA 突变**——5 种主要 snRNA 的突变还没有报道。然而,人类基因组中大约 700 个内含子被一个选择性剪接体剪接出来,其中 snRNA U11 和 U12 取代 U1 和 U2,U4atac 和 U6atac 取代了 U4 和 U6。U5 在两种机制中是通用的。与主要的 snRNA 不同,每个次要 snRNA 都是从单个基因转录而来的。U4atac 基因的变异影响 U4atac/U6atac/U5 复合体组装,是隐性 Taybi-Linder 综合征(小头畸形原发性骨质增生异常侏儒症 1 型,OMIM 210710)的发病原因。
- **脊髓性肌萎缩症**——在第 6.2 节中,我们了解了 SMN 蛋白缺乏如何导致脊髓前角细胞退化而引起脊髓性肌萎缩症(SMA,OMIM 253300)。这种蛋白质在细胞中有很多功能,但一个主要功能是协助组装 5 种 snRNP RNA-蛋白质复合物,这些复合物聚集在一起形成剪接体(Matera and Wang,2014)。SMN 蛋白完全缺失是致死性的;SMA 患者依赖于功能低下的 *SMN2* 基因提供的 SMN 蛋白的残留水平(见第 6.2 节)。

剪接体的作用远非一致,需要极大的灵活性才能对调控选择性剪接的许多组织特异性和背景特异性的信号作出反应。此外,这里描述的各种缺陷都是降低而不是消除剪接体的功能。这也许可以解释这种基本细胞机制的缺陷如何导致此处所述疾病的组织局限性的病变。

10.5 参考文献

Buckley RH (2004) Molecular defects in human severe combined immunodeficiency disease and approaches to immune reconstitution. *Ann. Rev. Immunol.* 22:625-655.

Evans WE and McLeod HL (2003) Pharmacogenomics: drug disposition, drug targets and side effects. *New Engl. J. Med.* 348:538-549.

Karniski LP (2001) Mutations in the diastrophic dystrophy sulfate transporter (DTDST) gene: correlation between sulfate transporter activity and chrondrodysplasia phenotype. *Hum. Molec. Genet.* 10:1485-1490.

Matera AG and Wang Z (2014) A day in the life of the spliceosome. *Nat. Rev. Mol. Cell Biol.* 15:108-121.

McLeod HL and Siva C (2002) The thiopurine S-methyltransferase gene locus-implications for clinical pharmacogenomics. *Pharmacogenomics.* 3:89-98.

Murphy K and Weaver C (2016) *Janeway's Immunobiology*, 9th edn. Garland Science, New York. *An early edition is available on the NCBI Bookshelf* www.ncbi.nlm.nih.gov/books.

Pirmohamed M, James S, Meakin S, et al. (2004) Adverse drug reactions as cause of admission to hospital: prospective analysis of 18 820 patients. *Br. Med. J.* 329:15-19.

Scriver C and Waters PJ (1999) Monogenic traits are not simple: lessons from phenylketonuria. *Trends Genet.* 15:267-272.

Weinshilboum R (2005) Inheritance and drug response. *New Engl. J. Med.* 348:529-537.

有用的网站

药物基因组学知识库:www.pharmgkb.org。

个性化医疗:展望与现实——2005 年皇家学会报告。

10.6 自我评测

(1) 下图显示了从前体 A 到产物 E 和 G 的生物合成途径。酶 E1~E5 催化这些反应。E1 将 90% 的 A 转化为 B,10% 转化为 C。通常 90% 的 B 被 E2 转化为 E,但 10% 由 E3 转化为 D。那么在以下几种情况下分别是哪种(些)酶缺乏呢?

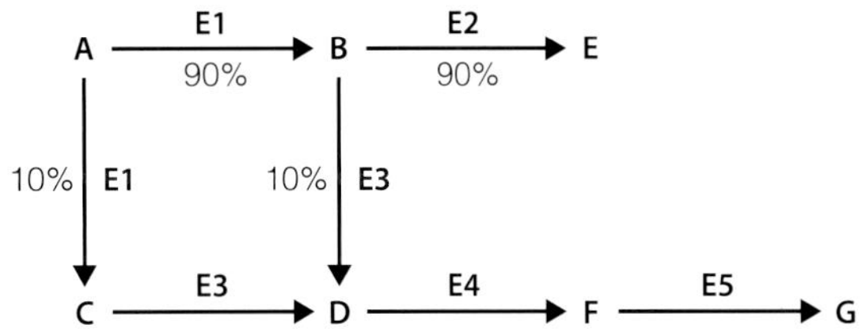

① 产物 E 和 G 缺乏

② 只有 G 缺乏

③ E 缺乏同时 G 增加

(2) 描述孟德尔疾病可能是几种酶以不同的方式导致功能的丧失的结果,如果:①几个没有血缘关系的患者中,每个人都只表现出其中一种酶的功能丧失且每个患者都不同;②如果每个患者都表现出所有酶的功能丧失。

(3) 急性间歇性卟啉病(OMIM 176000)是由胆红素原脱氨酶(*PBGD*)基因突变引起的一种常染色体显性遗传病,但据统计,80% 携带致病性 *PBGD* 变异杂合子的个体终身完全不知道自己患病,并且从未发病。讨论这种低外显率的可能原因。

(4) 讨论将坏血病视为一种遗传病的情况。类似的论据也适用于其他例子吗?

(5) Arthur、Bridget 和他们的三个孩子 Charles、Daniel 和 Eliza 分别对 HLA-A、HLA-B 和 HLA-DR 基因座进行了分型,结果如下(使用简化的命名法):

Arthur	A:3,23;	B:7,27;	DR:3,4
Bridget	A:2,23;	B:15,27;	DR:3,4
Charles	A:3,23;	B:15,27;	DR:3,4
Daniel	A:2,23;	B:7,27;	DR:3,4
Eliza	A:2,3;	B:27;	DR:4

假设没有重组,一个人的 A、B 和 DR 等位基因作为一个完整的单倍型遗传,请列出这个家庭的单倍型。

(6) 当一种疾病的基因座或突变谱具有哪些特征时,会让你考虑基因转换可能是主要的突变机制?

[关于问题 2、3 和 5 的提示在本书后面的指导部分提供。]

第十一章　基因的表达是如何调节的？什么是表观遗传学？

本章学习要点

通过本章学习，你应该能够：

- 了解表观遗传、X 染色体失活、印记、单亲二倍体、CpG 岛的定义。
- 概述 DNA 甲基化、组蛋白修饰、染色质构象在转录调节中的作用。
- 描述 X 染色体失活及其对 X 连锁隐性遗传病携带者和 X 染色体-常染色体平衡易位患者的影响。
- 描述什么是遗传印记，遗传印记是如何发生的以及可能的进化原理。
- 解释 DNA 如何甲基化、甲基化模式如何遗传，以及如何在实验室进行甲基化研究。
- 描述涉及印记基因的染色体改变或点突变为什么会导致临床症状。
- 举例说明印记相关疾病的家系遗传模式以及印记相关的散发综合征。

11.1 案例介绍

案例22　Qian家系

- 2 岁女孩 Kai
- 发育迟缓，癫痫
- ?快乐木偶综合征

250　259　354

Chu-Li 和 Chan 夫妇工作勤奋，从事进出口生意。他们的第一个孩子 Kai 出生时，Chu-Li 的母亲从香港搬来帮助照看孩子。Chu-Li 的母亲有照看几个孙儿的经验，但还是感觉 Kai 特别难带，也很难使 Kai 安静下来睡觉。Kai 的体重增长和生长发育都很缓慢。尽管她看似高兴、爱笑，但显得非常紧张。两岁时 Kai 还不会说话，她的父母因此预约了儿科医生。但在就医前，Kai 因癫痫发作被收入儿科病房。

儿科医生发现，Kai 的发育明显异常。刚刚学会走路的 Kai，走路时双腿分开，姿势僵硬。她有很多不自主抽搐动作，尤其是手臂。她经常笑，常常吐舌并流口水。出生记录显示她出生时头围正常，但就诊时低于第三百分位数。医生安排她做了脑电图检查，结果证实了临床推测。脑电图结果显示全导的高幅 δ 波活动，其间可见尖慢波发放。医生告诉 Kai 的父母，她确信 Kai 患了快乐木偶综合征（Angelman 综合征）（图 11.1）。全家人对此都很

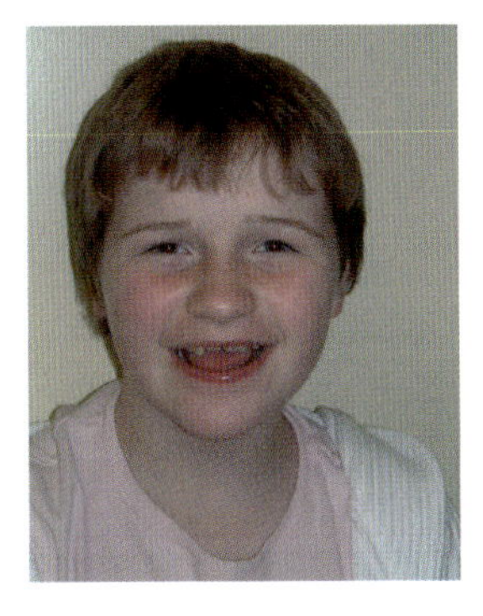

震惊，说家里没有其他人有这种问题。他们想知道病因是什么，以及这种情况是否会再次在家庭中发生。医生说需要将他们转诊到遗传科，因为快乐木偶综合征有不同的发生方式，有时家庭中其他孩子也可能患病。

图 11.1 10 岁的快乐木偶综合征女孩
她携带有一个 *UBE3A* 基因突变。照片由曼彻斯特圣玛丽医院的 Jill Clayton-Smith 医生提供。

案例23 Rogers家系

- 男婴 Robert，父母高龄生育
- 正常 46,XY 核型，产检未见异常
- 严重肌张力低下
- ?普拉德-威利综合征

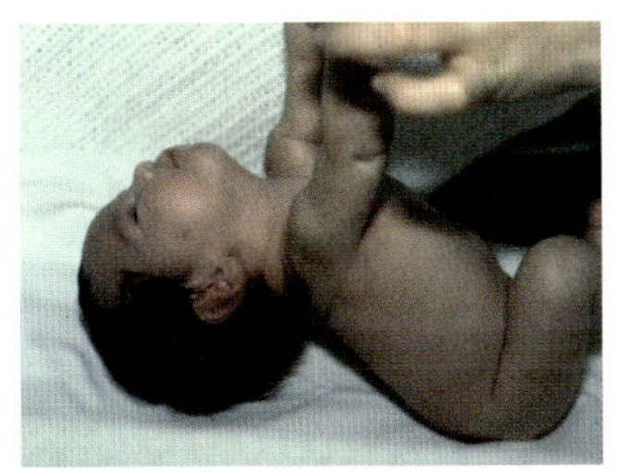

图 11.2 患有普拉德-威利综合征的婴儿
明显的肌张力减退。

251 259 354

Ralph 和 Rowena Rogers 两人都是再婚，并分别在既往婚姻中有一个孩子。尽管再婚时 Rowena 已经 38 岁，但还是决定再要一个孩子。几个月后就有了好消息——她怀孕了。他们想尽量多做一些检查来确保孩子的健康。羊膜腔穿刺结果（见第十四章）提示胎儿为正常的男性核型，超声也未发现异常。Rowena 说她始终没有感觉到明显的胎动，以为是因为忙而没有注意到。她在预产期分娩了一个男婴，产程较长。婴儿出生体重 3.2 千克，取名 Robert。但母亲为他哺乳时，Robert 不主动吸吮。医生发现他肌张力很低，告知父母要进行紧急的染色体检查以排除唐氏综合征。Rowena 提醒医生孕期羊膜腔穿刺结果显示正常染色体核型，医生决定暂对 Robert 进行观察。Robert 吸吮困难，伴有明显的躯干张力减退，需要插胃管进食。儿科医生电话咨询了遗传科医生，描述了 Robert 的情况。遗传科医生怀疑是普拉德-威利综合征（Prader-Willi 综合征）（图 11.2），并紧急约了这家人来门诊就诊。碰巧的是，Rogers 家庭和 **Qian 家庭（案例 22）**来同一个遗传门诊就诊。这种巧合对理解这两个病非常有意义，尤其是对于正在学习特殊遗传类型的医学生来说很有帮助。

11.2 科学工具包

此前的章节聚焦在什么是基因、基因如何工作以及基因变异是如何导致疾病或引起其他变异表型等问题。本章将讨论基因的表达是如何调节的。理解基因的调控对于理解人的本质以及人体功能至关重要。请注意以下两种观察到的现象：

- 我们的身体由数百种不同类型的细胞组成：脑细胞、皮肤细胞、肝细胞等，其结构和功能上都有很大差异，但它们都是由同一个原始受精卵细胞反复有丝分裂而成，因此具有相同的基因组。它们之所以不同，是因为同一基因组在不同细胞中的“解读”不同。从卵子到成人的整个发育过程，都依赖于基因的差异开启和关闭。
- 成人体内的复杂解剖结构和功能依赖于多达 3.7×10^{13} 个不同类型的细胞。在第 3.4 节中曾提到 1 毫米长的秀丽隐杆线虫（图 11.3）。这种线虫只有 959 个或 1 031 个细胞（取决于性别）。它作为最简单的多细胞动物之一而

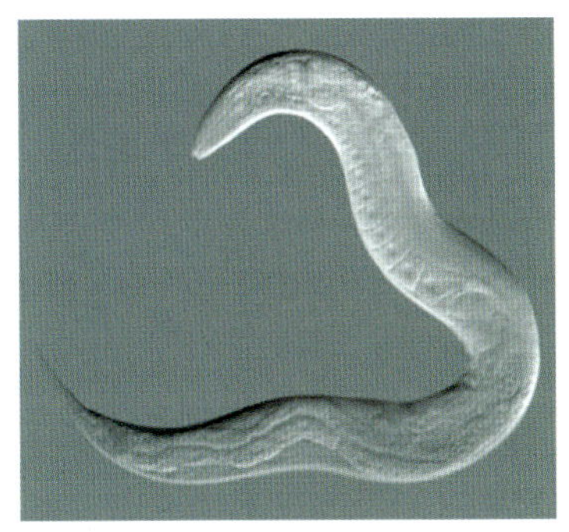

图 11.3 秀丽隐杆线虫
来源于 Bob Goldstein（UNC，Chapel Hill），根据 CC-BY-SA 3.0 许可引用。

被广泛研究。然而，它的蛋白质编码基因数量与人几乎相同（根据 Ensembl 数据库截至 2019 年 12 月 7 日的数据，人的蛋白质编码基因为 20 454 个，线虫为 20 191 个）。很明显，人的复杂性不是因为我们有更多的基因，而是因为我们以更复杂的方式使用相同的基因。因此复杂的基因调控才是核心。

基因表达的每一步都受到调控：转录、翻译、翻译后修饰以及基因产物的定位。本书的目的不是对所涉及的所有机制进行完整描述，而是重点讨论转录调控：细胞如何决定哪些基因转录、哪些基因保持沉默，这是基因启动/关闭调控的主要环节。虽有很多例外，但一般而言，调控在转录过程后期的作用，更像调光开关，对表达水平进行微调。

到目前为止，我们已经知道 RNA 聚合酶分子如何附着在基因编码序列上游的启动子上，并沿着模板链移动，合成有义链的 RNA 拷贝。但不要忘记，我们的基因组不是由裸 DNA 组成的，而是由染色质组成的。如第二章（图 2.18）所述，DNA 通常缠绕在组蛋白八聚体周围，形成核小体，然后核小体进一步堆积形成染色质的基本结构。核小体包含 4 种主要的组蛋白，通常 H2A、H2B、H3 和 H4 各有两个分子。它们不仅仅是简单地以静态的方式包装 DNA，而是动态地控制 DNA 中哪些信息可以接触到外部"世界"。染色质为基础的各种机制将不变的基因组变成一个灵活的、反应灵敏、高度分化的系统。这些机制的一个子集被统称为**表观遗传**—— "epigenetic"的字面意思是"基因之上"的，其中"epi-"表示"之上"，"genetic"表示"基因的、遗传的"。不同的作者倾向于使用狭义或广义的"表观遗传学"一词（见下框）。

表观遗传学的两个定义：

- 可通过有丝分裂和/或减数分裂而遗传的基因功能改变，但并无 DNA 序列改变（一个经常使用的基于有丝分裂遗传的狭义定义，如 Holliday，1994）。
- 研究在相同 DNA 序列背景下可维持不同基因活性状态的分子和机制（更广义的定义，Cavalli and Heard，2019）。

表观遗传机制是发育的核心。在细胞最终分化的级联过程中，干细胞及其中间子代细胞相继获得更多的基因表达模式，这些模式决定了细胞的类型，并且通过表观遗传机制保守地从母细胞传递到子细胞。然而许多参与调节基因表达的相同机制并不通过有丝分裂传递。因此，在本章最后一节描述基于染色质的转录调控机制时，我们将遵循 Cavalli 和 Heard（2019）的定义，不对那些有证据表明在狭义上是表观遗传的情况和细胞对环境反应的情况进行根本区分。

X 染色体失活：一个典型的表观遗传过程

为什么常染色体单体或常染色体三体基本是致死性的，而拥有一条 X 染色体（46，XY）和拥有两条 X 染色体（46，XX）的人可以完全正常，这种现象的原理在于一种称为 X 染色体失活或 lyon 化(lyonization)的剂量补偿机制(以其发现者 Mary Lyon 博士的名字命名)。

在人和其他哺乳动物胚胎生命早期的囊胚阶段，每个细胞都会以某种方式计算其 X 染色体的数量。除保留一条外，其他所有 X 染色体都会被表观遗传机制永久失活。失活染色体上的所有 DNA 都保持完整，但大多数基因都不能表达(一些 X 连锁基因确实逃脱了失活，这些基因为什么要逃脱以及是如何做到的，目前还在研究)。在每个细胞中，哪条 X 染色体保持活性是随机选择的。一旦做出了选择，该细胞的所有子细胞都会记住它而失活相同的 X 染色体(图 11.4)。

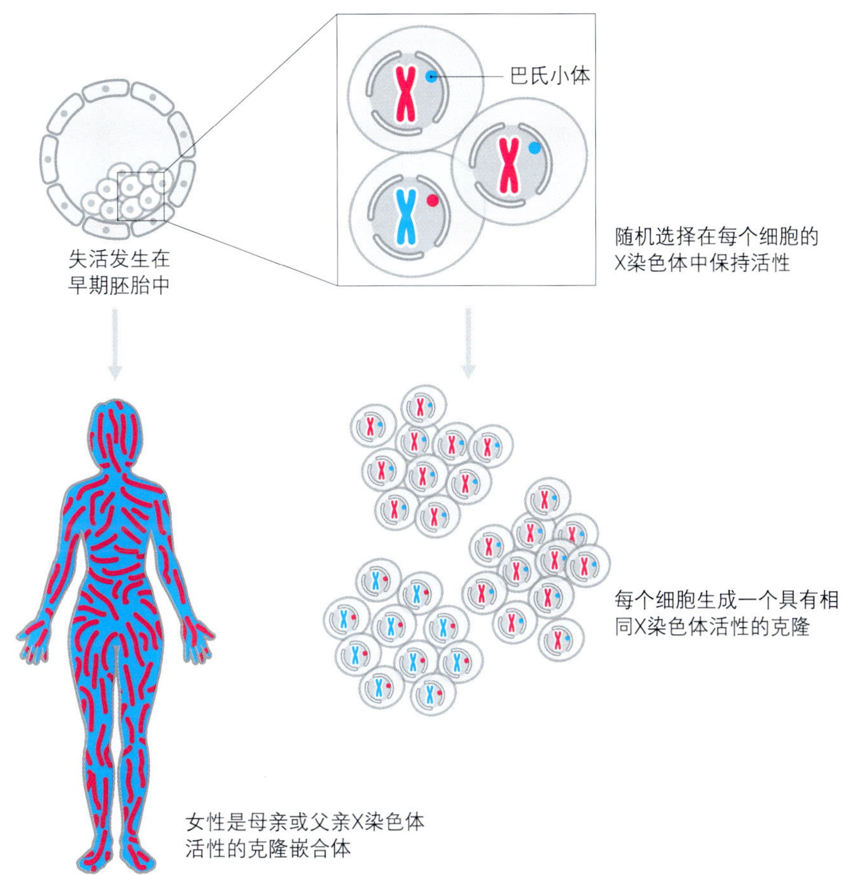

图 11.4 X 染色体失活

从 X 染色体失活层面来讲每个正常女性都是嵌合体，每个细胞中有一条 X 染色体失活，部分细胞中是来自母亲的 X 染色体保持活性，而另外的细胞中是来自父亲的 X 染色体保持活性。

X 染色体失活是一个表观遗传现象，它取决于染色质构象的变化，这种变化可以通过有丝分裂从母细胞遗传到子细胞。染色体核型检查中女性核型的两条 X 染色体难以区分(如图 2.11、图 2.15 和图 2.16)，这是因为在有丝分裂过程中我们所看到的染色体都是高度压缩且不太活跃的。有丝分裂完成后，女性细胞的其他染色体解聚，但失活的 X 染色体仍保持压缩状态，这时我们有可能观察到细胞核内缘存在一个深染的染色质小体，即巴氏小体(Barr body)。过去曾用巴氏小体计数来计算 X 染色体数目(例如，在运动员的性别测试中)。正常女性和 XXY 男性有一个巴氏小体；正常男性和 45,X

女性没有巴氏小体；47，XXX 女性有两个巴氏小体。X 染色体失活不能通过家系遗传。在女性生殖细胞中失活的 X 染色体被重新激活，减数分裂过程中随机挑选一条 X 染色体进入卵子。在一个 46，XX 受精卵中的两个 X 染色体都是有活性的，随后其中一条在胚胎细胞中被随机失活。

紧邻 X 染色体短臂末端的 2.6Mb 序列比较特殊。该区段与 Y 染色体的短臂远端存在同源序列，这两个区域在减数分裂期发生端对端的配对（见图 2.7），并一定会发生染色体交换。这个区域的基因可以逃逸 X 染色体失活。男女均有这些基因的两个活性拷贝，且此区域变异的遗传模式和常染色体一致，因此这个区域被称为假常染色体区段（pseudoautosomal region segment）。X 染色体上还有一个更小的假常染色体区段，长度 300kb，位于长臂末端，但在减数分裂过程中，它通常不会与 Y 染色体上的对应区域配对或交换。

根据统计学，正常女性中大约有一半的细胞中是母源 X 染色体失活，而另一半细胞中是父源 X 染色体失活。对于 X 连锁疾病的女性携带者而言，如果 X 染色体失活是随机的，她将是一个嵌合体，要么正常的 X 染色体有活性，要么携带突变的 X 染色体有活性。最终后果取决于基因产物是什么，以及相关的细胞位于何处。

- 如果基因产物是可扩散的，则存在均化效应。X 连锁血友病携带者的凝血因子只有正常水平的一半（存在个体差异）。凝血时间明显高于正常值，但血液仍然能够很好地凝结，不至于发生疾病。
- 如果基因产物不可扩散，则存在正常组织和受累组织的斑片样嵌合。斑片的大小取决于这些组织是由许多个小的细胞群组成，还是由几个大的细胞群组成，以及在这种组织的发育过程中发生了多少细胞混合。这种斑片状可能是显而易见的，例如在无汗性外胚层发育不良（OMIM 305100）中，受影响的皮肤缺乏汗腺。这种疾病的女性携带者部分皮肤正常，部分皮肤缺乏汗腺。如果在她的皮肤涂上碘酒，运动出汗时，将淀粉涂到皮肤上，淀粉就会黏附到有汗腺的部位，会与碘溶液发生反应，形成深色淀粉碘的颜色，而没有汗腺的皮肤则不会出现这种颜色。这样，皮肤细胞克隆就会显现出来，其分布遵循 Blaschko 线（Blaschko's Lines）。Blaschko 线是以最先描述这种模式的德国医生的名字命名（见疾病框 6）。
- 如果一名女性是 X 连锁变异杂合子，而这种变异可以阻止一种特定类型细胞的产生，那么她体内所有这种类型的细胞中，正常的 X 染色体一定处于活性状态，而变异的 X 染色体处于失活状态。因此，在这些细胞中就会呈现出完全的 X 染色体失活偏倚，但在其他所有类型细胞中则呈现正常的 50：50X 染色体失活模式。**Portillo 家系（案例 21）**便是一个典型的例子，随后将对此进行讨论。

另一个导致 X 染色体失活偏倚的原因是 X 染色体-常染色体平衡易位（图 11.5）。与大多数其他平衡易位一样，这种易位通常不会伴有表型异常（**案例 5：Ellen Elliot 家系**），但在某些情况下则会产生表型。当易位的 X 染色体是女性体内所有细胞中唯一有活性的 X 染色体时，就像在男性中一样，那么这条 X 染色体上的任何基因突变都会影响其表型。如果易位断裂点恰好破坏了一个基因，这名女性会呈现出和该基因功能丧失的男性患者一样的表型。例如全世界已知有大约二十几位女性患有严重的进行性假肥大性肌营养不良，她们之间没有血缘关系且均没有家族史。她们都有 X 染色体-常染色体易位。每一个病例中在常染色体上的断点均不同，但 X 染色体上的断点均位于 Xp21，破坏了抗肌萎缩蛋白的编码基因。

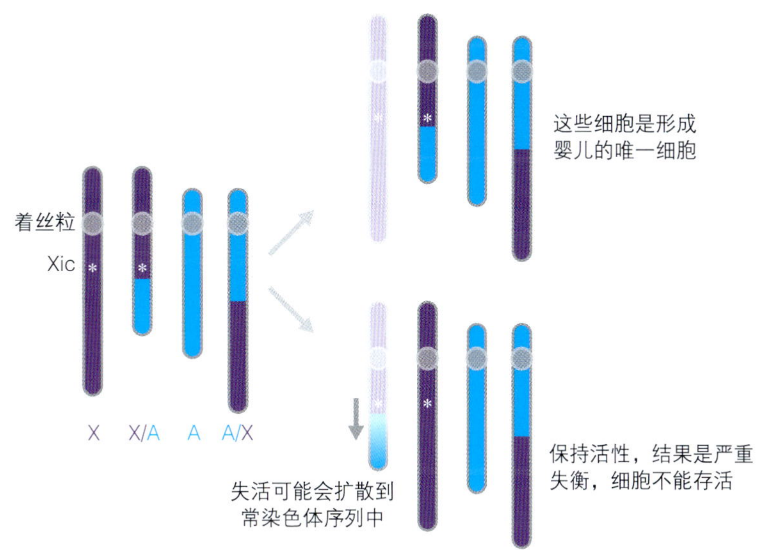

图 11.5 X 染色体-常染色体平衡易位携带者中的 X 染色体失活

X 染色体失活中心（Xic，*）位于 X 染色体长臂，X 染色体的失活从该中心开始，逐渐延伸到整条染色体。易位的 X 染色体失活时细胞会死亡，因为失活不能延伸到已经易位到常染色体上的 X 染色体区域。因此，只有发生完整 X 染色体失活的细胞才有助于发育成人体。

印记——为什么需要母亲和父亲

对于一个杂合子的人来说，在考虑其表型时，通常与每个等位基因的亲代来源是无关的。然而一些观察结果表明，基因组中部分母源和父源等位基因之间存在功能差异。胚胎发育阶段有些发生在 46，XX 细胞的偶然事件，会导致这些细胞中有两个基因组均来自母源或父源。这些细胞尽管表面上染色体正常，但发育异常，而且彼此之间有很大的不同（图 11.6）。这些观察结果在小鼠实验中得到了证实。显然，母源和父源基因组之间存在着一些差异，并且正常发育需要父母源基因组各一个。

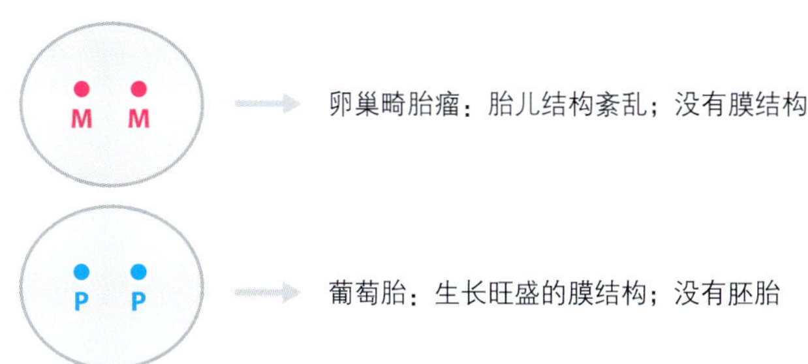

图 11.6 两个母源或两个父源基因组的胚胎不能正常发育

小鼠可以用来进行针对每条染色体的更精细的研究。利用巧妙的操作可以使小鼠具有正确的染色体数目，但一对特定的同源染色体只源自双亲之一，即为**单亲二倍体**（uniparental disomy，UPD）。其结果就某些染色体而言，所产生的是正常小鼠，但对于某些染色体，产生的是异常小鼠。这些特殊异常取决于小鼠是否有两个母源或两个父源的染色体拷贝。偶尔也可发现罕见的人类 UPD 病例。如下所述某些人类综合征可能由 UPD 引起。

观察结果表明，部分人类（和小鼠）基因的表达随着其亲本的不同而改变。它们必须带有某种标志其起源的印记。重要的是要记住，基因的父源或母源并不是内在固有的。如果一个男性把他从母亲那里继承来的印记基因传给他的孩子，此基因在母亲遗传给该男子时为母源印记基因，但在该男性遗传给他孩子时为父源印记基因。因此印记必须是可逆的，以便每一代都可以将其擦除再重新建立（图 11.7）。印记是一种表观遗传现象：印记基因的表达可以被修饰，这种修饰从受精卵到成人的所有细胞分裂过程中持续存在，但 DNA 序列没有改变。

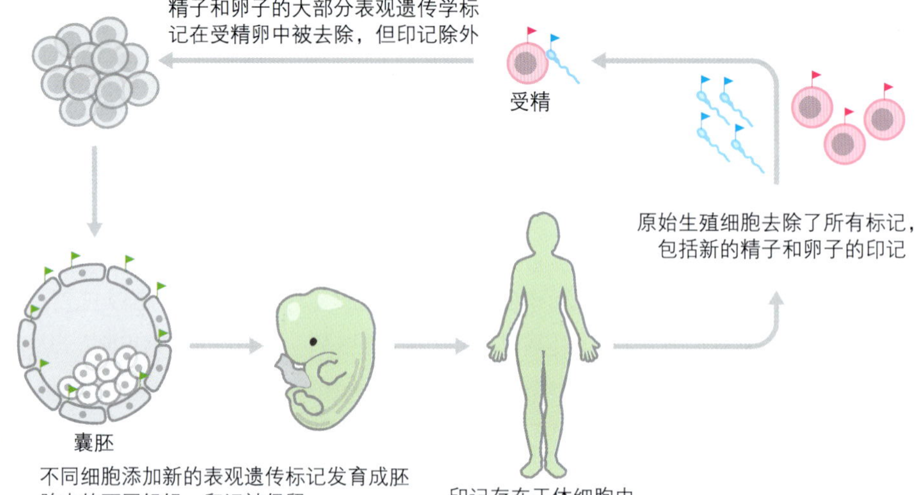

图 11.7 人类发育过程中组织特异性表观遗传标记的添加和去除
精子和卵子的大部分表观遗传学标记在受精卵早期中被去除，为随后的发育提供一个干净的表观遗传背景，但少数标记没有被去除。这些就是亲本特有的印记。印记是表观遗传而且是可逆的。

这些观察符合我们对表观遗传学在发育中起关键作用的一般理解。由于分化的细胞获得新的表观遗传特性并将其传递给后代，因此人的整个发育过程可被视为一个表观遗传过程。精子和卵子有其各自特异的表观遗传特性。在受精卵中，这些特异性的表观遗传标记必须被去除，为后续发育提供一个干净的表观遗传背景。在第 11.4 节中，我们将讨论这些表观遗传标记是什么，如何添加或去除它们，以及它们是如何调节基因表达的。在这样的大背景下，有一些基因在发育过程中保留了部分精子或卵子特有的表观遗传标记，这些就是印记基因。总共有大约 165 个人类印记基因，分成 35 个簇，分散在几个不同的染色体上，它们以这种方式保留了亲本特异性印记（图 11.7）。某些罕见综合征的研究大大提高了我们对人类基因印记的理解，特别是**案例 22 和案例 23** 中描述的两种疾病：快乐木偶综合征和普拉德-威利综合征。

正如**案例 23 和案例 24** 相关内容所述，大多数印记相关疾病都是染色体变异的结果：染色体缺失或单亲二倍体。但有时是因为印记基因中的一个简单的点突变。假设一个人继承了一个突变印记基因，由于印记的原因，这个基因没有在此人身上表达，那么这个突变将不会产生表型，但它仍然可以传递给后代并可能在后代表达。这将会导致一个不同寻常的家系遗传模式（图 11.8）。

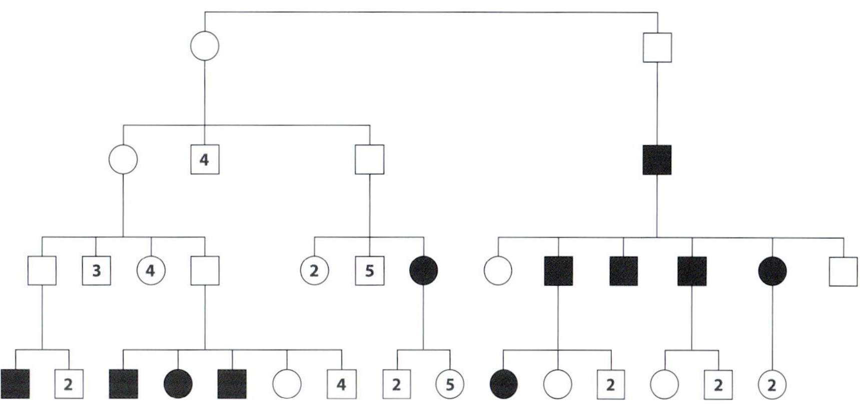

图 11.8 副神经节瘤（遗传性血管球瘤，OMIM 168000）由 *SDHD* 基因突变引起。*SDHD* 基因是一个印记基因，只有父源拷贝才会表达。因此带有突变基因女性的后代，不管他们是否遗传了变异基因，都不会有症状，但他们仍然可以将突变遗传给后代。Heutink et al.（1992），*Hum. Molec. Genet*. 1：7-10。（图中方框或圆圈中的数字代表其无症状后代的数目）

11.3 案例分析

案例4 Davies家系

3 10 61 89 142 257 285 354

- Martin，24 月龄，动作笨拙，学步晚
- 肌营养不良家族史
- X 连锁隐性遗传
- 抗肌萎缩蛋白基因检测的问题
- MLPA 检测到 44~48 外显子缺失
- 分子病理学
- X 染色体失活的影响

多重连接依赖性探针扩增（multiplex ligation-dependent probe amplification，MLPA）用于确定 Martin 的致病性缺失突变，并检测该突变是否在他的两个姐妹中也存在。结果显示 Lisa 是该缺失突变的携带者，而 Jessica 未携带（见图 4.11）。Martin 的母亲和外祖母是这种 X 连锁疾病的携带者。由于 X 染色体失活，她们将会是不同细胞群的嵌合体，其中一些细胞群中父源 X 染色体保持活性，带有抗肌萎缩蛋白基因的正常功能拷贝，而另一些细胞群母源的 X 染色体保持活性，携带大片段缺失突变。肌细胞是由成肌细胞融合而成的多核细胞，这使得情况变得更加复杂。用抗肌萎缩蛋白抗体对肌肉组织活检染色结果显示，在杂合子女性个体的肌细胞中，抗肌萎缩蛋白呈斑片状分布，反映了 X 染色体失活的随机性（图 11.9）。大多数携带者具有亚临床肌肉损伤的生化学改变，表现为血清肌酸激酶（CK）水平升高。如第四章所述，CK 水平可用于评估女性成为携带者的风险，但评估值很少接近 0 或 100%，不能作为生殖决策的有效指标。偶尔携带者有明显的肌无力，可能是因为运气不好，肌细胞中主要为正常 X 染色体失活。这种现象被称为**显示杂合子**。

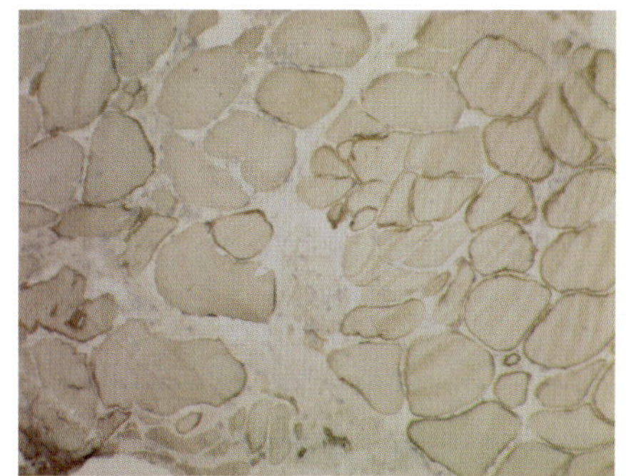

图 11.9 一例进行性假肥大性肌营养不良女性携带者的肌肉组织活检，用抗肌萎缩蛋白抗体染色（棕色）

注意细胞膜染色的斑片状分布（与图 1.4 中受累男孩和正常对照组的切片比较）。照片由纽卡斯尔的 Richard Charlton 博士提供。

案例9 Ingram家系

- Isabel，10 岁，身材矮小，可能有青春期延迟
- ❓特纳综合征
- 45,X 核型
- Y 染色体 DNA 风险
- PCR 检测 Y 染色体序列阴性
- 与 X 染色体失活有关的问题
- 治疗的可能性

24 39 63 94 258 354

Isabel Ingram 患有特纳综合征，核型为 45,X，只有一条 X 染色体。X 染色体失活机制的意义在于使具有不同 X 染色体数目的人都能够正常发育，那么人们可能会问：为什么 Isabel 出现了症状呢。原因可能是并非所有 X 染色体上的基因都受到 X 染色体失活的影响。一项转录水平的研究（Carrel and Willard，2005）显示了惊人的偏离于常规 X 染色体失活的表达谱。即使在假常染色体区域以外，仍有约 15% 的 X 连锁基因可以部分或全部逃逸失活，另有 10% 的失活 X 染色体上的基因在不同细胞中的失活程度不同。

一些逃逸失活的 X 连锁基因在 Y 染色体上有对应的基因，这些基因在患有特纳综合征女性中的表达水平应该低于正常男性或女性。另外那些没有在 Y 染色体上有对应基因的基因，它们在特纳综合征女性中的表达水平与正常男性相似，但是这些逃逸失活的基因在有两条 X 染色体的女性中表达更高，这可能是造成男女之间差异的部分原因。有趣的是，有人称带有母源 X 染色体的特纳综合征女性可能会有常见于男孩的行为问题（男孩的 X 染色体都是遗传自母亲的），而带有父源 X 染色体的特纳综合征女性则没有这种问题。如果这种现象是真实的，这便是印记的证据。

案例21 Portillo家系

- 患儿 Pablo
- 类似问题家族史
- X 连锁重症联合免疫缺陷病
- 骨髓移植
- 遗传病因确定
- 对女性亲属进行携带者检测
- X 失活的影响
- 治疗的可能性

228 238 258 354

重症联合免疫缺陷（severe combined immunodeficiency，SCID）既可以是常染色体隐性遗传也可以是 X 连锁遗传。最初人们似乎对免疫缺陷可能是 X 连锁感到有些意外——因为人们认为免疫缺陷是由于位于第 2、14 和 22 号染色体上的免疫球蛋白基因突变。但是抗体的产生不仅需要这些蛋白质完整的结构基因，而且还需要功能正常的 B 细胞。B 细胞的成功发育需要许多其他遗传调控环节。第十章介绍一些复杂的调控过程，这些过程需要使这些 B 细胞能够产生有效的无限组合的抗体分子。T 细胞的缺乏以及产生抗体的 B 细胞的功能缺陷导致了联合免疫缺陷，其原因一定是细胞分化早期出现了问题。

从家系图（图 10.9）可以看出，Poblo 是明显的 X 连锁 SCID。如果是常染色体隐性遗传，他的携带者亲属的后代不会患病，除非他们的伴侣也是携带者。常染色体遗传的 SCID 罕见，如果他们不是近亲结婚，患病风险很低。然而，对于 Portillo 一家来说，我们知道其遗传方式是 X 连锁遗传，尽管 Pilar 的兄弟和另一个儿子的患病风险很低，她的姐妹、姨母和女儿都有很高的患病风险。

在该家系就诊的年代，还不知道是什么基因缺陷导致 X-SCID，但对高危女性携带者进行 X 染色体失活模式的检测在当时是可以做到的。X-SCID 的女性携带者，如 Pablo 的母亲 Pilar，她们的一些细胞克隆中的活性 X 染色体应该携带致病突变（随后发现是 *IL2RG* 基因，见图 10.10）。如上所述，这些已定向分化成淋巴细胞的细胞无法正常分化，故女性携带者的所有淋巴细胞都应该是正常 X 染色体有活性。因此她的淋巴细胞将显示完全的 X 染色

体偏倚失活，而其他所有细胞仍是随机的 50：50 的正常失活模式。在致病基因确定之前，这种方法有时被用作携带者筛查。

案例22 Qian家系

250 259 354

案例23 Rogers家系

251 259 354

Qian 家系
- 2 岁女孩 Kai
- 发育迟缓，癫痫
- ❓快乐木偶综合征
- 病因和遗传检测
- 治疗的可能性

Rogers 家系
- 男婴 Robert，父母高龄生育
- 正常 46,XY 核型，产检未见异常
- 严重肌张力低下
- ❓普拉德-威利综合征
- 病因和遗传检测
- 治疗的可能性

这两个案例放在一起讨论是因为尽管 PWS 和快乐木偶综合征这两种疾病表型完全不同，但致病原因却有很多共同点。四分之三的 PWS 和快乐木偶综合征病例都是由染色体 15q11-q13 缺失引起的。由于这两种综合征明显不同，我们很自然地认为导致疾病发生的分子水平上的缺失是不同的，但实际上它们却是相同的。缺失是由错位的重复序列之间的重组引起的——这与前面讲到的 Williams 综合征的发生机制相同（疾病框 2）。PWS 和快乐木偶综合征中通常都有相同的 6Mb 染色体片段缺失。

这段缺失有时可以勉强在显微镜下看到，但是利用 FISH 或 MLPA 可以很容易地检测到（参见第 4.2 节）。在这两个案例中，利用针对 15q11 的 FISH 探针在 Kai Qian 的样本中发现了染色体微缺失，进一步确定了快乐木偶综合征的诊断。然而在 Robert Rogers 的样本中没有发现缺失，因此临床推测的 PWS 诊断仍需进一步确认。

对这两种疾病发生原理认识上的突破，是当人们发现这两种疾病表型之间的差异不是由于不同的染色体缺失，而是由于缺失染色体的亲本来源不同。PWS 中染色体缺失总是发生在父源 15 号染色体上，而快乐木偶综合征中染色体缺失总是在母源 15 号染色体上。因此染色体 15q11-q13 区域的印记基因，是导致这两种疾病病理不同的核心问题。PWS 大部分是由于缺少父源 15q11-q13 印记区域所引起的，但其致病原因除了染色体缺失外还有多种其他原因（表 11.1）。而在快乐木偶综合征中，部分病例是印记基因中的点突变导致的。

表 11.1 PWS 和快乐木偶综合征的病因

病因	PWS	快乐木偶综合征
15q11-q13 缺失	75%~80%（父源）	70%~75%（母源）
单亲二倍体	20%~25%（母源）	1%（父源）
点突变	—	10%（*UBE3A*）
印记错误	1%	4%

约有 10% 的临床诊断为快乐木偶综合征的病例中，未发现任何上述原因。这些病例中很多通过全外显子组测序诊断为其他疾病。

接下来要对 Robert 进行 DNA 单亲二倍体（UPD）的检测。20%~25% 的 PWS 患者有两个完整的 15 号染色体拷贝，但两个拷贝均来源于母亲。由于患者缺少该区域的父源拷贝，其后果与常见的父源染色体区段缺失相同。通过分析 15 号染色体 DNA 的多态性遗传模式可以进行 UPD 检测。Robert 和他的父母做了 15 号染色体上一系列微卫星标记（见框 8.1）的基因分型。采用第一种标记（图 11.10a）的检测结果显示，三个人的样本中特定等位基因

都相同，无法确定 Robert 的两个等位基因来自哪个亲本。我们要记得这些遗传标记都是非致病性多态位点，不会导致 PWS 或任何其他疾病。因此，一个人获得哪些等位基因纯粹是随机的。结果确实表明 Robert 具有该特定序列的两个拷贝，由于这个序列位于 PWS 的关键区域，因此也证实了 FISH 的检查结果，Robert 没有染色体缺失。第二种标记（图 11.10b）更能说明问题，其结果显示，Robert 没有父源的等位基因（已使用非连锁标记确认了亲缘关系）。这个检测只有两种结果：缺失或者是 UPD。因为我们已经知道没有缺失，所以说明是 UPD 造成的。Robert 的情况是单亲二倍体，他具有两个相同的母源染色体拷贝。由于微卫星等位基因偶尔会发生突变，因此谨慎的做法是使用第二个独立的微卫星位点来确认这一发现。

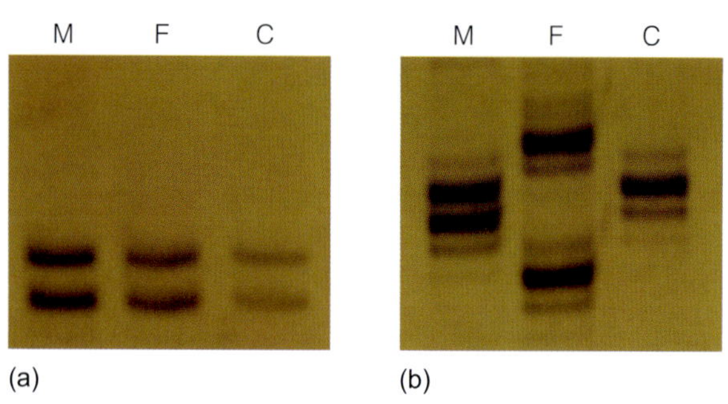

图 11.10 Robert 家系 PWS 关键区域两个微卫星标记的基因型检测

(a) 基因型表明 Robert 具有该序列的两个拷贝，但未鉴定出亲本来源。(b) Robert 缺乏父源等位基因，结合第一个标记的检查结果，表明他是母源 UPD。M，母亲；F，父亲；C，孩子。

UPD 或常见的父源缺失的 PWS 患者，其表型是相同的，表明 PWS 是由于缺乏父源 15q11-q13 序列，而且两个母源拷贝或 15 号染色体上其他的父源基因拷贝缺失不会影响其表型。少数非片段缺失型快乐木偶综合征病例也是由 UPD 引起的——即患者有两个父源 15 号染色体，而没有母源拷贝。

单亲二倍体的起源

UPD 解释了 Robert 为何患有 PWS——但 UPD 是如何产生的呢？第一个病例报道出现时（1988 年，一名患有囊性纤维化的儿童），人们推测在卵细胞形成时发生了特定染色体的不分离，形成了含该染色体两个拷贝的卵子，而这枚卵子恰巧受精，并且精子也因为卵子的染色体不分离而导致了精源的染色体完全缺失。如果这种幸运的巧合是 UPD 发生的唯一原因，那么 UPD 应该几乎不存在。实际上 UPD 尽管不常见，但是这种现象发生得太频繁了，无法用这种罕见巧合来解释。UPD 发生的更可能的原因是通过染色体**三体自救**（图 11.11）。

我们知道，妊娠时各种可能的染色体三体都会发生，但是几乎所有染色体三体都不能生存，会自然流产。但如图 11.11 所示，染色体三体细胞如果在有丝分裂早期中发生不分离，可能会产生一个具有正常染色体数目的细胞。如果在胚胎发育足够早的时期发生三体自救，那么这个细胞可能能够发育成整个的婴儿。假设有丝分裂不分离是随机的，那么其中三分之一的结果就是 UPD。PWS 患者中 UPD 频率要比快乐木偶综合征患者高就是支持这种观点的证据（表 11.1）。我们知道，产生染色体三体的不分离现象通常发生在母体减数分裂中，因此我们会预测大多数染色体三体的胚胎都有两个母源和一个父源染色体。因此与父源 UPD 相比，染色体三体自救更可能产生母源 UPD。Robert 的母亲 Rowena 怀有 Robert 时已经 38 岁了，这可能是一个重要的因素。

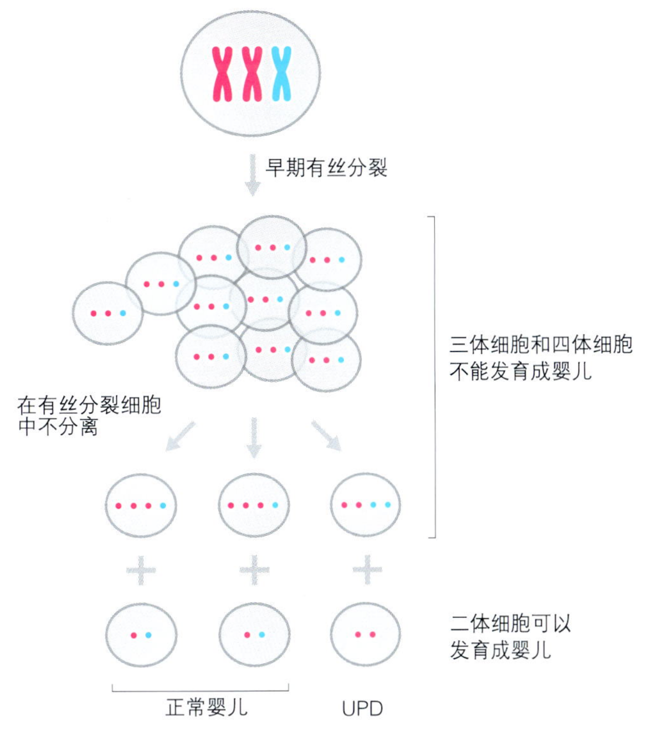

图 11.11　通过染色体三体自救形成单亲二倍体

最初的胚胎是染色体三体。通过有丝分裂过程中的染色体不分离可以形成一个正常染色体数目的细胞。如果三体自救发生在胚胎发育足够早的时期，那么这个细胞就能够发育成整个个体。但是这个细胞中这两条染色体有 1/3 的概率来自同一亲本。

染色体三体自救产生**异源单亲二倍体**，即两个受累染色体是亲本中两条不同源的染色体。形成 UPD 的另一种可能的方式是单体自救，胚胎中 15 号染色体单体细胞通过染色体不分离产生**同源单亲二倍体**，这样染色体的两个拷贝是完全相同的。根据检查结果，这应该是 Robert Rogers 发病的原因（图 11.10b）。

PWS 和快乐木偶综合征的分子病理学

事实证明，PWS/快乐木偶综合征关键区域包含许多印记基因，其中一部分仅在父源染色体表达，而另外一部分仅在母源染色体表达（图 11.12）。看上去快乐木偶综合征完全是由缺乏有功能的母源 *UBE3A* 基因引起的。如表 11.1 中所示，一些快乐木偶综合征患者 *UBE3A* 基因功能丧失是他们唯一的分子缺陷。有趣的是，这个基因在大脑组织中印记表达，而没有在其他组织中有相应表现，因此印记可能是有组织特异性的。识别这种情况很重要，因为如果这不是新生突变的话，另一个孩子遗传该变异的概率很大。

在 PWS 患者中没有发现单个基因的点突变，但是部分患者携带罕见的涉及 *SNHG14* 基因转录本的小缺失。这是一个巨大的父源特异的转录本，长度至少有 460kb，包含至少 140 个外显子。只有前十个外显子编码蛋白质，其余的外显子都是非编码的。然而，许多核仁小 RNA（snoRNA）由该区域的内含子 RNA 构成。这些 snoRNA 是修饰核糖体和其他功能性非编码 RNA 碱基所必需的。由此可见，PWS 是由 snoRNA 的缺陷引起的，而 snoRNA 的缺陷可以影响核糖体和其他功能性 RNA 的合成，从而影响其他不相关基因的表达。

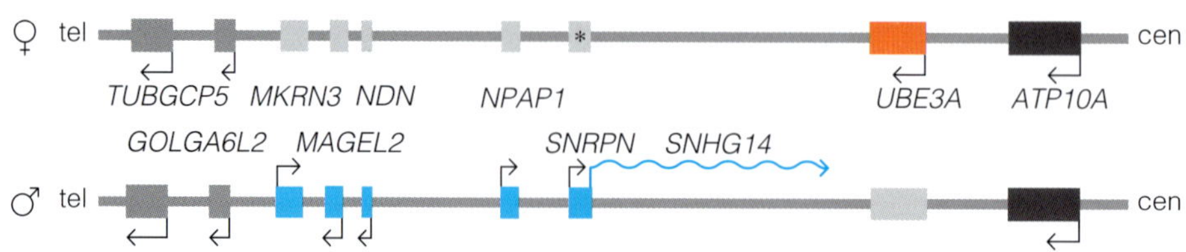

图 11.12 普拉德-威利综合征/快乐木偶综合征关键区域的基因和转录本

仅在父源染色体表达的基因标为蓝色，仅在母源染色体表达的基因标为橙色，而暗灰色表示父源母源染色体都表达的基因。浅灰色表示未在相关染色体上表达的基因。波浪蓝线显示较大的父源特异性 SNHG14 转录本。转载自 Strachan and Read（2019）《人类分子遗传学》（第 5 版），经 Garland Science/Taylor & Francis LLC 许可。

这两种综合征中一些未找到原因的病例中，似乎存在印记缺陷。印记基因簇始终包含差异性甲基化区域（DMR），该区域中母源和父源染色体上的 DNA 甲基化模式不同（请参见第 11.4 节）。这些被认为是差异印记基因表达的实际效应器。在这些罕见的案例中，遗传标记的研究（如图 11.10 所示）表明，两个亲本的染色体均完整存在，但 DMR 处的甲基化模式表明两者都带有相同的亲本印记。所以显然是印记机制出了问题。父源染色体带有母源印记会导致 PWS；反之母源染色体带有父源印记会导致快乐木偶综合征。这些罕见的情况是**表观突变**的例子——突变改变了表观遗传但不改变 DNA 序列。这些为科学家探究印记过程提供了有价值的研究材料。

在许多其他印记基因座上也可以看到这种令人生畏的复杂性（表 11.2）。例如在染色体 11p15 上有两个印记域，促进生长域（DMR1）通常在父源染色体上表达，抑制生长域（DMR2）通常在母源染色体上表达。Beckwith-Wiedemann 综合征胎儿过度生长，是由各种突变引起 *DMR1* 基因过表达或 *DMR2* 基因表达降低引起的。Silver-Russell 综合征则是由相反的变化引起的，表现为宫内发育迟缓。

表 11.2 涉及印记相关机制的一些疾病

综合征	OMIM 编号	染色体位置	受累基因
普拉德-威利综合征	176270	15q11-q13	*SNRPN*
快乐木偶综合征	105830	15q11-q13	*UBE3A*
Beckwith-Wiedemann 综合征	130650	11p15.5	*IGF2*，*KCNQ1OT1*
Silver-Russell 综合征	180860	7p11.2	*GRB10*?
		11p15.5	*H19*，*CDKN1C*
Temple 综合征	616222	14q32	*DLK1* / *MEG3*
Kagami-Ogata 综合征	608149	14q32	*DLK1* / *MEG3*
假性甲状旁腺功能减退症 1A	103580	20q13.2	*GNAS1*
暂时性新生儿糖尿病	601410	6q24	*PLAGL1*

详情请见 OMIM 和 Soellner et al.（2017）。奥塔哥大学（University of Otago）的网站中有进一步的详细信息。

除了由单个印记位点调控异常引起的表型外，一些患者还存在多个位点印记调控异常，影响到几个基因座。已经发现一些不同的致病基因，在受累患者中发现有些基因的无功能变异，而有些则发生在母亲中。这可能涉及在卵细胞中表观遗传印记的写入，或者保护这些遗传印记免于在受精卵中被清除。

遗传印记的作用是什么？

有几种理论解释为什么会有遗传印记的现象存在（Wilkins and Haig, 2003）。遗传印记是哺乳动物胎盘特异性的。主流理论认为，从“自私基因”的角度来看，父母的生物学利益存在冲突。父亲的基因通过多个子女而得到最好的传播。如果他的伴侣死于过度生产，他总是希望找到另一个女人组建下一个家庭。而一个女人如果照顾好自己，并且不将过多资源投至某一个孩子身上，她的基因就能得到最好的传播。因此父系基因促进胎儿的生长，即便是以母亲为代价。这与对葡萄胎的观察相吻合：父系基因促进胎盘和胎膜的增殖，进而从母亲身体中吸取营养。

11.4 拓展学习

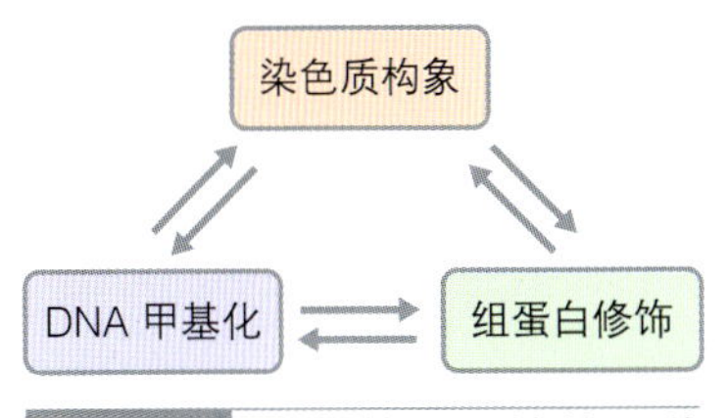

图 11.13 局部转录调控的三种机制
这三种机制相互作用，而不是线性层级的调节。

基因表达的每个阶段——基因的转录、翻译、基因产物的翻译后修饰，以及靶向输送——都受到精细而复杂的调节。如本章开头所述，我们将主要讨论转录调控。这一基本调控层控制着基因组的选择性表达，决定了细胞种类和发育过程。转录控制失调是许多临床疾病包括所有癌症的基础。

转录调节发生在各个水平，从单个基因到整个基因组。我们了解得最清楚的，并且可以说是与临床最相关的，是对几千个碱基的调节——相对于整个基因组，这个调节范围是很小的一部分。从广义上讲，这些调节涉及图 11.13 中所示的三个相互关联的机制。更高级别的调节涉及细胞核内的大范围的染色质结构。这些机制目前尚不清楚，有待深入研究，框 11.2 中对其进行了简要描述。

- **DNA 甲基化**——DNA 甲基转移酶将甲基（$—CH_3$）基团连接到特定胞嘧啶上。
- **组蛋白修饰**——多种酶将各种基团[包括甲基、乙酰基（$—COCH_3$）和磷酸基团]连接到核小体中组蛋白的特定氨基酸残基上。
- **染色质构象**——确保调节分子能够与 DNA 相互作用且不被结构致密的染色质锁定。很多机制调节局部和整体的染色质构象。大型 ATP 驱动的多蛋白质机器（染色质重塑复合物）使核小体沿 DNA 移动，以暴露或封闭诸如启动子和增强子之类的调控元件。**小 RNA 分子**还可以通过靶向基因组中的特定序列而发挥作用。

调节通常以组合的方式发挥作用：一系列相对较弱的调节组合互作可以产生强大的作用。这种调节与完全依赖于单个较强的相互作用相比，可以提供更灵活、更敏感的调节。因此，尽管单独的相互作用与整体效果相关，但通常无法描绘出从单一主要原因到最终效果的线性路径。就任何可以确定的主要作用而言，它们最有可能与转录因子结合，但是这通常需要改变染色质才能使其靶序列暴露出来。

在这三种机制中，目前只有 DNA 甲基化用于临床诊断。我们也清楚地了解了 DNA 甲基化的模式是如何从母细胞传递到子细胞的，从严格意义上讲，它是一种表观遗传机制。值得注意的是，一些研究较为深入的模式生物，例如果蝇和线虫，它们的 DNA 很少发生甲基化，尽管它们能够明显地执行表观遗传学的发育程序。因此，DNA 甲基化不会是唯一的表观遗传机制——它只是我们最了解的机制。

DNA 甲基化

在人类和其他哺乳动物中，甲基化通常采取将甲基基团添加到 5-胞嘧啶上，以形成 5-甲基胞嘧啶（5MeC）。DNA 甲基化不会影响碱基配对，因此它不会改变基本的遗传信息（图 11.14），甲基化本身也不会改变基因表达。但是位于双螺旋外部的甲基集团是甲基 DNA 结合蛋白的结合位点，这些是影响基因表达变化的调节系统的一部分。因此基因组的甲基化模式可以由 DNA 甲基转移酶“书写”，并由甲基 DNA 结合蛋白“读取”，而不会影响原本的基因序列。

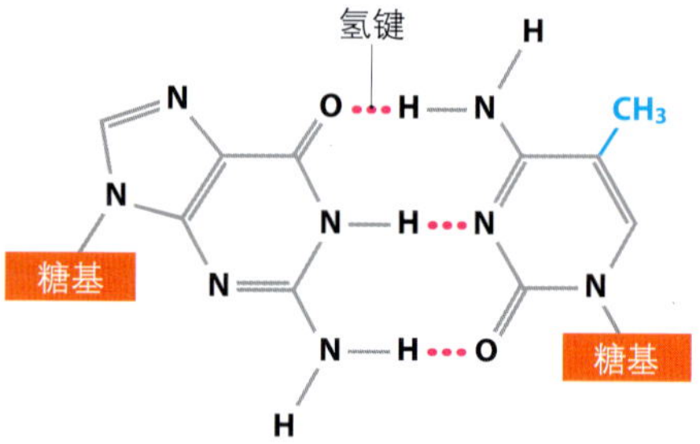

图 11.14 5-甲基胞嘧啶与鸟嘌呤的配对方式与未修饰的胞嘧啶完全相同
DNA 甲基化不会改变初级的遗传信息。

甲基化几乎完全发生在 CpG 二核苷酸中紧靠鸟嘌呤 5′端的胞嘧啶（“p”代表将两者连接在一起的磷酸基）。双螺旋一条链中的每个 5′-CpG-3′ 与互补链中的 5′-CpG-3′ 配对（记住，这些链是反向平行的）。并非每一个 CpG 都被甲基化，但是如果一条链中的 CpG 被甲基化，互补链中与其配对的 CpG 也会被甲基化，因此两条链都带有相同的甲基化和未甲基化的 CpG。这是 DNA 甲基转移酶 DNMT1 作用的结果。DNA 复制时，新合成链上的所有 CpG 序列最初并没有甲基化。但是，随后 DNMT1 使新合成链与亲本链甲基化 CpG 相对应的 CpG 位置发生甲基化（图 11.15）。通过该过程，甲基化的模式从母细胞遗传到子细胞。

尽管甲基化模式是可遗传的，但是它在细胞生命周期中并不是固定的，而是根据细胞类型以及当时的代谢状态有所不同。甲基集团可以通过 DNA 甲基转移酶从头添加，也可通过三种 Tet（10-11 染色体易位）酶的作用而去除。环境因素会影响 DNA 甲基化的模式和程度，时间的推移也是如此。癌症和正常衰老都会影响 DNA 甲基化。一组含有 513 个 CpG 序列的甲基化程度是目前生物年龄（不同于实际年龄）的最佳衡量方法，而且令人震惊的是，至少在统计学意义上它被认为可以预测一个人的剩余寿命（Levine et al.，2018）。

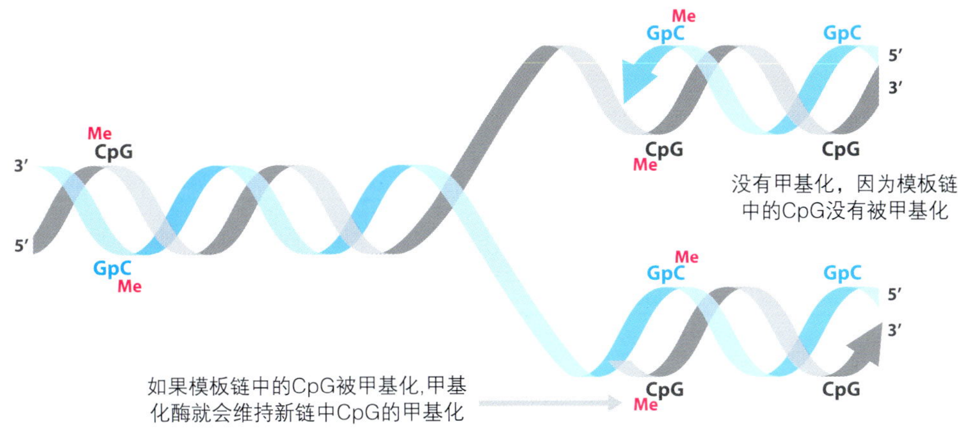

图 11.15 5-甲基胞嘧啶在表观遗传学中的作用

DNA 复制时，DNA 甲基转移酶特异性地使新合成链中的 CpG 序列甲基化，该序列与亲本链中的甲基化 CpG 相对应。故 CpG 甲基化的模式是可遗传的。

DNA 甲基化的研究

DNA 甲基化模式比 DNA 序列改变更难研究。如图 11.14 所示，5MeC 与鸟嘌呤的互补配对方式与未甲基化的胞嘧啶相同。DNA 链的杂交特性不受其甲基化状态的影响，因此基于杂交的实验不能用于研究甲基化。PCR 和测序都依赖于所研究序列的扩增。体外扩增的 DNA 拷贝（不同于在具有维持甲基化机制的细胞中复制的拷贝）不会被甲基化。因此第四章和第五章中描述的方法均不能用于研究 DNA 序列的甲基化模式。研究 DNA 甲基化的主要通用方法是**亚硫酸氢盐测序**（图 11.16）。

在严格控制的条件下用亚硫酸氢钠处理 DNA，胞嘧啶就会通过脱氨基作用而转化为尿嘧啶，但 5MeC 对该试剂具有抗性。尿嘧啶不是 DNA 中的天然碱基，但它可以与腺嘌呤的碱基进行配对，这一点与胸腺嘧啶相同。如果将亚硫酸氢盐处理的模板进行 PCR 扩增或用于测序，则原始 DNA 中的每个 U 在复制中均表现为 T。因此，在原始序列中未甲基化的每个 C 均显示为 T，而甲基化的 C 仍然为 C。比较亚硫酸氢盐未处理和处理过的序列，即可检测出甲基化的模式。

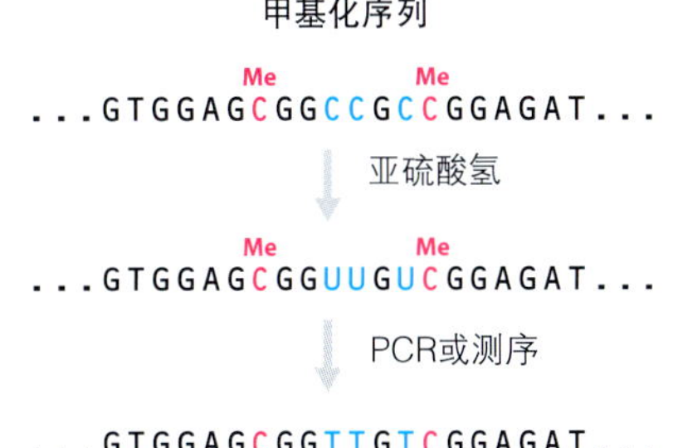

图 11.16 使用亚硫酸氢钠处理检测胞嘧啶甲基化

未甲基化的胞嘧啶被转化为尿嘧啶，再经 PCR 扩增或测序时，它以胸腺嘧啶形式出现。甲基化的胞嘧啶不变。比较亚硫酸氢盐处理之前和之后的序列，可以检测出甲基化的胞嘧啶。

其他检测 DNA 样本甲基化的方法包括使用特异性 MeC 抗体对甲基化 DNA 片段进行免疫沉淀，或使用某些限制性内切酶消化 DNA。这些酶的识别位点包括 CpG 序列，但只有在未甲基化的情况下才会切割该位点（框 11.1）。例如：限制性内切酶 *Hpa*Ⅱ切割 CCGG 序列，但不会切割 C^{Me}CGG。而其他酶如 *Msp*Ⅰ不受甲基化的影响，无论是否甲基化，*Msp*Ⅰ均可切割 CCGG 序列。这种差异可以用于各种方法以揭示特定的 CpG 是否被甲基化。更简单的方法是，将 PCR 引物设计为在待测 CpG 的侧翼，然后在扩增前用 *Hpa*Ⅱ消化 DNA。如果该位点未被甲基化，则模板被切割无法获得 PCR 产物。

框 11.1

DNA 甲基化和 CpG 岛

我们已经学习了亚硫酸氢钠如何通过脱氨基作用（除去氨基）将胞嘧啶转化为尿嘧啶。但是 DNA 中的胞嘧啶也有自发脱氨的趋势。据估计，在每个细胞中，每天有 100 个胞嘧啶碱基会失去氨基。细胞中具有一种酶，可以识别 DNA 中的尿嘧啶，并可以通过用胞嘧啶替代尿嘧啶来进行损伤修复。5MeC 也会自发地脱氨基，产生胸腺嘧啶（框图 11.1）。胸腺嘧啶是 DNA 的天然成分，因此这种变化并不明显，而且也不总是可以修复的。因此，甲基化的 CpG 二核苷酸具有突变为 TpG 的自然趋势。对多个疾病突变数据库的回顾分析清楚地表明，CpG 序列是突变的热点。Pablo Portillo 带有的 *IL2RG* 基因突变（**案例 21**，见图 10.11）就是一个例子。

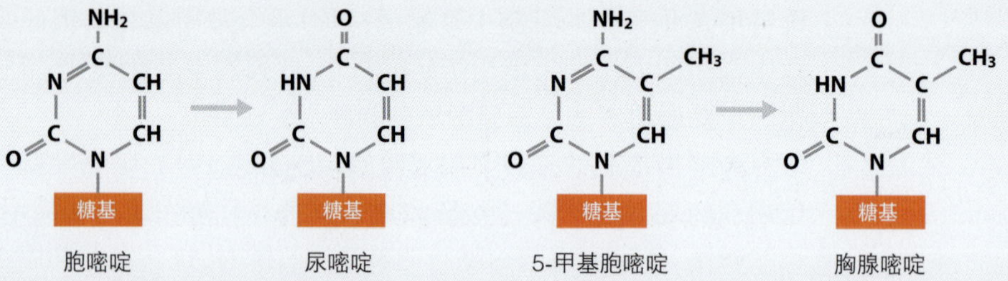

框图 11.1 **胞嘧啶脱氨基产生尿嘧啶，尿嘧啶是 DNA 中的非天然碱基，但是 5-甲基胞嘧啶脱氨基产生胸腺嘧啶**

CpG 序列的易变性产生了进化的结果。人类基因组中 41% 的碱基是 C 或 G，因此我们可以预期所有二核苷酸中有 4.2%（0.205×0.205）是 CpG，而现在所观察到的只是推测比率的五分之一。大量的人类 DNA 含 CpG 序列很少——它们已被甲基化，并在进化过程中通过脱氨基转化为 TpG。但是散布在基因组中的大约有 27 000 个 **CpG 岛**，确切的数目取决于 CpG 岛的定义方式。CpG 岛通常是不超过 1kb 长度的 DNA 片段，其中 CpG 序列没有丢失。这些序列以某种方式避免了甲基化。

大约 60% 的人类基因在启动子区域内或附近具有 CpG 岛。具有 CpG 岛的基因与没有 CpG 岛的基因在转录调控上可能不同。不管相关基因是否活跃，CpG 岛通常未被甲基化。CpG 岛在某些癌细胞中发生异常甲基化，使该基因沉默（请参阅第七章），而在正常细胞中则不会。然而，不具有 CpG 岛的启动子确实包含单独的 CpG 二核苷酸。这些 CpG 二核苷酸的可逆甲基化，可能还有 CpG 岛边界处的 CpG 二核苷酸的可逆甲基化，在基因调控中非常重要。

组蛋白修饰

核小体中组蛋白分子向外突出的N端尾的共价修饰，是局部转录调控的第二大调节机制。图11.17中分别以写入器、读取器和编辑器对组蛋白修饰进行说明。

- **写入器**：将甲基、乙酰基、磷酸基或其他基团添加到组蛋白中。包括组蛋白乙酰转移酶（HAT）家族、甲基转移酶、激酶等。每种酶都是特异性地针对特定组蛋白的特定氨基酸残基进行修饰的。例如，EZH2可以使组蛋白H3的第27位赖氨酸（H3K27）发生甲基化，而SETD2会发生H3K36的三甲基化。
- **读取器**：锚定在修饰的组蛋白上并介导生化反应。例如，TAF3（转录起始复合物的一部分）可以识别三甲基化的H3K4，并帮助起始复合物定位在启动子上。含有染色质结构修饰结构域和布罗莫结构域（bromodomain）的蛋白质家族会分别"读取"带有特定甲基和乙酰基标记的组蛋白。
- **编辑器**：去除组蛋白标记。它们包括组蛋白脱乙酰酶（HDAC）、脱甲基酶和磷酸酶。例如，赖氨酸脱甲基酶KDM1A使H3K4me脱甲基，而HDAC1是一种组蛋白脱乙酰酶，在多种大分子多蛋白阻遏复合物中发挥作用。

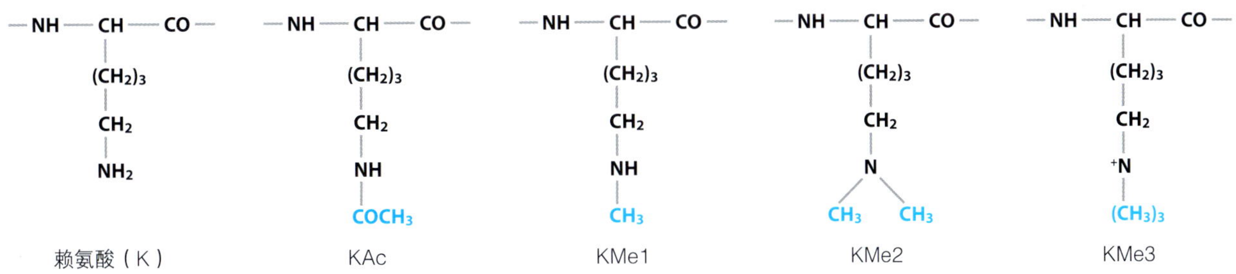

图11.17 乙酰化和单、双及三甲基赖氨酸残基分子式
其他常见的修饰包括丝氨酸的磷酸化和精氨酸的甲基化。

越来越多的遗传病被发现是由于突变影响了组蛋白修饰过程而引起的。因为许多酶由于独立发现于不同物种而具有多个名称，这会在文献阅读时产生混淆。2007年Allis等对此进行了规范化命名（2007）。疾病框11列出了其中一些"染色质病"。

"组蛋白密码"不是简单的一对一，不同的组蛋白标记是不同功能区域的特征：

- H3K9和H3K27三甲基化代表转录抑制，是非转录的染色质。
- **启动子**倾向于具有双或三甲基化的H3K4、乙酰化的H3K27和组蛋白变体H2A.Z。
- **增强子**具有单或双甲基化的H3K4以及乙酰化的H3K27。
- **基因中**富含三甲基化的H3K36和双甲基化的H3K79。

染色质构象

人的细胞核直径约为10μm。但在一个正常的二倍体细胞中，它惊人地容纳了2m长的DNA。这些DNA不仅被压缩，而且以对基因调控至关重要的方式被复杂地包装。直到近年，人们才有可能对这一结构进行研究。长期以来，人们认为在最基本的层面上，DNA围绕核小体，核小体可以被压缩在一起，形成异染色质，而异染色质在很大程度上是转录沉默的；或者以开放的构象形成常染色质，基因可以转录，也可以不转录。在常染色质中，相比于压缩的核小体，调控序列可以通过周围分子很容易找到并接近而被识别。这些序列通常是启动子或增强子（如第3.4节所述），并且如上所述，它们以特定的组蛋白修饰为特征。

可及性DNA的分布不是固定的，而是根据细胞的需要发生变化。DNA甲基化和组蛋白修饰在其中起作用，但是染色质重塑复合物也是至关重要的。如上所述，这些是大型多蛋白质机器，利用ATP的能量沿着DNA对核小体进行物理改组，将变体组蛋白交换到核小体中或从核小体中释放出来，或将其分解。每当染色质改变活性时，它们就参与其中——不仅涉及基因的激活或沉默，还涉及DNA复制、DNA修复和染色体分离。

DNA甲基化、组蛋白修饰和核小体定位相互作用并彼此增强。例如，甲基化的组蛋白可以募集DNA甲基转移酶，从而使特定基因组目标序列发生甲基化；而结合了甲基化DNA的蛋白质如MeCP2（参见疾病框11）可以募集修饰组蛋白的蛋白质。沿着核小体DNA滑动的染色质重塑复合物包含了识别各种组蛋白修饰的成分。尽管最终是转录因子的结合起着重要的作用，但很少可以确定一个单一的起始事件和简单的因果关系链。读者想获得更多有关这种难解的复杂机制的详细信息，可以阅读2019年Cavalli和Heard以及2018年Feinberg发表的综述。

在描述性水平上，我们现在有了全基因组范围内的单核苷酸水平的DNA图谱、DNA甲基化图谱、核小体位置图谱和组蛋白修饰的图谱。几个研究联盟（例如，国际人类表观基因组联盟和表观基因组路线图联盟，请见相关网站）正在ENCODE项目联盟（2012）的工作基础上开发这些资源。他们的任务非常艰巨而宏大：与DNA序列不同，这些特征是每种细胞类型所特有的。我们每个人只有两个不同的基因组，但是我们每个人都有数百个不同的表观基因组，它们随各种细胞类型不同而不同，因时间而改变。最重要的是，我们彼此之间都有差异。

更高级别的染色质组织构象

框11.2

直到目前，人们对基因水平以上的更高级别的染色质组织构象了解很少，除非我们达到整个染色体的水平。通过特异性FISH方法我们得知，在间期核内染色质占据其独特的地理区域。一项新技术，染色体构象捕获（chromosome conformation capture，CCC；Dekker et al.，2013）为揭示更高层次的结构提供了帮助。CCC可以识别在间期核内彼此靠近的DNA序列，即使它们在线性基因组中可能相距很远。这一技术的应用发现，在高于核小体水平，染色质形成一系列称为拓扑关联域（topologically associating domains，TAD）的环。环的大小通常为100kb，但差异很大。至关重要的是，诸如增强子之类的调控元件只能影响同一TAD中基因的表达。对TAD边界的识别有助于解释非编码DNA中的小缺失、倒位或重排产生的一些令人困惑的作用。有时这些异常会使TAD边界发生移动，而导致异常表型，因为增强子无法驱动其正常靶基因的表达，或可能开始影响其他基因的表达。Lupiáñez和同事们在2016年的论文中提供了示例。TAD似乎是染色体的相对固有的特征，在所有细胞类型中都是保守的。但是，正如作者在使用数千个细胞的实验中定义的那样，它们可能只代表染色质拓扑结构边界变化和相互作用的普遍情况。

框 11.2(续)

在 TAD 水平之上是 A、B 两种较大类型的结构域。A 型结构域包含转录活性染色质，而 B 型结构域则是沉默的。这些结构域是动态结构，可能包含多个 TAD，并根据细胞的活性状态形成或解聚。这些染色质结构的形式与功能之间的关系尚不确定——是它们决定了它们所包含的染色质的功能，还是以其他方式控制的染色质活性导致了这些结构的形成？四维细胞核组学计划是针对这些问题的几个研究项目之一（参见 www.4dnucleome.org）。研究工具包括更精细的 CCC 以及单细胞水平的超分辨率显微镜——但目前我们可以肯定的是，基因调控极其复杂。这不足为奇，因为人类仅仅使用与小蠕虫中相同数量的蛋白质编码基因就可以构建一个完整的人体，并且使单个细胞和系统对各种外部因素需要做出适当反应。

表观遗传效应在多大程度上决定正常的个体差异？

对于科学家和哲学家来说，人类发展的奇迹为探索和思索提供了无穷的材料。人类跨代表观遗传学效应的证据（存在争议）（框 11.3）展示了获得性状遗传的实例，并提出了深刻的问题：遗传在塑造我们是谁中到底发挥了什么样的重要作用？对于临床医生，尤其是那些从事公共卫生工作的医生而言，一个重要的问题是，一个人在出生前或出生前后从环境中获得的表观遗传标记，能够在多大程度上决定一个人的总体健康状况。“巴克假说”（Barker，1990，1995）认为，一个人新陈代谢的总体平衡（他们的肥胖、高血压等倾向）很大程度上取决于他们在子宫内和新生儿早期的营养状况。这样的长期适应肯定需要表观遗传机制。尽管这个假说一直存在争议，但有很多证据支持该假说的一些说法。这就引出了一些有趣的问题。表观遗传标记应对于来自环境的信号而改变，那么全面充分地了解这些反应是否能够有效地预防？进一步大胆推测，当前肥胖症和 2 型糖尿病的流行是否可以归因于父母的生活方式，而不仅是患者的这一代人的生活方式？这些都不会改变此时此地对公共卫生的紧急干预需求，但可能有助于解释这些流行病在当代的严重程度。

框 11.3

表观遗传效应能世代相传吗？

虽然表观遗传学改变可以从一个细胞传播到子细胞，但通常不会从父母传播到子代。例如，在 X 染色体失活中，雌性中的失活 X 染色体在生殖系中被重新激活，并且两条 X 染色体变得难以区分。但在植物中有许多经过充分研究的例子表明表观遗传标记可以跨代传播，在哺乳动物中也有一些明确的跨代表观遗传的例子（2012 年 Daxinger 和 Whitelaw 的总结）。这种作用是否会在人类中发生，还是有争议的。如果发生的话，这些情况在多大程度上是孤立的反常事件，又在多大程度上是整体跨代遗传效应的冰山一角？这是一个很难研究的领域。在母系中可能的跨代效应很难与跨胎盘代谢信号的传递相区别。然而，有几个看似合理的沿父系传递的例子，其中表观遗传传递可能起了很重要的作用。可能的父系跨代效应的例子（Pembrey et al.，2006）包括：

- 瑞典北部的回顾性研究表明，父亲和/或祖父的童年食物供应情况与先证者的寿命或糖尿病/心血管疾病死亡风险之间存在关联。

框 11.3（续）

● 一项当代英国队列研究表明，父亲在童年期开始吸烟与其儿子 9 岁时的体重指数增加之间存在关联。

胚胎中的原始生殖细胞经历了广泛的 DNA 去甲基化，这似乎限制了它们向后代传递表观遗传标记的能力（图 11.7）——但是去甲基化不太可能完全，并且信号也可能以其他方式传播，例如，通过精子中的 RNA 分子。人们不得不问，既然人们希望适应自己的环境，那么所提出的跨代表观遗传学效应似乎是让我们适应祖父母的环境，而不是我们自己的环境。支持跨代表观遗传理论的人可能会说，这些效应只是一般表观遗传程序的一小部分，但因为它们与直觉相反，所以需要我们认真对待如何解释表观遗传。这个不依赖 DNA 序列的遗传问题充满了引人入胜的思索和观察，其更广泛的意义备受争议。感兴趣的读者可以参考阅读 Blake 和 Watson（2016）以及 Miska 和 Ferguson Smith（2016）的综述。

疾病框 11

染色质病

表观遗传机制缺陷所致疾病的清单很长，而且还在不断增加。以分子缺陷的知识很难直接预测其临床特征。但令人惊讶的是，其结果往往是临床上可识别的畸形特征。

在这里，我们举了几个例子，在后面框表 11.1 中列出了更多相关疾病。

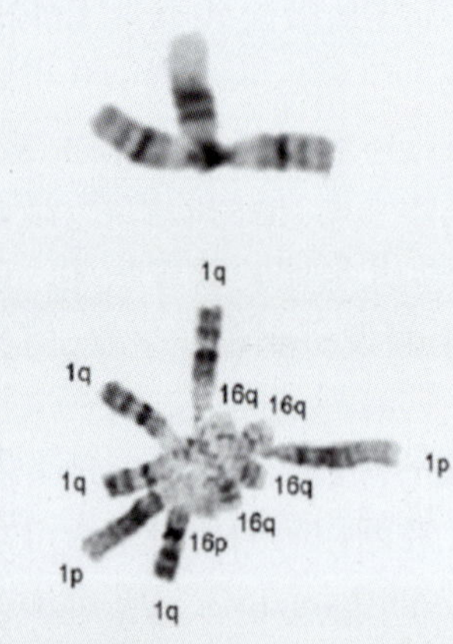

框图 11.2 ICF 综合征患者淋巴细胞中的异常染色体结构。图片转载自 *Am. J. Med. Genet.* 2007；143A：2052-2057，获得 John Wiley & Sons 许可

ICF 综合征：DNA 甲基化的异常。 ICF 综合征（免疫缺陷、着丝粒不稳定、面容异常；OMIM 242860）是由 DNA 甲基转移酶基因 *DNMT3B* 缺陷所引起的。这种常染色体隐性遗传病的患者表现出不同程度的免疫缺陷和智力障碍，并且有特征性的面部外观。培养 ICF 患者的淋巴细胞时，发现一部分细胞在 1 号、9 号和 16 号染色体的着丝粒周围，出现异染色质异常，有时会形成奇异的多放射状结构（框图 11.2）。

雷特综合征：DNA 甲基化识别的异常。 雷特综合征（OMIM 312750）是一种儿童期起病、几乎只影响女孩的疾病（框图 11.3）。通常在早期发育正常，6 月龄到 18 月龄之间出现明显异常，表现为失去有目的手部运动，出现特征性的手扭动或其他刻板动作。头部生长减慢，高达 90% 的病例出现癫痫发作。呼吸不规则，包括过度通气和呼吸暂停是常见的，很难进行眼神交流。病情的病程、严重程度和发病年龄因儿童而异。有些女孩一生不会走路或说话，而有些女孩则在一定程度上有此能力。尽管会出现脊柱侧凸等并发症，但这种情况可能会持续多年。在接下来几年中，疾病进一步恶化可能会导致肌萎缩，活动受限和易受胸部感染。

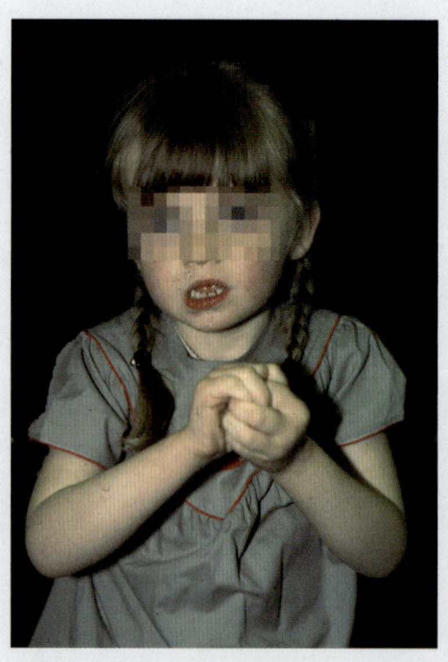

框图 11.3 患有雷特综合征的女孩，表现出典型的搓手动作

雷特综合征的大多数病例是由编码甲基化 CpG 结合蛋白 MeCP2 的基因突变所引起的。男性中的突变在很大程度上是致死的，但也发现一些有严重新生儿脑病的男性患者。该蛋白质是 DNA 甲基化的主要“阅读器”。对不同的靶基因，它既可以是阻遏因子也可以是激活因子。受 MeCP2 活性调节的基因尚未被全部鉴定出来。也不清楚为什么疾病出现前会存在一段正常的发育期。

鲁宾斯坦-泰比综合征：组蛋白乙酰转移酶的异常。鲁宾斯坦-泰比综合征（Rubinstein-Taybi syndrome，RSTS；OMIM 180849）的患者具有智力障碍、特征性的面容以及宽大的拇指和大脚趾（框图 11.4）。50%~70% 的患者携带 *CREBBP* 基因突变，该基因编码组蛋白乙酰转移酶；少数患者另一个 HAT 基因 *EP300* 发生突变。其他病例的原因未知。

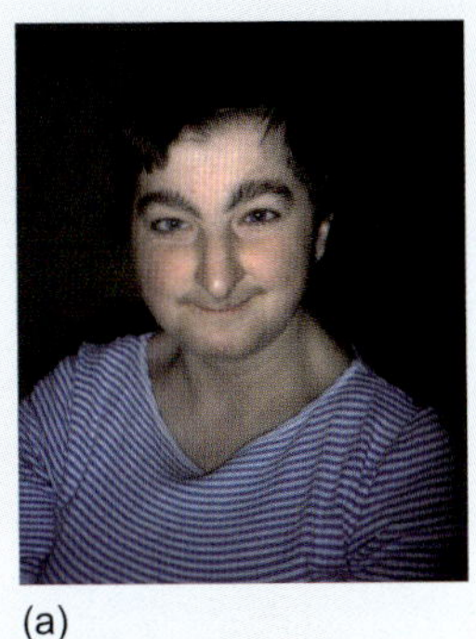
(a)

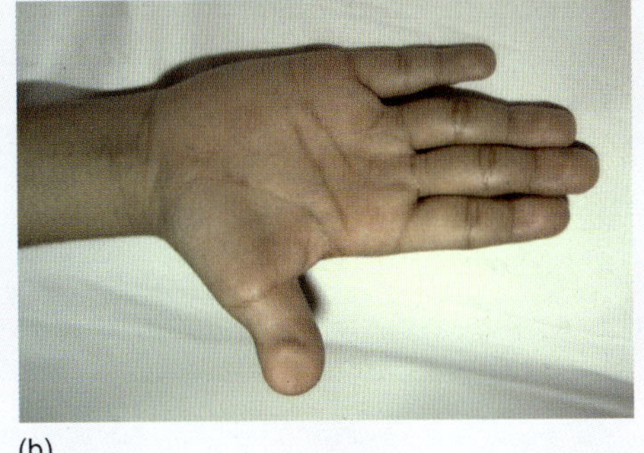
(b)

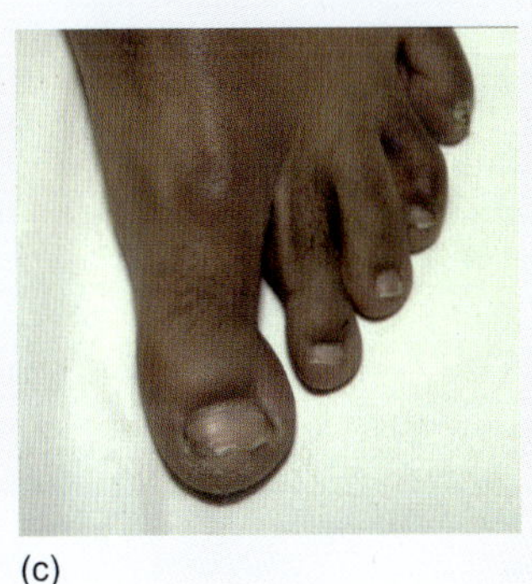
(c)

框图 11.4 鲁宾斯坦-泰比综合征的临床特征
(a) 典型面容：弓形眉，鼻子长，鼻小柱低；(b) 拇指偏侧宽大；(c) 宽大脚趾。

歌舞伎面谱综合征 1（Kabuki syndrome 1）：组蛋白赖氨酸甲基转移酶缺陷。歌舞伎面谱综合征 1（OMIM 147920）的命名是因为人们认为患者的面部外观与日本传统歌舞伎剧演员的装扮相似（框图 11.5）。这是一种以散发性为主的疾病，通常由 *KMT2D* 基因的新生突变引起的，该基因编码一种使核小体中组蛋白 H3K4 发生甲基化的酶。患者表现为智力障碍、身材矮小，可能有一系列生理和发育问题，包括心脏和肾脏结构异常。

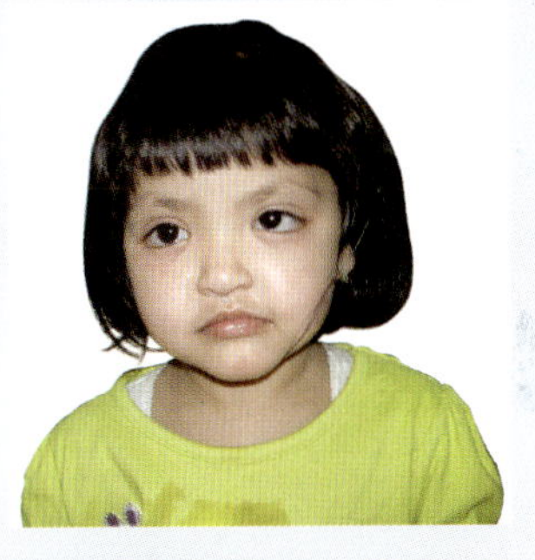

框图 11.5 歌舞伎面谱综合征的临床特征
典型的眉毛间断、长睑裂和嘴角下垂的面部特征。

α 地中海贫血/精神发育迟滞综合征（Alpha-thalassemia/mental retardation syndrome，ATRX 综合征）：染色质重塑蛋白缺陷。患有这种 X 连锁疾病的男性患者（OMIM 301040）有智力障碍，特征性的面容，有时表现出男女性别反转，并且出乎意料地具有轻度的 α 地中海贫血（框图 11.6）。α 地中海贫血通常是由 16 号染色体上的 α-

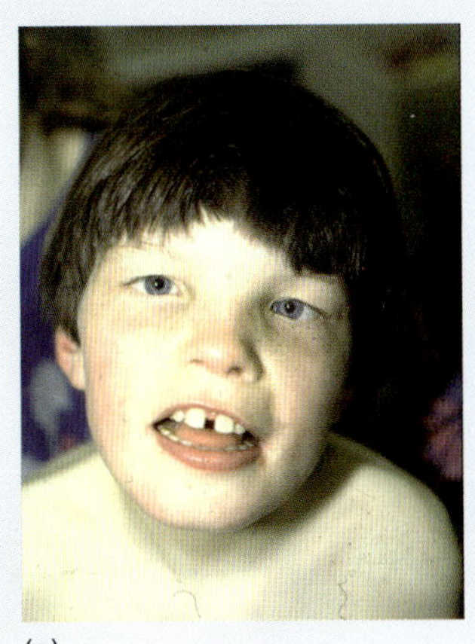
(a)

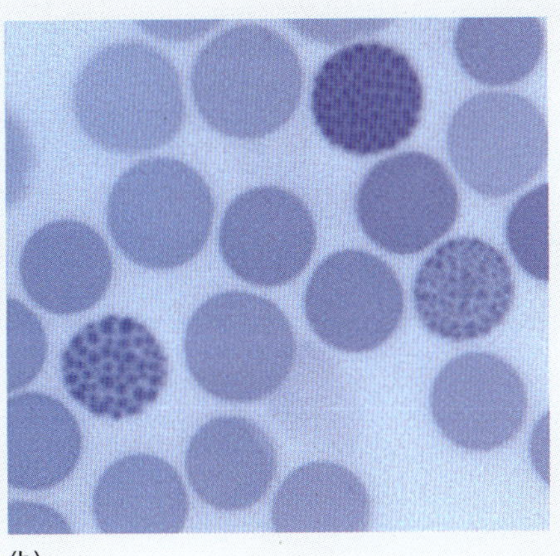
(b)

框图 11.6 ATRX 综合征
(a) 面部特征和 (b) 淋巴细胞显示特征性内容物。
照片 (a) 转载自 *J. Med. Genet.* 1991；28:742-745，获得 BMJ 出版集团许可。照片 (b) 由牛津大学 Richard Gibbons 博士提供。

珠蛋白基因缺失或失活引起的。*ATRX* 基因产物的缺乏必然会影响染色质结构，从而影响几个基因的表达，其中包括 α-珠蛋白基因。

框表 11.1 染色质病举例

功能	综合征	OMIM 编号	基因	靶点
写入作用				
DNA 甲基转移酶	Tatton-Brown-Rahman 综合征	615879	*DNMT3A*	CpG
	ICF 综合征	242860	*DNMT3B*	CpG
组蛋白赖氨酸甲基转移酶	Sotos 1 综合征	117550	*NSD1*	H3K36me2
	Luscan-Lumish 综合征	616831	*SETD2*	H3K36me3
	Weaver 综合征	277590	*EZH2*	H3K27
	歌舞伎面谱综合征 1	147920	*KMT2D*	H3K4
	Kleefstra 综合征	610253	*EHMT1*	H3K9
	Schinzel-Giedion 综合征	269150	*SETBP1*	
组蛋白乙酰基转移酶	鲁宾斯坦-泰比综合征 1	180849	*CREBBP*	
	鲁宾斯坦-泰比综合征 2	613684	*EP300*	
	Genitopatellar 综合征	606170	*KAT6B*	
	SBBYS 综合征	603736	*KAT6B*	
组蛋白磷酸激酶	Coffin-Lowry 综合征	303600	*RPS6KA3*	H3S10
编辑作用				
赖氨酸去甲基化酶	歌舞伎面谱综合征 2	300867	*KDM6A*	H3K27me2/3
	Claes-Jensen 综合征 XLMR	300534	*KDM5C*	H3K4me2/3
	Siderius 综合征 XLMR	300263	*PHF8*	H4K20me1
组蛋白脱乙酰酶	短指伴智力障碍	600430	*HDAC4*	
	阿姆斯特丹型侏儒征 5	300882	*HDAC8*	SMC3
染色质重塑				
	ATRX	301040	*ATRX*	
	Cockayne 综合征 B	133540	*ERCC6*	
	CHARGE 综合征	214800	*CHD7*	
	Helsmoortel-Van der Aa 综合征	615873	*ADNP*	
	Coffin-Siris 综合征 *	135900	*SWI/SNF*	
	Nicolaides-Baraitser 综合征 *	601358	*SMARCA2*	
	Floating-Harbor 综合征 *	136140	*SRCAP*	
	Schimke 免疫性骨发育不良 *	242900	*SMARCAL1*	

各种各样的临床综合征是由表观遗传过程中的缺陷引起的。组蛋白甲基转移酶和去甲基化酶通常针对一个特定的氨基酸残基；乙酰基转移酶和脱乙酰酶具有比较广泛的特异性。* 综合征由 BAF（SWI/SNF）染色质重塑复合物中的组分突变引起，见 Kosho 等（2014）。XLMR，X 连锁精神发育迟滞。

11.5 参考文献

Allis CD, Berger SL, Cote J, et al. (2007) New nomenclature for chromatin-modifying enzymes. *Cell*, 131:633-636.

Barker DJ (1990) The fetal and infant origins of adult disease. *Br. Med. J.* 301:1111.

Barker DJ (1995) Fetal origins of coronary heart disease. *Br. Med. J.* 311:171-174.

Blake GET and Watson ED (2016) Unravelling the complex mechanisms of transgenerational epigenetic inheritance. *Curr. Opin. Chem. Biol.* 33:101-107.

Carrel L and Willard HF (2005) X-inactivation profile reveals extensive variability in X-linked gene expression in females. *Nature*, 434:400-404.

Cavalli G and Heard E (2019) Advances in epigenetics link genetics to the environment and disease. *Nature*, 571:491-499.

Daxinger L and Whitelaw E (2012) Understanding transgenerational epigenetic inheritance via the gametes in mammals. *Nat. Rev.Genetics* 13:153-162.

Dekker J et al. (2013) *Nature Rev. Genetics*, 14:390-403.

ENCODE Project Consortium (2012) An integrated encyclopedia of DNA elements in the human genome. *Nature*, 489:57-74.

Feinberg AP (2018) The key role of epigenetics in human disease prevention and mitigation. *New Engl. J. Med.* 378:1323-1334.

Holliday R (1994) Epigenetics: an overview. *Dev. Genet.* 15:453-457.

Kosho T, Miyake N and Carey JC (2014) Coffin-Siris syndrome and related disorders involving components of the BAF (mSWI/SNF) complex: Historical review and recent advances using next generation sequencing. *Am. J. Med. Genet.* 166C:241-251.

Levine ME, Lu AT, Quach A, et al. (2018) An epigenetic biomarker of aging for lifespan and healthspan. *Aging*, 10:573-590.

Lupiáñez DG, Spielmann M and Mundlos S (2016) Breaking TADs: how alterations of chromatin domains result in disease. *Trends Genet.* 32:225-237.

Miska EA and Ferguson-Smith AC (2016) Transgenerational inheritance: models and mechanisms of non-DNA sequence-based inheritance. *Science*, 354:59-63.

Pembrey ME, Bygren LO, Kaati G, et al. (2006) Sex-specific male-line transgenerational responses in humans. *Eur. J. Hum. Genet.* 14:159-166.

Soellner L, Begemann M, Mackay DJ, et al. (2017) Recent advances in imprinting disorders. *Clin. Genet.* 91:3-13.

Wilkins JF and Haig D (2003) What good is genomic imprinting?: the function of parent-specific gene expression. *Nat. Rev. Genet.* 4:359-368.

有用的网站

国际人类表观基因组联盟。
表观基因组路线图联盟。
印记和印记基因列表信息相关网站。

11.6 自我评测

(1) 假设一个位于6号染色体的印记基因，只有当遗传自父亲时才会表达。基因表达的完全缺失会导致异常面容。假设该基因有功能丧失突变，请画一个可能的系谱图，展示这个突变在这个家系中分离。

(2) 假如问题1中，印记基因仅在母源染色体上表达，请绘制系谱图。

(3) 为检查Portillo家族中女性X染色体失活偏移情况（**案例21，见图10.9家系图**），从血样中提取DNA，PCR扩增一段X染色体序列，其中包含一个可变的三核苷酸重复序列和两个CCGG位点，如果它们是非甲基化的，则可被限制性内切酶*Hpa*Ⅱ识别并切割（见下图）。对每位待测女性的样本进行两次PCR检测，一次为反应前用*Hpa*Ⅱ酶切DNA，一次不用*Hpa*Ⅱ酶切。

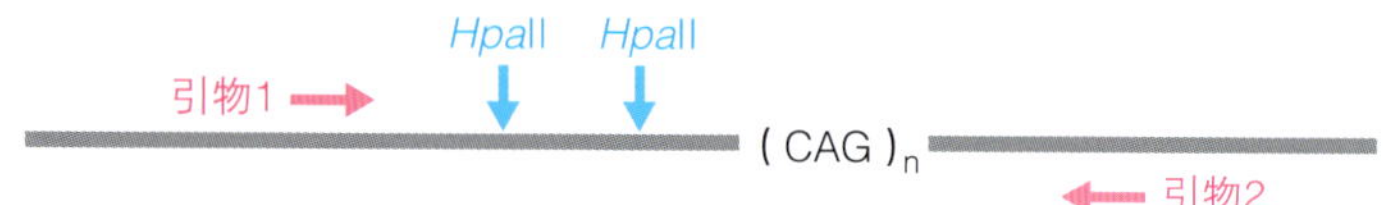

结果如下图所示，请解释这些结果。

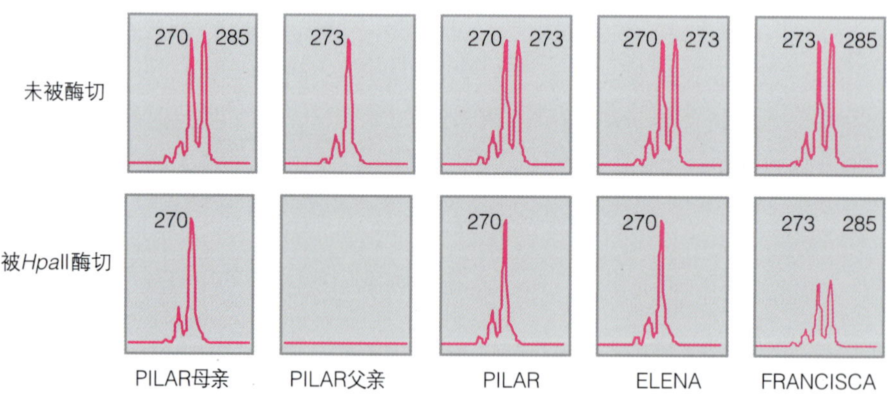

(4) 左图中所示为一个孩子的父母15号染色体上3种DNA多态性位点的类型。标志物A位于PWS/快乐木偶综合征临界区域内；另外两个标记物B和C位于这个区域的远处。如果他们孩子有以下情况，请写出可能的标记位点基因型：

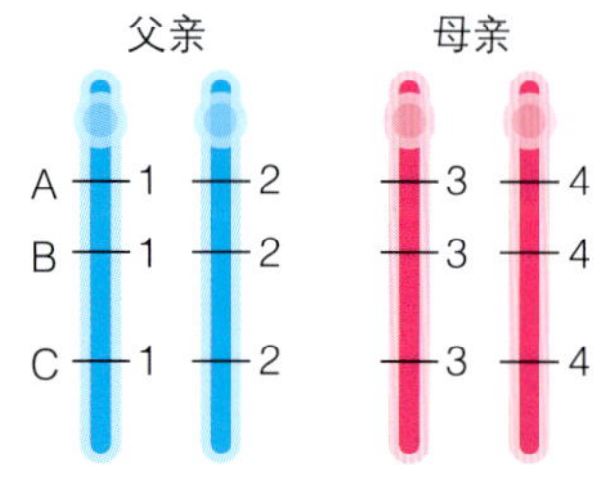

① 缺失引起PWS
② 缺失引起快乐木偶综合征
③ 单亲二倍体引起PWS
④ 单亲二倍体引起快乐木偶综合征

⑤ 印记错误导致 PWS

⑥ *UBE3A* 基因突变导致快乐木偶综合征

（5）假如问题 4 中，在父亲减数分裂中标记 A 和 B 的位置之间交换一次，而在母亲减数分裂中标记 B 和 C 的位置之间交换一次（注意：这并非不可能——在每个减数分裂中，每条染色体臂中通常至少有一次交换），请重新判断。

（6）一段 DNA 序列如图所示，图中所标注的胞嘧啶根据亲本来源，要么全部甲基化，要么全部非甲基化。用亚硫酸氢钠处理 DNA，然后用 PCR 引物合成互补链。所用引物在序列的右侧图中未展示。设计一条 10 个核苷酸的引物，结合下游引物特异性扩增此序列的甲基化和非甲基化模板，写出该部分 PCR 产物的序列。（真正的引物长度可能为 20~40 个核苷酸——它们可能需要比正常 PCR 引物更长，因为无法知道哪些胞嘧啶被甲基化，所以难以避免错配）

m　m　m m　m

5′　CACTGCGGCAAACAAGCACGCCTGCGCGGCCGCAGAGGCAG　3′

（7）该家系显示了位于 Xp-Yp 假常染色体区域的多态性 DNA 标记的基因型。请写出该家系中所有人可能的基因型。

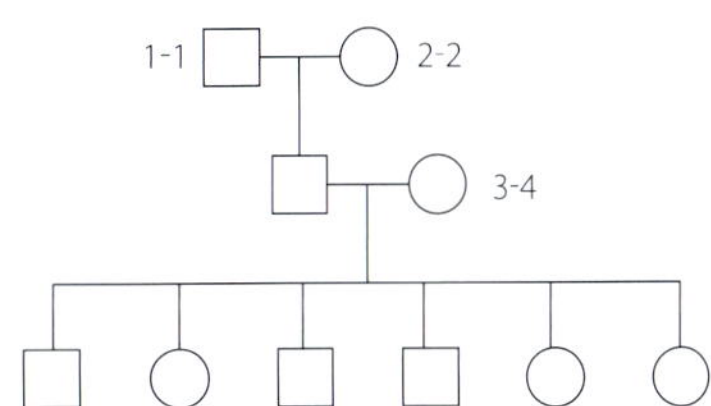

［关于问题 1、3 和 7 的提示在本书后面的指导部分提供。］

第十二章　筛查什么时候有用?

本章学习要点

通过本章学习,你应该能够:

- 区分筛查与诊断。
- 描述常用于评估筛查项目成效的参数。
- 描述筛查项目需满足的技术、社会和伦理要求。
- 举例说明产前、新生儿和产后筛查项目,并讨论其对个人和社会的利弊。

12.1　案例介绍

案例24　Smit家系

- Sam Smit,患家族性高胆固醇血症
- 通过级联筛选确诊
- 发现 *LDLR* 突变,并开始治疗
- 有受累亲属,包括一位纯合子患者

276　287　354

2001 年 30 岁的 Sam Smit 接受荷兰的级联筛查,检测出 LDL-C(低密度脂蛋白胆固醇)水平升高(240mg/dL;正常上限为 190mg/dL),并最终发现低密度脂蛋白受体(*LDLR*)基因存在杂合突变(c.551G>A,p.Cys184Tyr)。Sam 开始定期服用他汀类药物,使胆固醇维持在正常水平,他的健康状态良好。检测结果对他来说并不意外,因为他的父亲 48 岁时死于心脏病,但他并不知道任何更进一步的家族史——他的祖父母死于二战,他便与父亲的大家庭失去了联系。

但是最近他姑姑的儿子(堂兄)Pieter 联系了他,带来的消息让他很担心。Pieter 的儿子 Jan 与表妹 Lotte 结婚,他们 8 岁的小女儿 Ana 在医治手腕骨折时被医生发现手指之间有脂肪沉积(黄色瘤),随后发现 LDL-C(700mg/dL)非常高(图 12.1)。基因检测显示 Pieter、Jan 和 Lotte 均有 *LDLR* 基因的杂合突变(与 Sam 相同的变异),并服用他汀类药物,接受定期监测。然而,Ana 则携带导致 LDL 受体功能完全丧失的纯合子突变,目前正在一个专科中心纳入一个临床试验接受几种药物的联合治疗及每周两次的 LDL 单采术,以降低胆固醇水平。

Sam 原本希望他会接到通知让儿子和女儿接受检测,但他发现由于新的隐私条例,对未纳入专科门诊随访的亲属,荷兰卫生系统不会对其进行级联筛查。因此他要求转诊到血脂门诊。他的孩子们因此及时接受了检测,结果显示他们均未携带 *LDLR* 的家族变异(图 12.2)。

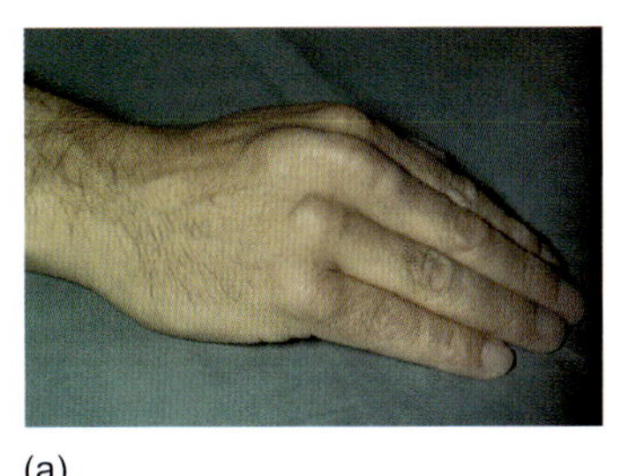
(a)

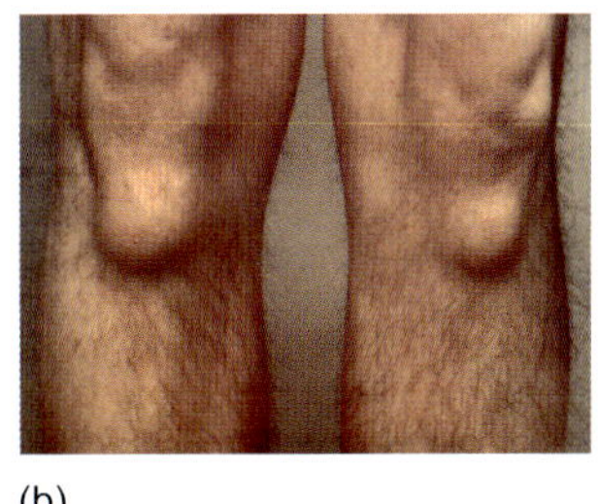
(b)

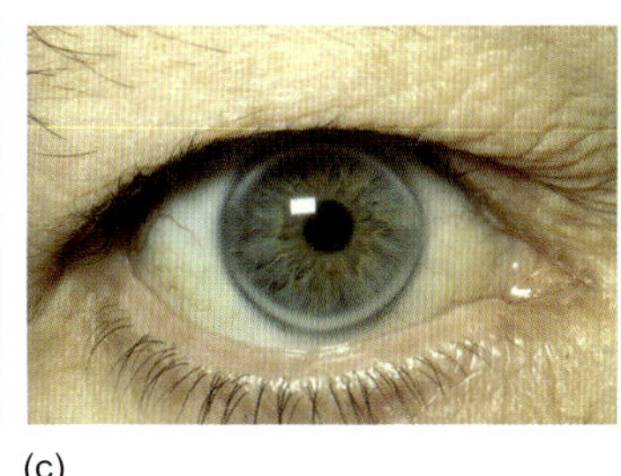
(c)

图 12.1 家族性高胆固醇血症杂合子患者的胆固醇沉积

(a,b)肌腱黄色瘤;(c)角膜弓。照片由曼彻斯特皇家医院的 Paul Durrington 医生提供。

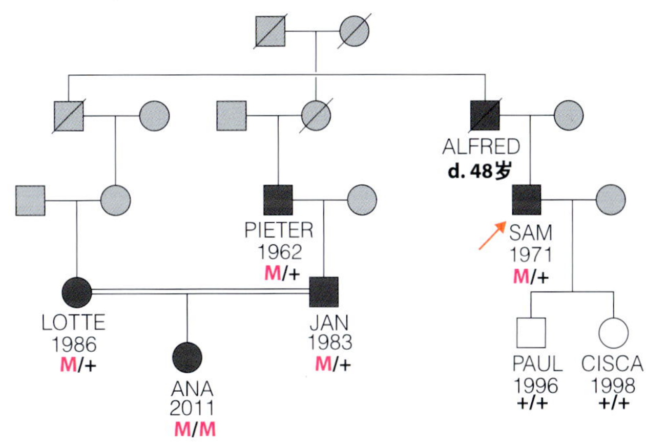

图 12.2 Smit 家族的谱系

LDLR 基因型:

M(突变)

+(野生型)

灰色符号表示未测试的个体。

12.2 科学工具包

筛查与诊断检验比较

“筛查”一词通常被简单用作检测的同义词,但真正筛查项目的要点是适用于整个人群。相比较而言,诊断检验是临床医生针对患病个体进行的检测,而筛查通常是由一些组织为一个大规模人群的自上而下的过程(可能限制特定的年龄、生殖状况或种族)。在任何遗传性筛查项目中,伦理考虑与技术问题同等重要。在本节中,我们将阐述一些较直接的技术问题,并在本章的最后一节中返回到一些较普遍的问题。

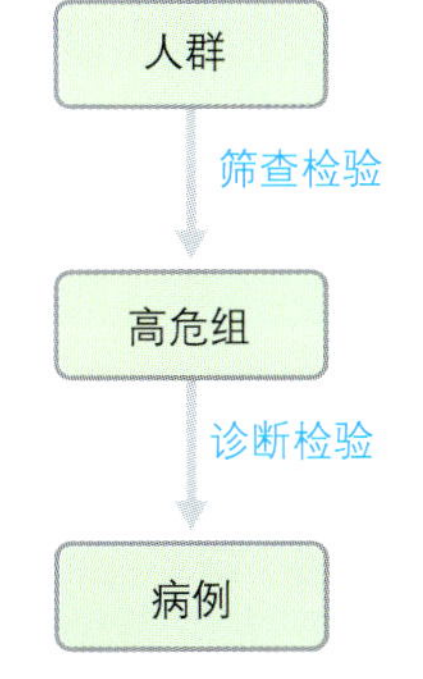

图 12.3 筛查与诊断检验

大多数筛查检验不能得出明确诊断。因为筛查在大量人群中实施,要求价格低廉且易行。筛查可以有假阳性率和假阴性率,这在诊断检验中是不可接受的。筛查检验的目的并不是用于明确诊断,而是用来确定高危人群,以便为他们提供明确的诊断检验(图 12.3)。由于参与诊断检验人群的数量要小得多,所以可以用一些更复杂与昂贵的检测。有时这种区别是模糊的——例如,孕妇在 18~20 周时用超声进行详细的畸形筛查,对于某些畸形如神经管缺陷也能做出明确诊断。

受累者和未受累者筛查结果的分布往往存在交叉(图 12.4),因此有必要设定临界值。这需要考虑折中的方案,临界值设定过高则意味着排除了大部分的目标群体,而设定过低则会让太多未受累的人群担心、造成不便以及产生进一步检查的花费。框 12.1 显示用于确定筛查检验有效性的一些措施,这些措施将对临界值的设定提供依据。有些网站提供交互界面来探索筛查检验时检测率、假阳性率和风险因素预测强度之间的权衡。

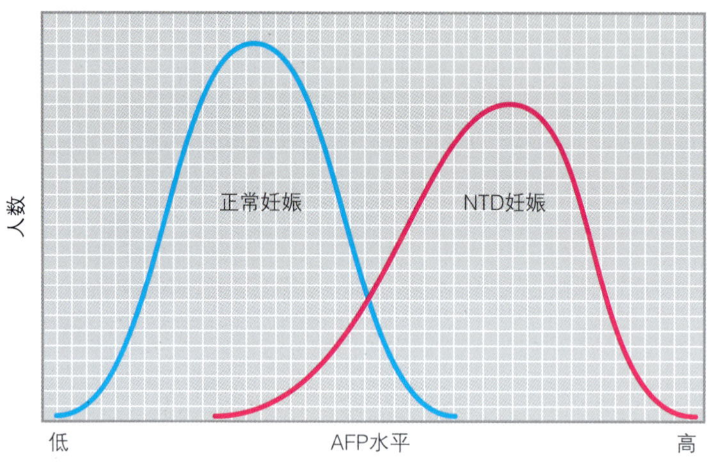

图 12.4 一个典型筛查检验

孕妇血清中甲胎蛋白(AFP)水平是发生胎儿神经管缺陷(脊柱裂或无脑)风险的指标。母亲血液中甲胎蛋白水平升高表明患病风险较高,但正常妊娠和受累妊娠的分布存在重叠。通过设定临界值筛选出大约 5% 的妇女来进行进一步检查,这些检查包括详细的超声检查和/或羊膜腔穿刺术(见第十四章)。大多数 AFP 升高的女性最终会生下正常的婴儿。尽管孕妇血清 AFP 检测作为筛查在很大程度上被详细的超声检查所取代,但这个检测展示了筛查的典型特征。

即便孟德尔疾病的筛查项目也会受到折中方案的影响。DNA 检测可能会快速得到诊断答案,但很少用于人群筛查。下面用苯丙酮尿症和囊性纤维化的例子讨论。快速而廉价的 DNA 检测只能检测一个或几个特定的变异。但像这类基因功能丧失的疾病,一个基因中的许多不同变异都可以导致功能丧失,如第 6.4 节所述。当 DNA 测序变得相当的廉价和方便,或者更可能的是,当大多数人的全基因组序列已经存储在他们的病历中时,DNA 检测成为筛查的自然工具的时代就可能到来。在这种情况下,筛查和诊断检验之间的技术(而非伦理)差异将消失——但目前尚未做到这一点。

我们还没有进行常规的全人群基因组测序,但我们已经有了基于 DNA 的"条件性筛查"。这种情况发生在患者的外显子组或基因组测序作为某些临床疾病的诊断检验。这可能会也可能不会明确检验所针对疾病的原因,但可能会发现外显子组或基因组中其他具有临床意义的变异,但与初始目标疾病完全无关。例如,对患病新生儿的外显子组测序可能会偶然发现一种增加成人癌症发病风险的变异。实际上,这种变异是在筛查过程中发现的,对于如何处理这些"偶然发现"仍存在激烈的争议——见第 12.4 节。

框 12.1

筛查检验的参数

例如,如图 12.4 中所示的 AFP 试验,妇女在检验中可以是阳性或阴性,且胎儿也可以患或不患神经管缺陷(neural tube defect,NTD)。表中 a、b、c 和 d 是每一类妇女的实际人数。

	NTD 胎儿	非 NTD 胎儿
阳性	a	c
阴性	b	d

检验灵敏度=受累者检出比例=a/(a+b)

检验特异度=所有明确阴性的未受累者部分=d/(c+d)

假阳性率=所有检验中得出假阳性结果的比例=c/(a+b+c+d)

假阴性率=所有检验中得出假阴性结果的比例=b/(a+b+c+d)

阳性预测值=所有受累阳性的比例=a/(a+c)

比值比=阳性试验后成为病例的概率(a∶c)与阴性试验后成为病例的概率(b∶d)的比值=(a/c)/(b/d)=ad/bc

什么时候进行筛查?

遗传筛查检验(图 12.5)分为三组:

- **产前筛查**——例如,英国孕妇可以对胎儿进行 13-、18-和 21-三体以及包括 NTD 在内的各种结构异常的筛查。唐氏综合征的筛查将在下面讨论。许多孟德尔疾病和染色体病可以通过产前筛查而检出,但不是人群筛查检验,这些检查是为已知处于高风险家族史的夫妇提供的。

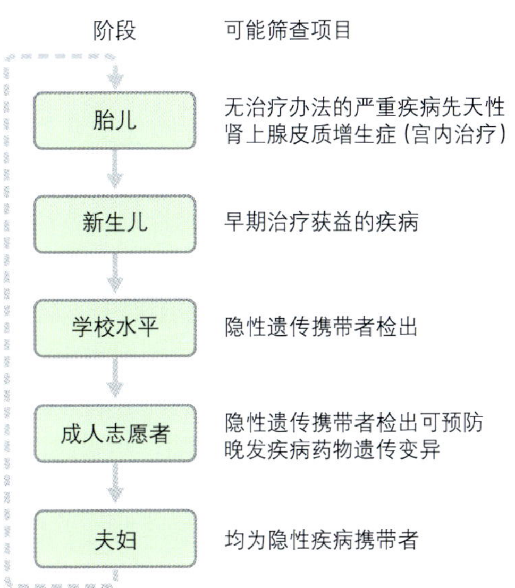

图 12.5 什么时候进行筛查?

- **新生儿筛查**——如下一节所述,在许多国家,所有新生儿都接受苯丙酮尿症筛查。多种其他检测也会纳入常规筛查(见第 12.4 节)。筛查疾病列表因国家不同而异,往往在一个国家的机构之间也不相同。在英国,针对苯丙酮尿症和其他五种先天性代谢异常,加上囊性纤维化、镰状细胞病、甲状腺功能减退、听力以及通过临床检查发现的各种问题的国家新生儿筛查计划已经到位。在其他许多国家,该列表要长得多(见第 12.4 节)。此外,对患病新生儿来说,将全外显子序列检测作为获得急需诊断的最快捷的方法已成为一种普遍现象。如前所述,这相当于条件性筛查。

- **成人筛查**——这最常用于针对隐性疾病携带者的筛查,例如,德裔犹太人的泰-萨克斯病携带者筛查(见第 12.3 节,**案例 19,Ulmer 家系**)。其他用于发现高风险人群进而做遗传学检测的方法可以正式描述为筛查:成人的高风险人群是由某种疾病患者的亲属定义的(见后文对家族性高胆固醇血症的级联筛查的描述)或通过服用某种药物定义的(如第十章所述,对影响药物代谢的药物遗传学变异的检测对少数药物来说是必须进行的,而且在未来几年可能会变得更加普遍)。

对某些疾病,可能会提供几种不同的方式对其进行筛查。隐性疾病携带者的筛查可针对新生儿、中学毕业生、全科医生筛选出的育龄夫妇、孕妇及其伴侣,或任何自愿前去无预约卫生中心想知道自己是否为携带者的人。每种方法都有其优点和缺点。需要考虑的要点包括:

- 受试者能否给予恰当的知情同意?
- 筛查人群是否容易被招募?
- 检测的结果在当时对被筛查者有多大用途?
- 阳性结果在实际上和伦理上的意义是什么?
- 项目费用是多少?获益与费用的权衡是否合理?

这些考量在第 12.3 节关于泰-萨克斯病携带者筛查的内容中有进一步讨论。

哪些人应该被筛查?

筛查既可以针对整个人群,也可以针对特定群体。无论流行病学方面的理由多么合理,挑选特定人群进行筛查可能会存在政治方面的争议。当唐氏综合征筛查仅限于患病风险较高的高龄妇女(见图 2.12),一些生唐氏综合征婴儿的年轻妇女抱怨她们受到了不公平的歧视。针对特定民族的人群进行筛查的计划经常引起麻烦。在英国,尽管英国本土白人镰状细胞病的发病风险极低,但所有婴儿都要接受镰状细胞病筛查,所有孕早期的妇女都要接受携带者筛查。然而,筛查携带者的方法就要取决于当地人群的发病风险水平。

级联筛查是介于基于家庭的临床遗传学诊断和群体筛查之间的一个折中方式。如下一节所述,这尤其适用于家族性高胆固醇血症,但也可用于危险超出了核心家系的任何疾病——主要是成人发病的显性疾病。与其他筛查项目一样,这是一种自上而下的方法,但以家庭为基础,且针对患者的远亲。

如何进行筛查?

DNA 检测很少是最佳的筛查方式(无创产前检查是例外,见疾病框 12)。如上所述,适用于大规模筛查的廉价、快速的 DNA 检测总是检查特定的变异。

但通常我们只是想知道是否存在基因功能的丧失,不管它是如何引起的,故使用功能测试来进行大规模筛查通常更为有效。下面讨论的案例包括:

- 泰-萨克斯病筛查通常进行酶活性下降检测。
- PKU 筛查基于检测血斑中苯丙氨酸的水平。
- 胆固醇水平用于筛查家族性高胆固醇血症。
- 囊性纤维化筛查主要依赖于检测免疫反应性胰蛋白酶的水平,尽管携带者筛查必须采用 DNA 检测。

这些实验室检测仅是筛查所考虑的部分内容。如何实施筛查、向谁提供、由谁提供以及在何种管理框架内进行筛查,这些问题至少与实验室用何种检测同样重要。

唐氏综合征和其他三体的产前筛查

唐氏综合征和其他染色体异常的产前筛查已经应用了很多年。直到 20 世纪 80 年代,该筛查需包含询问母亲的年龄。如图 2.12 所示,年长孕妇生育唐氏综合征婴儿的风险急剧上升。超过某个临界点(通常在 35~38 岁,取决于可用的资源)就会给孕妇提供可以明确的诊断检验。诊断检验是对羊膜腔穿刺术或绒毛膜绒毛活检获得的胎儿样本进行分析(框 14.5),这些手术是有创的,受检孕妇会感觉不适,并且有 0.5%~2% 的风险导致流产,只适用于高风险的孕妇。

虽然 38 岁以上女性个体风险更高,但年轻女性怀孕的人群更大,其实大多数唐氏综合征婴儿实际上都是年轻女性所生。因此,仅按母亲年龄进行筛查的灵敏度较低。结合孕妇年龄、超声检查结果和孕妇血清生化指标,可使检出率达到 75% 以上,假阳性率低于 3%。

- 超声波检测胎儿颈部皮肤下的液体(颈部半透明层)。
- 孕妇血液中的生化标志物可包括甲胎蛋白(AFP)、β-人绒毛膜促性腺激素(hCG)、游离雌三醇(uE3)、妊娠相关血浆蛋白 A(PAPP-A)和抑制素 A。每一种标志物水平的分布,唐氏综合征妊娠(校正胎龄和孕妇体重后)与正常妊娠均有不相同。在美国 FASTER 大型研究(Malone et al.,2005)中,唐氏综合征妊娠中期的中位值分别为正常妊娠的 0.74(AFP)、1.79(hCG)、0.72(uE3)和 1.98(抑制素 A)倍。由于正常妊娠和三体妊娠的分布均存在较大的重叠,所以不能只用单一的指标进行诊断,结合颈部透明层和孕妇的年龄综合得到的风险值远比仅用年龄更具预测性。

对综合风险大于设定临界值的妇女,会为其提供诊断检验。临界值设定涉及灵敏度和假阳性率之间的权衡。灵敏度增加就会伴随着特异度的降低。表 12.1 所示 FASTER 研究的数据。妊娠早期筛查可为阳性的孕妇进行绒毛活检,此期终止妊娠的手术创伤较小。因此,在英国,所有妇女在妊娠 11~14 周时都会接受“联合检测”(超声检查加 PAPP-A 和 hCG 检测)。有些孕妇预约较晚,而另一些女性由于胎儿的位置或孕妇体重指数高而无法评估颈部透明层。这些孕妇可以在 15~22 周时进行欠准确的“三重”或“四重”血清试验,例如,hCG、uE3 与 AFP 的“三重”和增加抑制素 A 的“四重”血清试验。在任何一项测试中,复合风险超过 1/150 的孕妇均需要进行诊断检验(框 12.2)。

高通量 DNA 测序技术发展带来了新的选择。无创产前检测(NIPT)在许多国家得到了迅速的发展。这一重要进展在疾病框 12 中讨论。

表 12.1 唐氏综合征产前筛查不同方案的比较

方案	灵敏度/%		
	75	85	95
	假阳性率/%		
12 周 NT、PAPP-A 与 hCG	1.4	4.8	21
15~20 周四联检测	3.1	7.3	22
完全整合检测	0.2	0.8	5.0

表中所示不同筛查方案和临界值阈值下的假阳性百分比。检测灵敏度由选择筛查阳性的复合风险阈值确定。

NT 是超声评估的颈部半透明层。

四联检测:孕妇血清 AFP、hCG、uE3 与抑制素 A。

完全整合检测:孕 12 周 NT+PAPP-A,接着孕中期四联检测。

数据取自 FASTER 研究(Malone et al.,2005)。

框 12.2

什么是唐氏综合征的最佳产前诊断检验?

通过上述方法之一进行产前筛查后,针对唐氏综合征婴儿风险高于临界值的妇女提供诊断检验。如第十四章所述通过羊膜腔穿刺术或绒毛活检获得胎儿样本进行分析。哪些是最好的方法来分析这些细胞呢?

- 如第二章所述的传统的核型分析或 a-CGH(第四章)尽管能够检测每条染色体的异常,但这可以说是很难如愿的。虽然常染色体三体通常是病理性的,但检测到其他一些异常会给受检夫妇带来他们可能并不愿意面对的事实及做非常困难的决定。一些疾病如特纳综合征或 XYY,其临床表现已经很明确且相对较轻;而其他染色体异常,如新生的明显平衡的重排或一个小的未知额外染色体(“标记”)的嵌合体,就不能准确预测,也许不知道这种异常存在最好?框图 12.1 显示了核型分析发现的数据。
- 靶向分子检测针对常见的 13、18 和 21 号染色体三体,大多数中心首先应用 qF-PCR 进行检测(见第四章)。13-、18-或 21-三体检测阳性将提供一个终止妊娠的机会。有些中心用核型分析确定上述检测结果,但许多中心不进行此种确定分析。如果 qF-PCR 结果为阴性,而先前的超声筛查显示异常,一般要对胎儿 DNA 进行 a-CGH 检测(见第四章)。

英国的一项调查显示核型分析需要 12 天,测试费 253 英镑;qF-PCR 需要 24h,测试费 30 英镑。但快速检测约漏掉 10% 预后不良的异常。其中一些会在常规超声检查中发现,有的会自然流产,但有的导致活产婴儿异常。常见的策略是用 qF-PCR 快速得到结果,并用核型或者阵列分析来证实,但有些实验室只使用 qF-PCR 检测。

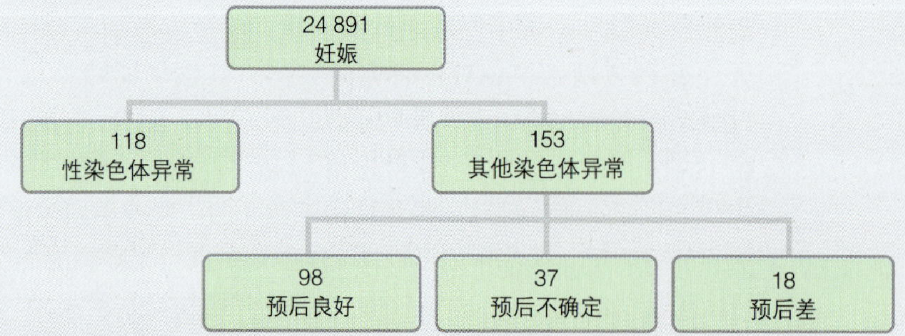

框图 12.1 通过对分子三体检测阴性的产前样本进行染色体核型分析发现的染色体异常

来自 Ogilvie 等(2005)的 24 891 例因唐氏综合征风险而接受检测的妊娠数据。

12.3 案例分析

案例2 Brown家系

- 婴儿 Joanne,反复感染,生长不良
- 发汗试验证实她患有囊性纤维化
- 常染色体隐性遗传
- 需要进行分子检测
- 检测到 *CFTR* 变异
- 分子病理学
- 筛选方法
- 治疗的可能性

2 9 60 120 140 283 354

Joanne 的父母 David 和 Pauline 均来自大家庭(图 1.8)。他们的亲属显示为囊性纤维化携带者的高危人群。由于已经得知 David 和 Pauline(第五章)携带囊性纤维化的基因变异,所以对于任何希望检测这两种特定突变的亲属来说都比较简单。这是一个**级联筛查**的例子。因为囊性纤维化突变在普通人群中很常见,所以谨慎的做法是检测最常见的变异基因包,以防有人碰巧是携带者,从其祖先继承了与 David 和 Pauline 不同的变异。

囊性纤维化是许多欧洲起源人群中最常见的严重隐性遗传病,已被认为用于一般人群筛查和级联筛查。这可能包括新生儿筛查以发现受累婴儿和/或筛查成人以发现携带者。新生儿筛查的理由是早期治疗可以改善预后,在美国和英国,这一观点都已被接受,并建议普遍进行新生儿筛查。图 12.6 显示英国方案的流程图。该方法基于免疫反应性胰蛋白酶(immunoreactive trypsin,IRT)的测定,其在囊性纤维化中升高。

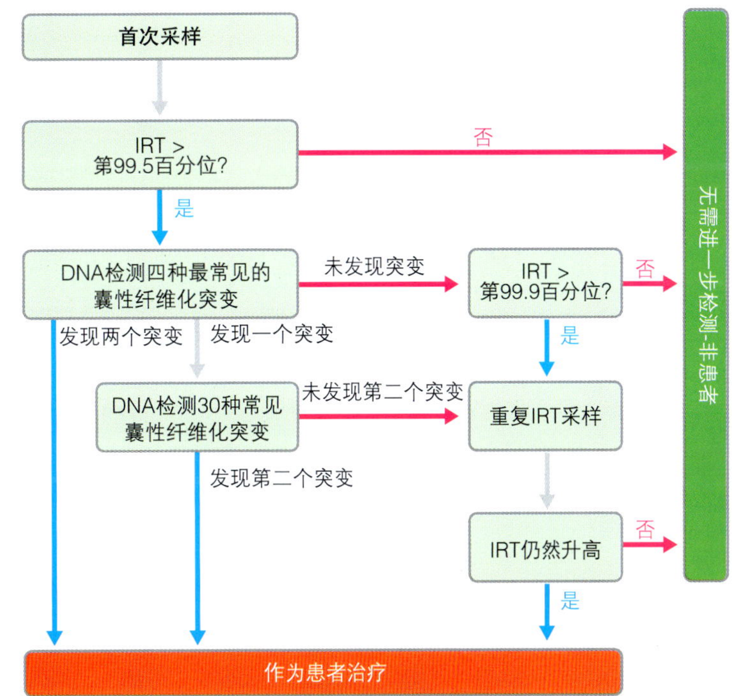

图 12.6 英国新生儿筛查方案流程图,以便及早识别和治疗囊性纤维化患者

IRT,免疫反应性胰蛋白酶。检测的 4 个 CFTR 突变分别为 p.F508del、p.G542X、p.G551D 和 c.621+1G>T。据估计,这些变异在英国本土人口中占严重 CF 变异的 80%。根据公开政府许可证 v2.0 改编自英国新生儿囊性纤维化筛查实验室指南(2014)。

因为携带者生化检测正常,所以对于他们的筛查有必要应用 DNA 检测。问题是该病已经有很多变异位点(超过 1 000 个)被证实。正如第 5.4 节所述,筛选特定的变异很容易,但很难检测整个基因是否存在任何可能的变异。*CFTR* 含有 27 个外显子(见图 3.7),目前还无法以足够低的成本检测

该基因的全部序列,以用于人群筛查。由于建立者效应(founder effects)和杂合子优势(第九章),一些特定变异构成了特定群体中大部分的囊性纤维化变异。因此,任何携带者筛选流程都需要在成本和灵敏度之间进行权衡。检测最常见的少数变异是廉价的,但可能丢失了一些携带者的检出。检测多个变异是昂贵的,但无论检查多少单个变异,灵敏度永远不会达到 100%,除非对整个基因组(包括内含子)进行测序。表 12.2 显示了英国一家实验室检测到的 *CFTR* 突变的分布。

表 12.2 2007—2013 年英国曼彻斯特 199 个 CFTR 变异的分布分析

突变	外显子	数目	突变比例	累积率/%
p.F508del	11	137	68.8	68.8
p.R117H	4	14	7.0	75.9
p.G551D	12	11	5.5	81.4
c. 3 272-26A>G	内含子 19	6	3.0	84.4
c. 621+1G>T	内含子 4	3	1.5	85.9
p.N1303K	24	2	1.0	86.9
c. 1717-1G>A	内含子 11	2	1.0	87.9
p.G542X	12	1	0.5	88.4
c. 1898+1G>A	内含子 13	1	0.5	88.9
p.Arg553X	12	1	0.5	89.4
p.R560T	12	0	0.0	89.4
c.3659delC	22	0	0.0	89.4
c.2715 delT	15	0	0.0	89.4
其他缺失		21	10.6	100
合计		199		100.0

注意小幅度灵敏度的增加需要大幅度增加被检的变异数目。这些数据不包括未发现突变的病例,因为目前还不清楚这些病例中有多少是囊性纤维化。编号遵循 Ensembl 转录本 ENST0000003084。数据由曼彻斯特圣玛丽医院 Joanna Brock 和 Derek Barley 提供。

不可避免的是一些检测结果为阴性的夫妇实际上都是携带者,有 1/4 的概率生下患病的孩子。其中一些夫妇为相同罕见的“私有”变异的携带者,特别存在于非欧洲血统的近亲婚配夫妇。然而,大多数夫妇中其中一方确认为携带者,但另一方携带一种罕见的变异,测试结果为假阴性。鉴于与最初筛查的人数相比,这类人占比较少,因此有可能对他们的伴侣采用包含更多变异的基因进行检测,以尽量减少假阴性。理想的情况是筛查后阳性-阴性夫妇的风险不应大于筛查前任何夫妇的初始风险。可以说,这个项目没有让任何人处于比筛选前更糟糕的境地。对于 1/23 的携带率,这需要 99.8% 的灵敏度来测试已知携带率的伴侣(因此假阴性的风险为 1/500)。表 12.2 中的数字表明达到 99.8% 的灵敏度将是一个挑战。

案例4 Davies家系

- Martin,24 月龄,动作笨拙,学步晚
- 肌营养不良家族史
- X 连锁隐性遗传
- 抗肌萎缩蛋白基因检测的问题
- MLPA 检测到 44~48 外显子缺失
- 分子病理学
- X 染色体失活的影响
- 筛查所有新生男婴?
- 治疗的可能性

3 10 61 89 142 257 285 354

Martin 直到 2 岁时才被诊断出患有进行性假肥大性肌营养不良,当时他的步态缓慢、动作笨拙已经很明显。在一些家庭中,当第一个患病男孩确诊时,已经有了第二个患病男孩。因此,有建议将所有新生男婴进行该病筛查。从技术上讲,这可以通过检测受累男孩血清肌酸激酶(creatine kinase,CK)的升高来较廉价地实现(见第四章)。CK 高的男婴可以通过多重 MLPA 缺失筛查进行检测(见图 4.11),可以检出大约 2/3 的病例,剩余的病例可能需要进行肌肉活检来检测抗肌萎缩蛋白的缺失。

这项提议一直备受争议。一方面,可以避免一小部分重复的病例;另一方面,在没有有效治疗的情况下,过早做出如此严重的诊断,有可能剥夺了他们两年的幸福家庭生活。另一个问题是,有多少未受累男孩由于某种原因引起 CK 偏高而接受肌肉活检,以及对最初测试呈阳性的而最终显示结果正常的婴儿的父母来说,心理创伤会有多严重。目前,英国国家筛查委员会并不建议对新生儿 DMD 进行筛查,但考虑到实验治疗的成果以及在有效治疗成为可能时对早期诊断的需求,该指南会在未来两年内重新评估。

案例8 Howard家系

- 年轻父母之新生女 Helen
- 确诊为唐氏综合征
- 47,XX,+21 核型
- 产前检查的选择
- 无创产前检查
- 治疗的可能性

24 36 63 285 354

像 Helen 的母亲 Anne 这样的有过唐氏综合征(Down syndrome)孩子的妇女,无论她们的年龄或客观存在的风险水平如何,通常都会应用上述的生化筛查程序进行诊断检验。虽然年轻女性的复发风险很低,但她们在生下受累婴儿后的焦虑程度自然就很高,拒绝她们接受检查是很残忍的。NIPT 的可用性拓宽了选择范围。尽管 NIPT 被认为是一种筛查检验而不是诊断检验,但假阴性率非常低,对于试验阴性的妇女来说,避免了绒毛活检或羊膜腔穿刺术带来的不适和风险。Anne 选择了这项测试(见疾病框 12),得到的阴性结果感到很欣慰。她的妊娠继续,最终生下一个正常健康的男孩。

案例13 Nicolaides家系

- Spiros 和 Elena 都是 β 地中海贫血基因的携带者
- 需要产前诊断确定突变
- 等位基因特异性 PCR 显示 Spiros 携带 p.Gln39X 变异
- 限制性酶切消化显示 Elena 携带 c.316-106C >G 变异
- 分子病理学
- 携带者人群筛查
- 治疗的可能性

107 117 145 285 354

血红蛋白病(镰状细胞病和地中海贫血)是世界范围内最常见的严重隐性疾病,尤其影响到疟疾流行国家或其先祖在这些国家的人群。许多这样的国家实施了全人口的携带者筛查,通常采用常规的血红蛋白和红细胞检测,必要时辅以蛋白质和/或 DNA 分析,重点分析该人群中常见的特定变异。在 Nicolaides 一家中,常规血液筛查发现 Spiros 和 Elena 都是女性 β 地中海贫血携带者,然后对 Cypriot 发现的特定高频变异进行 DNA 检测,明确每个变异。在英国等低发病率国家,携带者筛查可能仅限于产前诊所。新生儿筛查用于镰状细胞病,但(在英国)不用于地中海贫血,因为常规检查灵敏度差。

案例19 Ulmer家系

- Hannah，女，6月龄，德裔犹太人
- 出生时正常，但之后问题渐多
- ❓泰-萨克斯病
- 酶学检查明确诊断
- 兄弟姐妹基因检测？
- 携带者筛查
- 治疗的可能性

209 216 286 354

在德裔犹太人中，泰-萨克斯病的携带者频率为1/30。因此，从20世纪70年代初开始，美国和许多其他国家已经建立了德系特定携带者筛查计划。表12.3显示一些统计数据。德裔犹太人社区具有极大的兴趣积极接受携带者筛查，目前，这些国家的大多数受累婴儿均为非犹太夫妇所生。

表12.3 1971—1998年德裔犹太人泰-萨克斯病携带者筛查情况

地区	测试人数	携带者	携带者-携带者夫妇
美国	925 876	35 372	795
以色列	302 395	7 277	380
加拿大	65 813	3 301	62
南非	15 138	1 582	52
欧洲	17 725	1 127	37
巴西	1 027	72	20
墨西哥	655	26	0
阿根廷	84	5	0
澳大利亚	3 334	102	4
合计	1 332 047	48 864	1 350

数据来源于Scriver等(2001)编辑的《遗传性疾病的代谢和分子基础》第153章(Gravel等)，并获得McGraw-Hill公司同意复制。

应用生化试验检测血清中氨基己糖苷酶A水解人工底物MUG(4-甲基伞形酮的*N*-乙酰氨基葡萄糖衍生物)的活性进行筛查。DNA检测不用于人群筛查，因为并非所有携带者都携带德裔犹太人常见的变异(见表9.2)。筛查结果阳性后，需要进行更明确的诊断检验。大约2%的犹太人和35%的非犹太人，尽管筛查结果为携带者，但事实上他们携带了所谓的假性缺乏性等位基因。这类等位基因编码该酶的变异型对筛查性检测中使用的人工底物不起作用，但对GM2神经节苷脂保留足够的活性而不致病。泰-萨克斯病的筛查通常结合疾病框9中列出的其他犹太人疾病的变异进行筛查。

泰-萨克斯病携带者筛查计划的实施方式多种多样，检测结果呈阳性后可能会采取各种措施。采纳哪一个在很大程度上取决于社区。无论采用何种方案，筛查都应是自愿的，需要获得知情同意。

- **婴儿或儿童携带者筛查**(不同于检测临床患病的新生儿)不符合伦理且低效。孩子不能给予适当的知情同意，而且结果直到许多年后才有意义，到那时很可能已经遗忘了。
- **中学毕业生的筛查**存在在多大程度上是真正自愿的知情同意的问题，需要谨慎处理，以避免对携带者的污名化。
- **测试年轻的单身成年志愿者**可以最大限度地减少知情同意的问题，但会错过部分目标群体。
- **测试夫妇**确定了少数有风险的夫妇，而不用担心其配偶为非携带者的大量携带者(比较表12.3最后两列)。但它排除了选择不与携带者结婚的可能性。

案例20 Vlasi家系

- Valon,6 岁男孩,严重学习困难
- 身材矮小,小头畸形,蓝色眼睛,皮肤白皙菲薄,头发稀疏,湿疹,多动
- ❓苯丙酮尿症
- 后续婴儿的检测?
- 新生儿筛查
- 治疗的可能性

227 237 287 354 355

苯丙酮尿症是最广泛实施的新生儿筛查计划的目标之一。早期发现才能早期治疗(第十四章),这样既能获得极好效果,又能避免终身护理的成本而具有很高的成本效益。

筛查是测量婴儿血液中苯丙氨酸的水平。如第 10.3 节所述,尽管分娩后立即采血比较容易,但在胎盘剥离之前,母亲(几乎可以肯定是表型正常的杂合子)可以通过胎盘清除苯丙氨酸,一旦连接断开,苯丙氨酸就开始积聚,所以不能出生后立即采血。检测的最佳时间是出生后 5 天,但 24h 以上检测的假阴性率较低。

实验室可使用各种方法检测苯丙氨酸水平,包括细菌生长分析法、色谱法、荧光法或串联质谱法。后者的优点是可以同时测量并分析多个指标(表 12.4)。由于 PAH 存在多种突变,在此阶段不进行 DNA 检测。直接酶活性检测也不适合,因为需要肝脏活检。无论采用何种方法,均为筛查检验,而非诊断检验。筛查检验的临界值通常设置在 120μmol/L 左右[正常范围(58±15)μmol/L]。血液水平高于临界值的婴儿要求进行更特异的检测,需要准确测量血液中苯丙氨酸水平,高苯丙氨酸血症患儿通常高于 1 000μmol/L。虽然良性高苯丙氨酸血症婴儿测定值较低,但仍然是升高的水平,他们未经治疗也可以发育正常。只要出生后不过早进行检测,PKU 筛查灵敏度为 98%~99%。如第十四章所述,苯丙酮尿症患儿需要进行特殊饮食,持续特殊饮食可以确保孩子在成长过程中不出现或者仅表现较轻的认知障碍。

苯丙氨酸羟化酶需要必需辅因子四氢生物蝶呤(BH_4),一小部分苯丙酮尿症婴儿是基因缺陷导致 BH_4(OMIM 261640)的产生或循环异常而致病,而非 PAH 突变所致。因为 BH_4 也是其他几种氨基酸羟基化所必需的,因而需要不同的治疗。临床实验室致力检测这些变异型 PKU,通常包括 DNA 检测来确定 PAH 突变。

案例24 Smit家系

- Sam Smit,患家族性高胆固醇血症
- 通过级联筛选确诊
- 发现 *LDLR* 突变,并开始治疗
- 有受累亲属,包括一位纯合子患者
- 隐私及级联筛选之间的矛盾
- 治疗的可能性

276 287 354

家族性高胆固醇血症(familial hypercholesterolemia,FH;OMIM 143890)是一种常染色体显性遗传病。在许多人群中,它是所有具有临床意义的孟德尔疾病中最常见的,每 250 人中有 1 人受累。杂合子的血清胆固醇和低密度脂蛋白胆固醇水平通常为 250~450mg/dL 和 200~400mg/dL(正常范围分别为 150~250mg/dL 和 75~190mg/dL),与饮食无关。该病逐渐发展成肌腱黄色瘤(皮下胆固醇沉积),中年时患冠心病,许多人因心肌梗死而过早死亡。未经治疗的男性受试者在 50 岁时发生致命或非致命冠状动脉事件的风险为 50%,未经治疗的女性受试者在 60 岁时发生致命或非致命冠状动脉事件的风险为 30%。罕见的纯合子受累者有极端特征,如果不治疗就会过早死于心脏病。

Michael Brown 和 Joseph Goldstein 因其在 FH 方面的研究而获得 1985 年诺贝尔生理学或医学奖,这项研究促使人们对胆固醇稳态有更详细的

了解(更多信息请参阅末尾网站列表)。他们证明 FH 通常是由低密度脂蛋白受体(*LDLR*)基因突变引起的。这种细胞表面受体将含胆固醇的低密度脂蛋白导入肝细胞,在肝细胞中抑制内源性胆固醇合成,这是体内平衡机制的一部分。突变受体要么缺失,要么不能结合低密度脂蛋白,这取决于特定的突变,导致胆固醇的内源性产生失控。有时 FH 可由其他两个基因的突变引起:

- 有些人因为突变的载脂蛋白 B 基因编码异常脂蛋白,所以产生的低密度脂蛋白不被低密度脂蛋白受体识别。
- 偶尔有患者 *PCSK9* 功能获得性错义突变,*PCSK9* 是一种编码蛋白质处理酶的基因,是脂质平衡机制的一部分。

内化 LDL 的正常作用是抑制 3-羟基-3-甲基戊二酸辅酶 A(HMG-CoA)还原酶,其催化胆固醇合成中的限速步骤。在 FH 患者中,他汀类药物用于抑制该酶。这是非常有效的临床治疗,它可以纠正胆固醇水平和健康风险。由于该病普遍存在、对健康有严重影响且可以有效治疗,因此有理由进行人群 FH 筛查。然而,所涉资源相当大。根据胆固醇水平和肌腱黄色瘤进行筛查,灵敏度较差,尤其是在年轻人中。基于 DNA 的筛查很昂贵,因为 19p13.2 染色体上的 *LDLR* 有 18 个外显子,并且已报道了几百个不同的突变。

由于这种显性疾病会影响大范围的家系,因此确定大量受累人群的一种非常经济有效的方法是检测已知受累患者的亲属,这一过程称为**级联筛查**或级联测试。早先在检测 Joanne Brown(案例 2)的亲属囊性纤维化突变时已提到了这一原则。索引病例是通过各种手段确定的,有人认为,确定索引病例的最有效方法是在 1 岁儿童常规疫苗接种时检测。

在荷兰,1994 年开始了一项全国性的、由政府资助的级联筛查计划,遗传工作者直接与索引病例的亲属联系。超过 28 000 人(平均每个索引病例 5.6 人)基因诊断为 FH,并输入中央国家数据库。在确诊病例中,只有 39% 的人服用了他汀类药物。然而,新的隐私条例规定遗传工作者不能主动接触家庭成员,相反,要求索引病例联系他们的亲属。不出所料,确定的受累家庭成员的数量急剧下降。Louter 等(2017)审查了这一计划和其他方案的详细情况,Sturm 等(2018)则深入讨论了 FH 筛查存在的问题。

荷兰项目的研究表明这一项目具有非常明显的临床效益。93% 的受累者通过该计划明确诊断,随后服用他汀类药物,从而大大降低了他们早逝的风险。这也提出了各种伦理问题。在一些国家(现在包括荷兰),与亲属的直接接触存在伦理问题,取而代之,只能由先证者联系亲属,暗示他们可能会从向遗传科医生咨询中获益。有一些问题是关于确定受累儿童——早期治疗的好处是否超过了污名化或自我形象受损的风险?同时,也有必要考虑对那些出人意料的人寿保险的影响。从逻辑上讲,承保应基于表型——治疗患者的实际胆固醇水平——而不是基因型。由于他汀类药物治疗有效,这应该(但可能不会)在很大程度上解决保险问题。对荷兰项目的仔细研究没有显示出任何预期的不良影响。

12.4 拓展学习

我们应该筛选哪些疾病呢?

从技术上讲,基因筛查的可能性似乎是无限的。当然,这种可能性已经很大,而且每年都在增加。然而,在实践中所能提供的却是非常有限的。除了使新的发展投入应用不可避免的时间滞后之外,基因筛查没有得到更广泛应用的主要技术原因有四个(社会和伦理因素稍后讨论):

- 如果你完成了自我评测问题 1~3,也会发现测试的阳性预测值可能很低,即便实验室的测试进行得非常完美。筛查罕见病在技术上有难度,也存在经济问题。直接面向消费者(direct-to-consumer,DTC)测试尤其是一个问题。最近的一项调查(Weedon et al.,2019)表明,这些公司报告的所有致病性罕见变异中,不仅有一些,而且绝大多数是假阳性。这些问题将在下文进一步讨论。
- DNA 变异可能无可争议地与疾病风险增加有关,但可能只占总风险的一小部分。如第十三章所述,许多 DNA 单核苷酸多态性与患常见复杂疾病的风险增加有关,但几乎所有的这些的比值比(odds ratio)都很低,临床意义不大。新开发的多基因风险评分可能是未来的方向——更多讨论见第 13.4 节。**人群归因风险**(框 12.3)是任何筛查计划的重要考虑因素。如果一个变异只解释了总风险的 5%,那么筛查它有什么意义呢?如果这 5% 集中在少数风险极高的个体身上,那么让这些个体知道这一点可能是有价值的——但这又接近孟德尔疾病的情况,其筛查是以家庭为基础的。如果这种变异是常见的,以至于额外的风险会分散在很大一部分人群中,那么任何人了解这种变异似乎都没有什么价值。
- 重要性在于不仅要考虑相对风险,还要考虑绝对风险。即使相对风险很高,如果转化为绝对风险很低,也不会太令人担忧。因子 V Leiden(OMIM 227400)就是一个例子。这是一个公认的静脉血栓栓塞的危险因素,例如对于长途航空乘客和口服避孕药的使用者。口服避孕药使用者的相对危险度很高(大约为 15),但绝对危险度仍然很低,因为口服避孕药使用者一般都是年轻人,而栓塞的危险性非常依赖于年龄。
- 一般来说,除非阳性结果导致一些有效措施的实施,否则筛查没有意义。这可能意味着改变生活方式,使用预防性药物来降低风险;或者加强监测,例如在癌症仍然可以治疗的早期发现癌症。有时基因检测仅仅是为了给人们提供规划未来的信息,例如亨廷顿病的预测性检测。但通常情况下,筛查检验应该带来一些实际效果。

美国疾病控制和预防中心的基因组学和疾病预防办公室提供了一个框架,可用于评估任何基因(或其他)测试,而不仅仅是筛查检验。ACCE 框架建议应根据四套标准对测试进行评估:

- **分析有效性(analytical validity)**:测试的准确度如何?对于 DNA 测试来说,这可能转化为询问基于芯片的分析对罕见变异基因型的准确程度,或者测试方案检测到基因中所有突变的比例。

- **临床有效性(clinical validity):**检测或预测疾病存在与否的准确度如何?例如,大多数遗传性血色病患者(OMIM 235200)的 *HFE* 基因的两个拷贝都有突变,通常是 p.Cys282Tyr 和/或 p.His63Asp。但是检测这些突变的临床有效性很低,因为只有约 5% 的突变纯合子或复合杂合子表现出临床血色病。
- **临床实用性(clinical utility):**检测结果是否会使患者在临床上受益?患有Ⅰ型 Waardenburg 综合征(OMIM 193500)的每个患者都携带一个 *PAX3* 基因的致病变异。该测试具有很高的分析和临床有效性,但检测这些变异除了满足他们的好奇心之外,并没有为大多数患者带来明显的临床益处。
- **道德、法律和社会影响(ethical, legal and social implications.)**。

框 12.3

人群归因风险(population attributable risk, PAR)

这是人口中归因于该因素的总疾病风险的比例。也称为人群归因分值(population attributable fraction)。如果 PAR 较低,就会质疑筛选因子的价值。

如果人口中的总体风险是 r,但人口的比例 p 有一个变量,给他们额外的 R 风险,在一般风险之上,那么该变量的 PAR 是 pR/r。

基于人群的筛查计划需要由国家或保险公司资助,个人选择退出而不是选择加入。资助者将根据技术、财务和道德标准对任何拟议方案进行关键性评估。所用标准通常基于 Wilson 与 Jungner(1968)在世界卫生组织(WHO)的报告中制定的一套标准。框 12.4 展示了英国国家筛查委员会使用的标准选择。在直接面对客户的商业领域,情形可能非常不同。如果企业看到一个可能盈利的市场,无论是否会导致有用措施的实施或长期获益,公司都将提供基因测试。这导致了许多公司提供"生活方式"基因筛查:检测与某些常见疾病风险增加相关的变异,并提供有关如何避免任何风险增加的建议(见如下讨论)。然而,盈利能力可能取决于能否将部分成本转嫁给其他人。在英国,如果有人从某家基于互联网的公司获得令人不安的测试结果,他们可能会期望他们的家庭医生和 NHS 基因服务部门来解决他们的担忧。

新生儿筛查是人群筛查中伦理争议最小的领域,因为目标是可治疗的疾病,目的是确保早期治疗以避免不可逆转的损害。在每一个发达国家,新生儿都要接受各种各样的检查,早期诊断有可能改善预后。足跟血用来筛查生化异常,会对测试呈阳性的婴儿进行明确的诊断检验。如前所述,血液取样必须等到分娩后一段时间,因为在胎盘连接中断之前,婴儿的血液化学成分会受到母亲的严重影响(见图 10.8)。

在美国,卫生和公共服务部(Department of Health and Human Services)推荐了一个新生儿泛筛查包(见表 12.4),列出了 35 种核心疾病,另外 26 种可以在核心疾病的鉴别诊断中发现。这份列表包括许多罕见病,均可以通过串联质谱诊断。

表 12.4 美国卫生和公众服务部建议对新生儿进行全面筛查的 35 种核心疾病

丙酸血症 (propionic acidemia)	经典苯丙酮尿症
甲基丙二酸血症(甲基丙二酰辅酶 A 变位酶) [methylmalonic acidemia(methylmalonyl-coa mutase)]	Ⅰ型酪氨酸血症
甲基丙二酸血症(钴胺素紊乱) [methylmalonic acidemia(cobalamin disorders)]	原发性先天性甲状腺功能减退症
异戊酸血症 (Isovaleric acidemia)	先天性肾上腺皮质增生症
3-甲基巴豆酰辅酶 A 羧化酶缺乏症 (3-methylcrotonyl-CoA carboxylase Deficiency)	S,S 病(镰状细胞贫血)
3-羟基-3-甲基戊二酸尿症 (3-hydroxy-3-methyglutaric aciduria)	S,β 地中海贫血
全羧化酶合酶缺乏症 (holocarboxylase synthase deficiency)	S,C 病
β-酮硫解酶缺乏 (β-ketothiolase deficiency)	生物素酶缺乏症
戊二酸血症Ⅰ型 (glutaric acidemia type Ⅰ)	危重先天性心脏病
肉碱摄取缺陷/肉碱转运缺陷 (carnitine uptake defect/carnitine transport defect)	囊性纤维化
中链酰基辅酶 A 脱氢酶缺乏症 (medium-chain acyl-CoA dehydrogenase deficiency)	经典半乳糖血症
极长链酰基辅酶 A 脱氢酶缺乏症 (very long-chain acyl-CoA dehydrogenase deficienc)	糖原贮积病Ⅱ型(Pompe 病)
长链 L-3 羟酰辅酶 A 脱氢酶缺乏症 (Long-chain L-3 hydroxyacyl-CoA dehydrogenase deficiency)	听力损失
线粒体三功能蛋白缺乏症 (trifunctional protein deficiency)	重症联合免疫缺陷
精氨酸琥珀酸尿症 (argininosuccinic aciduria)	黏多糖贮积症Ⅰ型
瓜氨酸血症,Ⅰ型 (citrullinemia,type Ⅰ)	X 连锁肾上腺脑白质营养不良
枫糖尿病 (maple syrup urine disease)	*SMN1* 基因第 7 外显子纯合缺失引起的脊髓性肌萎缩症
同型胱氨酸尿症 (homocystinuria)	

在英国,其政策更加保守和谨慎。只有 9 种疾病纳入国家新生儿血斑筛查项目:先天性甲状腺功能减退症、囊性纤维化、镰状细胞病和 6 种遗传性代谢疾病(戊二酸尿症Ⅰ型、同型胱氨酸尿症、异戊酸尿症、枫糖尿病、中链酰基辅酶 A 脱氢酶缺乏症和苯丙酮尿症)。这个较短的列表部分取决于成本,但也取决于英国国家筛查委员会对筛查计划严格的审批(框 12.4)。对于大多数罕见的生化疾病,直到婴儿发病引起注意,才作出诊断并开始治疗。也许免费的国民保健服务系统可以降低患病婴儿遗漏而得不到诊断的风险。

框 12.4

英国国家筛查委员会标准

疾病：

(1) 被筛疾病应该是影响健康的重要问题……该病的流行病学和自然病史……应该对其有充分了解。

(2) 所有具有成本效益的初级预防干预措施都应尽可能得到实施。

(3) 如果通过筛查确定了突变携带者，那么应该了解这种疾病的自然史，包括心理方面的影响。

检测：

(4) 应该是一个简单、安全、准确和有效的筛查检验。

(6) 该测试应该是大众可以接受的。

(8) 假如检测是针对特定的突变，则应明确说明选择突变的方法以及对其进行审查的方法。

干预措施：

(9) 对于通过早期发现明确的患者，应采取有效的干预措施，有证据表明，与常规护理相比，在症状前阶段进行干预可为筛查个体带来更好的结果。

筛查方案：

(11) 从高质量的随机对照试验中有证据表明，筛查方案在降低死亡率或发病率方面是有效的。如果筛查的目的仅仅是提供信息，让被筛查者做出“知情选择”(如唐氏综合征、囊性纤维化携带者筛查)，那么必须有来自高质量实验的证据表明，该试验能够准确预测风险。所提供的有关测试及其结果的信息必须有价值，并易于被受筛查者理解。

(12) 应有证据表明完整的筛查方案(检测、诊断程序、治疗/干预)在临床、社会和伦理上为卫生专业人员和公众所接受。

(13) 筛查计划的好处应该大于生理和心理伤害(由检测、诊断程序和治疗引起的)。

(14) 筛查方案的机会成本(包括检测、诊断和治疗、管理、培训和质量保证)应在经济上与整个医疗保健支出(即性价比)相平衡。

实施标准：

(16) 应考虑所有其他治疗方法(如改善治疗、提供其他服务)，以确保不会引入更具成本效益的干预措施。

(19) 应向潜在参与者提供基于证据的信息，解释检测、调查和治疗的后果，以帮助他们做出知情选择。

对产前筛查、儿童或成人进行携带者或晚发型疾病风险筛查的态度在当地文化中更加根深蒂固，英国国家安全委员会的标准6、12、13和19涵盖了道德和社会问题。筛查是在社会中进行的实现社会愿望和价值观的表达。在任何情况下都不能接受堕胎的社会里，产前筛查几乎没有什么地位，尽管两者之间并不一定存在必然联系。一些地区更接受残疾人或者对异常情况的看法更加宿命化，而在另一些地区生一个正常孩子的愿望则非常强烈。个人责任观、个人自由与公共健康的相对价值观将影响特定项目的可接受性。对孩子的态度很重要——父母在多大程度上拥有自己的孩子，有权了解他们的遗传构成，或者在多大程度上必须尊重孩子的自主性，在孩子长大到能够给予适当的知情同意之前，不得对晚发疾病或携带者状况进行检测?这是一个普遍的原则，筛查应是自愿的，需要知情同意。一般来说，如果人们愿意的话，他们必须可以自由选择退出筛查。这不仅仅意味着他们可以拒绝检测,还意味着,如果在拒绝产前筛查后,假如他们有一个受累的孩子,也不应该受到任何指责或惩罚。但是,反对 PKU 筛查的家长有权冒险遣责自己的孩子过着依赖他人的生活吗?

在英国,希腊塞浦路斯社区积极参与 β 地中海贫血的筛查,而同样处于高风险的巴基斯坦社区接受筛查的速度较慢,尽管近年来接受筛查的人数有所增加。据说,在以色列人们对每一种可能的筛查检验都有强烈的需求,而在英国对其要谨慎得多。例如,在公众对其影响感到不安后,英国一家商业街连锁店停止提供一套"生活方式"测试——尽管许多人会认为这种测试的危害并不大,最坏的情况只是浪费金钱。根据商店的说法,停止这一提议的原因是缺乏公众兴趣,如果这是真的,则更能反映英国公众的良好意识。

关于筛查的经济性,有趣的是,英国国家安全委员会名单中的标准 14 措辞相当谨慎。评估筛查计划的经济效益通常涉及筛查的直接成本和长期节省费用的平衡。虽然在许多政策方面中至关重要,但是是个棘手的领域。对其处理使用了现金流折现。为了比较当前成本与 10 年节省的成本,将当前成本视为一项投资,其 10 年价值采用复利计算。选择使用的利率(贴现率)会对结果产生重大影响。不同类型的机构可能对未来潜在储蓄的相关性有不同的看法。此外,这些计算作为行动指南也有其局限性。对于正常生育,使用高折现率将表明生育在经济上对社会不利:作为一个工作的成年人,个人对社会的税收贡献不太可能偿还其分娩、抚养和教育的贴现成本。

如果成本计算看起来合理,是否实施筛查计划的决定将围绕公众需求和社会可接受性。

偶然发现——机会性筛查的一种

许多临床检查有可能发现与检查的主要原因无关的发现,但可能具有临床意义。常规的 X 线或 MRI 扫描可能会发现一个意想不到的肿瘤。尽管调查是出于临床原因而不是作为任何人群筛查计划的一部分进行的,但这些额外的发现确实有效地构成了一种筛查形式。几乎每一项临床研究都存在偶然发现的可能性。在临床遗传学中,患者的全外显子组或全基因组被测序时,尤其令人担忧。这通常被视为一个新问题,但事实上,它只是在突变检测方面的背景下才新出现的。细胞遗传学家检查一个孩子的父母是否有平衡易位(如 Elizabeth Elliot 的父母,**案例 5**)时,长期以来就有可能发现健康的父亲为 XYY 染色体。一项针对畸形儿童的 a-CGH 研究可能揭示了一种微缺失,这种微缺失与畸形无关,但会使儿童面临癌症的风险。对基因突变的家庭进行研究时,有时发现孩子的父亲不是母亲的配偶。

围绕基因组测序的额外考虑是合理的,因为它极有可能发现与临床相关的偶然发现。当美国医学遗传学和基因组学学会的指南出炉时,即"进行临床测序的实验室应寻找并报告所列基因的突变(表 12.5)……,所有临床生殖系(组成)外显子组和基因组测序均应进行评估和报告,包括所有受试者的'正常'肿瘤-正常减影分析,不考虑年龄,但除外胎儿样本"(见 Green et al.,2013),引起了一场重大争议。其基因和突变列表是在广泛讨论后草拟的,向转诊临床医生报告这些基因异常的发现可能对患者和家属有医疗益处。只报告已知或高度怀疑为致病变异,而这是每个临床程序的一个组成部分,患者无拒绝的选择。建议阅读完整的报告以便对该指南有深入理解。

批评人士指出,有些患者的情况会使额外的信息变得无关紧要(例如,老年癌症患者),而且在所有情况下,强制报告都忽视了患者的自主性和不知情权。如果患者判断偶然发现的风险大于初次检查的益处,则患者拒绝整个检查的选择权就被限制了。鉴于广泛的批评,虽然并非所有工作组成员都同意这一让步,ACMG 建议将这些测试变成可选的。与此同时,欧洲人类遗传学协会推荐了一种更为保守的方法:只要可能,测试应只针对与患者适应证相关的基因组区域(van El et al.,2013a,b)。随着外显子组和基因组测序变得越来越常规,如何处理偶然发现的问题只能变得更加突出。在美国这样的国家,最终的政策可能由法院决定。

表 12.5 美国医学遗传学和基因组学学会建议实验室主动寻找和报告已知和可能的致病变异的基因

基因	相关疾病
BRCA1,*BRCA2*	遗传性乳腺癌和卵巢癌
TP53	利-弗劳梅尼综合征
STK11	黑斑息肉综合征
MLH1,*MSH2*,*MSH6*,*PMS2*	林奇综合征
APC	家族性腺瘤性息肉病
MUTYH	MYH 相关息肉病
VHL	希佩尔-林道综合征
MEN1	多发性内分泌肿瘤Ⅰ型
RET	多发性内分泌肿瘤Ⅱ型,家族性甲状腺髓样癌
PTEN	*PTEN* 错构瘤性肿瘤综合征
RB1	视网膜母细胞瘤
SDHD,*SDHAF2*,*SDHC*,*SDHB*	遗传性嗜铬细胞瘤/副神经节瘤综合征
TSC1,*TSC2*	结节性硬化症
WT1	*WT1* 相关性肾母细胞瘤
NF2	神经纤维瘤病Ⅱ型
COL3A1	埃勒斯-当洛综合征,血管型
FBN1,*TGFBR1*,*TGFBR2*,*SMAD3*,*ACTA2*,*MYLK*,*MYH11*	马方综合征,勒斯-迪茨综合征,家族性胸主动脉瘤和夹层
MYBPC3,*MYH7*,*TNNT2*,*TNNI3*,*TPM1*,*MYL3*,*ACTC1*,*PRKAG2*,*GLA*,*MYL2*,*LMNA*	肥厚型心肌病,扩张型心肌病
RYR2	交感神经性多形性室性心动过速
PKP2,*DSP*,*DSC2*,*TMEM43*,*DSG2*	致心律失常性右室心肌病
KCNQ1,*KCNH2*,*SCN5A*	罗马诺-沃德长 Q-T 间期综合征,Brugada 综合征
LDLR,*APOB*,*PCSK9*	家族性高胆固醇血症
RYR1,*CACNA1S*	恶性高热易感症

他们建议在外显子组或基因组测序时,无论测序的适应证和患者的年龄或情况如何,都应在未征得明确同意的情况下进行。更多细节见 Green 等(2013)。

“生活方式”基因检测

数百万人选择将唾液样本送到直接面向消费者(direct-to-consumer, DTC)的基因检测公司。该公司将提取DNA并对其进行基因分型,通常使用SNP芯片对几十万个SNP进行基因分型(参见第4.2节和图4.13)。他们可能会报告祖先或关系、我们所关注的问题或者疾病易感性。检测可能涵盖一般的健康风险,也可能侧重于某个特定方面,例如,为了帮助您确定最健康的生活方式,提供“心脏风险谱”或“肥胖风险谱”。所有这些分析都是基于特定SNP等位基因与特定疾病风险之间的关联报告。在考虑这些分析时,有必要根据上述ACCE框架区分常见和罕见变异。

多数分析都只关注常见变异(最小等位基因频率5%)。应用ACCE框架:

- **分析有效性:**如果使用得当,灵敏度和特异度通常>99%的SNP芯片对常见变异的基因分型非常可靠。与诊断实验室相比,进行DTC基因分型的实验室一般不会需要任何外部质量认证,但更大和更成熟的公司对常见变异的基因型报告可能会可信。

- **临床有效性:**如第13章所述,在全基因组关联研究(GWAS)中,针对每种常见疾病或表型,已广泛研究了特定常见变异与疾病之间的关联。该领域已经从早期不可靠和矛盾的发现中走出来,现在已经确定了数百个个体变异和特定表型之间的重要和有效的关联。至少对于那些实力更雄厚的公司来说,所使用的关联很可能是著名的科学家在同行评议的期刊上报道过的。然而,关联可能是某个人群或种族特异的,而GWAS的绝大多数数据来自北欧白人。重要的是要确认任何报道的关联性适用于你所关注的种族群体。

- **临床实用性:**这是一个研究较少的领域。GWAS发现的常见变异一般总是具有非常小的影响。如果一个变异被报道会增加患某种疾病的风险,始终询问风险增加多少?变异是否会使你的风险增加20倍、5倍、2倍还是1.1倍[还要注意比值比(odds ratios)与相对风险并不完全相同——通过自我评测问题4来明确这一点]。几乎可以肯定的是,答案将更接近1.1而不是20。你关心你的风险增加10%吗?区分某种效应的统计学显著性及其样本的大小是很重要的。一项大型研究可以以一个相当小的比值比确定一个非常重要的关联(也就是说,毫无疑问,它是真实的)。附带说一下,众所周知,在最初研究中得出的比值比,在随后的研究中几乎总是会下降,即便风险得到确认。还要记住上面讨论的相对风险和绝对风险之间的区别。越来越多的公司可能会报告多基因风险评分,这是基于对整个基因组中变异影响的综合。这是一个很有前景的进步,但目前还很不成熟。多基因风险评分是针对种族的;只有在基本研究都是在你的种族群体(几乎都是欧洲白人)中进行的情况下,所引用的结论对你才是有效的。还要询问的是,这些预测有没有考虑你的家族史和你自己的临床数据。尽管GWAS在技术上取得了成功,但几乎所有疾病的DNA变异都只占总遗传的一小部分。家族史至少与SNP基因型同样相关。

- **伦理问题:**可能需要了解检测公司如何严格保护您的隐私并尊重您对数据的所有权。

以上针对常见变异。对于罕见变异,变异越罕见,面临的问题就越不同。

- **分析有效性**:这里有一个主要问题。SNP 芯片对于普通变异的发现非常可靠,但其可靠性随着变异的罕见而变得越来越差。这不是实验室的实践问题,而是 SNP 芯片技术的固有问题(见 Weedon et al.,2019)。在覆盖了英国生物样本库的 50 000 名个体的研究中,对于频率<0.001% 的变异,只有 16% 的经 SNP 芯片分析发现的杂合基因型可以通过测序得到证实。芯片产生了许多假阳性:889 人中报告了 425 个致病性 *BRCA1/2* 变异;其中,只有 17 个变异被测序证实。也有许多假阴性:研究组的测序数据中还有 43 个致病性 *BRCA1/2* 变体,但尽管进行了 SNP 芯片检测,但仍没有检测到。
- **临床有效性**:与上述常见变异不同,罕见变异的数量非常小,但可能具有强致病性。频率<0.001% 的变异类型包括导致大多数孟德尔疾病的大多数变异。这就是为什么这里描述的基因分型问题如此重要。假设基因型检测正确,那么了解它致病的证据有多强就很关键。众所周知,突变数据库包含许多被错误地描述为致病的无害变异,这些正逐渐被淘汰;ClinVar 数据库是检查变异的最佳起点,但是当重要的结论取决于对变异的解读时,则必须进行彻底的研究。
- **临床实用性**:正确识别罕见致病变异具有很高的临床效用。
- **伦理问题**:较好的 DTC 公司可能会重视罕见变异相关的问题,并不提供报告。但是,客户有权下载完整的原始数据,然后可以将其提交给第三方公司进行分析。目前还没看到任何伦理框架建议 SNP 芯片检测到的致病性罕见变异应报告给无相关知识的客户。假设绝大多数都是假阳性的话,那么我们的客户会很难接受。

疾病框 12

无创产前检查

NIPT 基于检测孕妇血液中来自胎盘的无细胞 DNA(cfDNA)(Bianchi and Chiu,2018),可以作为 21-、18-和 13-三体(唐氏综合征、Edwards 综合征和 Patau 综合征)的筛查检验、确定胎儿性别的诊断检验,以及已知高风险的特定单基因疾病的检测。母体血液中妊娠特有的胎盘 cfDNA(游离胎儿 DNA)的数量随着妊娠而增加,但在分娩后迅速下降。从怀孕 9 周左右开始,妇女血液中通常具有足够的胎盘来源的 cfDNA 来获得准确的结果。与其他产前筛查和诊断方法相比,NIPT 有许多优点:NIPT 无流产的风险,侵入性小和耗时短。英国皇家妇产科学会报告详细讨论了该方法及其可能的影响(RCOG,2014)。纳菲尔德生物伦理委员会讨论了伦理问题(Nuffield Council on Bioethics,2017)。

NIPT 作为 21-、13-和 18-三体的筛查检验

一项试验(Bianchi et al.,2014)显示,与标准筛查(有无颈部半透明测量的血清生化分析)相比,cfDNA 检测 21-和 18-三体有较低的假阳性率和较高的阳性预测值,作为常见三体的筛查更为准确,对妊娠的灵敏度更低。通常建议用侵入性检测来确认结果,但需求这些试验的数量比那些长期建立的筛查项目要减少许多。

分析母血循环 cfDNA 主要有两种方法:母体和胎儿 cfDNA 分子可以随机取样,测序和定位到特定的染色体,然后计算与不同人类染色体匹配的 DNA 分子数量。如果怀有 21-、18-或 13-三体综合征的胎儿,来自这些染色体的 cfDNA 分子比例高于未孕三体综合征胎儿样本的参考值(但不高于 50%,因为样本中的绝大多数 DNA 是母体来源)。另外一种是扩增与测序目标染色体的单核苷酸多态性(SNP),杂合 SNP 等位基因与其他目标染色体的比率进行比较,当检测到目标染色体的非整倍体时,比率就会发生偏斜。

与其他筛查策略一样也有假阳性和假阴性。假阳性可能发生于胎儿正常但三体性局限性胎盘嵌合,也可能是由于已死亡并吸收的未知双胞胎之一,偶尔也可能是由于母亲的遗传病。NIPT 对三体检测的主要优点是假阴性率极低,女性得到阴性测试结果可以获得极大的安慰。造成罕见假阴性结果的主要原因是母血样本中胎盘来源的 cfDNA 不足。

三体性的先验风险会影响 NIPT 检测"阳性"的可靠性。先验风险高的人群,90% 以上阳性筛查结果的病例可以确诊,但在普通人群中确诊率较低。因此,大多数专业机构建议对"筛查阳性"的患者进行羊膜腔穿刺术和直接染色体分析等确诊性诊断检验。这也为许多国家的国家筛查项目提供了信息,在这些国家,只有那些通过标准产前筛查被确定为高风险的人才能获得 NIPT。随着技术和经验的提高,筛查染色体畸变的数量可靠性也在不断增加,因此一些项目提供了针对性染色体异常和拷贝数变异的 cfDNA 检测。

NIPT 作为高风险单基因病的诊断检验

在已知父母一方受累或明确家族史的单基因病高风险,或者在其他产前检查高度提示特定综合征的夫妇中可以应用母体血液中 cfDNA 分析进行诊断(Zhang et al.,2019)。如果疾病是新发的,或者父亲作为遗传病影响的一方时,检测更为直接,可以在母亲血液中寻找变异的 DNA 序列。如果妊娠高危的疾病是 X 染色体连锁的,就要进行 Y 染色体 DNA 序列的检测来确定胎儿的性别。在母亲受累或常染色体隐性遗传病的情况下,cfDNA 方法用于评估母亲突变等位基因或单倍型与其正常等位基因相比是否成比例增加或减少,胎儿遗传的等位基因或单倍型比例较大。

12.5 参考文献

Ashley EA,Butte AJ,Wheeler MT,et al.(2010)Clinical assessment incorporating a personal genome. *Lancet*,375:1525-1535.

Bianchi DW and Chiu RWK(2018)Sequencing of circulating cell-free DNA during pregnancy. *New Engl. J. Med.* 379:464-473.

Bianchi DW,Parker RL,Wentworth J,et al.(2014)DNA sequencing versus standard prenatal aneuploidy screening. *New Engl. J. Med.* 370:799-808.

de Wert G,Dondorp W,Clarke A,et al.(2020)Opportunistic genomic screening. Recommendations of the European Society of Human Genetics. *Eur. J. Hum. Genet.* in press.

Green RC,Korf BR,Grody WW,et al.(2013)ACMG recommendations for reporting of incidental findings in clinical exome and genome sequencing. *Genetics Med.* 15:565-574.

Horton R,Crawford G,Freeman L,et al.(2019)Direct-to-consumer genetic testing. *Br. Med. J.* 367:l5688.

Janssens ACJW and van Duijn CM(2008)Genome-based prediction of common diseases:advances and prospects. *Hum. Molec. Genet.* 17:R166-R173.

Louter L,Defesche J and van Lennep JR(2017)Cascade screening for familial hypercholesterolemia:practical consequences. *Atherosclerosis Suppl.* 30:77e85.

Malone FD,Canick JA,Ball RH,et al.(2005)First-trimester or second-trimester screening,or both,for Down's syndrome. *New Engl. J. Med.* 353:2001-2011.

Nuffield Council on Bioethics (2017) Non-invasive prenatal testing: ethical issues. Nuffield Council on Bioethics.

Ogilvie CM, Lashwood A, Chitty L, Waters J, Scriven PN and Flinter F (2005) The future of prenatal diagnosis: rapid testing or full karyotype? An audit of chromosome abnormalities and pregnancy outcomes for women referred for Down syndrome testing. *Br. J. Obstet. Gynae.* 112: 1369-1375.

RCOG (2014) Non-invasive prenatal testing for chromosomal abnormality using maternal plasma DNA. Scientific Impact Paper 15.

Sturm AC, Knowles JW, Gidding SS, et al. (2018) Clinical genetic testing for familial hypercholesterolemia: JACC Scientific Expert Panel. *J. Am. Coll. Cardiol.* 72: 662-680.

Van El C, Cornel MC, Borry P, et al. (2013a) Whole-genome sequencing in health care. Recommendations of the European Society of Human Genetics. *Eur. J. Hum. Genet.* 21: 580-584.

Van El CG, Dondorp WJ, de Wert GMWR and Cornel MC (2013b) Call for prudence in whole-genome testing (letter). *Science*, 341: 958.

Wald NJ and Morris JK (2011) Assessing risk factors as potential screening tests: a simple assessment tool. *Arch. Intern. Med.* 171: 286-291.

Weedon MN, Jackson L, Harrison JW, et al. (2019) Very rare pathogenic genetic variants detected by SNP-chips are usually false positives: implications for direct-to-consumer genetic testing.

Wilson JMG and Jungner S (1968) *Principles and Practice of Screening for Disease.* World Health Organization, Geneva.

Wright CF, West B, Tuke M, et al. (2019) Assessing the pathogenicity, penetrance and expressivity of putative disease-causing variants in a population setting. *Am. J. Hum. Genet.* 104: 275-286.

Zhang J, Li J, Saucier JB, et al. (2019) Non-invasive prenatal sequencing for multiple Mendelian monogenic disorders using circulating cell-free fetal DNA. *Nature Med.* 25: 439-447.

有用的网站:

美国新生儿筛查相关网站。

英国筛查计划相关网站。

Brown-Goldstein 实验室在 UT Southwestern Medical Center 的网页描述了他们获得诺贝尔生理学或医学奖的有关胆固醇调节的精彩故事。

12.6 自我评测

(1) 假设疾病是由 IGNO 突变引起的。100 人中有 1 人携带突变。你有一个基因检测方法可以检测到所有突变中的 80%。你获得 10 000 份新生儿血液样本,但是 1% 的样本被污染,这些样本产生了假阳性结果,测试具有什么积极的预测价值?

(2) 科学家一直在研究那些对某种药物产生严重不良反应的人。一般来说,每一万人中就有一个人受到影响。已经发现某患者携有与风险密切相关的 DNA 多态性。在实验室的盲检中,99/100 人显示出不良药物反应,检测到变异为阳性,而服用该药物无不良反应的只有 1/100 人检测阳性。他提议对他所在城市的 100 万人口进行筛选,以了解该变异,计算测试的阳性预测值。

(3) 重复前面问题的计算,假设不良反应发生为 1/10,而不是 1/10 000,这对普通人来讲,筛查的潜力是什么?

(4) 两个 DNA 变异都与患某种疾病的概率增加 50% 有关。对于每个变异像框 12.1 一样绘制一个 2×2 表格,其中包含测试 1 000 个病例和 1 000 个对照,并计算比值比,假设变异 A 存在于正常人群的 50%,且变异 B 仅存在 5%。

(5) 假设测试显示 1∶100 妊娠神经管缺陷发生率,使用图 12.4 中的曲线来估计母体血清 AFP 检测的灵敏度和阳性预测值:

① 所有人都高于正常平均值

② 所有人高于最小异常值

③ 所有人高于最大正常值

(6) 在囊性纤维化携带者筛查中,有些夫妇一方检测阳性,另一方为阴性。计算筛查检验所需的灵敏度,以确保此类夫妇真正成为两个携带者的风险不会比在进行任何筛查之前更大。假设此总体中的携带频率为 1/40。

(7) 你是一名健康管理员负责为囊性纤维化携带者制订人群筛查计划(在你的人群中,CF 发病率为 1/25)。

① 决定他们生活的哪个阶段,在什么情况下人们应该进行测试;写一个简短的理由来说明你的选择。

② 你接到两个公司送来的计划书,准备进行高通量基因型检测。一个是测试覆盖 70% 突变包,另一个覆盖 90%,当然成本不同,但在你做出决定之前,你需要知道可能的结果。对于每个选项,计算从筛查 100 万人中获得的预期结果,包括可避免的 CF 出生以及筛查检验中未被确定为携带者的夫妇的 CF 出生。

[关于问题 4、5 和 6 的提示在本书后面的指导部分提供。]

第十三章　我们是否应该对常见疾病的遗传易感性进行检测？

本章学习要点

通过本章学习，你应该能够：

- 描述大多数人类性状的多因子性，包括正常的和异常的，以及多因子遗传的原则。
- 解释如何估计一个特征的遗传率，以及遗传率概念的应用及其局限性。
- 描述全基因组关联研究的过程和成就。
- 讨论"遗传性缺失"问题和可能的解决方案。
- 批判性地讨论多基因风险评分的产生和应用。
- 讨论对健康人进行测试以确定其对常见复杂疾病的遗传易感性的现状和未来前景。

13.1 案例介绍

案例25　Yamomoto家系

- 有痴呆家族史
- 阿尔茨海默病
- 检测 ApoE4?

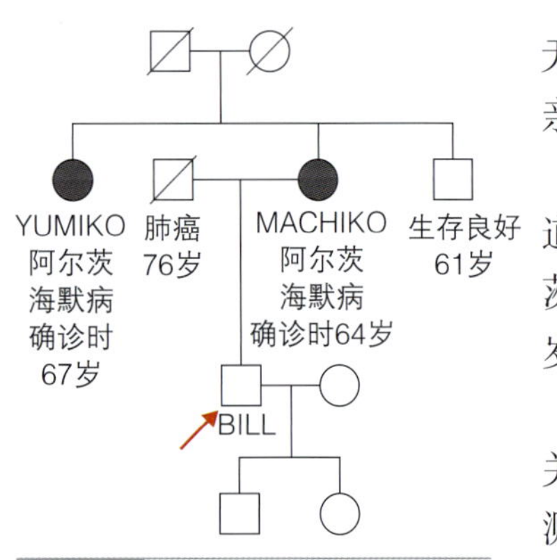

图 13.1　Yamomoto 家族的系谱

300　310　354

Bill Yamomoto 的母亲变得越来越健忘。有一次她甚至忘记放在炉子上的锅，导致厨房失火。类似的一系列事件表明她已经不能独立生活，于是住进与 Bill 夫妇在同一个美国加利福尼亚州小镇的养老院。但她始终不能适应新环境，很快就需要完全护理。

接下来的三年，她的痴呆症不断发展，直到她连 Bill 都认不出来，并且无法自理。她 71 岁去世时，可以说是一种解脱，正如 Bill 所说："我真正的母亲几年前就已经去世了"。

听妻子的一个朋友说阿尔茨海默病是可以遗传的，Bill 开始担心。他知道住在夏威夷老家的姨妈 Yumiko（他母亲的姐姐）在 67 岁时被诊断为阿尔茨海默病。妻子建议 Bill 去找医生咨询。医生告诉他，这种疾病只有在 60 岁以前发病的罕见类型才是遗传的。但 Bill 仍然不放心。

他搜索互联网，发现遗传因子 ApoE4 与该疾病常见晚发型的易感性有关，并且得知有些公司提供 ApoE4 检测。他拿不准自己是否应该做这项检测，便决定去咨询遗传科医生（图 13.1）。他想知道该检测对他这样有日本血统的人来说是否可靠；如果检测结果是阳性，他该怎么办。

案例26 Zuabi家系

301 314 354

- Zafira，52 岁女性
- 超重，久坐的生活方式，极度容易口渴
- 2 型糖尿病
- 儿子的生活方式和遗传因素使其处于高风险
- 家庭管理

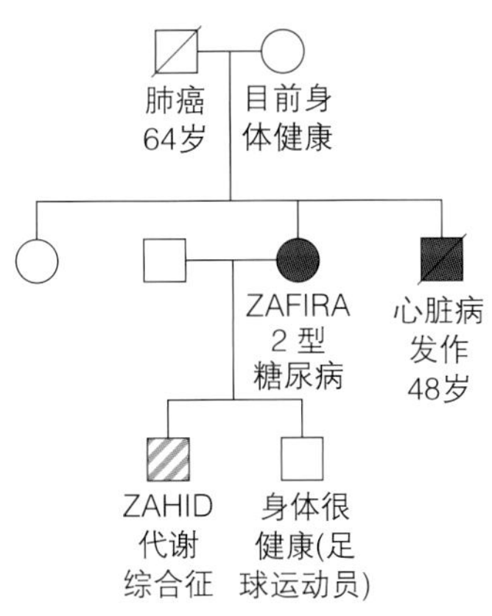

图 13.2 Zuabi 家族的系谱

Zafira 52 岁时去看医生，主诉头晕，头痛和视力模糊 3 个月。非常口渴，每天喝大量的水，尿量相应增多。尿糖阳性，空腹血糖为 9mmol /L，确诊为 2 型糖尿病（T2D）。医生给她开了噻唑烷二酮类药物作为一线治疗。进一步询问病史发现她有久坐的生活习惯，体重指数（BMI）为 32，便将她纳入一项中等强度的锻炼计划。锻炼本身和减轻体重都有助于降低 T2D 的发病率。

这个意外的诊断使 Zafira 想到她的家人（图 13.2）。哥哥 48 岁时死于心脏病发作，虽然她不记得哥哥有大量喝水的症状，但生前体重严重超标，且完全没有运动习惯。她了解到 T2D 患者的一级亲属患这种疾病的风险很高（医生告诉她如果父母一方患病，孩子的患病风险为 38%），便想到了她的大儿子 Zahid。Zahid 平时没什么病，但存在几个危险因素——他开车上班、乘电梯到办公室、整日坐在办公桌前、喜欢享用美食、整晚看电视，毫不奇怪体重也超重。Zahid 同意到医院检查，结果显示 BMI 为 30，腰围为 99cm。空腹血糖为 6.4mmol/L，低于 T2D 的 7.0 阈值，但高于正常水平。他的血压也高（血压为 142/90mmHg），血脂异常（甘油三酯为 1.9mmol/L）。综合考虑肥胖、葡萄糖耐量低、血脂异常和高血压，Zahid 被诊断为代谢综合征（表 13.1）。这是较为宽泛的定义，但却是众所周知的 T2D 的前兆，也是心血管疾病的主要危险因素（Eckel et al.，2005）。遵医嘱他开始进行运动和服用降压药治疗。

表 13.1 世界卫生组织对代谢综合征的定义（1999）

特征	测量标准
糖尿病	
或空腹血糖受损	空腹血糖 >7.0mmol/L
或葡萄糖耐量受损	空腹血糖 6.1~7.0mmol/L
或胰岛素抵抗	高胰岛素血症
外加以下两条或以上：	
肥胖	BMI >30 或腰臀比例 >0.9（男性）或 0.85（女性）（非白人其数值会略有不同）
血脂异常	甘油三酯 ≥ 1.7mmol/L 或 高密度脂蛋白胆固醇（男性）<0.9mmol/L 或（女性）<1.0mmol/L
高血压	>140/90mmHg
微量白蛋白尿	白蛋白排泄量 >20μg/min

其他机构对代谢综合征的定义与表 13.1 大体一致但略有不同。该列表显示了 T2D 和心血管疾病易感性相互作用的复杂特征。该综合征的患病率随年龄增加而上升，在美国成年人中，20~29 岁的患病率为 7%，60~69 岁的患病率为 44%。在严重肥胖的美国年轻人中，患病率为 50%，并且在各个年龄段以及世界上大多数国家，患病率均在上升。

13.2 科学工具包

本书前几章主要关注的是罕见遗传疾病，大多是新生儿或儿童期发病，其中遗传变异（DNA 序列或染色体水平的变异）决定了某人是否患病。但是，遗传变异对疾病（癌症除外）风险的主要影响是对许多常见疾病的发病风险，如糖尿病或阿尔茨海默病。这些病大多数是成年发病。遗传变异在这些常见疾病中的作用比较微小，与它们在诸如囊性纤维化或亨廷顿病等单基因疾病中的作用非常不同。

常见病不是由单一变异引起的。相反，大量的变异会独立发挥作用，增加或减少某人患某种疾病的风险。环境因素和生活方式，甚至偶然机会，在决定某人是否患病方面都起着一定的作用，而且往往有很大的作用。这些病是非孟德尔疾病，并不遵循典型的常染色体显性或隐性遗传模式，被称为**多因子疾病**，与孟德尔疾病或单基因病的特征不同。尽管如此，这些疾病在一定程度上具有家族倾向。亲属之间共享基因，因此他们可能共享疾病易感的变异。λ 统计用来描述患者亲属中疾病的发生率与普通人群中该疾病发生率的比率。对于不同等级的亲属关系可以计算出不同的 λ 值，例如同胞之间的 λ_s。尽管多因子疾病可以在家族中传递，但其程度要比孟德尔疾病低得多（表 13.2）。

表 13.2 孟德尔疾病和多因子疾病的患病风险例子

疾病	λ_S	终身患病风险（到 80 岁）
亨廷顿病	5 000	0.01%
囊性纤维化	500	0.05%
1 型糖尿病	18	1%
2 型糖尿病	3	15%
晚发型阿尔茨海默病	3	17%
乳糜泻	10	1%
多发性硬化	6	0.5%
乳腺癌	2	12%

λ_s 是患病先证者的同胞与无亲缘关系者相比的相对风险。将孟德尔疾病（阴影行）的风险与复杂疾病相比较。后者是**经验风险**，来自家族调查，而不是理论计算。这些风险在不同人群间不同，也可能随时间而变化（可能是由于环境变化），因此这些数字仅是示例。

在这些疾病中，既往病史对再发风险的影响与孟德尔疾病相比有明显不同。如果一对健康的夫妇有一个患有囊性纤维化的孩子，那么他们一定都是杂合携带者，再发风险是 1/4。即使他们不幸有 3 个患病的孩子，再发风险仍然是 1/4。但是对于多因子疾病来说，以前的家族史越糟糕，再发的经验风险就越大。有 3 个患病孩子的夫妇，其疾病再发风险要比只有一个患病孩子的夫妇要高。如果一种疾病在男性中的发病率高于女性，那么女性患儿出生后，这对夫妇的再发风险会更大。这不是因为先前的不幸增加了风险，而是因为不幸的经历提醒我们，这些人可能一直都有特别高的风险。

在对这些常见疾病进行遗传学研究时,我们寻找的是遗传易感性因子,而不是致病变异。希望对遗传易感性的理解能够对流行病学研究起到补充作用,使我们更好地理解为什么有些人会患病而另一些人却不会患病,从而有更好的预防和更好的治疗。我们的首要任务是确定遗传因子在决定易感性方面的总体作用。

估算遗传率

一种疾病的**遗传率**是指由遗传因素引起易感性占总体易感性的比例。它是介于0(不涉及遗传因素)和1或100%(不涉及非遗传因素)之间的数字。遗传率的估算是动物和植物育种者通过选择性育种改善种群的核心工作。在人类遗传学中,遗传率是一个比较模糊的概念。Visscher等(2008)回顾了这个衡量标准的含义及其使用和滥用情况。

遗传率类似于遗传方式,不是某种疾病的固定属性,而是描述在特定时间特定人群中遗传差异所起的作用。如果某个疾病受到诸如物资匮乏或贫困之类的社会条件的影响,那么在更平等的社会中,其遗传率将更高,因为更多社会变异被消除了,遗传因素便占了主导地位。同样,某种疾病具有很高的遗传率,并不意味着社会或环境干预不能降低其发病率,而只是意味着当时的社会或环境变化没有对发病率产生重大影响。这并不排除通过某些新的或不寻常的干预措施来降低发病率的可能性。

尽管有这些顾虑,估算一种疾病的遗传率仍是研究疾病发病原因的一个重要步骤。疾病不是抽象的实体,它们是在特定时间、特定社会中的特定个体发生的事件,在我们深入研究遗传学之前,我们需要知道有多少遗传学的因素有待发现。估算人类疾病遗传率主要有三种方法:家族研究、双生子研究和收养研究。

- **家族研究**将某种疾病在患者亲属中的发病率与一般人群中的发病率进行比较。如表13.2所示,该比率用λ表示。患者和其亲属有共享基因(表9.3),我们可以通过比较亲属共享基因的程度与他们共享疾病的程度来估计遗传率。但是,这种方法有一个大问题,即亲属,尤其是父母、子女或兄弟姐妹,除共享基因外,他们还共享环境特征。如果我们不考虑共享的家族环境,将会高估共享基因的作用。人们普遍认为,许多公布的遗传率估计值都过高,是因为没有充分考虑到共享环境。
- **双生子研究**首先要确定患者,而且这些患者是双胞胎之一。根据双胞胎是同卵双生还是异卵双生来比较双胞胎患病的频率(所谓的**双生子一致性**)。同卵双胞胎是遗传上完全相同的克隆。异卵双胞胎平均共享一半的基因,就像其他同胞一样。该方法基于这样一个假设,即不管他们是同卵还是异卵双生,双胞胎应在相同程度上共享环境,尽管并非总是如此。同卵双胞胎更可能穿同样衣服并接受相同的环境。理想的研究是将同卵双胞胎在出生时分开使其在不同的环境中成长,但这种情况太少,只能提供一些有趣的轶事而已,不足以得出任何有意义的结论。
- **收养研究**似乎是一种可以将共享遗传学与共享家庭环境区分开来的有效方法。一种研究设计是寻找在婴儿期就被收养的某种疾病的患者,并询问该病是在其亲生家庭中还是在收养家庭中存在。或者寻找有孩子被收养的患者,并询问被收养的孩子是否摆脱了亲生父母的疾病。这些设计的主要问题在于获得亲生家庭的足够数据。此外,收养机构可能会尽可能地将孩子安置在与亲生家庭相似的收养家庭中。

以上每一种方法都有其局限性(图 13.3),但总体而言,它们强调了遗传因素在许多常见疾病的因果关系中的重要作用。这一发现对于像精神分裂症这样的精神疾病特别重要,其中"先天-后天"的争论一直非常激烈。在确定了遗传因素的存在之后,接下来的任务是要找到它们。

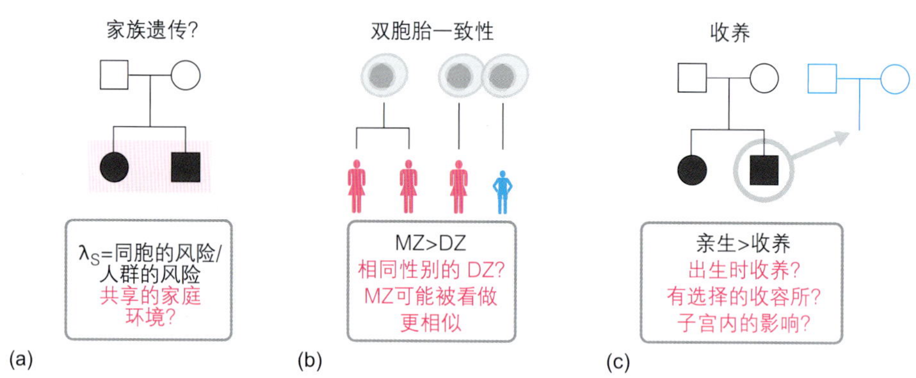

图 13.3 用来发现复杂疾病的遗传效应的方法,以及解释结果时需要谨慎的原因(粉色)

识别遗传易感因素

早期识别常见疾病遗传易感因素所用的方法如第八章中所述,为同一家族中的基因连锁。该方法已成功地应用于识别单基因病的致病原因。但在多因子疾病中,这种方法几乎均不成功,很少有易感因子被识别出来。而且在验证性研究中,少数阳性结果往往不能被重复。其根本问题是经典连锁分析所依据的决定性的统计模型,不适于多因子疾病的更复杂的遗传学改变,因为在多因子疾病中,没有任何单一变异是疾病发生的必要或充分条件。一种相关的方法(非参数连锁)使用受影响的亲属对,常常是同胞,比较他们在特定的染色体位置共享等位基因的程度与他们共享疾病的程度。如果共享率超过随机孟德尔预期,提示在该染色体位点上有一个易感基因位点。同样,识别的成功率非常低,而且常常无法重复。其问题在于尽管该方法在统计学上无可挑剔,但其统计功效却非常低,要获得可靠的结果,需要大的样本量,这几乎是不能够实现的。

从基于连锁的方法向基于关联方法的转变,使问题得到了解决(框 13.1)。

框 13.1

连锁与关联

差异取决于考虑的是基因位点还是等位基因。

- **连锁**是指基因位点之间的关系。是一种特殊的遗传现象。一个标志基因位点与疾病基因位点相连锁。它不取决于在任一基因位点上存在哪种等位基因(疾病/正常,不同的标志等位基因)。基因位点之所以连锁是因为它们在一条染色体上紧密相连。

框 13.1(续)

• **关联**(基于目前所讨论的内容)是指表型和/或等位基因之间的关系。一种特定的标志等位基因,而不是标志基因位点,与疾病相关联。这种关联与疾病(表型)有关,而与可能具有高风险和低风险等位基因的疾病易感基因位点无关。

关联是纯粹的统计现象,而不是特异的遗传现象。遗传变异与疾病之间的关联可能有多种原因:

• 变异可能直接导致该疾病的易感性。

• 该变异可能与直接导致易感性的变异在同一共享的祖先染色体片段上(请参见后文)。

• 如果所研究的群体不是随机婚配的同质群体(请参阅第 9.2 节),而包含彼此相对隔离的亚群,则由于一些不相关的原因,在某个疾病高发亚群中该变异也恰巧频繁出现。在关联研究中必须防止这种群体分层的现象。

连锁并不意味着整个人群范围的关联。在与致病基因位点连锁的基因座上,特定的等位基因可能在不同的无血缘关系的家族间有所不同。在同一个家族中,相同的等位基因将与该疾病相关联,但是在无血缘关系的家族之间,则没有整体的关联性。

全基因组关联研究

经历了初期的几次统计功效较低的研究项目后,Wellcome Trust 病例对照联盟(WTCCC,2007)为全基因组关联研究(GWAS)建立了成功的模型。其原理很简单,收集一组患有某种疾病的人群(病例)和一组相匹配的未患该病的人群(对照)。用分布在整个基因组中常见的遗传变异对两组人群进行基因分型,以寻找在病例组中比在对照组中更为高频的等位基因。这项研究以及所有后续 GWAS 的成功取决于以下三个方面的进展。

• 高分辨率 SNP 芯片的开发,可以在一次操作中对一个人的样本中多达 100 万个单核苷酸多态性(SNP)进行基因分型。如第 4.2 节所述,SNP 芯片是一种微阵列,其中不同微孔含有锚定的寡核苷酸探针,用于特异性检测不同等位基因上的单个核苷酸多态性。

• 研究人员和资助机构达成共识,即研究课题的成功取决于大量的样本。这促使了合作联盟的形成,以便能够对每种疾病招募一千个或更多的病例和对照,并对其进行基因分型。最近还开发出的统计方法,可以将来自相同疾病的独立研究数据进行整合,从而可以对大量(100 000 或更多)病例和对照进行荟萃分析。

• 人们认识到对数据质量进行严格控制的必要性,以避免产生假阳性结果。必须剔除那些哪怕是轻度可疑的样本和基因型,而且病例和对照必须非常仔细地匹配,因为两组之间的细微差别很容易导致伪关联。许多人群的确表现出细微的结构差异,这在预料之中,因为本地人更有可能是同一个大家族的一部分。统计学分析可用来检查病例和对照是否真正匹配。

GWAS 的结果通常用曼哈顿图来展示(图 13.4)。

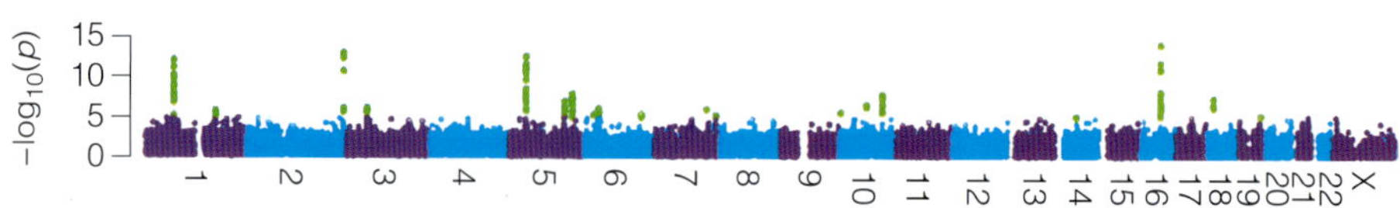

图 13.4 曼哈顿图展示的 GWAS 结果

X 轴表示每个标记的染色体位置,Y 轴表示其与所研究疾病关联程度的 p 值[如-log(p)]。超过显著性阈值的标记数据以绿色圆点表示,其余标记数据以蓝色圆点表示。但由于大量标记呈现不显著关联,因此蓝色圆点大多会融合在一起。图中展示的是来自 Wellcome Trust 病例对照联盟(2007)有关克罗恩病的数据。

由于 GWAS 用于检测大量标志物,因此需要设置严格的显著性阈值以避免假阳性结果。在检测随机非关联时,在 p=0.05 水平时 5% 呈显著性,p=0.01 时 1% 呈显著性。为避免假阳性,将 p = 0.05 的阈值除以独立问题的数量(即所谓的 Bonferroni 校正)。现代的 GWAS 可能会检测 100 万个标记,因此显著性阈值为 $p=5\times10^{-8}$(尽管 WTCCC 使用的阈值为 5×10^{-7})。

GWAS 是基于这样的认识:我们的基因组是共享祖先染色体片段的嵌合体。以都患有 2 型糖尿病的 Bob 和 Carol(图 13.5)为例,他们俩患病的部分原因是两人都从自己的曾曾曾祖母 Alice 那里继承了 9 号染色体上的一个易感等位基因。Bob 和 Carol 可能不知道他们之间有亲缘关系。他俩各自都有 32 位曾曾曾祖父母。即便他俩都喜欢溯源家族史,他们也不大可能了解所有的 32 位祖先,而且不可能找到其所有的众多后代。

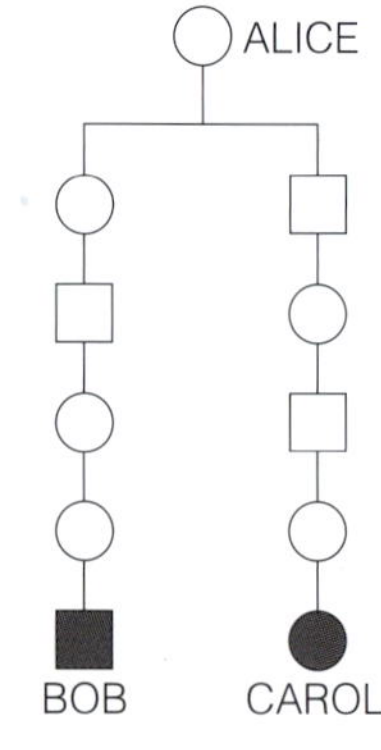

图 13.5 Bob 和 Carol 都患有 2 型糖尿病,部分原因是他们各自从曾曾曾祖母 Alice 那里继承了一个易感等位基因

他们共享带有 Alice 易感等位基因的 9 号染色体片段,因此,他们也各自拥有位于该片段上的各种非致病性 SNP 的相同等位基因。这是一个相当小的片段。在减数分裂的前期 I,男性平均每个细胞发生 60 次交叉,女性平均 90 次(尽管该数字在个体之间以及同一个体的不同配子之间差异很大)。平均一条染色体可能会被分成 3~6 个片段。大多数重组事件发生在数量有限(尽管很大)的重组热点上,因此相邻热点之间的小片段就有很大的可能被完整地传递好几代。但是,如果某个片段具有 90% 的可能性从一次减数分裂保存下来而没有被重组破坏,那么经过十次可以将 Bob 和 Carol 分开的减数分裂后,该片段则只有 $(0.9)^{10}=0.35$ 的概率会保持完整。

拓展此案例,n 代之前我们每个人都有 2^n 个祖先(图 13.6)。每个祖先反过来平均会有 2^n 个后代(为简单起见,假设人群规模保持不变)。追溯 20 代(例如从 500 年到 1 500 年),2^{20} 将是一百万以上,最终我们都有亲缘关系。本书中的"无亲缘关系"一词是指没有任何共同的曾祖父母且不知道有任何其他共同祖先的人。那些自以为没有亲缘关系的人却会共享从遥远的共同祖先继承下来的小段染色体。祖先距离越远,每个共享的片段将越小,但是共享该片段的人数会越多。

假设一个这样的祖先片段包含一个对糖尿病易感的等位基因。现今一个"非亲缘关系"的糖尿病患者群将有可能共享该染色体片段。该等位基因既不是导致糖尿病的必要条件,也不是充分条件,因此并非每个糖尿病患者都具有该片段,某些非糖尿病患者也会携带该片段,但只要拥有该等位基因就会增加易感性,患病的人比未患病的人更有可能携带此祖先片段。除了共享这个易感等位基因外,该人群还将共享标记该片段的 SNP 等位基因。因此,寻找共享的 SNP 等位基因可以识别携带共享祖先易感因子的染色体片段。

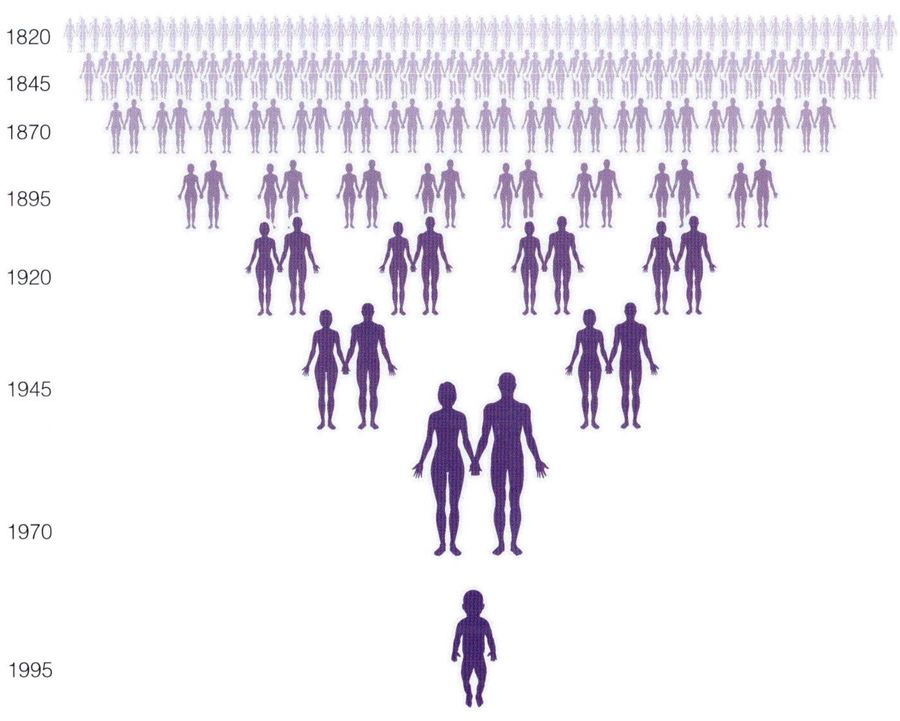

图 13.6 *n* 代之前一个人有 2^n 个祖先

这个数字大大超过了数百年前大多数国家的人口。即便允许近亲婚配和社区分离,我们也都是通过遥远的共同祖先而有亲缘关系。有关更多细节,请参阅 Ralph 和 Coop(2013)及 https://gcbias.org/european-genealogy-faq/。

一个人需要测试多少个 SNP 才能覆盖其整个基因组?大约每 300 个核苷酸中就有一个是多态性的,这意味着可能有 1 000 万个 SNP 可用于基因分型。但是,作为共享祖先染色体片段的嵌合体,我们的基因组结构大大简化了这个问题。从 21 世纪初的 HapMap 计划开始(International HapMap Consortium,2003),大规模的 SNP 基因分型项目已经将这些共享的祖先染色体片段确定为保守的单体型区块。这些区块的大小各不相同,但平均约为 5kb。其确切数目、大小和特征取决于定义区块所采用的统计标准,但是总体结构是明确的。大规模人群基因分型研究的主要发现是,在大多数染色体位置,大多数基因组只有 3~5 个不同的祖先区块之一。这并不意味着我们大多数人仅仅是 3~5 个不同穴居人的后代。同样,在相邻的区块中,大多数基因组可能拥有 3~5 个祖先区块中的一个,但是它们是从不同的 3~5 个远祖那里遗传而来。我们的远祖是群体,而不是个体。

区块结构以及我们都有亲缘关系的事实,极大地减少了人类之间可能存在的遗传多样性。如果有 1 000 万个常见的双等位基因 SNP,原则上就会有 2 的 1 000 万次方的可能基因型——数目之大令人难以想象。但区块结构将 GWAS 问题变得简单,只需识别在每个染色体位置,一个人具有 3~5 个共同祖先区块中的哪一个。经过精心挑选的大约 100 万个 SNP(“标签 SNP”)足以实现此目的。在一个区块中,所有变异都共遗传,称作**连锁不平衡**。并非每个人都有一个常见的区块,也不是每个基因组位置都具有这种简单的区块结构。尽管如此,对 100 万个标签 SNP 进行基因分型将确定一个群体中大多数常见的遗传变异。除了这种常见的祖先变异外,还存在许多新近起源的罕见变异,这些变异可能对某些个体而言是重要的易感因子,但不会被仅对常见变异进行基因型分型的 GWAS 检测到。

自 WTCCC 以来,全基因组关联研究大量涌现。GWAS 已经研究了人们几乎可以想到的每种常见疾病或表型,发现了成千上万种(据 2019 年 Shendure 等人的报告,超过 100 000 种)常见变异与常见疾病之间的独特而可靠的关联。美国国家人类基因组研究所(US National Human Genome Research Institute)维护着一个所有已报告的疾病与遗传标记之间关联的数据库,图 13.7 显示了数据的丰富性。

GWAS 确定常见遗传变异与疾病之间的关联。"常见"的程度取决于样本量。使用最小等位基因频率(minor allele frequency,MAF)至少为 0.05 的 SNP,WTCCC 对 7 种疾病各 2 000 例,另加 3 000 例的非患者对照进行了检测。最新研究表明,应用更大的样本量已经能够检测 MAF 为 0.01 或更低的变异。有观点认为,较罕见的变异可能具有更大的影响力(框 13.2)。寻找与疾病相关的较罕见的变异,引发了大量的荟萃分析,涉及 10 万或更多的病例和对照。现在,人们感到这样的研究已经走到了尽头。随着测序成本的持续下降,常见病遗传学的未来在于能够检测出样本中每个变异的群体测序研究。

框 13.2

效应大小,比值比和等位基因频率

确定了一个与疾病风险相关的变异后,接下来的问题是相关风险有多大?理想情况下,人们想要知道的是**相对危险度**,即有该变异的人患某种疾病的风险与无此变异的人患该病风险的比。但是,GWAS 数据无法计算相对危险度,这需要招募一组有代表性的未患病的年轻人队列,然后追踪以发现谁患了该病,谁没有患该病,并将其与他们的基因型相关联。因此,我们改为计算比值比,即携带某种变异成为患者的概率与无该变异成为患者的概率之比(框图 13.1)。

	病例	对照	患病的概率	比值比
变异存在	a	b	a∶b 或 a/b∶1	(a/b)/(c/d) = ad/bc
变异不存在	c	d	c∶d 或 c/d∶1	

框图 13.1 比值比

GWAS 显示变异 V 与所研究的疾病有关联。a、b、c 和 d 是病例或对照携带或不携带 V 的实际人数。

GWAS 识别的变异的比值比往往不大——大部分低于 1.1,常常低于 1.05。令早期研究人员失望的是,他们付出如此艰辛的努力,发现的影响却是如此之小。但实际上这完全符合预测。GWAS 研究的是常见的变异。一个变异要想成为常见变异,它必须在人群中持续存在好多代(或受到非常强烈的正向选择)。一个对疾病明显易感的变异应面临负向选择,并且不能在人群中持续存在足够多代,从而没有机会变为常见变异。因此,通过 GWAS 检测到的变异,其效应一般较小,应该是预料之中的。任何具有更强效应的变异都应具有低得多的等位基因频率(除非有其他逃避负向选择的方式,例如,仅影响到生育年龄后很久的人)。那么问题来了,是否许多弱变异的综合作用会对疾病风险产生足够强的影响进而产生临床效应呢?我们将在第 13.4 节中考虑该问题。

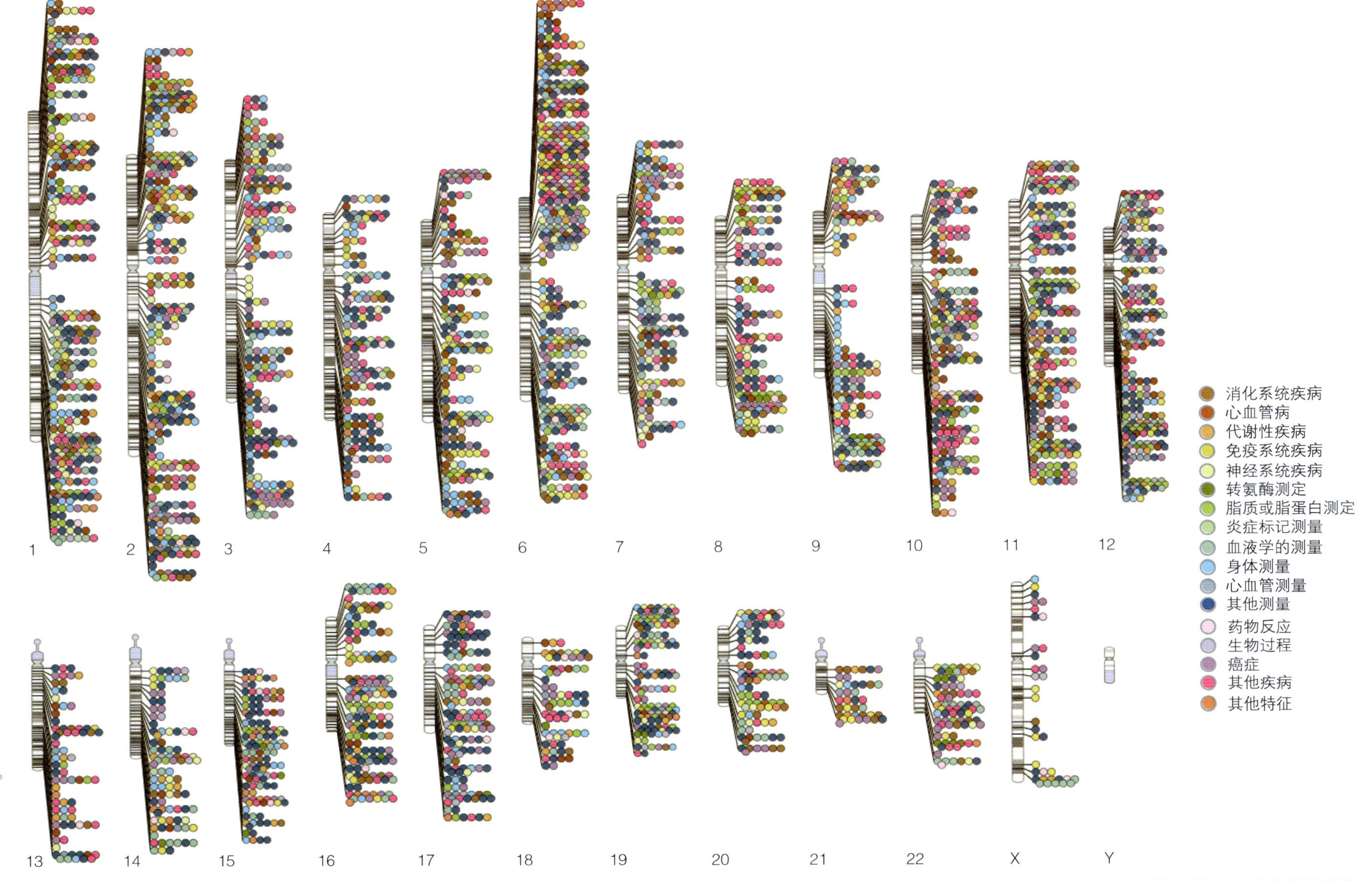

图 13.7 全基因组关联研究确定的遗传易感因子概述

该图显示在 2006—2014 年用 GWAS 研究的一系列疾病，以及确定的许多易感基因位点。为了清楚起见，图中省略了最新的数据（此图的数据访问于 2015 年 2 月）。

上述所有的努力是希望能发现遗传易感因子，以便更好地预测个体患病风险——促使高危人群改变生活方式或采取其他预防措施，并为制药行业开发更有效的药物提供线索。事实证明，快速达到预期目标的早期希望，看来过于乐观。虽然这仍然是我们的目标，但现在被视为长期目标。我们看到，由 GWAS 发现的变异可以识别带有疾病易感变异的祖先染色体片段，但是没有理由认为 GWAS 识别出的变异本身就能导致疾病易感。尽管有这种可能，但通常这些变异是非致病性的，而是与真正的致病变异呈连锁不平衡。一个典型的单体型区域可能会携带 20 或 25 个常见的 SNP 以及在特定样本中该区域中发现的较罕见的变异谱，其中任何一个都可能是真正的致病变异。从 GWAS 确定的连锁变异到发现真正的致病变异，一直是而且仍然是一个重大挑战。GWAS 变异大部分位于编码序列之外；而且大多数致病变异可能会影响增强子或其他调控序列。目前还没有简单的大规模的方法来识别真正的致病变异（或其调控目标：增强子的目标不一定是离它最近的基因）。虽然精细的统计分析可以提供帮助，但这通常只有进行针对每个变异的繁杂的实验室验证才能完成这个任务。因此，GWAS 数据尚未对公共卫生或临床诊治产生太大影响。Shendure 等（2019）对包括 GWAS 的现状、成就和局限性进行了清晰且全面的回顾。

在下一节中，我们将探讨目前对阿尔茨海默病和 2 型糖尿病的理解，作为遗传研究前沿的多因子疾病的例子。然后，在最后一节中，我们将更全面地介绍常见病遗传学的现状和未来前景，重点介绍一些有前途的新进展。

13.3 案例分析

对于**案例 25** 和**案例 26** 中描述的两种疾病，阿尔茨海默病和 2 型糖尿病，目前遗传咨询的范围非常有限。对于每一种疾病来说，重要的是确定与孟德尔（单基因）形式相关的少数遗传病例，但是对于大多数多因子疾病而言，目前能够提供的遗传服务尚少。但是，像对 Bill Yamamoto 和 Zafira Zuabi 这样的人进行调查，现在已经成为临床遗传学研究的主流。在本节中，我们将讨论对这两种疾病的遗传学研究进展。第 13.4 节将把这些例子放在一个更普遍的背景中，来回答本章开头的问题——我们是否应该检测常见疾病的易感性？

案例25 Yamomoto家系

- 有痴呆家族史
- 阿尔茨海默病
- 检测 ApoE4?
- 阿尔茨海默病的遗传易感性
- 治疗的可能性

300 310 354

当 Bill Yamomoto 与遗传科医生交谈时，遗传科医生证实了先前 Bill 的医生的说法，即只有早发型阿尔茨海默病才具有很高的遗传性。Bill 的母亲和姨妈所患的是常见的晚发型阿尔茨海默病。从尸体解剖得到的脑部病理改变来看，两种形式均具有大量的细胞外老年斑和细胞内神经原纤维缠结（图 13.8），但晚发形式并不是简单的遗传性疾病。Bill 向遗传科医生询问了有关 ApoE4 的情况，医生确认 ApoE4 与晚发型阿尔茨海默病在统计学上是相关联的，并且这种关联在日本人和欧洲人中都存在。许多研究表明，日本阿尔茨海默病患者的 E4 等位基因频率为 0.25~0.3,而对照组为 0.10。但该遗传科医生不建议 Bill 做 ApoE 检测。一些专业机构也不建议为预测目的进行 ApoE 检测。例如,美国医学遗传学学会和国家遗传咨询师协会的联合执业指南(Goldman et al.,2011)指出,对于不太可能患常染色体显性遗传阿尔茨海默病(罕见的早发孟德尔形式)的家庭,鉴于临床用途有限且预测价值低,不建议对易感基因位点(例如 ApoE)进行基因检测。同样,2010 年,欧洲神经病学会联盟表示"……没有证据表明 ApoE 测试在诊断中有用"。

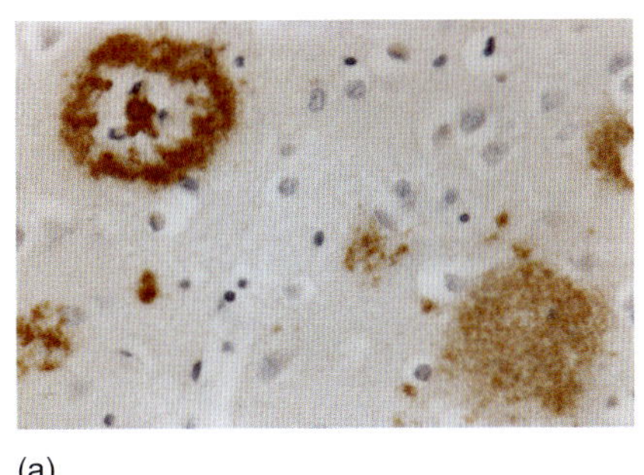
(a)

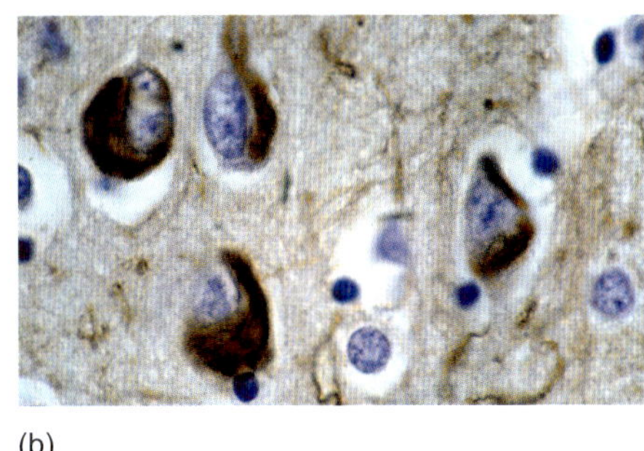
(b)

图 13.8 阿尔茨海默病的大脑病理学特征

(a)淀粉样斑块;(b)神经原纤维缠结。照片由牛津大学 Simon Lovestone 博士提供。

Bill 感觉这种态度是在敷衍了事,但遗传科医生问他,如果检测结果是阳性,他会怎么做。Bill 回答说:"我会问你我该怎么做才能避免发展为这种疾病。"医生说:"但是我无法给出任何建议。尽管有些药物可能会减慢病情发展,但尚无行之有效的预防 AD 的方法。你可以做的最好的事情就是使大脑和身体保持活跃状态——但是我对任何人都这样说,无论他们的情况如何。如果检测结果是阴性,你又会怎么做?"Bill 说:"庆祝!"医生说:"那你就错了,日本人的数据表明,50%~60% 的日本阿尔茨海默病患者并没有 ApoE4 等位基因。这种关联仅是统计学上的,对于个人而言,它没有预测作用。"这次就诊并未打消 Bill 对他患病风险的顾虑,但使他意识到,在测试上花钱的确不能提供他所需要的保证。

阿尔茨海默病很少(百分之几)在 60 岁之前发病,其中大多数只是位于典型的晚发病例发病年龄曲线的尾部,但约 10% 的人具有明显的家族性,呈孟德尔显性遗传疾病。如第八章所述,这些疾病可以进行标准的连锁分析和定位克隆。这些方法已经确定了三种致病基因(表 13.3)。

表 13.3 早发型阿尔茨海默病的已知病因

基因	OMIM 编号	位置	有记载的家庭数量	产物
APP	104760	21q21	100	淀粉样前体蛋白
PSEN1	104311	14q24	450	γ-分泌酶亚单位
PSEN2	600759	1q31	30	γ-分泌酶亚单位

家庭数量来自英国阿尔茨海默病协会。总体而言,这些原因仅能解释大约 0.5% 的阿尔茨海默病;绝大多数病例是晚发型和非家族性的。

阿尔茨海默病的老年斑主要由 β 淀粉样蛋白组成。β 淀粉样蛋白是淀粉样前体蛋白(amyloid precursor protein,APP)经蛋白水解而成。APP 是一种由 695 个氨基酸组成的脑蛋白,可被 γ-分泌酶裂解,产生 $A\beta_{40}$ 和 $A\beta_{42}$ 肽。$A\beta_{42}$ 被认为是致病变异。γ-分泌酶是包括 *PSEN1* 和 *PSEN2* 基因产物在内的五种多肽组成的复合物。尽管尚不清楚其确切作用,但罕见的孟德尔形式的阿尔茨海默病的病理改变显然与淀粉样蛋白 β 肽有关。

对于早发型阿尔茨海默病,遗传科医生可以为患者家庭提供很多帮助。他们可以在几个已知的致病基因中发现一个致病突变,这个突变则可以用来提供与亨廷顿病类似的预测性检测。下一章(框 14.4)将介绍一个适合的检测方案。然而,像 Bill Yamomoto 的例子,由于这种晚发型病例仍处于研究阶段,目前的遗传服务还不能提供有效的帮助。

家族研究表明,对于晚发型阿尔茨海默病,60%~80% 的易感性差异是由于人与人之间的遗传差异,其余是各种环境和生活方式因素造成的。人们早在 1993 年就发现了一个危险因子,即染色体 19q13 上的 *APOE* 基因编码的载脂蛋白 E。*ApoE* 有许多变异(请参阅 OMIM 107741),但只有三种具有常见的多态性。*APOE* * 2,* 3 和 * 4 是位于 ApoE 蛋白编码序列的变异,在第 112 和 158 位氨基酸编码半胱氨酸或精氨酸(表 13.4)。该等位基因的频率已经在许多人群中进行了研究。*ApoE4* 是在非人类灵长类动物中发现的祖先等位基因,在觅食活动仍然很重要的人群中仍然很常见。在定居的农业人群中,E4 的频率很低。

表 13.4 各种人群中常见的载脂蛋白 E 等位基因及其频率

	第 112 位氨基酸	第 158 位氨基酸	西班牙人	英国人	中国人	日本人	美国土著人	克瓦桑人
*APOE*2*	Cysteine	Cysteine	0.052	0.089	0.105	0.048	0.0	0.077
*APOE*3*	Cysteine	Arginine	0.856	0.767	0.824	0.851	0.816	0.553
*APOE*4*	Arginine	Arginine	0.091	0.144	0.071	0.101	0.184	0.370

数据来自 Corbo 和 Scacchi(1999;*Ann. Hum. Genet.* 63:301-310)。

在生活西方环境的人中,ApoE4 是冠心病和晚发型阿尔茨海默病的危险因素。E4 纯合子的人患阿尔茨海默病的风险是人群风险的 3~5 倍,杂合子约为人群风险的 2 倍。E3 纯合子患病风险和人群的风险相当,而 E2 则具有较小的保护作用。人们对其机制提出了几种不同的假说。ApoE 蛋白结合淀粉样 β 肽、胆固醇和许多其他分子,其不同形式对这些分子具有不同的亲和力。E4 形式可以增加淀粉样 β 肽的沉积。神经元在应急状态下会产生 ApoE,而 E4 形式更容易受被蛋白水解,产生可能对线粒体有毒的 C 末端片段,而神经元线粒体功能下降便可能导致阿尔茨海默病。图 13.9 显示了 ApoE 蛋白可能参与 AD 发病的多种方式。

ApoE4 是阿尔茨海默病的主要易感因子,但正如 Bill Yamomoto 所知,它仅占总体易感性的一部分,大约为 6%。大型 GWAS(包括涵盖 74 046 个病例的巨大型荟萃分析)发现了约 20 个其他易感因子,但它们合起来仅解释了另外 2% 的易感性(Karch et al.,2014)。我们将在第 13.4 节中看到,这个结果对常见复杂疾病来说是比较典型的。

AUC(曲线下面积)统计是一种检测识别病例能力的衡量方法。这里提到的曲线是所谓的 ROC(受试者操作特征)曲线(框 13.3)。它将测试的灵敏度与特异度进行对比(定义请参见框 12.1)。如第 12.2 节中所述,在灵敏度

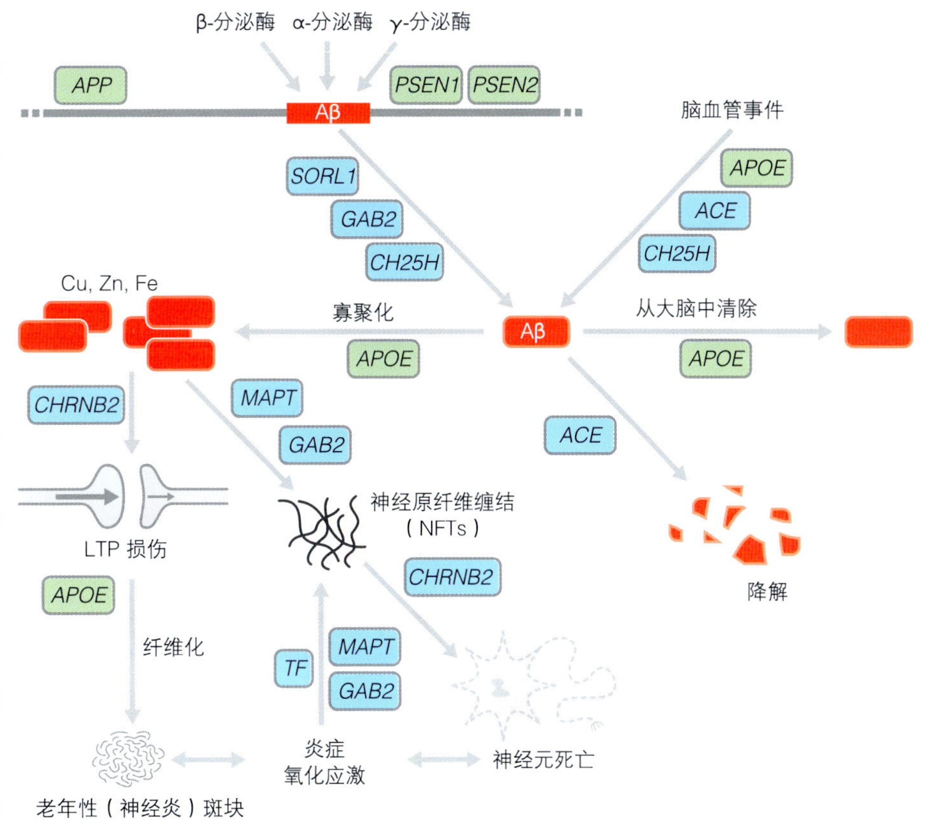

图 13.9 可能导致阿尔茨海默病的过程

注意 ApoE 蛋白涉及发病过程的多个阶段。其他 AD 候选基因(已确认的为绿色,或可能的为蓝色)的可能作用也在图中列出。LTP,长时程增强作用。获 Nature 出版集团的许可,转载自 Bertram 和 Tanzi(2008)。

和特异度之间通常存在一个权衡:假如将行动阈值设置得很低,就不会遗漏任何阳性预测(高灵敏度),但很可能会有很多假阳性(低特异度);反之亦然:设置较高的特异度会导致灵敏度降低。ROC 曲线可以追踪这种权衡。AUC 值的范围从 0.5(无预测价值)到 1.0(完美预测)。为了测试基因检测的有效性,我们需要知道,将基因分型纳入后,初始的 AUC(仅基于临床等数据)得到了多大程度的改善。仅基于年龄和性别,Seshadri 等(2010)引用的两项研究的 AUC 分别为 0.826 和 0.670。两项研究之间的差异可能是由于与第二项研究[(80±6)岁]相比,第一项研究[(69±9)岁]的病例平均年龄更年轻,年龄范围更大。加入 *APOE* 基因分型检测,这两个数字分别增加到 0.847 和 0.702。加入两个新发现的易感因子 *CLU* 和 *PICALM*,只分别将其 AUC 增加了 0.002 和 0.003。换句话说,对于基于年龄和性别的预测,知道了 *APOE* 基因型只增加了一点点预测能力,而知道了 *CLU* 和 *PICALM* 的类型对预测能力几乎没有影响。

所有这些发现让人不禁要问,我们应该告诉患者什么?答案是,不多。一些专家组-如前所述,美国医学遗传学学会和国家遗传咨询师协会(Goldman et al.,2011),还有英国的 NHS(2009)和欧洲神经病学会联盟(2010),均不建议将 ApoE 或任何其他所谓的遗传风险因子用于临床目的。对阿尔茨海默病而言,ApoE4 既不是必要的也不是充分的致病因子。ApoE 基因分

使用 ROC 曲线衡量检测的性能

框 13.3

对于预测性检测，ROC 曲线描绘了灵敏度与(1-特异度)的关系。曲线 a 表示一个始终能正确预测的完美测试，曲线下面积为 1。曲线 d 表示一个完全无用的测试，其预测效果不比随机的好(曲线下面积=0.5)。不同程度的有用性测试可能会得出 b 或 c 之类的曲线。

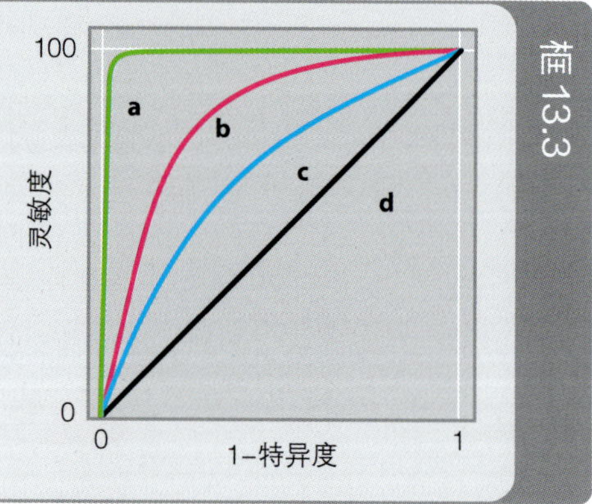

型不能帮助诊断阿尔茨海默病患者，也不能有效地预测某人患阿尔茨海默病的可能性。英国一项研究得出的结论表明，ApoE 的预测能力太低不能影响保险的承保，即便是长期护理保险(Warren，1999)。作为血脂异常调查的一部分，对 ApoE 进行检测是非常恰当的，这就提出了一个棘手的问题，即是否应告知患者与他们的血脂问题无关但又可能令其担忧的结果。这不可避免，因为通过互联网就可以做 ApoE 测试。但是，一些研究数据表明这并不是精神上恐慌的原因。一项试验表明(Green et al.，2009)，像 Bill Yamamoto 这样的人其实是积极进行 ApoE 测试的，而且并没有对 E4 阳性结果产生特别的不安。

因此，到目前为止，遗传学研究的结果还不足以识别常见的晚发型阿尔茨海默病的高危人群(尽管随着多基因风险评分的发展，这种情况可能会改变，请参阅第 13.4 节)。然而，驱动对该病进行研究的部分原因在于了解该病的病理学改变，这是开发有效治疗方法的必要前提，而这方面的进展则更为乐观。能真正治愈固然很好，但即使是能将发病年龄推迟几年的治疗，也将对晚发型阿尔茨海默病的医疗负担产生巨大影响。尽管新近发现的每一个易感性变异对总体风险的贡献都很小，但它们的功能为病理学改变提供了线索。在这方面，有趣的是这些变异集中在几个领域，即免疫、炎性反应、脂质代谢和胞吞作用(细胞膜吞噬和内化胞外物质)。这些无疑为我们提供了关于这种复杂疾病潜在的病理学线索。

案例26 Zuabi家系

- Zafira，52 岁女性
- 超重，久坐的生活方式，极度容易口渴
- 2 型糖尿病
- 儿子的生活方式和遗传因素使其处于高风险
- 家庭管理
- 2 型糖尿病的遗传易感性
- 治疗的可能性

301 314 354

糖尿病是一种异质性疾病，以高血糖(空腹血糖>7mmol/L，非空腹血糖>11mmol/L)或通过葡萄糖耐量试验来确诊。除各种次要类型外，该病的两种主要类型是：

- 1 型(T1D)：年轻人突然发病，是胰岛 β 细胞受自身免疫攻击的结果，与肥胖无关。
- 2 型(T2D)：通常为成年发病，与肥胖和缺乏运动有关，无自身免疫特征，是胰岛素分泌不足和对其作用抵抗共同导致的；本案例描述的就是这种类型。

这两种独立的疾病都涉及遗传易感性和环境因素。对于 T2D，环境因素的证据来自近期患病率的惊人增长，以及干预研究表明体重控制和运动可以起到减缓糖尿病前期向糖尿病进展的效果。遗传因素的证据来自家族和双生子研究,以及患病率的种族差异。阳性家族史会增加患病风险:若家族中有一个一级亲属患病,患病风险将是无家族史的2~3倍;而一名以上亲属患病时,风险则更高。许多研究表明,同卵双生子与异卵双生子相比具有更高的患病一致率。不同种族之间的患病率差异很大,即使种族的成员在多种族社区中混居。

全世界正面临着T2D的大流行。在美国,患病率在1990年至2005年之间翻了一番。2017年,美国有3 030万成年人(占美国总人口的9.4%,包括25.2%的65岁及以上人群)患有糖尿病,其中90%~95%是T2D。34%的成年人,以及48%的65岁及以上人群处于糖尿病前期(代谢综合征)。其造成的年花费在2012年估计为2 450亿美元(数据来自《2017年美国国家糖尿病统计报告》)。这些数字以及许多其他国家的类似趋势,促使人们深入了解T2D的病因。图13.10a显示了产生T2D的高血糖症和游离脂肪酸升高的自增强致病性级联反应,而图13.10b显示了控制胰岛素信号转导的复杂过程。

至于遗传原因,人们早就知道1%~2%的T2D病例有一种不同的情况,即青少年发病的成年型糖尿病(maturity onset diabetes of youth,MODY),是孟德尔式遗传的。MODY影响所有年龄段的人,与肥胖或不运动无关。它可能是由7个或更多基因中的任何一个突变引起的。确定其原因很重要,因为不同类型对不同的药物敏感。对于常见的复杂T2D,大规模GWAS已经确定了许多易感因子。Flannick和Florez(2016)回顾了这方面的进展。一项涵盖了34 840个病例和114 981个对照的荟萃分析,使已确定的易感基因位点增加到64个(Morris et al.,2012),后来的工作将总数增加到了100个左右。然而,如常观察到的复杂疾病,个人的比值比很低,大部分在1.05~1.2,并且综合起来,所有确定的因子仅占整个家族聚集的约10%。Fuchsberger等(2016)对GWAS数据进行了补充,他们对6 504例病例及相当数量对照组的外显子组或全基因组进行测序,以探究大部分"缺失的遗传性"由罕见变异引起的可能性。但是,他们的数据并不支持罕见变异起主要作用。由GWAS发现的变异很少位于基因的编码序列,但可以将位置最邻近的基因作为最可能的功能候选者,这些基因的功能范畴似乎可以解释为什么其中多数会影响对T2D的易感性(图13.11)。

许多研究评估了所有这些新的遗传知识在预测一个人患T2D风险方面的潜力。由GWAS发现的每个易感因子的影响效应太小,故基因型检测对个体不具有任何预测价值。但是,对于许多疾病而言,已经发现了大量的独立易感因子,例如,Flannick和Florez(2016)列出了在T2D的GWAS中检测到的100多个变异。随之而来的问题是,这些因子的组合能否提供临床上有价值的风险预测?一些关于T2D的研究试图回答这个问题,而且每个案例的设计都基本相同,即:

- 招募一批健康人,并用基本临床指标来预测他们患T2D的风险。根据不同的研究,基本指标可以包括年龄、性别、BMI、血压、血糖、胰岛素分泌测量、家族史等。
- 对这些个体进行多年随访,通过观察T2D的患病情况,来检查最初预测的准确性。

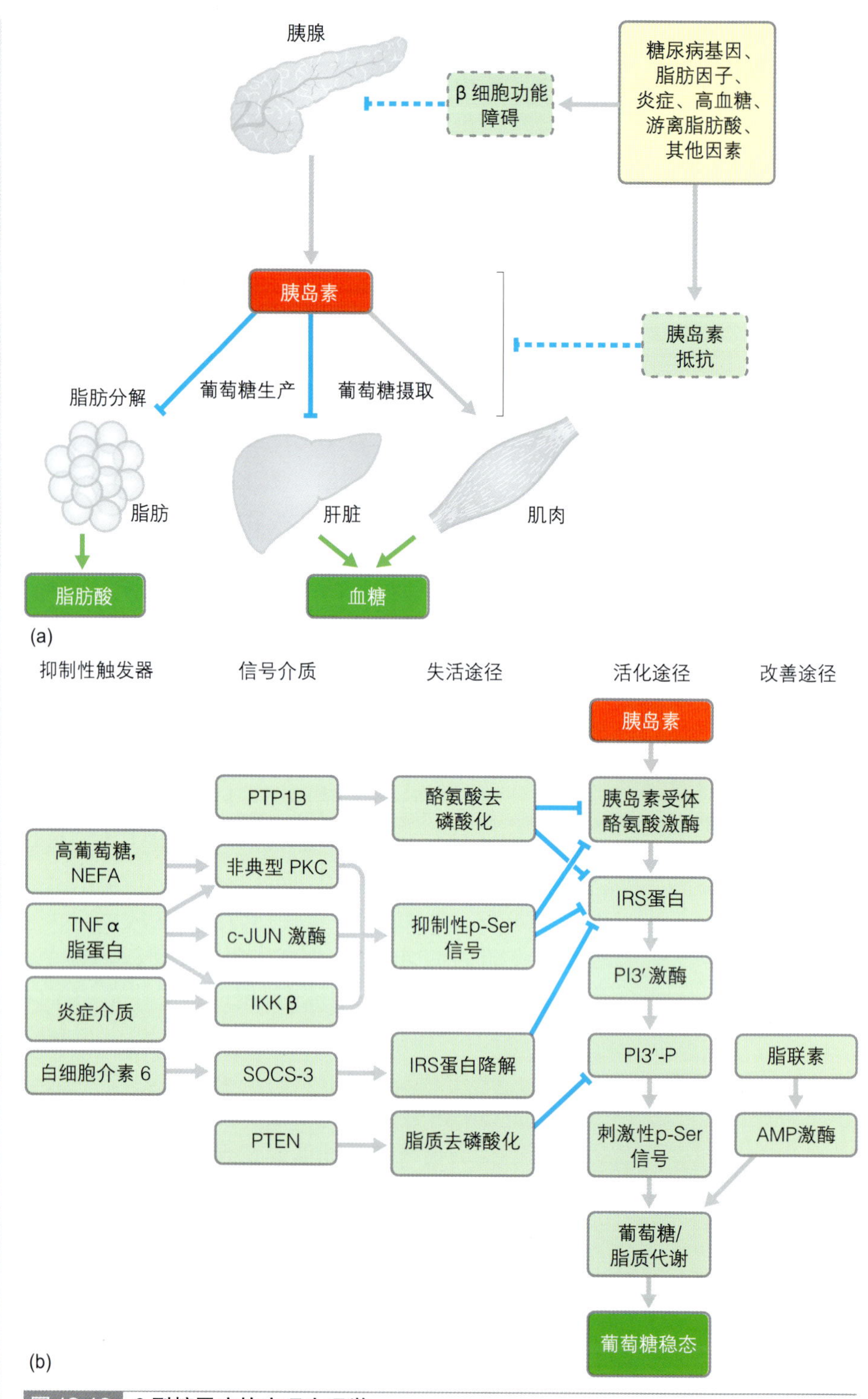

图 13.10 2 型糖尿病的病理生理学

(a)胰岛素分泌减少和终末器官对胰岛素抵抗导致血液中葡萄糖和游离脂肪酸水平升高,这一过程可能自我增强。(b)胰岛素控制葡萄糖稳态的机制及其影响因素。IKKβ,NFκB抑制元件激酶(NFκB 的激活剂);IRS,胰岛素受体底物;NEFA,非酯化脂肪酸;PI,磷酸肌醇;PKC,蛋白激酶 C;PTP1B,磷酸酪氨酸磷酸酶 1B;SOCS-3,细胞因子信号转导抑制因子3;TNFα,肿瘤坏死因子 α。经 Elsevier 公司的许可,这两张图均转自 Stumvoll 等(2005),来自《柳叶刀》杂志。

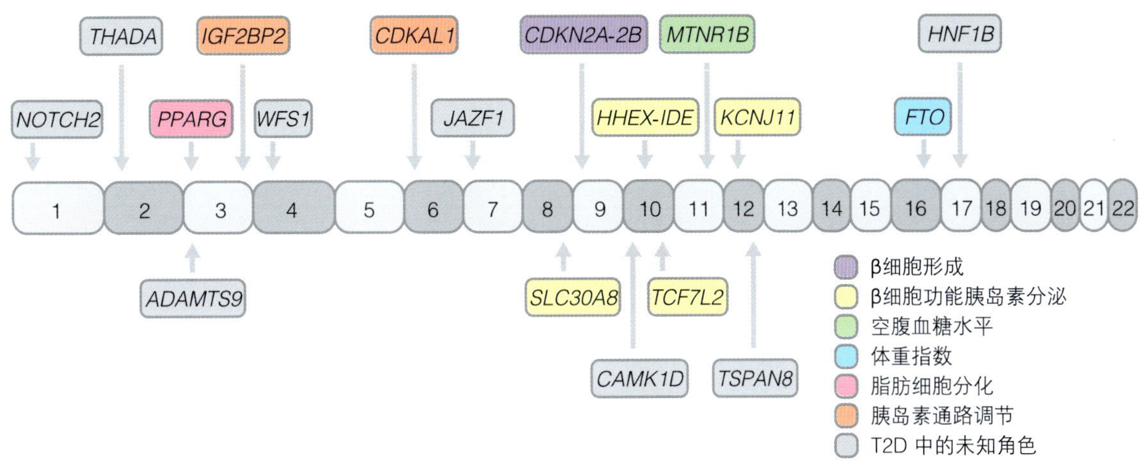

图 13.11　18 个 2 型糖尿病的遗传易感因子

该图显示了 18 个基因的染色体位置,这些基因变异与 T2D 的易感性或抗性相关联。颜色编码显示了它们在发病机制中的可能作用。经自然出版集团许可,该图转载自 Frazer 等(2009;*Nat. Rev. Genet.*10:241-251)。

- 对个体进行一系列易感性变异的基因分型,并提出问题:如果这些基因型被纳入初始的基本评估,那么会比最初的预测好多少?

表 13.5 显示了五项此类研究的结果(由 Hivert 等总结,2014)。对预测性检测性能的衡量标准是上文所述的 AUC(曲线下面积)统计信息(框 13.3)。每项研究所回答的问题是,如果包括基因分型的结果,原始评估的 AUC 会改善多少(不应比较不同研究的 AUC;那些差异反映不同的招募标准和基本检查的严格程度)。

表 13.5　基因分型能否提供预测某人患 2 型糖尿病的能力

临床指标	基于临床指标的 AUC	遗传预测因子	联合临床和遗传数据的 AUC	参考文献
年龄,性别,BMI	0.78	18 loci	0.80	Lango 等(2008)
年龄,性别,BMI	0.66	18 loci	0.68	Van Hoek 等(2008)
年龄,性别,BMI,家族史,转氨酶水平,吸烟,胰岛素分泌及其功能	0.74	16 loci	0.75	Lyssenko 等(2008)
年龄,性别,家族史,BMI,血压,血糖,高密度脂蛋白胆固醇,甘油三酯	0.90	17 loci	0.901	Meigs 等(2008)
年龄,性别,家族史,BMI,血压,血糖,高密度脂蛋白胆固醇,甘油三酯	0.903	40 loci	0.906	de Miguel-Janes 等(2011)

AUC 统计量用于评估测试的预测能力;数值越高,预测效果越好(讨论和解释请参见正文)。前四项研究中使用的 16~18 个基因位点与图 13.11 所示的 18 个基因位点在很大程度上是重叠的。BMI,体重指数。

孤立地看,基因型可以预测患病风险。与临床检查和家族史相结合,其预测效果会稍有改善,但是非常微弱。Meigs 等(2008)的研究结论显示,他们的 18 种基因型最多只能使 4% 的受试者被重新归入不同的风险类别。第

13.4 节介绍了使用 GWAS 数据的另一种更有前景的方法。

关于遗传学方面的建议,Zuabi 家族的例子非常典型。一系列相互重叠的疾病(T2D、心血管疾病、冠心病)在家族中聚集存在。代谢综合征及其各个组成部分是明显的风险预测指标。虽然家族病史强烈预示患病风险会增加,但是特异的遗传学方面建议却很少:无论家族史如何,对每个超重和不善运动的人,一般性建议都是锻炼身体并减轻体重。除 MODY 外,许多可能的治疗药物都是基于生理学而不是遗传学机制开处方的。

13.4 拓展学习

为什么 GWAS 不能告诉我们很多有临床价值的信息?

阿尔茨海默病和 T2D 的具体例子是绝大多数复杂疾病的典型代表。GWAS 在技术上是非常成功的。已经确定了成千上万个的被证实的易感因子,但是其临床实用性低却很令人失望。五项 T2D 研究(表 13.5)所显示的较差预测力是相当典型的,其他疾病研究也有类似令人失望的结果。这是否因为我们对每种疾病的遗传机制不完全了解,比如体现在"遗传性缺失"上?

"遗传性缺失"问题

在第 13.2 节中,我们了解了如何用家族、双生子和收养研究来评估一种疾病的遗传率。知道 GWAS 变异效应的大小后,就可以计算其对遗传率的贡献。对于几乎每一种被研究过的疾病,将所计算出的每个已知 GWAS 变异的遗传率加在一起,这种"自下而上"的遗传率远小于"自上而下"从家族研究所估算的遗传率。即使那些已被充分研究的疾病,所有已知的 GWAS 变异加起来仅占由自上而下估算出的遗传率的 20%~50%。这就是所谓的"遗传性缺失"问题。我们是否遗漏了一些重要的东西?

几个试图解释这个问题的假说。

- 许多遗传率可能是由于效应较大的变异,而这些变异的数目太少以至于无法被 GWAS 检测到。这些变异可能介于 GWAS 发现的效应小但较常见的变异和效应大但罕见而引起单基因遗传病的变异之间(图 13.12)。大规模的人群测序将会揭示这些变异。
- 如上所述,GWAS 的估计是基于那些通常不是真正致病的变异。如果可以使用后者,那么它们对遗传率的贡献可能会更大。
- 自上而下的遗传率估算可能被夸大了,因此实际上没有那么多的遗传率需要解释。其中原因之一,就是之前提到的,家庭研究往往未能充分考虑共享的家庭环境的影响。第二个原因可能是遗传因子之间的相互作用。理论模拟表明,基因的相互作用可能将"幻影遗传率"引入标准分析。
- GWAS 无法识别效应很弱的变异,但这些变异可能数量众多,以至于它们的集体效应很大。为了避免出现大量的假阳性,GWAS 显著性的阈值设置必须非常严格,但这些严格的阈值必然会排除一些真实但微弱的阳性变异。
- 某些非常新而不为人知的东西——"遗传暗物质"——可能在起作用。

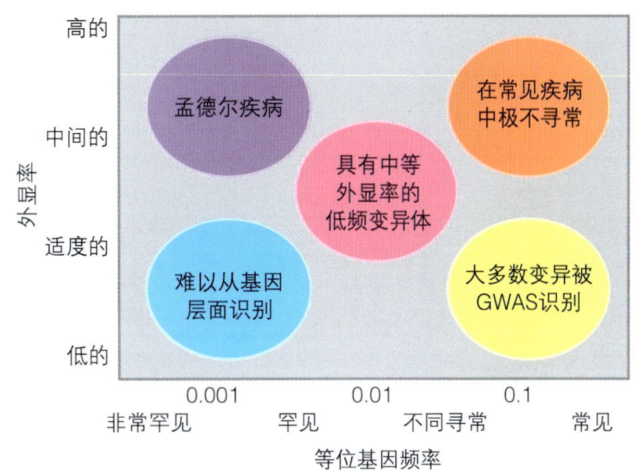

图 13.12 **疾病遗传结构的一种理论**

目前的经验表明,中间类型的变异并不多。经自然出版集团的许可,该图改自 McCarthy 等(2008;*Nat. Rev. Genetics*,9:367)。

任何一个或所有的这些解释很可能仅适用于特定案例,尽管神秘的"暗物质"的案例在逐年减少。然而,作为遗传性缺失的一般性解释,前三个假设的进展并不顺利。尽管测序已识别出大量不同的罕见变异,但研究并未发现罕见变异是疾病遗传性缺失的主要原因,例如,见 Fuchsberger 等关于 T2D 的文章(2016)。使用致病变异而不是关联变异无疑会提高估算值,但是目前发现的关联可能已经包括了每个基因位点的大部分效应。自上而下的遗传率估算值通常可能太高,但其程度不足以解释大部分的遗传性缺失。实际上,大量单独的非常弱的变异的累积效应已经成为最有希望的一般性解释。Peter Visscher 及其同事开创的统计方法(Yang et al.,2011,2015)可以计算这些微弱因子的整体效应。这种方法不允许识别单个因子,但在几个仔细研究的案例中,似乎能够解释大部分的遗传性缺失。

过去,在 GWAS 之前,常见疾病的遗传学是通过**多基因**模型来解释的。疾病的易感性取决于大量因子的累积效应,每个因子的效应都非常小(数学模型假设有无限多的因子,每个因子都有无限小的效应)。随着 GWAS 识别出单个因子,多基因模型似乎显得不那么相关了。具有讽刺意味的是,现在它又回来了。Visscher 的多基因模型不仅解决了遗传力消失的大部分谜团,我们还将在下面看到,它似乎也是对个体风险进行有效预测的关键。就像通过使用全基因组数据而不是仅使用已知的易感因子谱,可以在很大程度上(尽管不一定完全)解决遗传性缺失的问题一样,通过**多基因风险评分**(polygenic risk scores,PRS)进行风险估算的方法被证明是很有前途的。

多基因风险评分

PRS 没有将风险估计建立在有限数量的已知易感因子上,而是使用全基因组范围的基因型,不管单个基因型是否导致或如何对风险起作用。典型的过程是:

- 对最大限度可用的 GWAS 综合数据(病例和对照在一起)进行分析来生成一系列候选算法,以将病例与对照区分开。

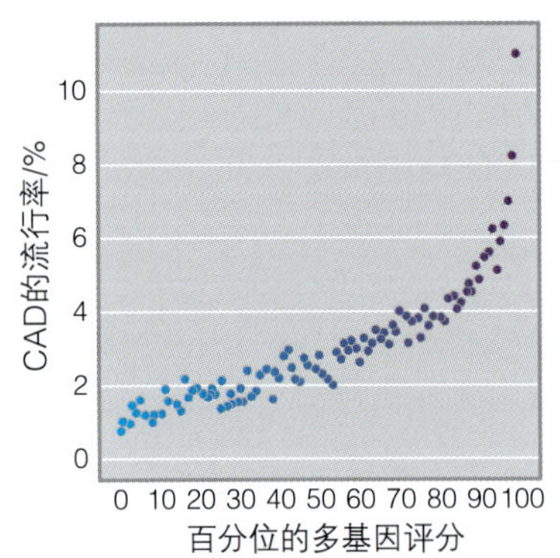

图 13.13 冠状动脉疾病的多基因风险评分分布

图片经自然出版集团授权转自 Khera 等(2018)。

- 用人群生物库中大量已知基因型和临床数据的个体样本,对以上算法进行测试,以找到最佳算法。
- 使用此算法在来自同一人群的独立样本中生成 PRS,以确认其性能。

Khera 及其同事(2018)的一项被多次引用的研究说明了这一过程。使用最近的大型 GWAS 的数据,开发出了 5 种常见疾病(冠状动脉疾病、心房颤动、T2D、炎症性肠病和乳腺癌)的预测算法。然后,使用英国生物库中 120 280 名受试者的数据,来找出给予最高 AUC 的预测因子。然后将其用于计算另外 288 978 个生物库受试者的 PRS。对于每种疾病,PRS 分布顶端的个体,其患病的可能性要比分布较低端的个体高出几倍。表 13.6 和图 13.13 显示了其中的一些数据。

表 13.6 5 种常见疾病的风险增加 3 倍、4 倍和 5 倍的人群比例

比值比	疾病	个体数 *	%
>3	CAD	23 119	8.0
	AtrFib	17 627	6.1
	T2D	10 099	3.5
	IBD	9 209	3.2
	BrCa	2 369	1.5
>4	CAD	6 631	2.3
	AtrFib	4 335	1.5
	T2D	578	0.2
	IBD	2 297	0.8
	BrCa	474	0.3
>5	CAD	1 443	0.5
	AtrFib	2 020	0.7
	T2D	144	0.05
	IBD	571	0.2
	BrCa	158	0.1

*CAD、AtrFib、T2D 和 IBD 的数字基于 288 978 名受试者;BrCa 的数字基于 157 985 名受试者。AtrFib,心房颤动;BrCa,乳腺癌;CAD,冠状动脉疾病;IBD,炎症性肠病;T2D,2 型糖尿病。数据来自 Khera 等(2018)。

那么,我们应该对常见疾病的易感性进行检测吗?

这些以及与其类似的结果使人们很乐观,认为 GWAS 数据将最终在临床上得到应用。多基因风险评分确实非常有前景,但是在我们急于将其纳入常规临床实践之前,需要注意一些问题。

- Khera 和同事共创建了 31 种候选估算方法。被引用的结果是针对英国生物库中的个体进行的检测,使用的是在同一生物库中的个体测试集上表现最好的估算方法。对于非精心选择和定位得到的风险评分可能无法达到如此理想的效果。总体而言,PRS 似乎的确可以识别出一些高风险个体,但通常其准确性可能低于表 13.6 中的结果。如果有更大更好的 GWAS,基于它们的 PRS 的预测能力会相应提高。

• 多基因风险评分特别适合于起初就进行过 GWAS 研究的人群,它们不适用于其他人群。这既在实践上,也在伦理上提出了问题。实践问题是显而易见的;伦理问题是,只有参加过大型 GWAS 的人群才能受益,因此其应用是不公平的(Martin et al.,2019)。

• Wald 和 Old(2019)对 Khera 的冠状动脉疾病数据进行了分析,结果表明,如果将 PRS 作为人群筛查工具(即使在它已经被测试和完善的人群中),也只能检测到 15% 的病例,代价是 5% 假阳性(如果使用更严格的 PRS 阈值,则检出 10% 的病例,3% 的假阳性)。

Wald 和 Old(2019)的分析表明,如果将 PRS 用作人群筛查工具来识别所有会患病的个体会表现很差。但这不是它的最佳使用方式。该方法可能更适合于对个体自身的风险提供一个提示。用于该目的,并结合临床、家族病史和生活方式等信息,PRS 在促进某些高危人群采取预防措施方面看似有可观的前景。只要预防措施不太烦琐、昂贵或有风险,并且符合一般公共卫生建议,那么即便许多被划分为高风险的人也可能永远不会发展成这种疾病。例如,乳腺癌的 PRS 可用于帮助确定女性应在什么年龄接受常规乳腺钼靶筛查(但是,请注意,在表 13.6 中,在乳腺癌中具有高风险评分的女性比例比被广泛引用的冠状动脉疾病病例要低很多——很明显,PRS 的预测能力会因不同疾病而异)。一个令人担心的问题是,低风险的人会得到一种虚假保证,可能容易进行冒险行为,而使预测的好处被抵消。但有限的证据表明这并不是一个主要问题。

我们掌握了所有相关知识会怎样?

根据 Khera 及其同事(2018)的报告,CAD 的 PRS 很高,但这仅能识别出少数将来会患该病的人(Wald and Old,2019)。我们目前还不完全了解 CAD 的遗传学,那么我们还有多长的路要走?在 2012 年,Roberts 及其同事提出了一种巧妙的方法,用双胞胎来回答这个问题。如果一对同卵双胞胎中的一个患有 CAD,孪生兄弟(姐妹)具有相同的遗传因子,那么,孪生兄弟(姐妹)患病的可能性应该作为一个度量,用来回答完美的遗传学知识在多大程度上可以预测结果。

Roberts 等(2012)研究了 24 种疾病,这些病的发病率和死亡率在美国人口中占很大比例。对于每种疾病,他们用双胞胎的数据来计算在完美的遗传学知识下(即已知每一个易感因子和每种基因相互作用)解释全基因组序列的可能性,预测那些未患病的人获得有临床意义的阳性或阴性检验结果的机会,以及一个完美的基因测试可以正确识别出一个真正患病的人的机会。图 13.14 显示了他们的一些结果。每种疾病显示的范围反映出我们目前尚缺乏足够的知识;在未来,当我们掌握了所有相关知识,每种疾病就会在此范围内的表示为一个点。

出乎意料的结论是,即使我们掌握了有关遗传学的所有知识,对于每种疾病,只有少数人会得到临床上有价值的检测结果,而且只有少数患者会被正确地识别出来。图 13.14b 所示获得显著阳性预测的人比例很低,这必须考虑到这些疾病大多数都是罕见的,因此,可以预料,即便所有的预测都非常准确,也只有少数人才会获得阳性预测。图 13.14a 中的结果可能令人失望,因为乍一看,这个结果似乎有悖常理。但有完美的知识就可以达到完美的预测吗?其实仔细想想,这些结果并不奇怪。从 Roberts 等(2012)的巧妙的计算(有些人可能会觉得有争议)来看,一个简单的图景浮现了出来。

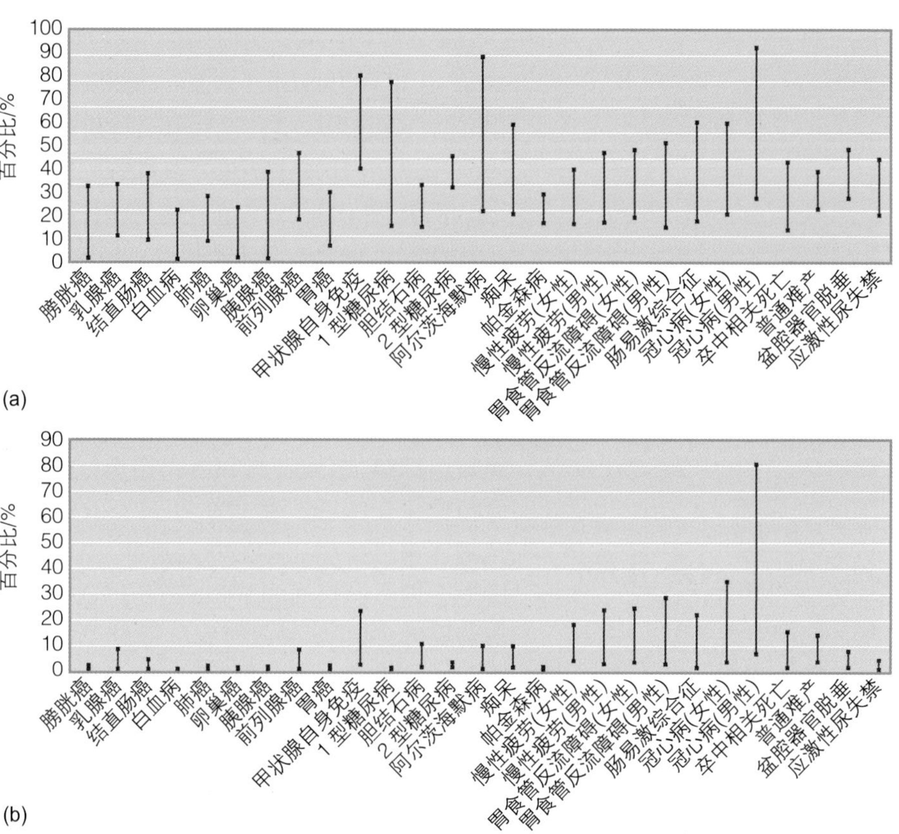

图 13.14 基于一个人的全基因组序列和对每种疾病的完美遗传学知识进行预测的表现
(a)被正确识别的患者的百分比。(b)未被识别的人中,获得有临床意义的疾病风险预测的百分比(此处风险定义为 10% 或是人群风险的两倍,以较大者为准)。获得美国科学促进会的许可,该图转载自 Roberts 等(2012)。

通过简单的观察,每个人都有平均的疾病易感性,完美的基因测试只能证实这一点。易感性取决于许多独立风险位点的累积效应。在每个风险位点,一个等位基因会非常轻微地增加易感性,而另一个等位基因会非常轻微地降低易感性。这些位点是独立的,大多数人会是高和低易感等位基因的混合体。只有少数人的高风险(或低风险)等位基因会占有很强的优势,从而导致临床上有意义的结果。对于大多数人来说,完美的知识只会证实他们或多或少地处于人群风险之中。然而,这不是零风险,而且由于与那些风险显著增加的人相比,绝大多数人的风险应该大致是人群的风险,因此大多数病例将来自风险分布的主体,因此无法通过风险评分来预测,这其实就是 Wald 和 Old(2019)的结果。

回到本章开头的问题:"我们应该检测常见疾病的易感性吗?"答案是微妙的。我们不应该尝试用基因检测来确定每个人是否会得某种疾病。将常见疾病的 PRS 与唐氏综合征的无创性产前诊断做对比是很有意思的(疾病框 12)。这两种情况下,结果都取决于大量的单个微弱效应的累积效应。在胎儿患有唐氏综合征的妇女的血液中,每条 21 号染色体序列的数量略多于其他染色体（仅仅略多，因为总的DNA中只有一小部分是胎儿的）。测序过程中的随机变化会模糊每个单独序列的效应。但是，当胎儿患有唐氏综合征时，每个序列的效应都指向同一方向，因此，通过检测21号染色体上的大量不同序列，我们可以克服随机波动而获得可靠的预测。在常见疾病的易感性中，许多位点都是独立的，因此对于大多数人来说，它们的易感基因位点都是接近平均值的，所以不会导致临床上有价值的预测。因此，我们不应该使用DNA检测来识别每个人谁将会得某种疾病，即便我们有完善的遗传学知识，这种方法也永远不会有效。但是，至少在有良好GWAS数据的疾病和人群中，将PRS与临床、家族史和生活方式的数据结合，来报告个人风险，这种做法可能是有效并有应用价值的（疾病框13）。

教育人们了解这些个人风险将是我们的主要任务。当时的英国卫生部部长被邀请参加基于PRS的前列腺癌风险测试。他说发现自己的风险是15%非常震惊。他声称这项测试可能挽救了他的生命，并呼吁在NHS紧急推出此类测试。实际上，在测试前他的基线人群风险为18%，而且无论如何，大多数前列腺癌患者不会因此而死亡。

疾病框13

孤独症谱系障碍

孤独症是一种奇怪而迷人的疾病，它是众多文献和大量研究的主题。Woodbury-Smith和Scherer（2018）与Iakoucheva等（2019）对其遗传方面的内容进行了回顾。诊断完全基于观察到的行为模式。根据《精神障碍诊断统计手册》的定义，孤独症儿童须在“社交互动，社交中使用的语言，象征性或想象性游戏”方面显示迟缓，并在“3岁之前发病”。典型孤独症儿童通常有以下障碍：

- 社交互动障碍，包括缺乏眼神交流，不能发展与同龄人的同伴关系及寻求分享活动。
- 交流障碍，包括延迟或完全没有语言交流或使用重复性语言，以及缺乏想象力或模仿能力。
- 行为通常表现为不灵活、强迫症和重复、刻板的活动模式。

大约1%的儿童被诊断为孤独症。异常行为范围从非常严重，没有语言，到行为近乎正常只是略显夸张，通常被称作阿斯伯格综合征。男女比例为4∶1——这一点很有趣，因为我们认为“正常”男孩比女孩更喜欢花时间痴迷于单独玩电脑游戏并在社交上略显笨拙（框图13.2）。50%的孤独症儿童都有某些伴随疾病，通常是智力障碍，10%患有特定的综合征，例如雷特综合征（OMIM 312750）或脆性X综合征（OMIM 300624），其中孤独症样行为是已知的一部分表现。

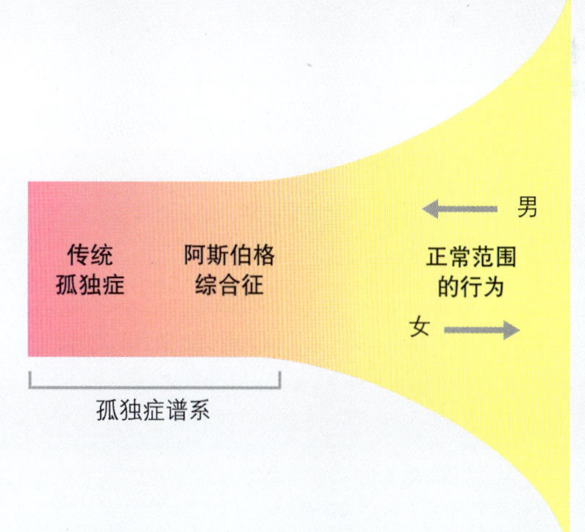

框图13.2　孤独症谱系障碍与正常行为无自然界限地融合

目前，没有发现环境因素是导致孤独症的主要原因。早期关于“冰箱母亲”的不正常育儿方式的报告，并未得到充分的研究证实；尽管已经得到了宣传，但没有严谨的研究涉及MMR（麻疹-腮腺炎-风疹）或任何其他疫苗。相反，许多观察指向遗传决定因素的重要性。同胞风险为10%至20%，许多研究表明其遗传率很高，通常约为80%。

遗传研究已经发现三种类型的易感因子。

- 孤独症患者中有7%~10%存在潜在的致病性拷贝数变异(CNV)。15q13.3、16p11.2和22q13.3的缺失,以及1q21.1、15q11q13、16p11.2和22q11.2的重复,均被反复观察到。这些变异通常是新发生的,但在某些情况下,也存在于明显正常的父母中。在一项大型研究中,孤独症谱系障碍患者中4.7%有新生CNV,而正常对照组只有1%~2%的新生CNV。
- 遗传的和新生的单基因功能丧失变异,在病例中的频率均比对照组(包括病例的未患病同胞)高得多。据估计,约30%的病例是由基因的新生突变引起的。已鉴定出100多个高置信度易感基因。正如对具有较大效应的变异所期待的那样,携带新生突变的受试者的非语言智商要低于不携带突变的受试者(Iossifov et al.,2014)。一些新生CNV涉及与新生突变相同的基因(Pinto et al.,2014)。外显率较低的变异可以从临床上无症状的父母那里遗传。
- GWAS为常见的具有较小效应的易感性变异提供了证据,并促使PRS更加完善。

许多CNV和易感基因也易导致其他神经发育疾病,特别是智力障碍和精神分裂症(框图13.3)。这些变异似乎使一般性的神经发育易受损害,然后,可能以各种方式表现出来,这也取决于遗传背景、生活事件或机会。此外,已知的致病性CNV或突变所产生的临床严重程度,也受额外的CNV和罕见变异以及PRS的影响。似乎是某种整体基因组的负荷决定了疾病表型。这与先前描述的糖尿病或其他常见疾病的情况不同,在这些常见病中,效应较小的许多变异通过在人体内的累积作用而导致疾病。孤独症儿童往往仅具有主要的易感因子之一,但这个因子在不同的儿童中是不同的。

多种不同的方式均可以导致孤独症,这个事实很有趣。非孤独症行为似乎取决于大量基因的正确功能。查看基因产物的功能,发现这些基因都与突触功能、染色质重塑和转录调控有关。有证据表明,如Iakoucheva等(2019)所讨论,许多不同的基因均是参与胎儿大脑发育调控网络的一部分。但为何其功能失调会特异性地引起孤独症行为,尚不明确。原则上,智力障碍更容易理解。早期语言发育中的特异异常,可能是一个共同因素。要全面了解孤独症的行为,取决于缩小突触的生物化学研究与行为的心理学研究之间的差距。这可能是科学家们在未来许多年里的一项任务。

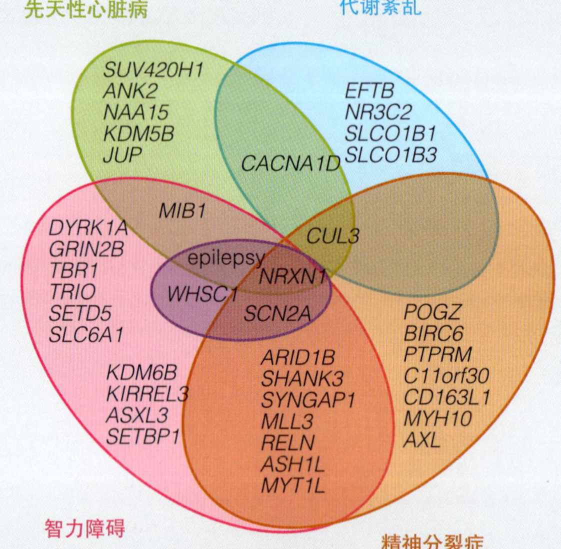

框图13.3 涉及ASD和其他疾病的基因重叠

在所有显示的基因中,遗传的或新生的功能丧失突变,均已被确认为孤独症的可能致病原因。如图所示,其他疾病中也可以看到相同基因的突变。经自然出版集团许可,转载自De Rubeis等(2014)。

13.5 参考文献

Bertram L and Tanzi RE (2008) Thirty years of Alzheimer disease genetics: the implications of systematic meta-analyses. *Nat. Rev. Neurosci.* 9:768-778.

de Miguel-Yanes JM, Shrader P, Pencina MJ, et al. (2011) Genetic risk reclassification for type 2 diabetes by age below or above 50 years using 40 type 2 diabetes risk single nucleotide polymorphisms. *Diabetes Care*, 34: 121-125.

De Rubeis S, He X, Goldberg AP, et al. (2014) Synaptic, transcriptional and chromatin genes disrupted in autism. *Nature*, 515: 209-215.

Flannick J and Florez JC (2016) Type 2 diabetes: genetic data sharing to advance complex disease research. *Nat. Rev. Genet.* 17: 535-549.

Fuchsberger C, Flannick J, Teslovich TM, et al. (2016) The genetic architecture of type 2 diabetes. *Nature*, 536: 41-47.

Goldman JS, Hahn SE, Williamson J, et al. (2011) Genetic counseling and testing for Alzheimer disease: joint practice guidelines of the American College of Medical Genetics and the National Society of Genetic Counselors. *Genetics Med.* 13: 597-605.

Green RC, Roberts JS, Cupples LA, et al. (2009) Disclosure of APOE genotype for risk of Alzheimer's disease. *New Engl. J. Med.* 361: 11-20.

Hivert M-F, Vassy JL and Meigs JB (2014) Susceptibility to type 2 diabetes mellitus - from genes to prevention. *Nat. Rev. Endocrinol.* 10: 198-205.

Iakoucheva LM, Muotri AR and Sebat J (2019). Getting to the cores of autism. *Cell*, 178: 1287-1298.

Iossifov I, O'Roak BJ, Sanders SJ, et al. (2014) The contribution of *de novo* coding mutations to autism spectrum disorder. *Nature*, 515: 216-221.

Karch CM, Cruchaga C and Goate AM (2014) Alzheimer's disease genetics: from the bench to the clinic. *Neuron*, 83: 11-26.

Khera AJ, Chaffin M, Aragam KG, et al. (2018) Genome-wide polygenic scores for common diseases identify individuals with risk equivalent to monogenic mutations. *Nat. Genet.* 50: 1219-1224.

Lango H, UK Type 2 Diabetes Consortium, Palmer CN, et al. (2008) Assessing the combined impact of 18 common genetic variants of modest effect sizes on type 2 diabetes risk. *Diabetes*, 57: 3129-3135.

Lyssenko V, Jonsson A, Almgren P, et al. (2008) Clinical risk factors, DNA variants and the development of Type 2 diabetes. *New Engl. J. Med.* 359: 2220-2232.

Martin AR, Kanai M, Kamatani Y, et al. (2019) Clinical use of current polygenic risk scores may exacerbate health disparities. *Nat. Genet.* 51: 584-591.

Meigs JB, Shrader P, Sullivan LM, et al. (2008) Genotype score in addition to common risk factors for prediction of Type 2 diabetes. *New Engl. J. Med.* 359: 2208-2219.

Pinto D, Delaby E, Merico D, et al. (2014) Convergence of genes and cellular pathways dysregulated in autism spectrum disorders. *Am. J. Hum. Genet.* 94: 677-694.

Ralph P and Coop G (2013) The geography of recent genetic ancestry across Europe. *PLOS Biol.* 11: e1001555.

Roberts NJ, Vogelstein JT, Parmigiani G, et al. (2012) The predictive capacity of personal genome sequencing. *Sci. Trans. Med.* 4: 133ra58.

Seshadri S, Fitzpatrick AL, Ikram MA, et al. (2010) Genome-wide analysis of genetic loci associated with Alzheimer disease. *J. Am. Med. Assoc.* 303:1832-1840.

Shendure J, Findlay GM and Snyder MW (2019) Genomic medicine-progress, pitfalls, and promise. *Cell*, 177:45-57.

Stumvoll M, Goldstein BJ and van Haeften TW (2005) Type 2 diabetes: principles of pathogenesis and therapy. *Lancet*, 365:1333-1346.

van Hoek M, Dehgan A, Witteman JCM, et al. (2008) Predicting type 2 diabetes based on polymorphisms from genome-wide association studies: a population-based study. *Diabetes*, 57:3122-3128.

Visscher PM, Hill WG and Wray NR (2008) Heritability in the genomics era-concepts and misconceptions. *Nat. Rev. Genet.* 9:255-260.

Wald NJ and Old R (2019) The illusion of polygenic disease risk prediction. *Genetics Med.* 21:1705-1707.

Warren V (1999) *Report of Work Group on Genetic Tests and Future Need for Long-term Care in the UK.* Continuing Care Conference, London.

Wellcome Trust Case-Control Consortium (2007) Genome-wide association study of 14 000 cases of seven common diseases and 3 000 shared controls. *Nature*, 447:661-678.

Woodbury-Smith M and Scherer SW (2018) Progress in the genetics of autism spectrum disorder. *Dev. Med. Child Neurol.* 60:445-451.

Yang J, Manolio TA, Pasquale LR, et al. (2011) Genome partitioning of genetic variation for complex traits using common SNPs. *Nat. Genet.* 43:519-525.

Yang J, Bakshi A, Zhu Z, et al. (2015) Genetic variance estimation with imputed variants finds negligible missing heritability for human height and body mass index. *Nat. Genet.* 47:1114-1120.

有用的网站

千人基因组计划。

国际 HapMap 计划。

国家人类基因组研究所 GWAS 目录。

英国十万基因组计划。

13.6 自我评测

(1) 以下哪项将为遗传因子参与心脏病发作的易感性提供最有力的证据?

(a) 索引病例的同胞中心脏病发作的发生率增加。

(b) 与异性双胞胎对相比,同性双胞胎的一致性更高。

(c) 对于被收养的索引病例,其生物学亲属而不是收养亲属的发病率增加。

(d) 观察到儿童倾向于学习父母的健康或不健康的饮食习惯。

(2) 两名无亲缘关系的妇女都患有一种复杂疾病,家族、双胞胎和收养研究数据表明遗传易感性对该病很重要。男性患该病的概率是女性的两倍。Anne 是她家族中唯一患者。Betty 的兄弟和儿子也患此病。从以下的四个比较中,确定风险为:

(a) 高

(b) 低

(c) 相同

(d) 从这些数据中无法预测

1) 与一个男性患者的孩子相比(该男性患者和 Anne 一样,也是他们家族中唯一的患者),Anne 的孩子的患病风险。

2) 与 Anne 的女儿相比,他儿子的患病风险。

3) 与 Betty 的女儿相比,她儿子的患病风险。

4) 与 Betty 的下一个出生的孩子相比,Anne 的下一个孩子的患病风险。

(3) 一个突变出现在带有特定单体型标记的染色体上。在每次减数分裂中,突变与标记之间显示(a) 1% 和(b) 5% 重组机会的关联半衰期(以代为单位)是多少?

(4) 20 世纪 50 年代,统计学家 Ronald Fisher 称,吸烟与肺癌之间的已知关联并不意味着吸烟会导致肺癌。他认为,初期肺癌会对肺部造成刺激,促使人们去吸烟;或者,具有某种神经质体质的人既有发展为肺癌的趋势,也有吸烟的趋势。你怎么证明他错了?

(5) 基因座 A 具有三个等位基因 A*1、A*2 和 A*3,其基因频率分别为 0.5、0.4 和 0.1。连锁基因座 B 具有三个等位基因 B*1、B*2 和 B*3,其基因频率分别为 0.6、0.3 和 0.1。以下哪项是连锁不平衡的证据?

(a) 单体型 A*1,B*1 的频率为 0.30。

(b) 单体型 A*2,B*2 的频率为 0.14。

(c) 单体型 A*3,B*3 的频率为 0.03。

(d) 单体型 A*3,B*2 的频率为 0.01。

(6) 下列哪项是囊性纤维化与 *KM19* DNA 多态性之间连锁不平衡的证据?

(a) 在 10 个人群的比较中,CF 发病率最高的人群,其 *KM19* 等位基因 2 的频率也最高。

(b) 在 91% 携带 CF 的 7 号染色体上发现 *KM19* 等位基因 2,但是在不携带 CF 的 7 号染色体中上只有 25%。

(c) *CFTR* 和 *KM19* 位点都位于染色体 7q31.2。

(d) 在家族研究中,*CFTR* 和 *KM19* 位点显示紧密的连锁关系。

(7) 在一个装满大量黑豆的豆袋中,每 100 粒豆中有一粒是红豆。闭上眼睛,你把手伸进去,拿出一粒豆子。如果给你 10 次机会,你至少能挑出一粒红豆的机会是多少?现在将此道理应用于寻找易感基因。你测试 1 000 个标记,每个标记有 4 个等位基因,寻找与你正在研究的一种疾病的关联性。在 5% 的水平上,怎样的 p 值表示显著相关?如果你不是测试相关性,而是测试分布在基因组中的 1 000 个标记的连锁关系,答案是否会相同?

(8) 在 500 名患者和 500 名对照中进行了 100 万个 SNP 的测试。SNP

629 380 具有 2 个等位基因,它们在对照中的出现频率均为 50%。必须携带 SNP 等位基因 1 的患者阈值是多少才能显示出与该疾病的显著关联?

(9) 在一个疾病易感位点上,基因型 1-1、2-1 和 2-2 的相对患病风险为 4∶2∶1。如果父母是以下(a)或(b)的情形,计算受累同胞对的基因型均为 1-1,2-1 或 1-1 和 2-1 各一个时患病风险的预期比例。

(a) 1–1×2–2

(b) 1–1×2–1

[关于问题 1、2、3、7 和 9 的提示在本书后面的指导部分提供。]

第十四章 有遗传疾病患者的家庭可获得哪些临床服务？

本章学习要点

通过本章学习，你应该能够：

- 了解遗传服务的组织方式。
- 了解临床遗传学家和遗传咨询师的职责以及他们如何与其他医学学科互动。
- 了解多学科团队的目的及其如何提升临床服务的价值。
- 描述转诊到遗传门诊的常见儿童和成人的适应证。
- 描述为患者和家庭进行诊断和遗传咨询的价值。
- 描述综合征诊断的过程。
- 举例说明适合遗传转诊和调查的与青春期或生殖相关的问题。
- 举例说明常见致畸因素及其引起的问题。
- 描述产前诊断的主要方法、用途及其风险。
- 描述目前管理和治疗遗传性疾病的方法。
- 了解遗传知识进步能带来的更好医疗保健的潜力。

14.1 遗传服务的工作

本章没有新的病例，而是借鉴了本书前文介绍的案例。为了反映这一差异，本章的结构与前几章不同。

医学遗传学是一门快速发展的专科，它随着技术的发展和对疾病潜在遗传病因的认知而更新，从而对某些疾病实现靶向治疗。遗传服务的提供差异很大，但目前几乎所有拥有发达医疗体系的国家都为遗传性疾病的患者或者有遗传性疾病风险的个体和家庭提供特定的服务。大多数遗传服务是由多学科中心提供的，由受过医学训练的临床遗传科医生、遗传咨询师、遗传科护士和实验室技术人员一起组成，服务于一个区域的人群。许多中心提供亚专业服务，包括儿科学、癌症医学、心脏病学、产前医学、神经病学、眼科学和听力遗传学以及相关的研究和培训项目。

医学遗传学与大多数其他专业不同，因为遗传医学服务的患者是疾病累及身体任何系统的任何年龄段的患者，而且还为健康但有患病风险的家庭成员服务。虽然该专业最初只关注罕见疾病，但现在常见病的患者也可以从遗传服务中获益，如心脏病和某些癌症可能有遗传基础。

如案例所示,遗传性疾病患者在一生中需要接触许多医生和其他卫生健康专业的人员。为了让患者从各个领域的知识进步中获益,综合医疗非常重要。遗传专业的医疗需要与其他专业提供的医疗相结合,以确保优化管理。越来越多的罕见疾病患者的医疗由专业的多学科团队(multidisciplinary team,MDT)提供,他们可以制定最佳临床实践、管理和治疗指南,并与当地的常规医疗机构密切联系。随着外显子组和基因组测序在日常医疗中的应用,对基因变异的解读变得更加重要。在利用国际数据库对基因变异进行初步分析后,再通过由诊断实验室技术人员、生物信息专家和临床医生参加的 MDT 会议,形成包括对该变异的致病性、与患者表型的关联性及如何将这些知识用于临床医疗的一致意见,这是目前主要采用的解释基因变异的方法。特定的基因突变可能使患者有资格接受特定的治疗,该决定可以由所有相关的临床医生在一个 MDT 中迅速做出。

越来越多的医学专科医生选择基因测序技术,转诊途径正以"基因组为先"的方式改变,可能通过 MDT 对许多患者进行讨论,而不是转诊到遗传门诊。复杂的病例转诊给遗传科医生,他们的作用可以描述为"反向表型",他们可能需要进行功能基因组研究以确定其基因变异的致病性。

遗传中心是家庭、支持团体、其他社会卫生保健及教育职业人员的主要信息来源。新型服务的研究和开发是这个快速发展专业的一个不可缺少的组成部分,与针对更广卫生界的培训计划同等重要。

遗传转诊的原因

儿科常见的转诊适应证:

- 生长异常:过度生长和身材矮小(包括骨骼发育不良)。
- 神经发育障碍伴或不伴癫痫。
- 单纯学习障碍。
- 多发畸形伴或不伴学习障碍。
- 单一畸形,如唇腭裂、先天性心脏缺陷、肾脏异常。
- 有 DMD、囊性纤维化、镰状细胞病家族史。
- 通过筛查发现的疾病,如先天性代谢异常。
- 感觉异常,尤其是视觉和听觉异常。
- 遗传性皮肤病。

成人常见的转诊适应证:

- 癌症家族史,尤其是发生在乳腺、卵巢和肠道。
- 癌症易感综合征的家族史,如神经纤维瘤病Ⅰ型或Ⅱ型或希佩尔-林道综合征。
- 探究马方综合征的可能性。
- 心肌病或心律失常家族史。
- 神经退行性疾病的家族史,如亨廷顿病。
- 迟发性神经或神经肌肉疾病的家族史,如强直性肌营养不良、遗传性共济失调。

- 单基因视觉或听觉疾病家族史,如色素性视网膜炎(OMIM 312600、OMIM 268000 等)或遗传性迟发性耳聋。
- 其他单基因疾病的家族史,如成人多囊肾(OMIM 173600)、家族性高胆固醇血症或包括埃勒斯-当洛综合征在内的结缔组织疾病。
- 生殖遗传问题(框 14.1)及对孕期可能发生的问题的顾虑(框 14.2)。
- 越来越多的情况是已经做了直接对消费者的遗传检测的人关心检测“结果”。

通常,患者或患者家庭是被初级保健医师或患者就诊的其他门诊的专家转诊到遗传门诊,也有一些患者来自住院患者出现妊娠并发症时接受紧急会诊,或分娩了畸形婴儿,或急诊患者疑似遗传性疾病。在见患者之前,可以先从病历和家属获得相关信息,特别是对于癌症遗传转诊,其诊断需要获得确认。参考书仍然是一个重要的信息资源需要事先参考,特别是已知患者有某种罕见疾病时,第 14.6 节列出了推荐参考书。

框 14.1

生殖遗传问题

下面介绍常见的转诊到遗传门诊的生殖问题。许多遗传中心的建立是为了向那些希望知道自己的孩子患遗传性疾病的风险、希望利用新的技术进行产前诊断的准父母提供服务。对于许多中心来说,情况仍然如此,但对其他中心来说,大部分临床工作是在产科进行的,样品直接送到基因实验室,只有复杂的病例才会转诊到遗传门诊。

反复流产

据估计在所有临床确认的妊娠中,有 10%~15% 以流产告终。反复流产的定义是流产大于等于 3 次。反复流产的妇女中只有一部分可确定导致其妊娠失败的潜在病因。基于一项回顾性研究及成本效益分析,英国皇家妇产科学院(Royal College of Obstetricians and Gynaecologists)建议对第三次和随后连续流产的流产组织进行细胞遗传学分析。当流产组织检测报告不平衡染色体结构异常时,才对父母的血样进行核型分析(RCOG,2011)。

原发性闭经

原发性闭经是指没有月经周期,常伴随缺乏女性的其他青春期特征。通常在转诊到遗传科之前,妇科医生会进行基线激素检查和基因检测。需要考虑的诊断包括:

- 特纳综合征:这种疾病通常表现为婴儿期或儿童期出现身材矮小(病例 9,Isabel Ingram,第二章),但有些女性直到十几岁时出现原发性闭经时才被诊断。大约一半的特纳综合征患者染色体核型为 45,X,其余的患者有的具有一个结构异常的 X 染色体或嵌合体核型包含 45,X 核型加一个或多个细胞系的 47,XXX,46,XX 和 46,XY 核型。
- 雄激素不敏感综合征(androgen insensitivity syndrome,AIS):这种疾病以前被称为睾丸女性化综合征,患者为 46,XY 核型携带位于 Xq11 的雄激素受体基因突变。患有 AIS 的女孩在出生时是表型正常的女性,她们可以出现含睾丸的腹股沟疝气,或者后期出现原发性闭经。

其他原因包括:

- 先天性子宫和阴道缺如,但有正常的卵巢,因此这些患者除了月经周期,可以有正常的青春期变化。
- 性腺发育不全:大约 20% 的 XY 女性有 *SRY* 基因突变或缺失,*SRY* 基因是 Y 染色体上的主要男性决定基因;她们可以有子宫和条索状性腺。

框 14.1(续)

- 性腺机能减退:人们已经知道其病因具有遗传异质性。

不孕症

不孕症是指在无保护的性生活 12 个月后没有怀孕。这超出了本书的范围来探讨其所有病因,但必须谨记遗传原因,特别是对于男性不育的情况。

- 克兰费尔特综合征(47,XXY):患病率占出生男婴的 1/800~1/600,常表现为成年后不孕不育。男孩正常进入青春期,但睾丸比正常小,睾酮分泌减少,出现无精子症。
- 先天性双侧输精管缺如(congenital bilateral absence of the vas deferens,CBVAD;OMIM 277180):导致梗阻性无精子症,通常由 *CFTR* 基因突变引起。等位基因如 p.R117H 或者 5T 剪接变异功能不全的情况,在这类男性的发生率很高;但另一个等位基因可能是常见的 CF 突变,比如 delta-F508 (p.F508del);因此若这些患者接受精子提取,如果母亲也是携带者,其体外受孕的孩子就有可能患 CF。

其他原因包括:

- Y 染色体的微缺失或结构异常,高达 15% 的男性无精子症患者具有位于 Yq 上的无精子症因子基因缺失。
- 46,XX 男性,这种情况通常是由于 *SRY* 基因易位到 X 染色体。
- 卡尔曼综合征(OMIM 308700)包括低促性腺素性功能减退和嗅觉丧失。

性早熟

性早熟是指在不正常的小年龄出现青春期发育的迹象,通常指女孩在 8 岁之前,男孩在 9 岁之前,但不同人群间存在差异。营养较好和肥胖会导致青春期提前。罕见的遗传原因包括:

- 男性先天性肾上腺皮质增生症(21 羟化酶缺乏;OMIM 201910)。
- 纤维性骨营养不良综合征(OMIM 174800),是一种包括多骨性骨纤维发育不良和斑片状皮肤色素沉着的疾病;由 *GNAS1* 基因镶嵌型体细胞激活突变引起。

医生看遗传患者时首先是建立一个系谱图(见第一章),然后详细记录患者的病史和体格检查,可能还需要开一些辅助检查(第 14.2 节)。重要的是告知患者检测结果可能对他们及其亲属产生的任何影响,并向他们承诺,如果需要储存 DNA 样本,没有他们的同意不会将其用于诊断以外的任何其他目的。首诊时医生可能从临床角度作出诊断,也可能需要等收到检查结果后预约随访。临床遗传科医生通常会在患者就诊后写一封总结信,并且将这封总结信抄送给转诊医生和其他专家。如果未能作出诊断,尤其是有畸形表现的儿童病例,可能会安排一年或两年后的复诊,届时可能会有新的疾病被确定或出现新的诊断技术。如第四章中 **Meinhardt 家系(案例 12)**,运用 SNP 阵列技术最终揭示了该家族疾病的病因。然而,以"基因组优先"的检测方式,对一些患者来说,正在缩短传统方式所需的诊断时间。对于那些虽进行了全外显子组或全基因组测序仍未确诊的患者,由于不断有新的疾病被发现,复诊时可能包括对测序数据的重分析。疾病框 8 显示一种获得新诊断的主要协作方式。

影响妊娠的因素

常见的妊娠期转诊到遗传科的原因是担心孕妇的疾病、孕妇对药物和其他物质的暴露以及孕妇的感染可能对胎儿的影响。

孕妇疾病

- 糖尿病:糖尿病孕妇胎儿流产的风险增加,且婴儿有大约 6%~9% 的风险发生严重先天畸形。良好的血糖控制能降低该风险,但风险仍然高于非糖尿病孕妇。所见的主要异常包括心脏缺陷、神经管缺陷和骨骼系统异常。
- 苯丙酮尿症:在过去,女性 PKU 患者有严重的学习障碍,很少再生育。但通过引进有效的筛查和饮食治疗,女性 PKU 患者现在不仅正常而且可怀孕。青少年和年轻的 PKU 患者可能忽视保持适当饮食控制的建议。未经治疗的 PKU 女性有很高的风险生育患有小头畸形、生长迟缓和先天性心脏缺陷的婴儿,因此计划怀孕的女性 PKU 患者恢复严格的饮食控制是非常重要的(见图 10.8)。
- 母亲的遗传疾病:在怀孕期间,胎儿除了遗传自父母疾病的风险外,同时母亲的遗传疾病可能直接带来额外的风险。例如,患有强直性肌营养不良的孕妇有严重羊水过多的风险,孩子则有严重先天性该疾病的风险。一个软骨发育不全的孕妇在孕期有严重呼吸衰竭的危险,由于需要提前分娩,她的孩子可能会受到早产的影响。

药物

这些药物可以分为治疗孕妇疾病的药物和所谓的娱乐性药物。下面举几个例子。

- 抗惊厥药:大约 0.4%~0.7% 的孕妇患有癫痫。总体来说,服用抗惊厥药物孕妇的胎儿发育异常的发生率明显增加,大约是正常孕妇胎儿的 2~3 倍。胚胎期暴露于丙戊酸钠可能有特殊的风险。2014 年的欧洲药品管理局和 2015 年的英国药品和保健品管理局(Medicines and Healthcare Products Regulatory Agency,MHRA)表示有证据表明,宫内暴露于丙戊酸钠的儿童有很高的风险发生严重发育障碍(高达 30%~40% 的病例)和/或先天畸形(约 10% 的病例)。因此丙戊酸钠不应给育龄妇女服用,除非其他治疗无效或不能耐受。
- 华法林:华法林可以通过胎盘,特别是在妊娠的前三个月的后半段,有很高风险对胎儿的骨骼产生严重影响,例如点状软骨发育不全,表现为四肢短小,骨骺有点状突起,鼻骨发育不良。
- 其他药物:其他导致婴儿特殊畸形的药物,例如暴露在锂环境中的婴儿可导致心脏病,尤其是三尖瓣的 Ebstein 异常(三尖瓣下移);暴露于类视黄醇的婴儿可出现中枢神经系统和心脏缺陷,以及第一足弓异常;暴露于卡比马唑(用于各种类型的甲状腺功能亢进症)的婴儿可导致后鼻孔闭锁、乳头发育不良和头皮缺陷。
- 酒精如果母亲有明确的酒精摄入史,并且婴儿出生后表现出典型的行为,包括进食不良、持续哭闹和紧张不安等戒断症状,以及如低出生体重、小头畸形、短睑裂和长而扁平的人中等临床特征,则胎儿酒精综合征可以被确诊。怀孕期间的慢性酒精暴露和酗酒都与胎儿酒精综合征有关。现在许多国家建议孕妇在怀孕期间完全戒酒。
- 可卡因:已知可卡因会引起血管收缩,这是滥用可卡因的孕妇流产和胎盘早剥现象增加的基础,也是她们的婴儿出现如肢体缺陷、肠闭锁和颅内出血问题的基础。

孕期感染

- 水痘:水痘在儿童期通常是一种轻微的疾病,但如果孕妇属于大约 10% 的水痘无免疫人群,她暴露于水痘病毒后,其胎儿有一定的风险发生胎儿水痘综合征(fetal varicella syndrome,FVS)。胎儿水痘综合征包括大脑和眼睛的损伤,皮肤瘢痕和肢体发育不良。孕妇自身也有患严重肺炎的风险,出现皮疹后尽快用阿昔洛韦治疗可能会降低风险(RCOG,2015)。
- 风疹:儿童和成人的风疹也是一种轻微的疾病,但先天性风疹就很严重。孕 8 周时孕妇感染风疹会对 90% 的胎儿产生严重影响。但如果孕 20 周感染,其风险就会降至 10% 左右。再以后的感染,胎儿受影响的风险就很低。对胎儿的影响包括生长迟缓、学习障碍、白内障、耳聋和心脏缺陷。

框 14.2(续)

- 其他感染：对胎儿有影响的其他感染包括巨细胞病毒（疱疹病毒家族的一员，宫内感染该病毒可以引起胎儿生长迟缓、小头畸形、肝脾肿大、黄疸和血小板减少）和弓形虫病，由食用被弓形虫污染的食物导致。
- 寨卡病毒：是一种蚊子传播的黄病毒，分布于非洲、美洲、亚洲和太平洋地区。妊娠期寨卡病毒感染是发育中胎儿和新生儿出现小头畸形和其他先天畸形的原因之一。

近亲

这部分详见第九章。框 9.3 展示了如何计算亲属共享的基因比例。在实践中，有表亲或堂亲关系且计划生育的夫妇，以及来自有近亲结婚种习俗的社区的夫妇，很少会要求转诊到遗传门诊，尽管有时会这样做，但通常是在生育了一个患儿后才会到遗传科就诊。

- 在没有隐性疾病家族史的情况下，通常给出的经验性数据是：夫妻非近亲婚配，1 岁内诊断的严重先天性或遗传性疾病的出生率是 2.0%~2.5%；夫妻是表亲或堂亲关系，子女患病风险增加 1 倍，为 4.0%~4.5%；夫妇是第二代表亲或堂亲关系，子女的患病风险为 3.0%~3.5%。然而，在一些社区风险更高，因为一对夫妻可能由于上几代的多重近亲结婚从而使血缘关系更紧密。
- 伯明翰出生研究（Bundy and Aslam，1993）发现隐性遗传疾病的风险，在北欧儿童中为 0.28%，他们的父母仅 0.4% 有血缘关系；然而在英国巴基斯坦儿童中为 3.0%~3.3%，他们的父母 69% 有血缘关系。
- 在近亲结婚发生率高的社区，一些遗传服务机构提供所谓的级联检测，在患病的孩子出生后，其他亲属接受基因筛查。如果夫妻双方发现都是某种性状的携带者，可以为他们提供产前诊断。

14.2 诊断和检查

诊断的重要性

如文中案例所示，家族史、临床观察、体格检查和辅助检查迄今为止仍然是建立诊断的第一步。对婴儿期或儿童期发病的遗传病患儿的确诊，将对他们的家庭生活产生巨大的影响。未能明确诊断的患者及其家属可能会感到非常孤立，许多研究强调了确诊疾病不仅对家属，而且对临床医生和其他参与其护理的人员都很重要。

- 诊断是临床管理的基石。没有诊断，临床管理会缺乏重点，而且不能预计疾病的并发症。
- 诊断为某种致命疾病时，例如 18-三体，即使一般手术治疗能够纠正其结构畸形，最合适的治疗仍是支持性治疗。
- 患者家庭通常会咨询许多医生，患儿可能会接受多项检查以寻求诊断。即使全外显子组和全基因组测序的应用已经大大缩短了“诊断之旅”，找到合适的专家很重要。

● 对许多人来说,即使没有治愈的方法,建立诊断和提供关于疾病的信息也有真正的治疗价值。可以与支持团体建立联系,这样,家庭可以在表格上记录相关信息,教育和社会服务可更容易提供。

如果诊断不明怎么办?

除非医生非常肯定,否则孩子不应该被贴上有特殊综合征的标签。纠正不正确的诊断比给予一个诊断更困难。如果某一综合征仍然是最可能的诊断,那么对孩子进行随访是很重要的,直到确定新的综合征或出现更先进的检测技术。如果已进行了全外显子组或全基因组测序,则可以根据新的知识重新分析数据。

畸形学

20 世纪 60 年代,美国的 David Smith 首次用“畸形学”一词来描述对人类先天畸形和出生缺陷模式的研究。畸形学是遗传医学的一个分支学科,涉及患有先天畸形和综合征的患者。畸形学中使用的术语在框 14.3 中有定义和说明。综合征的诊断所遵循的步骤与其他临床情况基本相同,如病史、体格检查、辅助检查和综合判断。然而与其他临床情况相比,在几个方面的侧重点有所不同。

病史

病史的采集主要集中在:

● 家族史和既往产科病史。

● 孕妇健康:一些孕妇疾病,如糖尿病或系统性红斑狼疮,可能会增加胎儿异常的风险;如上所述,患有癫痫的孕妇,特别是服用抗惊厥药物的,胎儿异常的风险可能会增加 2~3 倍。

● 孕妇维生素补充剂和药物使用:是否可能致畸?

● 妊娠史:例如,了解是否在扫描中发现胎儿异常,是否进行了介入性操作,以及是否有羊水量的问题。

观察

一些诊断可以通过在体格检查前观察儿童获得提示,需要考虑到以下几点:

● 姿势和张力:例如,18-三体综合征特征性的手指屈曲和双腿伸展的姿势,或普拉德-威利综合征和唐氏综合征中的明显肌张力低下。

● 运动和行为模式:这在某些综合征中是非常典型的,如患有雷特综合征的女孩会有重复性手部运动(见疾病框 11),以及史密斯-马盖尼斯综合征(OMIM 182290)的患者可能会拥抱自己。

● 面部表情:可能是某些综合征的典型表现,如强直性肌营养不良患者的面具脸,面部活动减少。而不合时宜的快乐笑脸毫无疑问提示快乐木偶综合征。

● 个性:在某些综合征患者中可以观察到特征性个性,如威廉姆斯综合征患者友好且健谈。

体格检查

应包括以下记录:

- 身高和体重:需绘制在相应的生长图表上,还应考虑父母的身高。
- 比例:这在某些情况下可以改变,例如骨骼发育不良或马方综合征。
- 测量头围、面部特征和其他身体部位是否合适:测量值应绘制在正常范围的图表和所患疾病特异的图表上。
- 主要和轻微异常:使用正确的术语;对于轻微异常,请注意什么是异常、什么是正常变异,例如微小异常的 2/3 趾并趾。

如果患者允许,拍照记录一般外观和异常是很有用的。同一患儿在不同年龄的连续照片对研究表型的演变特别有帮助。

综合判断

- 问一些基本问题:"孩子有单一畸形还是多发畸形?""有智力障碍或发育迟缓吗?""是否存在与妊娠史有关的畸形?""家族史有帮助吗?"
- 你以前是否见过类似的临床特征,你从以往的病例或者文献中见过相似的"格式塔"吗?
- 已排除染色体综合征,怀疑是单基因疾病时,在已建立诊断基因包测序的"综合征家族"中考虑可能的综合征诊断,包括:
  - 骨骼发育不良
  - 过度生长综合征
- 从文献寻求帮助。有许多参考书,如 Gorlin 的 *Syndromes of the Head and Neck*(2010)和Smith的*Recognizable Patterns of Human Malformation*(2013)是特别全面的。
- 搜索数据库,使用一些新兴的在线人脸识别系统,如 FACE2GENE 它现在并入了伦敦畸形学数据库。
- 寻求同事的帮助。畸形综合征可以涉及所有的身体系统(框 14.3)。一个人不可能成为所有领域的专家,经常需要参考专家意见或大型研究项目,以确定罕见疾病。可以与部门内的其他同事和该领域的专家分享信息和照片/图像,在会议上报道独特的案例。如果已进行外显子组或基因组测序,请考虑是否有其他"意义未明的变异"是可能的原因。

畸形学使用的术语

框 14.3

畸形:由于异常发育过程(形态发生过程中的原发错误)而引起的形态异常,如唇裂。

畸形序列征:由单一的原发性畸形导致的一系列多发缺陷的模式化组合,如畸形足和脑积水可由腰椎神经管缺陷引起。

畸形综合征:一个统一的根本原因导致的胚胎形态发生中几个不同错误共同导致的一种临床特征模式化组合("综合征"来自希腊语"一起运行")。

畸变:物理因素引起的本应正常结构的变形。

破坏:破坏以前正常的组织。

发育不良:组织内异常的细胞构成导致的结构改变,如骨骼发育不良中的软骨和骨的构成异常。

框14.3(续)

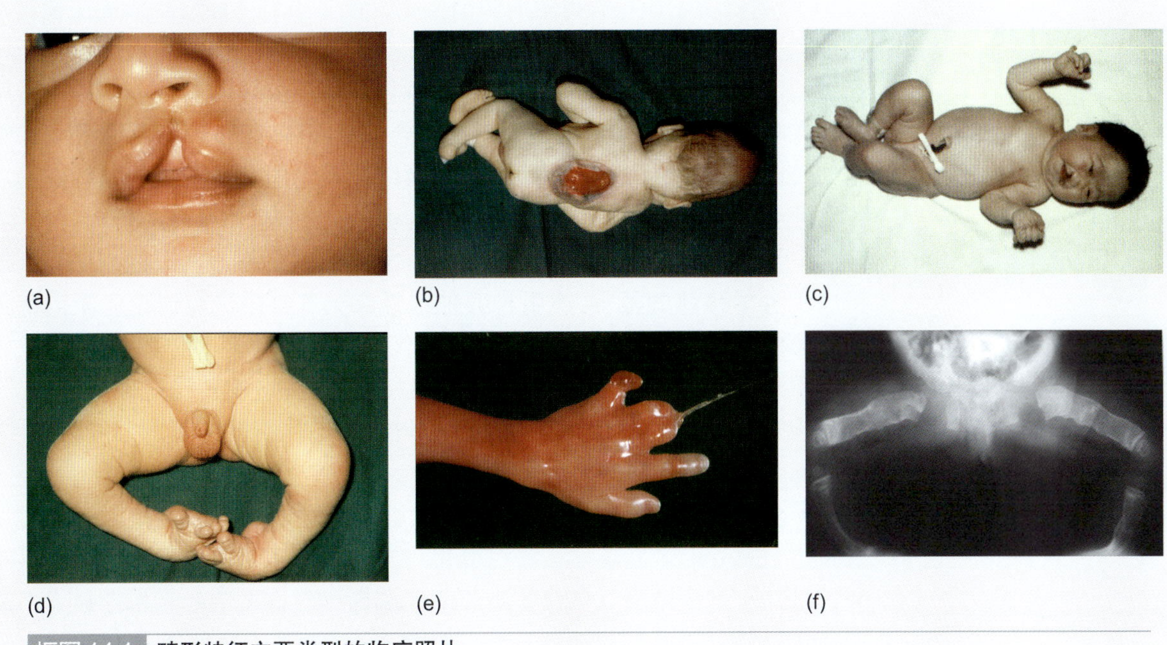

框图14.1 畸形特征主要类型的临床照片

(a)唇裂,上唇闭合不全的畸形。(b)脊髓脊膜膨出、畸形足和脑积水,神经管闭合失败及其后续效应导致的畸形序列征。(c)13-三体,由前脑无裂、中线唇腭裂、多指畸形和心脏缺陷组成的畸形综合征的婴儿。(d)畸形足,因子宫内极度缺乏液体而导致足部变形。(e)羊膜带,羊膜束压迫导致正常手指断裂,指尖截除和二次融合(并指)。(f)股骨多处骨折,由于成骨不全,骨骼发育不良造成的畸形。

辅助检查

与其他临床医生一样,临床遗传科医生会要求患者进行众多检测,其中很多并不是遗传学特有的检测。疾病的诊断需要结合常用的临床技能、检验和辅助检查。尽管许多中心把全外显子组或全基因组测序常规用作一线检测,但如果高度怀疑某种疾病时,可能只需要做一项检测。

- 遗传学检测:包括细胞遗传学、分子遗传学和代谢筛查(总结如下)。
- 感染筛查:对病史或临床症状(如皮疹、肝脾肿大或脑钙化)怀疑有先天性感染的患者有帮助。
- 放射学检查:X线检查对诊断骨骼发育不良有重要作用;CT扫描有助于判断颅内钙化;MRI扫描可提供更多信息且对患者没有放射性损伤。
- 病理检查/尸检:病理检查有助于明确异常的全貌。对于胎儿病理检查,需考虑胎儿的妊娠情况以及分娩期间可能出现的创伤性异常。
- 某些疾病的其他检查:如X连锁α地中海贫血/精神发育迟滞综合征(ATRX,见疾病框11)的血红蛋白电泳检测;科恩综合征(OMIM 216550)白细胞减少症和视网膜色素沉着的相关检测。

遗传学检测

- 细胞遗传学检测适用于患有多发性先天畸形的婴儿、任何年龄的智力障碍合并畸形患者,以及其他原因不明的不孕症、反复流产或双性状态。核型分析、MLPA和CGH或SNP阵列等技术仍然是许多实验室的常规技术。

FISH 检测适用于怀疑有特定的微缺失综合征。染色体嵌合疾病无法通过淋巴细胞分析检测，需要进行口腔或皮肤的核型、CGH 或 FISH 检测。染色体断裂检测适用于一些身材矮小、伴小头畸形和其他特征患者，如桡骨发育不全和咖啡牛奶斑，提示可能是范科尼综合征（OMIM 227650）。尽管肿瘤的细胞遗传学分析正在被全基因组测序所取代，但它仍有助于诊断和判断预后（核型分析或 FISH，见图 7.5，图 7.10）。

- 分子遗传学检测是孟德尔疾病和肿瘤研究的核心。二代测序极大地扩展了分子检测的范围，但各种其他选择在第 5 章中也有讨论。人们认识到即便各种疾病组（如 RAS 病，见疾病框 3）和许多类型的心脏疾病、视觉和听觉疾病是单基因疾病，但却有高度遗传异质性，这使转诊遗传服务（临床和实验室）的需求大大增加。第 5.4 节讨论了二代测序中基因芯片、全外显子组和全基因组测序的相对优点和缺点。
- 代谢筛查。对于有肝脾肿大、面部粗糙、关节僵硬、严重肌张力过低或张力过高、早发性癫痫或意识退化等症状的患者，应考虑进行包括氨基酸、有机酸、黏多糖或过氧化物酶体的代谢筛查。许多中心采用外显子组测序，而不是生化测试，特别是对新生儿或儿童急症。尽管大多数代谢病出现得很早，但某些代谢病如戈谢病 3 型（OMIM 231000）可在成人出现。

遗传学检测可用于疾病诊断或其他目的（如下所述）。不同于疾病预测性检测，疾病诊断的检测一般不会引起伦理问题，但临床医生需要注意检测可能对其他家庭成员的影响。下面将更详细地讨论产前检测的特殊情况。新技术带来了新的伦理问题，目前关于全外显子组或全基因组测序检测报告中所谓的偶然发现有很多讨论（见第 12.4 节）。这里的偶然发现是指不是正在调查的疾病的病因，但可能会导致患另一种疾病的风险。

携带者检测适用于常染色体隐性和 X 连锁隐性疾病，以及染色体平衡异位的检测。通常是患者要求进行检测，而且不只是出于好奇。在患者亲属患病风险较高的某些情况下，可提供级联检测（见 **Smit 家系，案例 24**）。咨询应该是必要的环节，尽管当检测是人群筛查项目的一部分时，检测前的咨询可能很少且仅限于书面材料。对于儿童，除非立即受益，否则不应进行检测。

预测性检测适用于临床晚发型疾病，如亨廷顿病和家族性癌症。理想情况下，通过检测患者来明确家族的突变。实验室流程可能很简单，但预测性检测需要在详细的书面协议的背景下进行，协议中预先定义了对每个可能结果的反应，而且允许个人获取足够的信息来决定是否进行检测。框 14.4 显示的是提供给 John Ashton（**案例 1**）的亨廷顿病的预测性检测方案。

框 14.4

亨廷顿病的预测性检测

Rhona Macleod，曼彻斯特圣玛丽医院

自 1994 年以来，在许多国家已经可以通过直接突变分析对亨廷顿病进行预测性检测。一开始，有人担心突变阳性个体会如何应对他们的检测结果。令人鼓舞的是，严重的心理后遗症是罕见的，大多数人随着时间的推移会适应他们的结果（阳性或阴性）。这导致了检测协议从标准化逐步转变为因人而异。下面的方案概述了检测流程。预测性检测前，应尽可能明确家族中亨廷顿病的分子诊断。

框 14.4(续)

预测性检测第一次咨询

和患者讨论:

患者对亨廷顿病的个人体验

患者对亨廷顿病的认识和理解

预测性检测的动机和选择的时机

预测性检测结果对自己和家庭(尤其是伴侣)的潜在影响

歧视/保险问题

预测性检测以外的其他选择

参与科学研究的选择

检测如何进行

当前的研究包括疾病缓解治疗试验的进展

可能的检测结果(包括中等及减低的外显率范围)

预测性检测第二次咨询(至少在第一次咨询 1 个月后)

进一步咨询

预演揭晓结果/随访的计划

神经系统检查(可选)

签署同意书

采集血样

设定告知结果的日期和时间

结果咨询(预测性检测第二次咨询后 2~6 周)

预约告知检测结果的面对面咨询

对前往遗传中心困难的案例,可以远程进行,例如通过远程医疗和提前安排

同意后续随访的计划

未经患者事先同意,不得将结果复制给全科医生(或任何第三方)

如果同意通知全科医生,应明确检测的预测性质(以区别为发现突变阳性结果所做的诊断检验)

随访

检测出结果后与患者联系

根据患者需求预约后续的随访时间(如果参与研究,则根据研究计划进行随访),通常:

结果知晓后 1~3 个月随访

了解个人和家庭如何应对检测结果

对于发现携带亨廷顿病重复序列扩增的个体提供年度随访

在一些中心,可以选择临床/研究相结合的随访预约

重要的是要记住对突变阴性的个体进行随访

参考文献

Losekoot M, van Belzen MJ, Seneca S, et al. (2013) EMQN/CMGS best practice guidelines for the molecular genetic testing of Huntington disease. *Eur. J. Hum. Genet.* 21:480-486.

MacLeod R., Tibben A., Frontali M, et al. (2013) Recommendations for the predictive genetic test in Huntington's disease. *Clin. Genet.* 83:221-231.

直接面向消费者(DTC)的检测:现在许多人要么是出于健康原因,要么是为了追溯祖先(见第 12.4 节),都会被基因检测广告所吸引。与健康相关的检测结果总体上仅限于对各种常见多因素疾病风险的轻度担忧或宽

慰,检测结果则大多只能重复标准的公共卫生建议,即锻炼身体、戒烟、限酒和保持健康体重。然而,正如第 12.4 节所讨论的,客户应该非常谨慎地对待任何基于 SNP 基因分型发现的有关罕见的高风险变异的检测报告,例如 *BRCA1/2* 基因变异。研究人员将来自英国生物库的 50 000 名个体的基于微阵列的基因型和测序数据进行比较,发现微阵列报告的大多数超罕见致病变异都是假阳性,假阴性的比例也很高(Weedon et al.,2019)。这并不是一个不良实验室检操作规范的个例,而是微阵列报告变异的方式存在固有问题。微阵列(如果使用得当)可以准确地报告常见的变异,但对于那些导致孟德尔遗传疾病的极为罕见基因变异,微阵列是完全不可靠的。如果临床上依据这些检测结果做决定,将带来严重后果。基因测序可以避免这些问题。

产前诊断:产前诊断值得单独讨论。影像学检查是唯一完全确立的用于胎儿常规检测的非侵入性方法。随着时间的推移,成像技术越来越强大和成熟。现在 3D 和 4D 成像可以提供非常清晰的胎儿结构图像,甚至面部特征。通常在妊娠 18 周到 20 周之间进行详细的胎儿异常扫描(与确定胎龄和检查胎囊数目的扫描不同)。影像学检查也用于唐氏综合征微观迹象的筛查。

通过绒毛活检或羊膜腔穿刺术获得的胎儿细胞(见框 14.5)长期以来一直被用于三倍体和其他非整倍体的产前诊断。基于微阵列的 DNA 检测可检测较小的变异(微缺失、微重复和拷贝数变异),而标准 DNA 分析技术(见第五章)已用于诊断致病性单基因变异。目前正致力于利用从母体血液中无创获取的胎儿 DNA 进行检测(见疾病框 12),事实上,一项原理验证实验已经用此类 DNA 重建了整个胎儿的基因组,但目前距临床实践还差很远。大多数检测仍使用通过绒毛活检或羊膜腔穿刺术获得的胎儿 DNA。美国妇产科医师学会遗传学委员会(American College of Obstetricians and Gynecologists Committee on Genetics)于 2013 年 12 月发表了一份委员会意见(ACOG,2013),指出妊娠期超声扫描发现结构异常后,使用微阵列检测最为有益。在超声诊断胎儿结构异常后,有些研究评估了用胎儿 DNA 进行全外显子组或全基因组测序的价值,在一些国家正被用于临床实践。两项精心设计的研究发现了非常一致的结果:PAGE 研究(Lord et al.,2019)报告 8.5% 的胎儿存在具有临床意义的遗传变异,另外 3.9% 的胎儿存在可能具有临床意义的变异(总共 12.4%),Petrovski 等(2019)的研究发现,10.3% 的胎儿存在可用作疾病诊断的基因变异。

怀孕后再进行诊断有终止妊娠的风险,与其如此,不如对通过体外受精获得的植入前胚胎进行诊断,然后只将基因正常的胚胎送回母亲子宫继续妊娠(框 14.6)。

关于产前诊断的决定受以下几个因素制约:

- 国家的法律和道德框架:在一些国家,产前检查仅对确定的疾病列表是合法的;在另一些国家,则由父母和临床医生协商。
- 检测的实际可行性:国家或保险公司是否会支付费用。
- 疾病的严重性:例如,许多人不会将听力损失作为终止受累胎儿的指征。
- 治疗的可及性和有效性:例如,对囊性纤维化产前诊断的需求取决于对当前和未来治疗前景的看法。

- 发病年龄:许多人认为晚发型疾病,如亨廷顿病不适合产前诊断。
- 家庭情况:他们在情感、身体和经济上怎样应对一个患儿的出生?
- 个人的道德原则或宗教信仰:有些人不赞成终止妊娠,而另一些人则认为这是害处最小的选择。

框 14.5

获取胎儿材料

母体循环中存在胎盘脱落的胎儿 DNA 片段,偶尔也有胎儿的细胞。如疾病框 12 所述,这些正在被开发为无创产前诊断的手段。起初用 PCR 对其进行胎儿性别鉴定(Y 染色体测序)和恒河猴不亲和性检测。二代测序使检测胎儿三倍体成为可能。目前这被视为一项筛查检验,发现的阳性结果需要通过羊膜腔穿刺证实。测序技术的进一步发展,可能用于常规检测较小的染色体异常,并可能通过 DNA 测序检测任何异常。然而,如果需要未降解的胎儿 DNA 或大量的胎儿细胞,则必须通过羊膜腔穿刺或绒毛活检的有创手段获得。

- 绒毛膜绒毛活检:绒毛膜是胎盘周围胎膜的最外层。绒毛活检通常在妊娠 11~13 周在超声引导下进行(框图 14.2),可采用经腹或经宫颈途径,取样器不应穿透羊膜腔。取出组织后,需要在显微镜下由专家挑选没有污染母体组织的胎儿材料。绒毛可用于提取 DNA 或对已经存在的分裂细胞进行快速细胞遗传学分析。这种在短期细胞培养中得出的结果需要在长期培养的细胞中确认。胎儿 DNA 检测,需要以母亲血液 DNA 样本为对照,以确保检测结果反映胎儿基因型。在绒毛中检测到的嵌合现象很难解释,回顾性分析往往局限于胎盘。绒毛膜绒毛活检有约 2% 的额外风险导致流产,初次取绒毛的成功率和较低的并发症发生率与操作者的经验存在相关性。

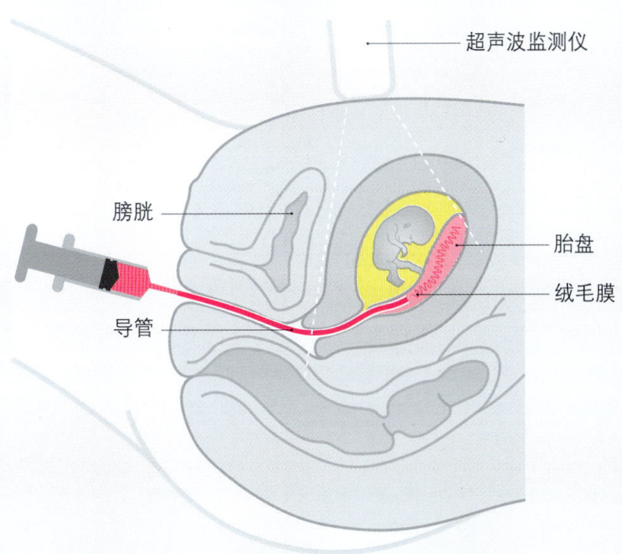

框图 14.2 **绒毛膜绒毛活检**

- 羊膜腔穿刺术:羊膜腔穿刺术提供直接来自胎儿的物质,与绒毛活检组织来自胎盘不同。羊膜腔穿刺术在妊娠 14~20 周进行(框图 14.3),有 0.5%~1.0% 的流产风险。羊水主要由胎儿尿液和肺洗液组成,可以进行生化分析,也可以从体液中分离胎儿细胞并培养进行细胞遗传学或分子遗传学分析。从羊水中培养细胞进行细胞遗传学分析大约需要 2 周的时间才能得到高质量的样本。因为羊水中的细胞少,因此肌萎缩侧索硬化症比绒毛获得的 DNA 少。不需要细胞培养的检测技术,如 qF-PCR(荧光标记引物定量 PCR,见第 4.4 节)检测特定三倍体,现在已经成为常规。

框 14.5(续)

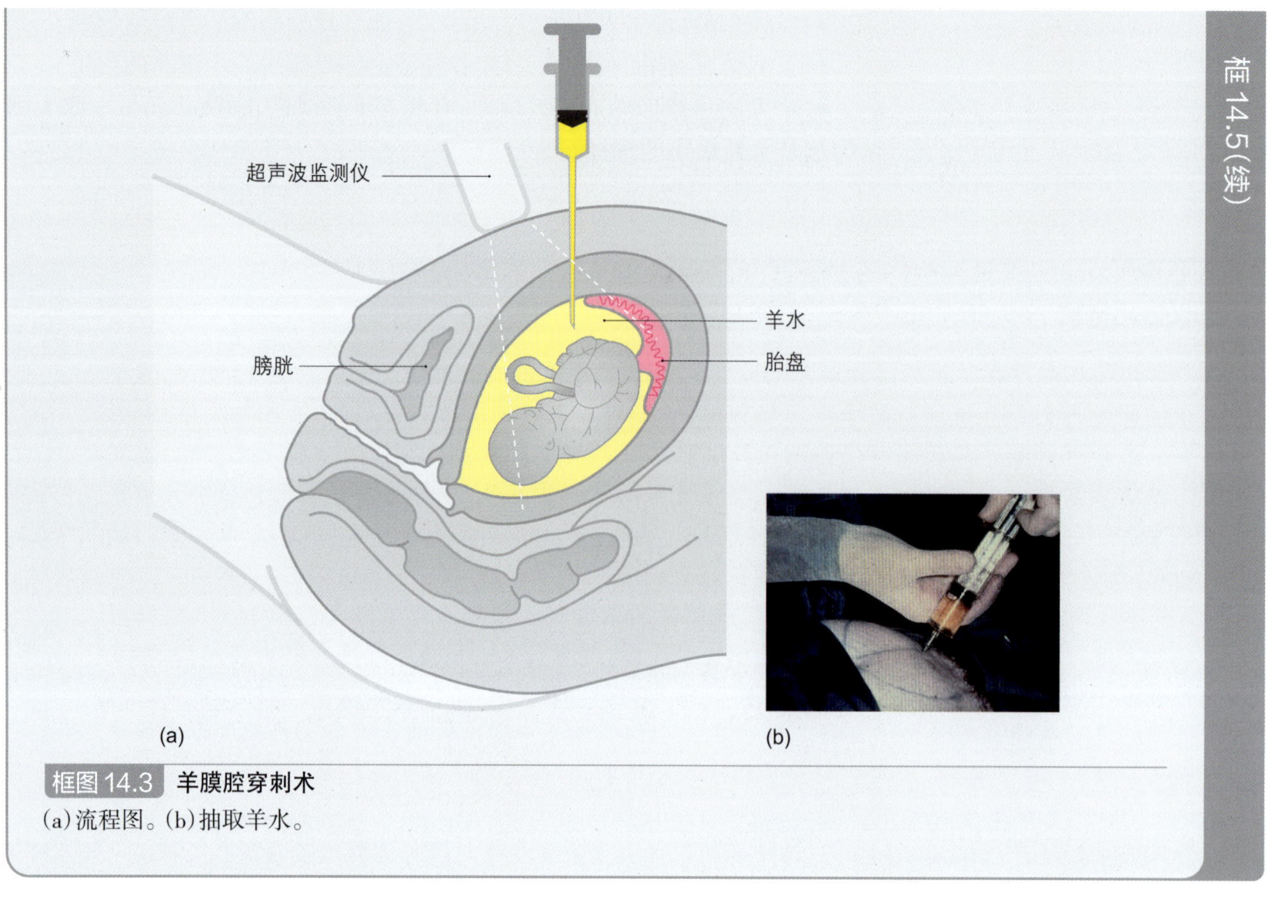

框图 14.3 羊膜腔穿刺术
(a)流程图。(b)抽取羊水。

框 14.6

植入前遗传学诊断

对于想要进行产前诊断但不愿意考虑终止受影响妊娠的人来说，植入前诊断是一个有吸引力的选择。通过体外受精获得胚胎，通常在8细胞期（第3天）取一个或多个细胞进行基因检测；或在第5天从一个囊胚中提取几个滋养体细胞。这两种方法都远非简单，也不是总会成功；而且还存在滋养层细胞可能不能代表胚胎基因型的风险。可选择的遗传学检测包括：

- **FISH 检查染色体异常**：植入前胚胎的嵌合体频率很高，其中大部分在后期发育过程中似乎能自我纠正，因此对单个细胞进行FISH分析有很大的风险，可能产生假阳性，有时甚至假阴性结果。
- **PCR 检测家系中存在的致病变异**：需要高水平的实验室专业知识才能保证单个细胞PCR的可靠性。主要问题是污染或等位基因脱扣，即细胞中存在的等位基因在PCR产物中不存在。
- **基因跟踪**：采用连锁的非致病性标记来检查致病变异的传递（框图14.4）。框8.1描述了该原理，图4.15显示一个示例（尽管后一种情况由于John Ashton不愿意了解自己的遗传情况而变得复杂）。框图14.4显示了对于已经有一个常染色体显性或常染色体隐性遗传疾病孩子的夫妇，基因跟踪是如何起作用的；类似的逻辑可以用于其他家系或其他遗传模式。

事实上，为了减少错误，检测会采用一组连锁标记（遗传单倍型）而不是一个单一的标记。基因跟踪比直接PCR检测致病变异的主要优势是对于特定疾病可以开发合适的标记物芯片，而且可以用于该疾病的每一个患者，无需考虑实际的致病变异。

通常会建议夫妇进行标准的产前诊断，以排除植入前遗传学诊断结果假阴性的风险。

框 14.6(续)

常染色体隐性遗传

2-1 4-3

4-1 纯合正常
4-2
3-1 杂合携带者
3-2 患者

3-2 ?

常染色体显性遗传

2-1 4-3

4-2
4-1 正常
3-2
3-1 患者

3-2 ?

框图 14.4 基因跟踪:使用连锁非致病性标记跟踪致病变异的传递。这些数字代表多等位基因标记的不同等位基因。如果疾病与标记位点之间存在重组,则结论是错误的

产前检测的获益

除了有希望确定诊断外,检测可让受遗传病影响的家庭尽可能过上正常生活,这是遗传病管理总体目标的一个重要组成部分。Modell 等(1980)对有严重地中海贫血风险家庭的研究就很好地说明了这一点。在产前诊断应用于该病之前,当生育了一个受累孩子的夫妇意识到他们今后的孩子会有四分之一受累的风险时,他们通常会停止生育。相继的怀孕大多是意外,其中 70% 的人寻求终止妊娠。该病的产前诊断在 1975 年开始提供。高危夫妇随后恢复正常生育,只有不到 30% 的妊娠因地中海贫血而终止。产前诊断减少了终止妊娠的次数,使高危夫妇拥有了正常的家庭。

进行性假肥大性肌营养不良也是类似的情况。许多病例是由新生突变引起的,因此仅依靠系谱数据评估女性亲属的携带者风险非常不可靠。在 1982 年定位抗肌萎缩蛋白致病基因以前,妇女想要避免生男性患儿的唯一选择是胎儿性别鉴定和终止胎儿为男性的妊娠,尽管她们知道对一个有 30% 携带者风险并想怀孕的妇女来说,有 85% 的可能性会生下一个健康的男孩。基因定位后,利用连锁标记进行基因跟踪(原理见框 14.6)可以更好地确定携带者风险。1987 年克隆该基因后,可以直接检测突变。假定在家族患病男性中检测到了基因突变,就可以将女性准确地分为携带者和非携带者,可对携带者提供产前诊断,而不仅仅是胎儿性别鉴定。图 14.1 显示了在一个大型遗传中心,已知 DMD 家系中携带者风险是如何随着使基因检测更精确的新知识而改变的。

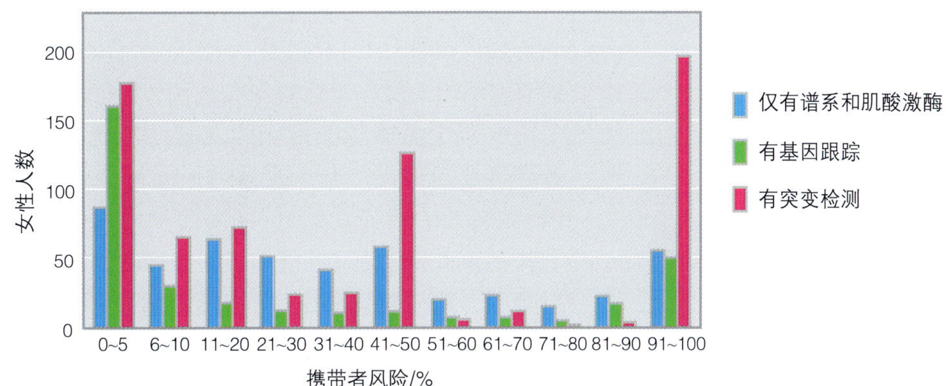

图 14.1 在曼彻斯特西北遗传登记中心登记家庭中高危女性 DMD 携带者风险分布

蓝条:在分子诊断开展之前,基于谱系和肌酸激酶(肌肉损伤的指标)的风险。绿条:1989 年基于谱系结构进行了基因跟踪的女性携带者风险分布。红条:直接突变测试开展后的风险分布。在红条系列中等风险的峰值主要来自目前太小而无法检测的女孩。数据由曼彻斯顿圣玛丽医院 Elizabeth Howard 提供。

这些例子说明了遗传服务的几个方面:第一,科学进步能快速地应用到临床服务;第二,虽然疾病无法治愈,但家庭成员个人的选择可以改变;第三,家庭长期随访的重要性。图 14.1 中的中等风险的女孩在成年后可以接受明确的携带者检测。

14.3 咨询和风险评估

遗传咨询本质上是一个信息传递和交流的过程。2006 年,美国国家遗传咨询师协会的一个工作组(Resta et al.,2006)制定了遗传咨询的以下定义:

“遗传咨询是帮助人们理解和适应遗传因素对疾病的医学、心理和家庭影响的过程。此过程集合了以下内容:

- 解释家族史和病史,以评估疾病发生或复发的可能性。
- 关于遗传、检测、管理、预防、资源和研究方面的教育。
- 提供咨询以促进知情选择和提高适应遗传风险或疾病的能力。”

对于有畸形或疾病儿童出生的家庭,诊断和咨询可以帮助消除内疚和愤怒,这些情绪会严重影响家庭的生活质量。简单地告诉父母这不是由他们中的一个或另一个造成的是不够的。咨询师的专业技能可以帮助父母克服震惊、悲伤和愤怒的自然反应。

- 咨询可以通过消除对复发风险夸大的估计来减轻焦虑的负担,特别是在 X 连锁和隐性疾病中,可以确定风险极低的家庭成员。与普遍的看法相反,较多的人从遗传咨询得到的是好消息和低风险,而不是坏消息和高风险。
- 虽然咨询不能消除家庭成员患病的真正问题,但可以帮助人们关注解决方案而不是关注问题,使其得到适当的帮助。夫妻可以有一系列的选择来处理再发风险。

风险评估

遗传咨询所涉及的远不止给出再发风险,但一个必要的开端是给出正确的再发风险评估!提供风险评估的人需要充分理解风险计算的科学和方法,能够对给出的数字进行解释和证明,即使其数字不是由他们自己算出的。

- 对于孟德尔遗传疾病,在过去 20 年中,突变检测的普遍应用使这部分咨询变得容易。基于家系的风险评估,主要困难来自严重的显性和 X 连锁疾病,其中新突变频繁,许多病例可能是嵌合体。在这些情况下,贝叶斯方法是重要的工具(见框 14.7)。咨询师(包括提供咨询的临床医生)需要对贝叶斯方法有足够的了解,才能遵循并证明计算的合理性,不论他们自己是否进行计算。
- 对于染色体疾病,如三倍体,复发风险为经验风险。如果父母携带平衡的染色体异常(如 Ellen Elliot,案例 5),应咨询细胞遗传学同事,了解各种非平衡易位导致的风险。尽管每一种情况都是一次性的,细胞遗传学专家可以根据减数分裂配对的三维空间提供指导,例如,在一个相互易位的携带者中的四价体。

- 对于复杂疾病,复发风险是经验性评估。重点是使用最新的数据(风险随着发病率的变化而变化),并与一定的种族群体有关。**多基因风险评分**的最新发展(见第 13.4 节)为提供个性化风险评估提供了工具。这些评分可以用来确定一小部分处于特别高风险的个体,但在实际的临床情况下评分的适用性仍有很多争议。

框 14.7

遗传学中贝叶斯计算简介

这种将概率结合的方法是 18 世纪 Thomas Bayes 发明的。结果证明它对计算遗传风险非常有用。它从先验概率开始——一种假设的可能性有多大?然后,再引入支持或反对假设的相关证据(条件可能性),并且结合这些证据来获得总体或后验概率。应用此方法:

(1) 列出你测试的每个可能互斥的假设,涵盖所有的可能性,这样你的一个或其他选择一定是真实的。通常只有两种选择,个体 X 是或不是这种疾病的携带者,但有时还有其他更多选择(你可能想计算出个体 X 是 aa、Aa 或 AA 的概率)。

(2) 给每个假设分配一个先验概率。在遗传学中这些通常是符合孟德尔遗传规律 1/2、1/4 等概率。它们的总和必须为 1。

(3) 考虑你的第一个附加证据,对于每个替代假设按顺序写下其可能性(如果该替代假设是真)。这些是条件概率,它们加起来不一定等于 1。

(4) 如果有其他证据完全独立于第一个附加证据,则对每个这样的证据重复步骤 3。

(5) 列表完成后,将表中的每列的数字相乘,结果被称为联合概率。

(6) 由于每个可能假设的最终概率必须加在一起为 1(比如,其中一个假设必须是真的),因此必须通过将所有联合概率相加后按每个划分,从而使它们的和为 1。结果就是考虑了先验概率和所有附加证据后的每个假设的最终概率。

为了说明这一点,这里介绍怎样计算囊性纤维化患儿的健康姐姐/妹妹是携带者的风险:

假设——姐妹是	AA	Aa	aa
先验概率	¼	½	¼
条件:她未患病	1	1	0
联合概率	¼	½	0
最终概率	¼ / (¼+½+0) = 1/3	½ / (¼+½+0) = 2/3	0

1. 列出可能的假设。作为父母双方都是携带者的孩子,她可能是 AA、Aa 或 aa。

2. 先验概率就是孟德尔 1∶2∶1 概率。

3. 这是较难的一步,记住前提是该假设是真的条件下,每种观察的可能性,假定这个假设是真实的。如果她是 AA,那么她肯定不患病(可能性 =1)。同样,如果她是 Aa,她肯定不患病(可能性 =1)。如果她是 aa,她不患病的可能性为零(显然这里可以引入可变外显率,这是该方法的主要用途)。

4. 将每列数字相乘。

5. 将每个联合概率除以所有联合概率之和,使它们相加等于 1。

本章自我评测问题的指导给出了更多关于贝叶斯计算的例子和讨论。因为该方法与我们在日常生活中决定是否相信某事的方式相对应,因此它很容易被用于概率问题。正如第八章问题 1 的指导中提到的,你可能会相信你的朋友因为睡过头而错过了讲座,但不会相信他是因被外星人绑架而错过了讲座。你根据他故事的先验概率来评估它的整体可信度。因此,贝叶斯计算是定量常识的一种形式。

罕见疾病患者通常会感到非常孤独，事实上，他们遇到的大多数医护人员对这种疾病的了解可能不如患者自己了解得多。这就促进了支持团体的出现：大多数患者组织现在都有网站，还为新诊断的患者提供支持，组织家庭会议分享经验，以及促进研究。已经开发出许多非常有用的在线信息资源，聚焦于罕见疾病，有患者、专业人员、研究人员和企业参与。其中最大的是 Orphanet，在每个欧洲国家都有基地，协调中心在法国。除了有关诊所和实验室的区域信息外，它还定期更新关于罕见疾病的大量总结和评论。GeneClinics 和 GeneReviews 总部设在美国，拥有类似的诊所和实验室信息，以及对一系列罕见疾病的非常有用的评论。Unique 是一家慈善机构，旨在为受罕见染色体疾病影响的人的家庭提供支持和书面信息，现在他们已经扩展了服务范围，对从大规模测序研究中发现的新的发育障碍疾病提供信息小册子。

14.4 管理和治疗

在现代医学，常见疾病的治疗和管理计划是以已发表的研究为基础制定的，但是罕见疾病的循证指南却很少。目前缺少研究证据的主要原因是罕见疾病患者少及人们对遗传性疾病不能治疗的普遍看法。现在已有一些专业组织和倡议开始解决这一问题，并用公认的方法开始进行研究，以获得较高水平的证据。虽然通常不可能达到常见疾病的证据等级，但也有助于根据专家意见制定罕见疾病的指南。专业中心和网站的不断发展，强调多学科和多专业的协作，将加快收集对罕见疾病最佳管理的证据。

许多遗传病都有治疗方法。人们的注意力集中在如基因治疗和干细胞治疗（见后文）等引人注目的技术上，而没有关注在一系列遗传病治疗方面取得的渐进但非常实际的进展。我们感谢 Munnich（2006）和 Dietz（2011），他们的优秀文章列出了其中一些渐进的进展。有关更多细节和参考资料，请参阅这些文章。表 14.1 列出了其中一些方法和示例。

表 14.1 遗传病治疗举例——以疾病功能障碍知识为基础的治疗可以改善或消除疾病症状，而不一定是修复 DNA 序列

治疗策略	举例	疾病
补充缺失的分子		
	胰岛素	糖尿病
	生长激素	垂体性侏儒症
	Ⅷ因子	血友病 A
替换缺陷的酶		
	β-葡萄糖苷酶	戈谢病
	α-半乳糖苷酶	法布里病
	α-葡萄糖苷酶	糖原贮积病Ⅱ型

续表

治疗策略	举例	疾病
膳食补充剂		
	高碳水化合物饮食	糖原贮积病
	胆固醇	史-莱-奥综合征
	甘露糖	糖缺乏性糖蛋白综合征 1b 型
	生物素	生物素反应性羧化酶缺乏症
	吡哆醇	维生素 B_6 反应型同型胱氨酸尿症
	钴胺素	钴胺素反应型有机酸尿症
	α-生育酚	假弗里德赖希型共济失调
	肌酸	肌酸合成不足
饮食限制		
	低苯丙氨酸饮食	苯丙酮尿症
	低蛋白饮食	枫糖尿病
	低脂饮食	高胆固醇血症
	避免植烷酸	Refsum 病（雷夫叙姆病）
提高残余酶活性		
	苯氧酸类药物	脂肪酸氧化障碍
去除有毒产物		
	定期出血	血色病
	半胱胺	胱氨酸病
阻断致病过程		
	尼替西农	Ⅰ型酪氨酸血症
	二磷酸盐	成骨不全

资料来源：Munnich（2006）。

关于突变甚至基因的知识通常与治疗不相关。Munnich（2006）指出，患者的痛苦并不是基因突变，而是基因突变产生的功能性后果。我们需要知道的是对肾衰竭的患者，肾移植能显著改善他的生活，而不需要知道他是奥尔波特综合征（OMIM 301050）、多囊肾（OMIM 173900）还是肾消耗病（OMIM 256100）导致的肾衰竭。在我们考虑人工耳蜗改善耳聋患儿听力的可能性之前，我们不需要知道 100 种可能的耳聋基因中是哪一个基因导致了他的耳聋。即使亨廷顿病，一种著名的“无法治疗”的疾病，患者及其护理人员的生活也可以通过抗精神病药和抗抑郁药等药物以及注意饮食和家庭环境来改善。

而对另一些疾病，更深入地了解基因的功能（不一定是基因本身）是治疗的关键。

- 糖缺乏性糖蛋白综合征 1b 型（OMIM 602579），其潜在的缺陷是不能将果糖异构化为甘露糖（甘露糖磷酸异构酶缺乏）。大量腹泻和严重肝病的症状是缺乏甘露糖导致的，口服甘露糖可完全纠正。
- 第 10.2 节讨论了Ⅰ型酪氨酸血症（OMIM 276700）的例子。药物尼替西农可以影响酪氨酸分解代谢途径(见图 10.4),将这种致命的疾病转化为表型较轻的Ⅱ型酪氨酸血症。

• 胱氨酸病(OMIM 219800)是一种非典型的溶酶体贮积病。该病不是溶酶体酶的缺陷,而是溶酶体膜转运蛋白的缺陷。转运体失去作用使胱氨酸不能从溶酶体中出来,胱氨酸积聚的症状包括肾衰竭、胰腺功能不全、角膜糜烂、中枢神经系统受累和严重的肌病。口服半胱胺是一种有效的治疗方法。胱氨酸由两个半胱氨酸分子通过 S-S 桥连接组成(图 14.2)。口服半胱胺通过一种特殊的转运体(赖氨酸转运体)进入溶酶体,它可以从胱氨酸取代一个半胱氨酸分子形成混合半胱胺-半胱氨酸二硫化物,进而从溶酶体中出来。离开溶酶体后,混合的二硫化物可能被还原,释放半胱胺,继续从溶酶体中转移下一个半胱氨酸分子。

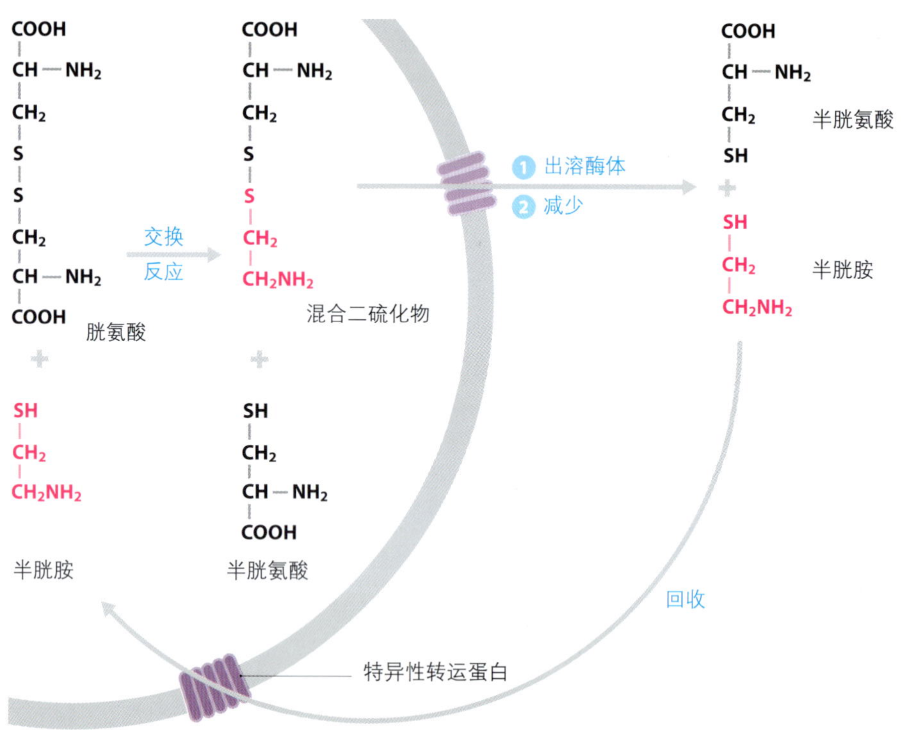

图 14.2 **半胱胺治疗胱氨酸病**

胱氨酸病患者缺乏一种特殊的转运蛋白,正常人的这种转运蛋白能转运胱氨酸出溶酶体。患者的症状是由溶酶体中的胱氨酸积累引起的。半胱胺和混合二硫化物能穿过溶酶体膜,从而减轻症状。

最近基于对某些基因产物作用途径的了解,将已经批准的药物用于新的适应证的尝试令人兴奋。

• **氯沙坦**是一种属于血管紧张素受体阻滞剂的药物,用于治疗高血压。已知其有阻断 TGF-β 生化信号通路的作用。马方综合征(OMIM 154700)患者的 TGF-β 信号升高。继在小鼠马方综合征模型的研究得到有希望的结果后,开始了人类的临床试验。在一项对儿童和年轻成人马方综合征患者的临床试验中,对比阿替洛尔(β 受体阻滞剂)与氯沙坦作用,结果显示两个药物在减缓主动脉根部扩张(马方综合征死亡的主要原因)方面同样有效,提示在儿童期开始治疗即能获益。

• **西罗莫司**是一种用于器官移植的药物，它通过抑制 mTOR 生物化学信号途径发挥作用。结节性硬化症患者(OMIM 191100)该通路自主激活。对伴有肺血管平滑肌脂肪瘤的结节性硬化症患者进行临床试验后，西罗莫司被批准用于这些患者的临床治疗。

• **阿培利司**(BYL719)是一种 alpha-PI3K 抑制剂，用于激素抵抗型乳腺癌的治疗，对于这一适应证已有一些成功的试验。但该药已经重新用于 PIK3CA 相关的过度生长综合征(见疾病框 11)，且有惊人的效果(Venot et al.,2018)。

基因治疗是一种更彻底地治疗遗传病的方法，它的前景基于现在成熟的将外部基因导入细胞的实验室方法。在实验室，使用一系列技术中的任一种，都很容易将外源 DNA 导入活细胞(框 14.8)。基因治疗的最终目的是改变相关细胞中的基因表达，使疾病症状得到治愈或减轻而无副作用。多年来，人们对有效基因治疗的希望是一个伴随着兴奋-抑郁的过程，有技术快速进展得过于乐观，和因重大挫折而希望破灭。但近年来，这一领域一直在以更加现实的方式稳步向前发展。在临床试验数据库检索网站上使用搜索词“基因治疗”进行检索，获得了 4 073 个结果(访问日期：2019 年 8 月 10 日)。第一批基因治疗产品现在已获得临床使用许可。框 14.9 描述了使用腺病毒载体治疗脊髓性肌萎缩症(OMIM 253300)，High 和 Roncarlo(2019)对该领域做了充分的综述。

然而，Glybera 的例子给轻信进展的人们敲响了警钟。早在 2012 年，这种重组腺相关病毒就在欧洲批准用于治疗家族性脂蛋白脂酶缺乏症(OMIM 238600)，但其昂贵的费用(每次治疗需要 100 万美元)和目标病症的罕见性，使其除了成功的临床试验外，几乎没有人接受这种治疗。而制造商则需维持必要培养物的高昂的成本，最终破产。

框 14.8

将外源基因插入细胞的方法

大体上分为物理方法和基于载体的方法(框图 14.5)。

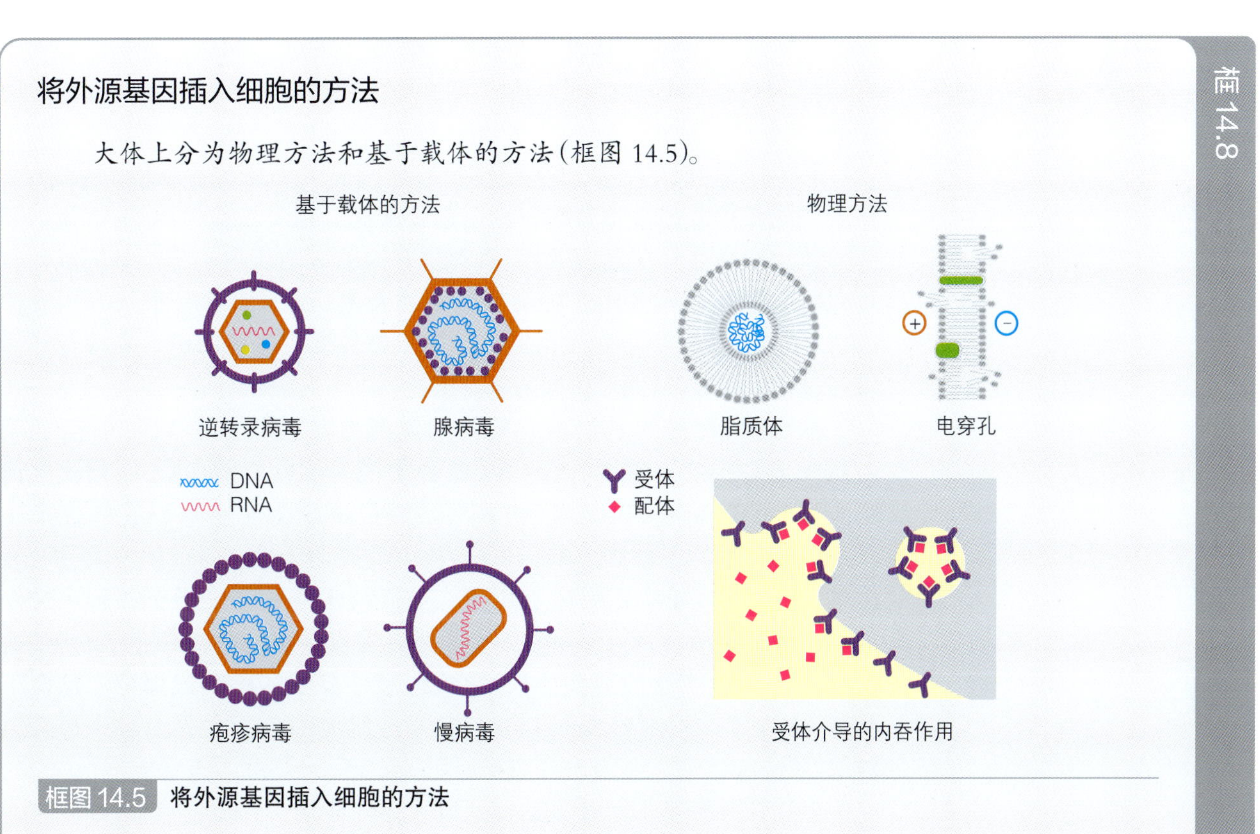

框图 14.5 将外源基因插入细胞的方法

框 14.8(续)

物理方法包括:

- 脂质体-人工膜结合囊泡,可以与细胞膜融合并将其内容物释放到细胞中。
- 受体介导的方法,将 DNA 连接到细胞表面受体的配体上,在配体与受体结合后进入细胞。
- 电穿孔,通过一个短的高压脉冲暂时改变细胞膜,使细胞从培养基中吸收裸露的 DNA。

基于载体的方法是使用无害的病毒将所需的基因携带到目标细胞中。与物理方法相比,这种方法通常能更有效地将外源 DNA 导入目标细胞中。许多不同的病毒可以用作载体。决定选择的因素包括:

- 容量:病毒可插入多长的基因序列。
- 嗜性:一些病毒优先感染某些类型的细胞。
- 感染非分裂细胞的能力:逆转录病毒只能感染分裂的细胞。
- 整合或非整合载体:整合载体(如逆转录病毒)将转移的基因整合到宿主细胞的染色体上,确保所有子细胞都携带一个拷贝。非整合载体,如腺病毒,仍然作为染色体外的附加体;可能会在细胞中保留,但会随着细胞复制而稀释。

安全是基因治疗主要的考虑因素。使用整合载体存在插入突变的风险(见 Portillo 家系,案例 21,免疫缺陷),尽管使用更安全的慢病毒载体可以降低这种风险。对于非整合载体,由于许多人可能接触过野生型的病毒,主要风险是对病毒载体的免疫反应。

根据治疗的疾病性质,基因治疗的目的可以是以下三者之一。

基因补充或扩增:目的是把一个工作基因放入一个目前缺乏它的细胞中。这是治疗基因功能缺失疾病的目的,包括许多涵盖在我们案例研究中的疾病(见后文)。此外,它还可用于将一种使细胞变得脆弱的新基因导入我们希望清除的细胞。可能会使癌细胞表达一种新的抗原,引发免疫系统对其的细胞毒性攻击;或是一种细胞内酶,这种酶会将无害的前药转化为有毒的代谢物。框 14.9 显示了基因增强治疗脊髓性肌萎缩症非常有前景的结果。

基因沉默:目的是通过抑制转录或降解 mRNA 来阻止基因的表达,适用于功能获得或显性负效应机制引起的疾病。在大多数情况下,沉默需要特异地针对突变等位基因,而正常等位基因的表达保持不变。基因沉默也可以用来阻止病毒基因在感染细胞中的表达。合成寡核苷酸可与内源性 mRNA 碱基配对,用于触发由此产生的双链核酸分子的降解。寡核苷酸通常经过化学修饰,从而对核酸酶具有抗性。

基因编辑:目的是纠正有缺陷的内源性基因或 mRNA 的功能,而不是沉默或替换它。最近 CRISPR-Cas 技术的发展使编辑 DNA 序列比之前更加可行(Pennisi,2013)。这些方法已经很快成为实验室研究的标准工具。但在将其用于临床之前,必须解决一些安全问题。目前的方案具有太多的脱靶效应,无法在临床上用于人类。技术的快速发展正在解决这个问题。在 mRNA 水平上,合成寡核苷酸可以设计成与剪接位点结合,进而改变主要转录产物的剪接方式,导致特定外显子的跳跃或保留。这在下文与 DMD 相关的内容及框 14.9 与脊髓性肌萎缩症相关的内容中进行了讨论。

上述任一种基因治疗方法都可以在体外应用,对来自患者的细胞进行体外编辑后送回体内;也可以通过注射或其他方式将治疗构建物引入患者体内进行体内治疗。原则上,体细胞或生殖细胞的治疗是相同的。与体细胞治疗相比,生殖细胞基因疗法有一个吸引人的结局——一劳永逸,但是通常伦理上不能接受。在图 14.3 显示的病例,基因治疗对于孟德尔遗传疾病几乎没有用处。目前正在考虑的唯一的生殖细胞应用是避免妇女将线粒体疾病遗传给子女(图 14.4)。

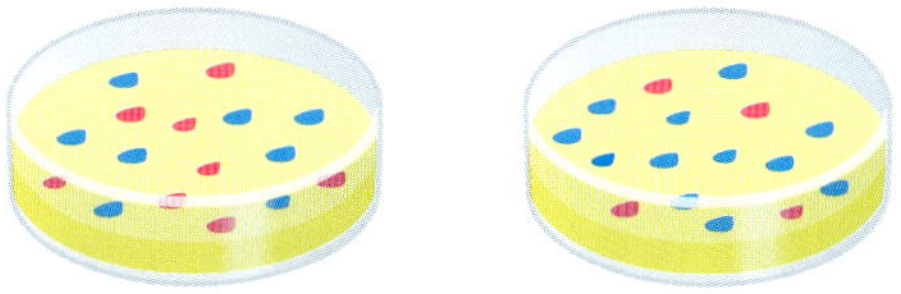

显性遗传
二分之一的胚胎正常

隐性遗传
四分之三的胚胎正常

图 14.3 有限的生殖系细胞基因治疗

生殖系细胞治疗的目标很可能是通过体外受精产生的胚胎。一般体外受精可能产生 5~10 个胚胎,选择其中 1~2 个植入。基因检测可以确定哪些胚胎需要治疗。根据遗传方式的不同,1/2 或 3/4 胚胎都可以使用,无需任何治疗。

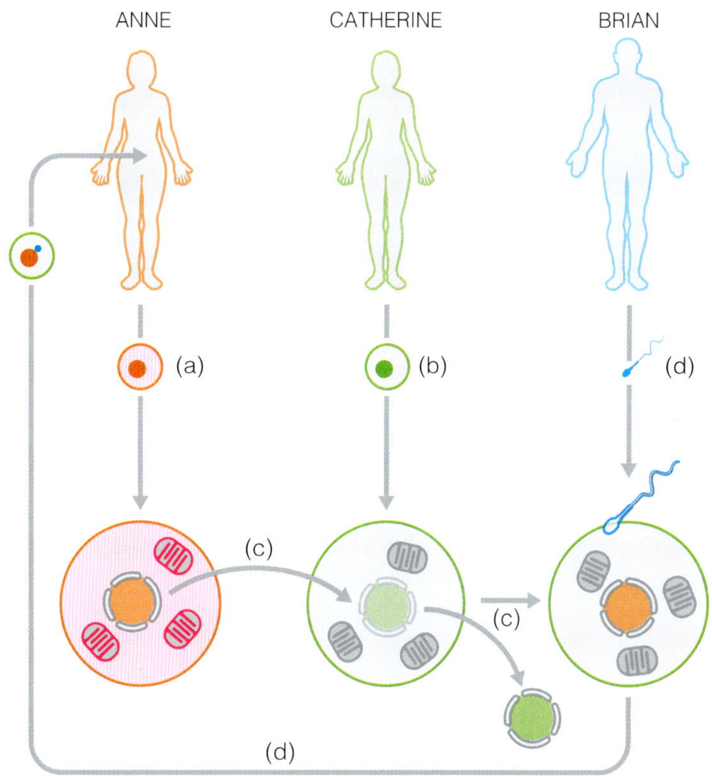

图 14.4 生殖系细胞基因治疗避免致病性线粒体 DNA 遗传

Anne 和 Brian 希望避免生育携带 Anne 的 mtDNA 突变的孩子。(a) Anne 提供了一个未受精的卵子。(b) Catherine 捐赠了一个未受精的卵子。(c) 将 Catherine 卵子中的细胞核取出,用 Anne 卵子里的细胞核替代。(d) 与 Brian 的精子受精。产生的受精卵植入 Anne 的体内。它将发育成一个继承 Anne 和 Brian 所有核基因组,但继承 Catherine 线粒体基因组的孩子。

框 14.9

脊髓性肌萎缩症的治疗

脊髓性肌萎缩症(spinal muscular atrophy,SMA,OMIM 253300)的特征是脊髓和脑干核的前角细胞进行性变性和丢失而导致的肌无力和萎缩,症状可以从出生前持续到成年。过去根据发病年龄SMA分为四个亚型,但实际上SMA是一个连续过程。肌无力是对称的,近端 > 远端,而且呈进行性。最严重的类型,会导致2岁之前死亡。

SMA是一种常染色体隐性遗传疾病,由染色体5q13上*SMN1*基因功能丧失导致。如第6.2节所述,由于附近存在高度同源的*SMN2*基因,遗传学变得复杂。*SMN2*基因似乎能够编码功能性SMN蛋白,但由于低效剪接,其活性非常低。SMA最常见的原因是*SMN1*基因的纯合性基因内缺失,相邻*SMN2*基因的拷贝数或序列变异使遗传情况更加复杂。*SMN1*基因致病变异与疾病的严重程度之间不存在相关性。

SMA最常见和最严重的类型,过去称为韦德尼希-霍夫曼综合征,在6月龄前有明显的肌无力和发育性运动退化。有些婴儿可以控制头部,但很快就会失去控制,不会学坐,腱反射减少或消失,肌张力低。舌肌和咽部肌肉的无力导致吸吮及吞咽困难以及反复误吸。肋间呼吸肌的无力与膈肌相对保留导致特征性的钟形胸(框图14.6)。在一些中心,长期呼吸机支持和胃造瘘喂养可以延长患儿的存活时间,但没有任何长期改善儿童状况的前景。SMA患者认知功能正常。

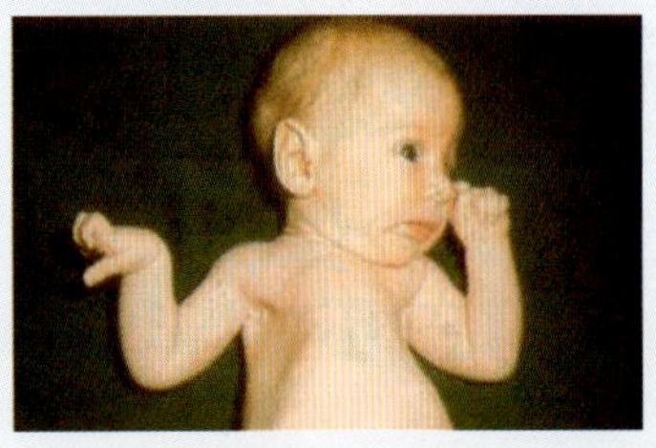

框图 14.6 健康父母生育的第3个患有SMA的孩子
与他的兄弟姐妹们相似,这个孩子在6月龄大的时候去世。请注意屈肌和伸肌前角细胞丢失率不同造成的手指挛缩和肋间肌退化造成的钟形胸。

直到最近,唯一的治疗选择是对症的呼吸机和喂养支持。然而,在症状出现之前或刚出现症状即给予以下两种主要治疗方法极大地改善了患者的前景。这促使在有家族史的家庭开展症状前检测,而且在一些国家正在提议进行新生儿人口筛查。

诺西那生钠(Nusinersen)是一种经过修饰的反义寡核苷酸,旨在纠正*SMN2*基因的剪接缺陷,从而提供一种功能性SMN蛋白。该治疗适用于由*SMN1*基因变异导致的所有类型的SMA。首先鞘内注射4个负荷剂量,然后每4个月给予一次维持剂量。在美国第一年的治疗费用是750 000美元,之后每年375 000美元,使其成为最昂贵的药物之一,且推迟了在该药公共资助的医疗保健系统中的使用。

第二种有希望的治疗方法(onasomogene abeparvovec或zolgensma)是使用改良腺病毒来传送有功能的*SMN1*基因以达到基因增强的目的。目标运动神经元不分裂,采用静脉注射单剂量非整合载体治疗。临床试验已取得了很大的进展。该药在美国已批准用于治疗2岁以下儿童SMA。然而,成本是一个主要问题,单次治疗费用为2 125 000美元。

基因治疗不是改变基因表达水平的唯一途径,举例如下。

- 镰状细胞病或β地中海贫血中β-珠蛋白缺乏或异常引起的症状在成人期继续表达一些胎儿血红蛋白(胎儿血红蛋白的遗传持久性)的患者中较轻。正常发育中已停止的胎儿γ-珠蛋白表达,可由羟基脲刺激使其重新表达。
- 如第1.3节及下文所述,一项临床试验证明了降低mRNA水平作为治疗亨廷顿病的可行性。

• 抗生素庆大霉素可诱导核糖体误读 mRNA,以致核糖体偶然忽略终止密码子。庆大霉素已被用于改善无义突变的囊性纤维化患者的症状。显然,如果核糖体忽略了高比例的终止密码子,将带来严重后果。但是,即使是很小程度的连读也可能使囊性纤维化的临床症状得到显著改善。其他可能的连读药物也在开发中。

细胞治疗

器官移植已经成功应用了几十年,包括治疗遗传性疾病(如多囊肾的肾移植)。通过提供新细胞来修复受损组织和器官的方法更难。细胞治疗通常依靠少量细胞植入进而繁殖。大多数细胞的生命和复制潜能有限,因此需要使用干细胞。每一个组织都是由一小群干细胞维持的,这些细胞有可能不对称分裂,产生另一个干细胞和一个进而形成组织功能细胞的衍生细胞(图 14.5)。

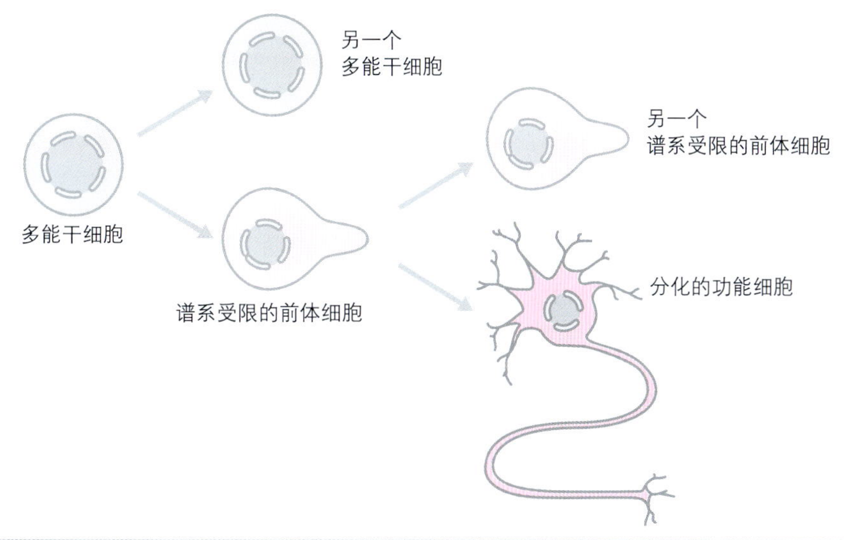

图 14.5 干细胞既能自我更新,又能多向分化

胚胎干细胞可以产生人体的每一个细胞;其他干细胞能则只能分化成有限的细胞类型。

干细胞根据其能产生的细胞类型不同而有区分。早期受精卵中的细胞可以产生所有胚胎细胞和胚胎外细胞:它们是全能的。来自早期囊胚内部细胞团的细胞是多能干细胞:能产生成人身体的所有细胞类型,但不能产生胚胎外膜或胎盘细胞。随后的分化级联是组织特异性多能干细胞,其能力有限,而单能干细胞只能产生单一细胞类型。

骨髓移植是干细胞最早的临床应用。最近,脐带血得到了广泛的应用,它含有造血干细胞,可以重建各种类型的血液和骨髓细胞,以及一些其他类型的细胞。脐带血可以在每一次分娩时收集,对母亲或婴儿都没有风险或痛苦。保存在液氮中的细胞库已经建立,通常用于白血病和其他血液疾病的治疗,以及对接受过高强度化疗的癌症患者的骨髓重建。

组织特异性干细胞正在广泛的应用中进行试验,但真正令人兴奋的是多能干细胞。多能干细胞可以产生成人身体的每一种细胞类型。人类多能干细胞的两个来源是胚胎干细胞和诱导多能干细胞(induced pluripotent stem cells,iPSC)(图 14.6)。小鼠胚胎干细胞在 1981 年首次制备,但直到 1998

年,人们才开发出生产人类胚胎干细胞的方法。胚胎干细胞只能通过破坏早期胚胎获得,这使它们的生产和使用备受争议。大多数可用的胚胎干细胞系都来自体外受精诊所的备用囊胚。诱导多能干细胞避免了这个问题。2006 年诱导多能干细胞首次从小鼠产生。随后不久,人类的诱导多能干细胞也相继问世。它是应用转录因子的混合物将成年细胞重新编程到胚胎样状态。

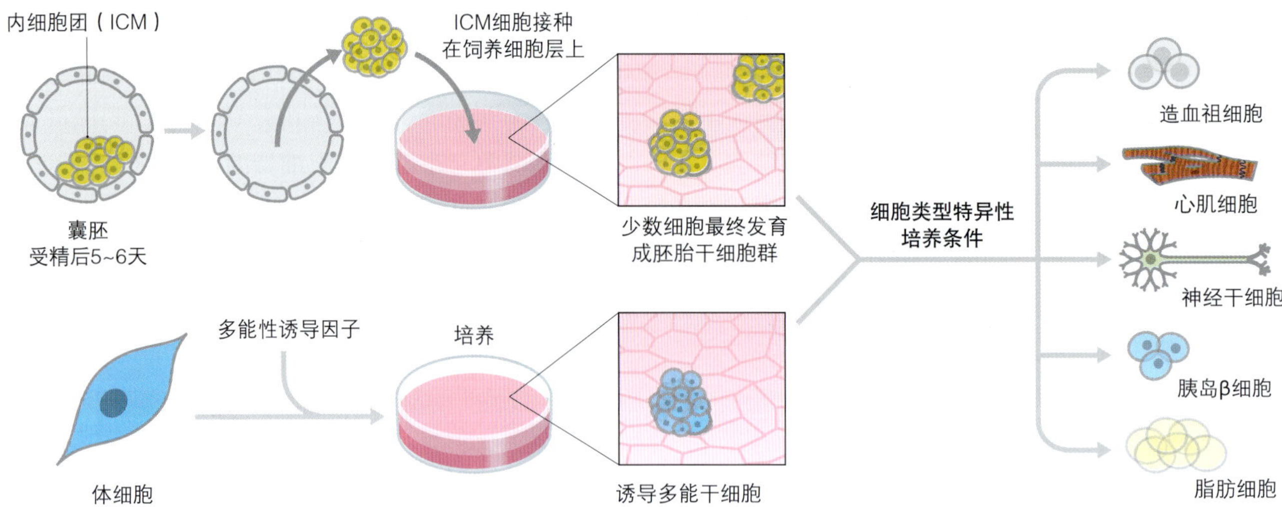

图 14.6 **多能干细胞**

胚胎干细胞(embryonic stem cell,ES)来源于受精后 5~6 天囊胚期胚胎的内细胞团(inner cell mass,ICM)100~150 个细胞。胚胎干细胞在正常胚胎中没有完全天然的对应物。诱导多能干细胞是通过在转录因子混合物的存在下培养成纤维细胞等体细胞获得的。任一类型的干细胞都可以被诱导分化成多种细胞类型中的任一种。

iPS 细胞已被证明是探索分子病理学和治疗的非常有价值的工具。例如,来自神经退行性疾病患者的成纤维细胞可以用来生成 iPS 细胞,然后可以分化成携带患者特定基因突变的神经元,用于功能研究。使用 iPS 细胞可以利用患者自身的细胞制造出移植所需的任何细胞类型,从而避免排斥问题。iPS 细胞有巨大前景,但在实践用于医疗之前,还需做大量工作来确定生产 iPS 细胞的有效方法及将其分化成可以安全植入患者体内的细胞的可靠方法。同时,在一些监管不力的国家有可疑的临床机构正忙于向绝望的患者出售未检测的"干细胞"疗法。

案例 1~26 的管理和治疗

对前几章中描述的 26 个案例,我们分为两组,即患者当前的问题是不可逆的发育异常造成的和患者的问题是此时某个功能障碍造成的(表 14.2)。对于前一组治疗则必须对症治疗;对于后者,原则上有可能完全治愈。

表 14.2　本书中使用的 26 个研究案例总结。对于左列的患者,必须对症治疗;对于右列的患者,原则上是可能治愈的

案例	家系	疾病(影响发育)	案例	家系	疾病(持续的功能障碍)
3	Kowalski	智力障碍	1	Ashton	亨廷顿病
5	Elliot	染色体异常	2	Brown	囊性纤维化
7	Green	22q11 缺失	4	Davies	进行性假肥大性肌营养不良
8	Howard	唐氏综合征	6	Fletcher	莱伯遗传性视神经病变
9	Ingram	特纳综合征	11	Lipton	脆性 X 综合征
10	O' Reilly	斯蒂克勒综合征	13	Nicolaides	地中海贫血
12	Meinhardt	染色体异常	15	Tierney	急性淋巴细胞白血病
14	Jenkins	软骨发育不全	16	Wilson	乳腺癌
18	Choudhary	耳聋	17	Xenakis	家族性腺瘤性息肉病
22	Qian	快乐木偶综合征	19	Ulmer	泰-萨克斯病
23	Rogers	普拉德-威利综合征	20	Vlasi	苯丙酮尿症
			21	Portillo	重症联合免疫缺陷
			24	Smit	家族性高胆固醇血症
			25	Yamomoto	阿尔茨海默病
			26	Zuabi	2 型糖尿病

原则上,几乎所有这些疾病都可以进行产前诊断。白血病(一种后天性疾病)、阿尔茨海默病和 2 型糖尿病(复杂疾病,不可能遗传预测)是例外的情况。对于大多数孟德尔遗传病,只有在先前确定了致病性基因突变的情况下才有可能进行产前诊断。一些染色体异常是新发的(**案例 7、8、9、12、22 和 23**),再次发生的风险非常低,一般来说,父母应放心,今后的怀孕不用寻求产前诊断。然而,我们永远不能排除小概率的存在性生殖系的嵌合体(除了案例 23 是单亲二倍体之外)。对其他家族来说,虽然再次发生的风险很小,如果父母特别焦虑,最好提供产前检测。但也要指出,再次发生的风险可能小于因侵入性手术而流产的风险。家庭会权衡利弊做出自己的判断。在我们的病例中,这 6 个家庭中只有 Anne Howard(**案例 8,唐氏综合征**)在再次怀孕时接受了检测。他们夫妻决定产前检测的一部分原因是非侵入性产前检查对怀孕没有风险,另一部分原因是如果再有一个患病的孩子,他们将无法很好地照顾 Helen。

针对某些先天性代谢缺陷的饮食管理和酶替代疗法已经存在多年。苯丙酮尿症(**案例 20,Vlasi 家系**)的饮食治疗目前最接近治愈。一旦确诊,婴儿就要进行低蛋白饮食,以尽量减少苯丙氨酸的摄入量。某些蛋白质是必需的,苯丙氨酸也是一种"必需"氨基酸,人类不能合成,必须从膳食蛋白质中获得。因此,必须仔细调整苯丙氨酸的水平,蛋白质或苯丙氨酸含量过低会导致营养不良、生长迟缓等,而过高则会造成脑损伤。保持患病孩子的特殊饮食是对家庭的巨大要求,尤其对有未患病兄弟姐妹的家庭。患儿需要有用特殊苯丙氨酸还原面粉做的蛋糕和饼干。在大多数国家,建议患者终身坚持饮食管理,因为在停止饮食管理的青少年和成年人,脑磁共振成像发现脑白质变化。在临床上,成人不遵医嘱进行饮食管理的后果较轻。然而,如图 10.8 所示,患有苯丙酮尿症的妇女在怀孕期间必须

恢复饮食管理,否则孕妇血液中较高的苯丙氨酸水平会损害婴儿的大脑,尽管婴儿的基因型不是苯丙酮尿症。其他饮食管理或补充治疗的示例见表 14.1。

对大多数遗传病,药物即使不能治愈也可以用来治疗。案例见表 14.2,需关注的例子有:

- 最近开发的囊性纤维化治疗方法(见**案例 2 Joanne Brown** 的讨论)。
- 他汀类药物治疗家族性高胆固醇血症(**案例 24 Smit 家系**)。
- 急性淋巴细胞白血病化疗成功案例(**案例 15 Jason Tierney**)。最好的中心报道的数据是 98%~99% 的 ALL 患儿在开始治疗 6 周内病情完全缓解,约 90% 的患儿至少 10 年内白血病无复发,认为是治愈。80%~90% 的成人 ALL 患者在治疗后也会缓解。然而,大约一半的患者会复发,总体治愈率约为 40%。对治疗的反应,部分原因是白血病细胞的遗传学问题,即多种染色体重排产生不同的嵌合癌基因,影响预后;部分原因是控制药代动力学的遗传多态性问题,即影响所用药物的(吸收、代谢和清除)和药效学(目标反应)。通过诱导缓解后的残余疾病水平来衡量药物的治疗反应。特异性嵌合癌基因的 PCR 用于检测白血病基因型的剩余细胞数。治疗效果好的案例,其比例是原始水平的 0.01% 或更少。干细胞移植也经常使用,尤其是在成人病例中。干细胞来自无亲缘关系的婴儿脐带血(见上文)。Jason Tierney 有两个预后良好的特征:*TEL-AML1* 易位和硫代嘌呤甲基转移酶缺乏。硫代嘌呤甲基转移酶缺乏引起了最初的问题,但这也意味着他的细胞接受了非常高的有效剂量的药物。

对于表 14.2 中的迟发性疾病,有预防的希望。2 型糖尿病(**案例 26 Zuabi 家系**)的风险可以通过体育锻炼和控制体重大大降低。对家族性腺瘤性息肉病患者(**案例 17 Xenakis 家系**)强烈建议切除结肠。但不幸的是,患者仍然有胃和壶腹周围肿瘤的风险。适当的饮食可以降低复发的风险。携带 *BRCA1/2* 突变的妇女,预防性乳房切除术是选择之一,而 *BRCA1* 基因突变的妇女也经常选择卵巢切除术。对癌症高危人群,定期加强监测非常重要。

原则上,表 14.2 右列中因持续的基因功能障碍引起的任何疾病都可能适用基因治疗。基因治疗最容易的靶点是功能丧失性疾病,在这些疾病中,导入基因的确切表达水平并不重要,低水平的表达在临床上就可能有作用。列表中最合适的疾病有囊性纤维化(**案例 2**)、DMD(**案例 4**)和 X-SCID(**案例 21**)。

- 囊性纤维化的一个主要问题是使治疗构建体进入足够的靶细胞内,特别是在肺部。
- 对于 DMD 来说,困难是基因片段大和需要将外源基因导入大量肌细胞。然而,针对剪接的治疗方案在这方面取得了可喜的初步结果。如第 6.2 节所述,三分之二的 DMD 突变是缺失一个或多个外显子,结果是否导致移码,决定了疾病的轻重程度。对于特定外显子缺失的患者,可以通过诱导额外的非整码外显子的跳读来恢复阅读框。Martin Davies(**案例 4**)具有非整码的外显子 44~48 缺失,如果跳读外显子 43,产生的较大的缺失将是整码缺失,可能减轻临床症状(见表 6.2)。
- 对于 X-SCID,已经有了重大进展(图 14.7)。1999—2006 年,巴黎和伦敦的 20 名儿童接受了基因补充治疗,他们的 T 细胞有效恢复,但治疗后,

5 名儿童患上了白血病，其中 4 人病情缓解，1 人死亡。结果证明，所用的逆转录病毒载体整合位置靠近癌基因 *LMO2*。用于治疗性高表达 *IL2RG* 基因的强启动子有上调 *LMO2* 表达的作用，这与伯基特淋巴瘤中 8;14 易位类似，通过将 *MYC* 癌基因置于高表达免疫球蛋白重链基因旁而上调 *MYC* 癌基因（第七章）。对分裂细胞进行长期校正需要整合载体，现在已经开发出了修改后的载体，大大降低了风险。迄今为止，还没有关于新一代 X-SCID 自失活逆转录病毒或慢病毒载体因插入性肿瘤发生而引起的不良事件的报道（Rivers and Gaspar，2015）。

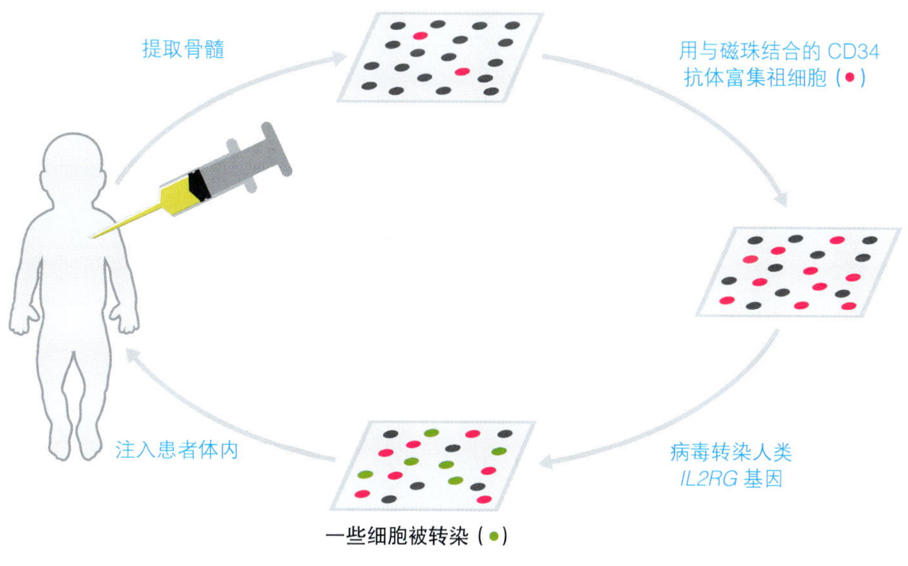

图 14.7 重症联合免疫缺陷的体外基因治疗

该病由 *IL2RG* 细胞因子受体基因的功能缺失突变导致。用病毒载体将基因的工作拷贝整合到造血前体细胞的染色体中，再注入患者体内。这些细胞有选择性优势，能够在接受治疗的婴儿体内重建 T 细胞和 NK 细胞功能。

作为功能获得性疾病，亨廷顿病（**案例 1**）需要一种比单纯的基因增强更复杂的基因疗法。目前在人类一项前瞻性治疗试验中，使用寡核苷酸以 mRNA 为靶点进行治疗（Fischbeck and Wexler，2019），需要反复注射到脑脊液中。目前的试验并没有针对突变等位基因的特异性，但初步结果表明 HTT 蛋白的整体减少并没有引起问题；是否对临床有益还有待观察。另外，干预可以针对蛋白质。已经设计出可以选择性地增加突变蛋白与细胞内蛋白质降解机制之间相互作用的分子。目前这些还处于实验室研究阶段，还没有准备好临床应用，但显示了一个充满希望的治疗方向。

对于白血病和癌症，任何治疗都将针对肿瘤细胞。癌症免疫治疗的发展前景十分乐观。以前的临床试验试图通过在细胞表面表达外源性抗原，或者将药物诱导的“自杀基因”引入细胞，使肿瘤细胞具有更强的免疫原性。这些方法并不十分成功，但框 14.10 中介绍的新方法有很大的希望。

框 14.10

癌症的免疫治疗

理论上,由于肿瘤细胞表面通常存在异常抗原,它们就应该被免疫系统清除。也许许多早期的肿瘤确实是通过这种方式消除的,但成功的肿瘤细胞有办法逃避或下调免疫反应。一些早期的癌症基因治疗试验试图使肿瘤细胞具有更高的免疫原性,例如,使它们表达一种新的HLA抗原。最近,有两种免疫治疗方法显示出巨大的前景(Emens et al.,2017)。

免疫检查点阻断包括阻断肿瘤细胞上的PD-1(程序性细胞死亡蛋白-1)受体或其配体PD-L1(Constantinidou et al.,2019)。当细胞表面PD-1受体与PD-L1结合时,会触发许多降低免疫反应的强度,这是控制免疫反应和帮助预防自身免疫疾病的自然调控系统的一部分。许多癌细胞过度表达PD-L1,从而保护自己免受免疫攻击。免疫检查点阻断是使用抗PD-1和/或PD-L1的单克隆抗体(通常与另一种免疫调节蛋白CTLA4的抗体联合)来解决这个问题。这些药物证明是治疗各种癌症最有效的药物之一,而且副作用少。James P Allison和Tasuku Honjo因"发现通过抑制负性免疫调节来治疗癌症"而获得2018年诺贝尔生理学或医学奖。

嵌合抗原受体(CAR)-T细胞是经过基因工程改造的T细胞,可以攻击表达肿瘤特异性抗原的细胞(June and Sadelain,2018)。用精心设计的DNA改造来构建一个编码合成T细胞受体的基因,以特异性地识别患者肿瘤上的特定抗原。受体胞内部分特征的设计,可使T细胞产生非常强大的免疫反应。在实验室,一种逆转录病毒载体将构建体转入到从患者自身血液中提取的T淋巴细胞中,这些基因工程改造的T细胞再注入患者体内,同时患者自身的正常T细胞被贫化,为基因改造的T细胞提供空间(框图14.7)。

CAR-T疗法非常有效,然而,严重的副作用使其应用受到限制;在临床试验中,患者死于由此引发的"细胞因子风暴"。一部分原因是所选抗原也可能存在于患者的一些非肿瘤细胞上;另一部分是固有的免疫攻击的强度。更进一步的限制是需要对T细胞进行更精细的基因操作,具体到每个病例,这既昂贵又耗时。目前正在努力克服这些限制。已经开发出一种系统可以关闭这种作用,例如,通过不仅将嵌合抗原受体基因转染到患者的T淋巴细胞,而且同时转染一个可以用无害药物启动而触发细胞凋亡的基因。也有希望通过绕过对患者特异性T细胞的需求,允许使用现成的通用细胞。

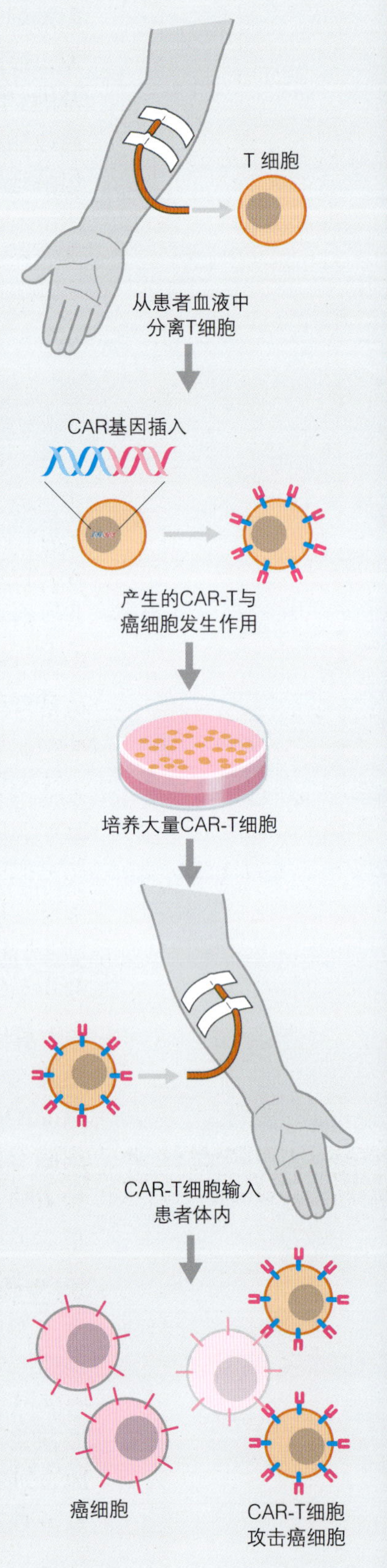

框图 14.7 CAR-T 细胞疗法

来自 https://medicalxpress.com/news/2018-02-car-t-cell-therapy-safe-effective.html,已获得美国得克萨斯大学西南医学中心同意。

治疗复杂的疾病时，细胞治疗可能比基因治疗更有希望，因为疾病的病理机制是一些细胞群的丢失。亨廷顿病和阿尔茨海默病在候选疾病名单中名列前茅。这两种疾病，不管最初的原因是什么，都是特定大脑区域的细胞丢失导致了临床表现。大脑是一个具有免疫特权的部位，同种异体移植物(来自同一物种不同个体的移植物)通常不会被排斥，动物研究已经证明移植的脑细胞能够长期存活。Bachoud-Lévi 和 Perrier(2014)回顾了亨廷顿病细胞治疗的试验。

基因干预的反对意见

临床遗传学的每一个新发展都会引起了一些人的焦虑和反对。这在很大程度上只是对新干预措施的自然焦虑，尤其是在涉及人们身份观念的领域。就像心脏移植一样，熟悉后就可以接受。这里，我们讨论一些更具原则性的反对意见。

- 帮助患有遗传病的人过上正常的生活，让他们的基因能够传递，彰显了一种不负责任的对后代的关注缺乏。我们在第九章中讨论孟德尔相关疾病时已经涉及这个问题。关于复杂疾病，这实际是对整个医学的反对，甚至是对整个文明的反对。文明社会不就是限制自然选择的集体尝试吗?
- 为一种遗传病提供产前诊断等于向患有这种疾病的人宣战。患有脊柱裂、软骨发育不全或唐氏综合征的人对他们本不该出生的说法非常敏感，这是可以理解的。父母对健康孩子的渴望确实与尊重残疾人生命的需要相冲突。冲突的唯一普遍解决办法(不允许任何选择或不受限制的选择)是大多数国家的大多数人都不能接受的。我们每个人都有自己的底线。也许最明智的做法是尽量避免冲突，无论我们接受何种终止妊娠的指征，当受累的孩子出生时，我们必须像对待任何其他人一样重视他，并向家庭提供适当的支持和服务。
- 治愈某些疾病是向患有这种疾病的人宣战的另一种方式。这一点在患儿耳蜗植入方面尤其明显。如果在患儿早期进行耳蜗植入，可以非常成功地帮助孩子理解语言。大多数听力正常的人不会质疑让聋儿能听得见的好处。

14.5 遗传学服务的角色演变

急性遗传学的兴起

临床遗传学服务历来侧重于罕见病患者一生的诊断和治疗，只有少数例外情况，如诊断新生儿期的三倍体或告知出生时生殖器不清的婴儿照护。对于许多其他儿童疾病和成人起病的遗传性疾病，如遗传性癌症、神经系统疾病和心脏病，诊断是一个漫长的过程。哪怕直到最近，提供给患者的基因检测依然很少。如果有，通常也需要几个月才能出结果。因此，遗传学和所谓的“急性”临床专业之间几乎没有重叠。在这些专业中，时间是以分秒来衡量，而不是以月和年来衡量。随着基因技术的不断进步，这种情况正在迅速改变。在新生儿重症监护病房进行的几项研究已经证明了外显子组或基因组测序在实现快速诊断以告知临床管理方面的价值,甚至为预防进一步伤害的治疗指明了方向。同样地,快速基因组检测也对癌症治疗产生了影响,肿瘤检测可能有助于指导治疗选择。药物遗传学领域也发生了重大变化,例如,在新生儿重症监护病房开庆大霉素之前,临床医生现在正在试用对新生儿进行 m.1555A>G 线粒体 DNA 变异的即时检测,以避免诱发严重耳聋的风险。

过去 5 年遗传服务的主要变化领域

- 全外显子组和全基因组测序以及基因芯片检测用于大部分遗传性疾病组(见第五章)。
- 快速检测用于癌症治疗决策和药物遗传学。
- 新生儿和儿科重症监护病房的全外显子组和全基因组检测。
- "主流化"即基因检测已经超出遗传专业成为临床医生的广泛需要。
- 建立 MDT 会议来解释基因变异和做出临床管理决策。
- 使用国际数据库进行基因变异解释(例如,gnomAD)以及用于识别具有相似基因变异的患者进行比较(例如,Matchmaker Exchange)。
- 越来越多地使用血浆肿瘤 DNA 检测——"液体活检"来诊断和监测癌症治疗的疗效(见框 7.5)。
- 使用多基因风险评分确定风险,例如乳腺癌(见第 13.4 节)。
- 使用非侵入性技术进行产前筛查(见疾病框 12)。
- 胎儿全外显子组测序作为产前诊断的一部分。
- 采用基于致病变异所在通路的修正治疗。
- 针对更广泛的疾病引入基因治疗,如免疫缺陷(图 14.7)、脊髓性肌萎缩症(框 14.10)、镰状细胞病等。

从上面的列举中可以看出,近年来,人们对疾病的遗传基础以及诊断和治疗的了解几乎呈爆炸式增长,而且这种增长不会在短期内放缓。从科学、临床和伦理的角度来评估这些进展,然后再将其投入临床服务是主要的挑战。此外,迫切需要教育各个医学分支的医疗健康专业人员,以确保基因组学知识适当地融入日常医护实践。个体化医疗正成为现实,个体的基因变异不久将会用于疾病预测、预防、诊断和治疗,因此公众和患者的参与也至关重要。遗传变异是普遍的,重点是将这种差异用于造福个体,而不是用于任何形式的歧视。世界各地的卫生系统各不相同,不可避免地,一些人口将更早地获得新的治疗,希望最终这些治疗能更广泛地普及,因为遗传性疾病无论在哪里,都会造成经济、社会和教育方面的困难。

14.6 参考文献

American College of Obstetricians and Gynecologists (2013) The use of chromosomal microarray analysis in prenatal diagnosis. Committee Opinion No. 581. *Obstet. Gynecol.* 122:1374-1377.

Bachoud-Levy AC and Perrier AL (2014) Regenerative medicine in

Huntington's disease: Current status on fetal grafts and prospects for the use of pluripotent stem cell. *Revue neurologique*, 170: 749-762.

Bundy S and Aslam H (1993) A five year prospective study of the health of children in different ethnic groups with particular reference to the effect of inbreeding. *Eur. J. Hum. Genet.* 1; 206-219.

Constantinidou A, Alifieris C and Trafalis DT (2019) Targeting Programmed Cell Death-1 (PD-1) and Ligand (PD-L1): A new era in cancer active immunotherapy. *Pharmacol. Ther.* 194: 84-106.

Dietz HC (2011) New therapeutic approaches to mendelian disorders. *New Engl. J. Med.* 363: 852-863.

Emens LA, Ascierto PA, Darcy PK, et al. (2017) Cancer immunotherapy: opportunities and challenges in the rapidly evolving clinical landscape. *Eur. J. Cancer*, 81: 116-129.

Fischbeck KH and Wexler NS (2019) Oligonucleotide treatment for Huntington's disease. *New Engl. J. Med.* 380: 2373-2374.

High KA and Roncarolo MG (2019) Gene therapy. *New Engl. J. Med.* 381: 455-464.

Hoyme HE, May PA, Kalberg WO, et al. (2005) A practical clinical approach to diagnosis of fetal alcohol spectrum disorders: clarification of the 1996 Institute of Medicine criteria. *Pediatrics*, 115: 39-47.

June CH and Sadelain M (2018) Chimeric antigen receptor therapy. *New Engl. J. Med.* 379: 64-73.

Kaufmann KB, Büning H, Galy A, et al. (2013) Gene therapy on the move. *EMBO Mol. Med.* 5: 1642-1661.

Medicines and Healthcare Products Regulatory Agency (2015) Medicines related to valproate: risk of abnormal pregnancy outcomes. www.gov.uk/drug-safety-update/medicines-related-to-valproate-risk-of-abnormal-pregnancy-outcomes [accessed 26 June 2020].

Modell B, Ward RH and Fairweather DV (1980) Effect of introducing antenatal diagnosis on reproductive behaviour of families at risk for thalassaemia major. *Br. Med. J.* 280: 1347-1350.

Munnich A (2006) Advances in genetics: what are the results for patients? *J. Med. Genet.* 43: 555-556.

Pennisi E (2013) The CRISPR craze. *Science*, 341: 833-836.

Petrovski S, Aggarwal V, Giordano JL, et al. (2019) Whole-exome sequencing in the evaluation of fetal structural anomalies: a prospective cohort study. *Lancet*, 393: 758-767.

RCOG (2011) Guideline number 17: the investigation and treatment of couples with recurrent first-trimester and second-trimester miscarriage. www.rcog.org.uk/globalassets/documents/guidelines/gtg_17.pdf [accessed 26 June 2020].

RCOG (2014) Non-invasive prenatal testing for chromosomal abnormality using maternal plasma DNA. Scientific Impact Paper 15 www.rcog.org.uk/en/guidelines-research-services/guidelines/sip15/ [accessed 26 June 2020].

RCOG (2015) Guideline number 13: chickenpox in pregnancy. www.rcog.org.uk/globalassets/documents/guidelines/gtg13.pdf [accessed 26 June 2020].

Resta R, Biesecker BB, Bennett RL, et al. (2006) A new definition of Genetic Counseling: National Society of Genetic Counselors' Task Force Report. *J. Genetic Counseling*, 15: 77-83.

Rivers L and Gaspar HB (2015) Severe combined immunodeficiency: recent developments and guidance on clinical management. *Arch. Dis. Child.* 100: 667-672.

Sagoo GS, Butterworth AS, Sanderson S, et al. (2009) Array-CGH in patients with learning disability (mental retardation) and congenital anomalies: updated systematic review and meta-analysis of 19 studies and 13 926 subjects. *Genet. Med.* 11: 139-146.

Venot Q, Blanc T, Rabia SH, et al. (2018) Targeted therapy in patients with PIK3CA-related overgrowth syndrome. *Nature*, 558: 540-546.

Vermeech JR, Voet T and Devrient K (2016) Prenatal and preimplantation genetic diagnosis. *Nature Rev. Genet.* 17: 643-656.

Weedon MN, Jackson L, Harrison JW, et al. (2019) Very rare pathogenic genetic variants detected by SNP-chips are usually false positives: implications for direct-to-consumer genetic testing. *BioRxiv* preprint https://doi.org/10.1101/696799.

推荐参考书

Clinical Genetics and Genomics, (*Oxford Desk Reference*) 2nd edn (2017). Firth HV and Hurst JA. Oxford University Press.

Emery and Rimoin's Principles and Practice of Medical Genetics, 6th edn (2013). Rimoin DC, Pyeritz RE and Korf BR. Elsevier Science.

Gorlin's Syndrome of the Head and Neck, 5th edn (2010). Hennekam RCM, Krantz ID and Allanson JE (eds). Oxford University Press.

Harper's Practical Genetic Counselling, 8th edn (2014). Clarke A. CRC Press.

Management of Genetic Syndromes, 3rd edn (2010). Cassidy SB and Allanson JE (eds). Wiley-Blackwell (4th Edition in preparation).

Smith's Recognizable Patterns of Human Malformation, 7th edn (2013). Jones KL, Jones MC, del Campo M (eds). Saunders.

14.7 自我评测

(1) 一位母亲的儿子患有DMD。家族中没有类似疾病患者,没有其他孩子。母亲是独生子女。她可能是一个携带者,或者男孩可能是一个新生突变。问这位母亲是携带者的风险有多大?(请参阅指南,了解两种计算方法)

(2) 对上述问题,应用携带者风险2/3计算。这位母亲还有一个女儿,女儿是携带者的风险有多大?

(3) 问题(2)中的母亲还有另外2个男孩,都未患病。这是否改变了你对她是携带者的风险估计?如果有改变,用贝叶斯计算她是携带者的修正风险。

(4) 一个来自常染色体显性遗传病大家庭的男性,他的母亲患病,但他健康。该病的外显率是90%,因此他可能没有遗传疾病等位基因,也可能是一个疾病非外显的状态。他婚后,请计算他第一个孩子临床上表现出该疾病的风险。

(5) 将问题(4)的结果推广到外显率为x的疾病,如果x可以有任何值,请计算他生育一个患儿的最大风险。

(6) 妈妈是亨廷顿病患者,她的孩子45岁,健康。如果遗传该病基因的人有50%在45岁前发病,那么这个孩子遗传该病基因的风险有多大?

(7) 对以下每一个陈述都进行正确或错误的评分:

(a)经验性风险用于非孟德尔疾病的咨询。

(b)经验性风险是基于数学上的简化。

(c)经验性风险不包含关于遗传机制的假设。

(d)经验性风险只对特定的人群和时间有效。

(8) 对以下疾病开展基因治疗的建议概要(a)囊性纤维化,(b)DMD和(c)快速生长的脑肿瘤。对每种疾病,考虑其作为基因治疗目标疾病的优缺点、列出将使用的基因和结构、将以哪些组织或细胞为靶点,以及原因。

[关于问题1~6的提示在本书后面的指导部分提供。]

自我评测问题指导

第一章

问题 1、2 和 3 按照文中 2 个问题的要求，您应该会得出满意的答案。题中提示每种疾病都很罕见，因此与家系婚配的无血缘关系的人为携带者的可能性非常小(假设疾病是隐性的)。

问题 3 与本书中的所有其他家系不同，这是一个真实的家庭。疾病是血友病，是维多利亚女王家族，维多利亚女王是Ⅰ-2。受影响的人有 Leopold (Ⅱ-1), Frederick (Ⅱ-8), Leopold 和 Maurice Mountbatten (Ⅲ-18, Ⅲ-19), Rupert (Ⅳ-2), 和 4 个姐妹一起在 1918 年被布尔什维克处死的俄国沙皇 Alexis (Ⅳ-8)、普鲁士的 Waldemar 和 Henry (Ⅳ-9、Ⅳ-11) 以及西班牙的 Alfonso 和 Gonzalo (Ⅳ-14、Ⅳ-19)。Ⅴ-1 就是前英国女王伊丽莎白二世。Rogaev 及其同事(2009;*Science*, 326:817)对Ⅳ-8 残骸的 DNA 分析发现因子Ⅸ基因发生了突变。因此，该疾病是血友病 B(OMIM 306900)，而不是更常见的血友病 A。

问题 4 这个家系有些模棱两可，你可以尝试每种可能的遗传模式。不要被女性受累者误导，也不要妄下“男传男”的结论。一个男患者有一个患病的儿子——但你确定儿子的致病基因是从父亲那里遗传的吗？Ⅳ-3 孩子的患病风险可能取决于正确的遗传模式是哪种。

第二章

问题 1(a) 考虑在卵子形成过程中可能导致 X 缺失的事件(卵子由携带 X 的精子受精)，以及在精子形成过程中可能导致精子缺失 X 或 Y 的事件。请注意，实际上，特纳综合征通常是后期滞后而不是不分离的结果(见第 2.3 节)。

问题 2(a) 使用图 2.5 检查染色体臂上的断点是近端(着丝粒附近)还是远端(朝向端粒)。2q22 大约位于 2 号染色体长臂的四分之一处，4q32 大约位于 4 号染色体长臂的四分之三处。画出两条易位染色体与两条正常染色体配对时形成的十字形四价体。可以非常粗略地按比例绘制，2 号染色体和 4 号染色体使用不同的颜色。检查您是否始终将颜色匹配的片段配对。然后画出可能产生的配子。您可以考虑 3：1 的隔离模式以及图 2.17 中所示的 2：2 模式。

第三章

问题 2　CTCAAAAGCACGCTCCAGTTCCTCCAGCTG
CAGCUGCAGGAACUGGAGCGUGCUUUUGAG

请记住，DNA 链是反平行的，但始终以 5′→3′方向书写。

问题 3　转录从外显子 1 的起始处开始。第一个密码子是 AUG 起始密码子。内含子 1 从外显子 1 的末端开始。

问题 4　您可以使用文字处理器来交错和对齐两个序列，或者只是人工地比较它们。内含子存在于基因组 DNA 序列中但不存在于 mRNA 序列中。

第四章

问题 1①　首先问问自己，要获得 50bp 的产物，引物是位于带下划线的 50nt 序列的外面还是位于其中？将引物结合区域的互补链写下来，然后把它们都按 5′和 3′方向排列，记住引物将从其的 3′末端延伸。

问题 4　想象一下，每个可能的序列都有一个副本，长度为 n 个核苷酸。有 4^n 个这样的序列，因此所有这些序列的总长度为 $4^n \times n$。寻找一个 n 的值，使得这个总数>3 000 000 000。当然，这个练习忽略了人类基因组不是随机序列的事实，它包含许多重复序列，但它表明人类基因组中的一段独一无二的序列不需要很长。

第五章

问题 2　杂交是单链 DNA 的一个特性。双链 DNA 不会与其他任何序列杂交。

问题 3　请记住序列必须从 5′→3′读取。CTTAAG 不是一个 *Eco*RⅠ酶切位点。如果您写下其互补链，您会注意到 GAATTC 与大多数限制性位点一样，是回文的，也就是说，它在两条链上的阅读相同。

第六章

问题 1　想一想是否每个变化都会特异性地导致氯离子无法转运通过顶端细胞膜。

问题 2　其中两个变化是一个或几个核苷酸的缺失。另一变化影响剪接位点。

问题 3　实验室可能将最后一个序列变异报告为 p.V29M，但实际上它很可能会影响剪接——它取代了外显子 1 中的最后一个核苷酸，并且该位置的 G 是正常共有剪接位点序列的一部分。

问题 4 c.216C>G 是一种错义突变,p.172M——它产生了一个内部甲硫氨酸密码子。这不是起始密码子:翻译从 mRNA 中第一个合适的 AUG 开始,一旦开始,随后的 AUG 就被读取为正常的甲硫氨酸密码子。

第七章

问题 1 关于陈述 9,尽管癌基因突变通常是体细胞突变而不是遗传的,但也有少数例外。在家族性甲状腺癌中发现了 *RET* 致癌基因的遗传突变。如果一种基因产物具有不止一种功能,那么简单地谈论功能的丧失或获得可能会过于简单。同样,将基因分为癌基因和肿瘤抑制基因是探究癌症分子病理学的一个非常有用的工具,但它也有其局限性。

问题 3 如果有 n 个细胞,突变率(第一次和第二次突变)为 μ,则散发病例的发生率为 $n\mu^2$,外显率为 $n\mu$。给定 2×10^{-5} 的突变率和 90% 的外显率,n= 45 000,预期发生率为 1.8 / 100 000。

问题 4 使用框 7.4 的评分系统而不考虑病理学细节,简单地将每个家系的分数相加得出家庭 A 为 21 分,家庭 B 为 29 分。但是家庭 A 中的所有分数都来自父方,而在家庭 B 其分数则来自于父母双方。如果有风险的女性有 *BRCA1/2* 突变,那么她一定是从父方或母方继承,而不是两者(我们已经讨论了在 *BRCA1* 或 *BRCA2* 中有 2 个突变,但他们的表型不同,即引起范科尼贫血,来自具有单一突变的父母,参见 OMIM 605724 和 617883)。这两种选择的风险都没有家庭 A 高。但是,有人可能会争辩说,她的总风险应该被视为这两个独立风险的总和。实际上,两个先证者都会接受检测。这当然是一个相当人为的例子,旨在提供讨论点。

第八章

问题 1 对于给定的一对基因座,尽管每个减数分裂都可能有重组或非重组,但只有第三代母亲的减数分裂反映此信息。χ^2 结果(3.6,1 d.f.)在 5% 的水平上几乎显著,而 lod 分数远低于显著性阈值[$L1 = (½)^{10}$;$L2=(1-\theta)^8(\theta)^2$;θ=0.2 时的最大 lod 分数 0.83]。原因是 lod 分数,而不是 χ^2 检验,考虑了连锁的低先验概率。也就是说,给定两个随机选择的基因座,它们显示连锁的概率仅为 1/50——它们可能位于不同的染色体上,即使它们位于同一条染色体上,也可能相距足够远,而不显示连锁。常识告诉我们,在决定是否相信某件事时,我们需要考虑先验概率。例如,如果你的朋友告诉你他因为睡过头而错过了一次讲座,你可能会相信他,但如果他告诉你这是因为他被外星人绑架了,你就不会相信。参见 Strachan 和 Read《人类分子遗传学》(第 2 版第 11 章,也可在互联网上获取,第 5 版第 17 章)。有关 lod 分数阈值如何包括先验概率或 Ott 的简要说明,完整详细信息请参见《人类遗传连锁分析》。

问题 2　计算单倍型,从第 2 代开始。在这个例子中选择了标记等位基因,以将明确的单倍型标注给每个个体。然后,你可以确定个体Ⅱ-1 中的哪个单倍型与疾病基因座相关(请记住,我们被告知该疾病与该染色体区域相关)。当你检查第 3 代的父本单倍型时,会发现个体Ⅲ-3 和Ⅲ-5 遗传了重组父本携带疾病的单倍型。交叉的位置表明疾病基因座一定在标记 A(来自Ⅲ-3)下方但位于标记 C(来自Ⅲ-5)上方。Ⅲ-6 具有重组母体单倍型。交叉点可能位于标记 A 和 D 之间的任何位置。该重组体不提供任何用于定位疾病位点的数据。

问题 5　我们知道耳聋和糖尿病的组合有时是由线粒体 DNA 突变引起的。请注意,虽然这种优先考虑是合理的,但当最终找到致病基因时,它通常不是明显的候选基因之一。

第九章

问题 2　请记住,只有在一个或其他位点纯合的人会受到影响;在两个或更多位点杂合的人不受影响。事实上,正如所解释的那样,依靠 Hardy-Weinberg 数据来判断这种罕见的隐性疾病是不明智的。

问题 3　你可以尝试通过 $p^2+2pq=0.64$ 来解决这个问题;用 $(1-p)$ 代替 q,你会得到一个二次方程来求解 p。可以做到——但是从 $q^2=0.36$ 开始要容易得多。

问题 4　将第一部分视为 3 等位基因 Hardy-Weinberg 问题,如框 9.1 所示,包括无功能、低功能和正常等位基因。

问题 5　请记住肯定携带者和可能携带者之间的区别。

问题 6　遗传咨询是非引导性的。

第十章

问题 2　考虑多步骤传递途径中可能的阻滞,或蛋白质翻译后处理中的障碍(参见第 10.4 节)。

问题 3　此问题旨在鼓励读者围绕该病症阅读一些参考资料。

问题 5　Eliza 是关键——你可以直接写下她的两个单倍型,其一定是父母四个单倍型中的两个。

第十一章

问题 1　这是一个可能的系谱。该疾病是常染色体显性遗传,因此它影响两个性别,并且两个性别都可以遗传突变基因——但当它从母亲那里遗传时,总是非外显性的。

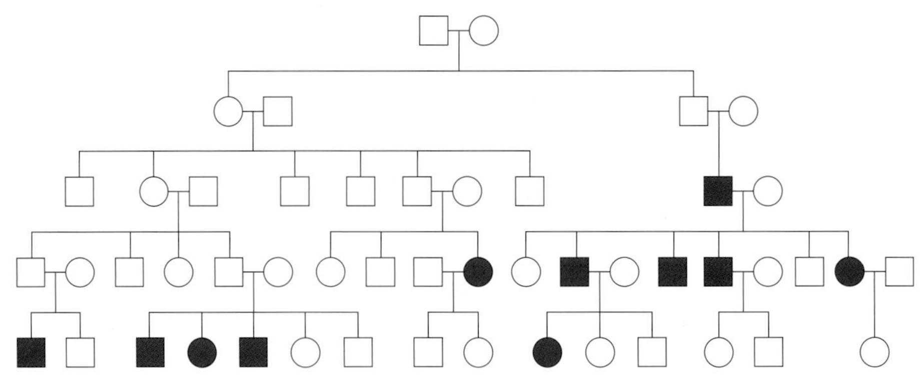

问题 3 不同大小的产物来自具有不同数目的 CAG 重复单元的 X 染色体。您可以通过家系了解其传递情况。忽略非常小的峰值；它们是"断续带"，是 PCR 过程中的杂产物。

问题 7 在假常染色体区域，每个雄性减数分裂中 Xp 和 Yp 拷贝之间都肯定出现交叉。交叉点可能靠近或远离标记的位置。您可以尝试假设 50% 的交叉位于着丝粒和标记位点之间。在女性减数分裂中，这个区域内的交叉是相当罕见的。

第十二章

问题 4 这两种情况的比值比不同可能出乎你的预料：

- 对于变异 A(750×500)/(500×250)
- 对于变异 B(75×950)/(50×925)

在解释变异赋予的相对风险时，要牢记这一点。变异越常见，比值比越极端(即远离 1，无论是>1 还是<1)。只有罕见变异的比值比才接近普遍接受的相对风险。大多数用于全基因组关联研究的 SNP 都是常见的。

问题 5 通过计算每条曲线适当部分下的方块来估计相对数。绘制的曲线总面积相等，但请记住，NTD 曲线的面积实际上应该是正常曲线面积的 1/100。

问题 6 在进行任何筛查之前，一对夫妇都是携带者的风险是 1/40 × 1/40 = 1/1 600。我们需要计算检测的灵敏度，以达到当一方检测为阴性时，其假阴性的可能性只有 1/1 600。从表 12.1 可以看出，这并不容易实现。

第十三章

问题 1 家族饮食习惯可能是学来的或遗传的。异性双胞胎都是异卵的，而同性双胞胎则可能是同卵或异卵。前三个观察结果都表明有遗传因素。尽管巴克假说(见第十一章)提醒对武断结论要谨慎，但从收养双胞胎获得的数据可以最清楚地将遗传因素与环境影响区分开来。

问题 2 因为这种疾病在男性中比在女性中更常见，所以一个人的儿子患此病的风险总是高于女儿。受累女性所生子女的风险高于受累男性所生同性别子女的风险。因为 Betty 有两个患病的男性一级亲属，她很可能比 Anne 有更高的易感性，所以她的孩子的风险更大。

问题 3 如果重组分数为 θ，则在 n 代之后，有 $(1\text{-}\theta)^n$ 部分仍保持关联。

问题 7 这是多重检验问题，Bonferroni 校正是合适的。有时很难确定问了多少问题。如果一个标记有 n 个等位基因，你检查每个等位基因的关联，这是一个问题，还是 n 个或 n-1 个？如果问题不是完全独立的，则 Bonferroni 校正过于严格。如果你不仅要寻找与单个标记等位基因的关联，还要寻找与多标记单倍型的关联，那么这些是额外独立的问题吗？如果你使用连锁分析并且知道基因组中某处存在易感位点，那么每个阴性结果都会减少基因组中隐藏易感因子的区域，剩下的几个区域的分析是独立的吗？简而言之，复杂疾病研究中的多重检验问题很严重，需要专家在统计学方面的洞察力。

问题 9(b) 对于 2–1×1–1 父母，同胞之间的孟德尔比例必须修改，因为你选择了一对同胞都受到影响。这最容易通过贝叶斯计算来完成，孟德尔比例作为先验概率，两个同胞都受到影响的事实作为条件：

同胞的基因型	(1–1,1–1)		(1–1,2–1)		(2–1,2–1)
先验概率	1/4		1/2		1/4
条件受累可能性(两者都受累)	16	:	8	:	4
联合可能性	4	:	4	:	1
最终概率	4/9		4/9		1/9

有关此方法的解释，请参阅框图 14.7。

第十四章

问题 1 这是遗传风险评估中一个重要的基本计算，所以我们详细介绍一下。有两种方法可以得出答案，这适用于任何 X 连锁隐性的男性患者不会生育。

(a) 如果群体中男性和女性数量相等，男性各有一条 X 染色体，女性各有两条 X 染色体，那么所有 X 染色体中有三分之一在男性中。同样，三分之一的 DMD X 染色体在男性中。男性中的任何 DMD X 染色体都不会传递给下一代，因此每一代都会丢失三分之一的 DMD X 染色体。如果疾病频率在几代人中保持不变，则必须通过产生新突变来平衡。因此，三分之一的病例是由新突变所致，因此对散在的 DMD 孤立病例，其母亲是携带者的可能性是 2/3。

(b) 另一种方法首先计算完全随机挑选的任何女性是 DMD 携带者的概率。称此概率为 P。假设她有一个女儿，女儿是携带者的概率由三部分组成：

- 她可能是携带者，因为她的母亲是携带者并且她继承了她母亲的变异 X。这种情况的概率是 $P/2$。
- 她可能是携带者，因为虽然她的母亲不是携带者，但她从她那里得到的 X 携带了新的 DMD 突变。称突变概率为 μ。

● 她可能是携带者，因为她从父亲那里得到的 X 带有新的 DMD 突变。同样，这个概率是 μ。

女儿的总体携带者风险为 $P/2 + 2\mu$。但是我们以上选择的女性是完全随机的；完全相同的逻辑也适用于她和她的母亲。母亲和女儿的携带者风险实际上应该相同（如果不同，重复该演算足够多的世代，你会发现风险是 0 或 100%，这将是荒谬的）。因此 $P=P/2+2\mu$，由此可见 $P=4\mu$。

现在我们已经计算出了女性是 DMD 携带者的先验概率，我们可以回到最初的问题，对儿子患有 DMD 的女性的携带者风险进行贝叶斯计算。她要么是携带者，要么不是。计算如下：

女性是	携带者	非携带者
先验概率	4μ	$1-4\mu \approx 1$
条件：有一个受累的儿子	1/2	μ
联合可能性	2μ	μ
最终概率	$2\mu/3\mu = 2/3$	$\mu/3\mu = 1/3$

问题 2 女儿的风险是母亲风险的一半——有二分之一的机会她会继承母亲的“风险”X 而不是另一个 X。

问题 3

● 方法 1：重复问题 1 的计算，为两个未受影响的男孩添加一个额外的条件。如果她是携带者，生两个未受影响的男孩的机会是四分之一。如果她不是携带者，它是 $1-2\mu$，实际上是 1。

● 方法 2：从她的 2/3 携带者风险作为先验概率入手。她有一个患病男孩的信息已经包括进去了，所以唯一的可修饰其可能性的条件是两个未受影响的男孩。

这说明只要将每条信息都使用了一次，且仅一次，把哪些信息作为先验概率及哪些作为条件并不重要。

问题 4 首先需要计算这位男性是非外显携带者的概率，用贝叶斯计算。先验概率是他的二分之一的孟德尔风险，条件是他在临床上未受影响的事实。知道了他的风险后，他儿子遗传该疾病的风险是父亲携带致病基因的风险的一半。然后记住，即使孩子遗传了该基因，他也只有 90% 的机会有临床表现。

问题 5 公式为 $\frac{1}{2} \times \frac{(1-x)}{(2-x)}$，答案是 8.6% 的风险，对应 59% 的外显率，这个结果出人意料的低，令人安心。如果一种疾病的外显率低，这会增加未受影响的父亲可能携带致病基因的可能性，但与此同时，如果孩子确实遗传了该基因，有临床表现的风险也会降低。

问题 6 四分之一看似“明显”的答案，但是错误的。请使用贝叶斯计算得到正确答案。

名词解释

3′非翻译序列 - 在信使 RNA 中,终止密码子的下游部分。

5′非翻译序列 - 在信使 RNA 中,起始(AUG)密码子的上游部分。

近端着丝粒染色体 - 染色体的着丝粒接近染色体的一端。人类的第 13、14、15、21 和 22 号染色体属于此类。

急转化反转录病毒 - 一种小型 RNA 病毒,其基因组意外地掺入了活化的细胞癌基因。

受累同胞对(ASP)分析法 - 一种无假定遗传模型的连锁分析方法,用于发现患病同胞对中,其共享染色体片段的比例高于偶然。

等位基因频率(常简称为基因频率)- 等位基因 A_n 的频率是在一个特定人群中,A_n 占 A 位点上所有等位基因的比例。

等位基因特异性寡核苷酸(ASO)- 一小段单链寡核苷酸,在适当条件下,仅与含某一单核苷酸多态性位点的特定等位基因杂交。

等位基因 - 基因的变异体。

等位基因异质性 - 某一基因中多个突变的任何一个突变均可引起同一种临床疾病,是功能丧失突变的特征(参见基因座异质性)。

选择性剪接 - 决定哪些初级 RNA 转录片段保留在成熟的信使 RNA 中的另一种选择(见图 3.10)。

羊膜腔穿刺术 - 一种有创性产前检查,通常用经腹针采集 10~20mL 羊水以检测其中的生化成分或胎儿细胞(见框 14.5)。

分析效度 - 衡量一项检测能够准确测出其所检内容的程度。

后期 - 细胞有丝分裂或减数分裂的一个阶段,染色体或染色单体分离并移至细胞的两极。

非整倍体 - 细胞中某些染色体缺失或多余,不是整倍体。

退火 - 互补的单链核酸进行杂交,形成碱基配对的双螺旋。

注释 - 确定 DNA 序列的功能和生物学意义的过程。

早现 - 指遗传疾病在逐代遗传过程中,其症状变得更严重,发病更频繁或发病年龄更早的一种倾向;是由核苷酸重复序列增加所致疾病的一种特征,但通常是偏倚性确认的一种假象。

细胞凋亡 - 细胞自主死亡的一种特殊机制。

ASO - 等位基因特异性寡核苷酸。

关联 - 两件事比随机机会更经常或不经常地一起发生的统计学的倾向。两事件同时发生的概率不等于各自发生概率的乘积。

选型婚配 - 选择在遗传上与自己相似的伴侣,可以基于相似的表型或有血缘关系。

常染色体 - 除性染色体 X 或 Y 之外的任何染色体。

纯合区定位 - 在近亲结婚家系中定位隐性遗传病致病基因的一种方法，该方法寻找所有患病者所共享的纯合子祖先染色体片段（见图 8.7）。

平衡 - 染色体易位后没有增加或缺失遗传物质；也可非严格地用于罗伯逊（Roberstonian）易位，尽管丢失了近端着丝粒染色体的部分短臂。

贝叶斯方法 - 一种把影响整体概率的所有单个因素的可能性结合起来评估事件概率的方法（参见框 14.7）。

确认偏倚 - 收集的样本在统计学上不能代表大的人群。

亚硫酸氢盐测序 - 一种鉴定 DNA 中未甲基化胞嘧啶的方法；DNA 用亚硫酸氢钠处理后，胞嘧啶被转化为尿嘧啶，在测序中判读为胸腺嘧啶（见图 11.16）。

Bonferroni 校正 - 一种严格的统计学方法，对多重假设验证进行校正，包括将具有统计学显著性的阈值 p 除以所提出的不同假设的个数。

cDNA - 互补 DNA；是使用逆转录酶制备的信使 RNA 的 DNA 副本。人类 cDNA 仅占基因组 DNA 的 1%~3%，但包含了大多数与临床疾病相关的序列。与基因组 DNA 不同，cDNA 有组织特异性。

级联筛查 - 通过系统地检测患者的大家庭成员以确定致病基因携带者［请参阅第 12.3 节中的案例 24（Smit 家系）的讨论］。

细胞周期检查点 - 是细胞周期的一种调控机制。在某些条件不满足时，它会阻断细胞周期的进展（见图 7.7）。

着丝粒 - 染色体复制后姐妹染色单体的连接点，是细胞分裂过程中纺锤丝附着的位置。其标志是含有特殊组蛋白 H3 变体 CENP-A 的异染色质。

离子通道病 - 离子通道功能异常引起的疾病。

嵌合体 - 在人体水平，某个体的细胞来自两种不同的受精卵，这是一种罕见现象，与孪生相反。在基因水平，染色体重组导致两个不同基因的外显子连在一起，形成一个新基因，常见于癌症（见表 7.2）。

绒毛膜绒毛 - 绒毛膜外表面起源于胎儿的产物。绒毛膜绒毛最外层的活检用于获取妊娠前 3 个月的胎儿样本（参见框 14.5）。

染色单体 - 包装到染色体中的单条 DNA 双螺旋。染色体通常以单个染色单体存在，但在细胞分裂过程中，它们呈现由着丝粒连接的两个姐妹染色单体。

染色质 - 组成染色体的 DNA-蛋白质复合物。

染色质疾病 - 染色质结构的调节失常而引起的疾病（请参见疾病框 11）。

染色体不稳定 - 结构和/或数目异常的染色体在异常（例如癌症）细胞中的累积。

染色体碎裂 - 在癌症中，单个染色体或其部分的广泛重排。

顺式作用 - 一种调控单元调节同一 DNA 链上的基因。增强子的作用是个典型例子。请与反式作用做对比。

临床有效性 - 某测试预测临床预后的程度。

近交系数 - 近亲生育的后代，其某一基因座纯合子的概率；等于父母亲缘系数的一半。

亲缘系数 - 具有明确共同祖先的两个人，其共享等位基因的比例（见框

9.3)。

常见疾病-常见变异假说 - 即常见复杂疾病的大多遗传易感性因素是在普通人群中常见的古老基因变异。该假说是用关联研究来发现疾病易感等位基因的基础。与此相反的假说是,疾病的易感性源于近代发生的各种不同基因突变的和。

比较基因组杂交(CGH) - 该技术用于检测基因组中的任何序列是否存在异常拷贝数(见图 4.7 和图 4.12)。

复杂疾病 - 一种疾病在不同患者中具有多种可能的致病机制。

复合杂合子- 在隐性遗传患者的致病基因中,两个拷贝的等位基因携有不同的变异。

先天性 - 出生时就存在;不一定是遗传性的。

共有序列 - 一组相关序列,其每个位置含最常见的碱基(整个序列不一定是最常见的)。

保守序列 - 在相关物种中保持不变或很少变化的序列。

组成性异常 - 受孕时出现的异常,故该异常存在所有体细胞中。

拷贝数变异(CNV)- DNA 变异的一种形式,指某一特定序列(从几个碱基对到数兆碱基不等)在不同的个体中有不同的拷贝数。这些副本通常以串联重复的形式出现,但也可以分散存在。许多 CNV 是非致病性的常见变异。

表兄弟姐妹或堂兄弟姐妹 - 在遗传学中,专门用来指第一代表亲或堂亲。

CpG 二核苷酸 - DNA 序列中胞嘧啶紧位于鸟嘌呤上游;是 DNA 甲基化酶的靶标,是 CpG → TpG 突变的热点。

CpG 岛- 染色体上一小段区域(通常小于 1 kb),在该区域未发生常见的全基因组范围的 CpG 二核苷酸减少。其意义参见第 11.4 节。

隐蔽剪接位点- 外显子或内含子中类似于剪接位点的一个序列,但通常不足以作为一个有效的剪接位点;某个突变可能会增加其和剪接位点相似度,而被用作剪接位点(所谓的"激活一个隐秘的剪接位点")。

变性 - 通过加热或提高 pH 将双螺旋的两条链分开;也称为融化。

变性高效液相色谱法(dHPLC) - 一种测试 PCR 产物或其他双链 DNA 片段与参考片段相比有无变化的方法,该方法通过检测 DNA 穿过色谱柱速度的变化来实现。

诊断检验- 确定患者患某种疾病的诊断检测(比较预测检验,筛查检验)。

二分法特征- 某种特征,比如疾病的特征,只存在于某些个体(参照每个人都有的定量或连续特征)。

双脱氧核苷酸(ddNTP) - 一种化学修饰的核苷酸,用于 DNA 测序,用于终止 DNA 序列的延伸(见图 5.3 和图 5.4)。

数字 PCR - 对样品进行有限稀释来进行 PCR,以直接测量测试序列的分子数(见图 4.18)。

二倍体 - 某细胞或有机体具有两个基因组,是人体细胞的正常状态。

显性 - 杂合体状态表现出的性状为显性。显性和隐性是性状的属性,而不是基因或等位基因的属性。

显性负效应 - 杂合子中变异体的等位基因产物干扰了正常等位基因产物的功能。

剂量敏感 - 各种非零拷贝数的基因对表型的影响。

斑点印迹法 - 一种杂交检测，其中 DNA 或探针被固定在固体支持物上。

双重一级堂表亲- 如果 Fred 的父母都是 Joe 父母的同胞，则 Fred 和 Joe 是双重一级堂表亲。

下游 - 一条核酸链上，基因有义链的 3′方向。

驱动突变 - 一种有助于肿瘤生长的突变，在肿瘤发展过程中会受到正选择。

畸形学 - 有关先天畸形和综合征的研究。

胚胎干细胞（ES） - 一种多能细胞，来源于囊胚的内细胞团（见图 14.6）。

经验风险 - 基于调查数据而定义的风险，不同于应用遗传理论得出的风险。

ENCODE 项目- 一个国际合作项目（DNA 元件百科全书），旨在阐明人类 DNA 的所有功能（见第 3.4 节）。

增强子 - 一段 DNA 序列，通过结合激活蛋白并通过位置绕环来接触启动子，以调节附近某一基因的表达。增强子的活性通常有组织特异性。

表观遗传 - 基因表达发生可遗传改变（从一个细胞到其子细胞，或有时从一代传到下代），而核苷酸序列不发生改变（有关此定义的讨论，见第 11.2 节）。该现象通过 DNA 甲基化和/或染色质结构的改变来实现。

表观突变- 引起表观遗传变化但不引起 DNA 序列变化的突变。

常染色质 - 具有相对开放结构的染色质，在合适的转录因子和共激活因子存在时，该部位的基因可以被激活；与异染色质相反。

整倍体 - 细胞内含有一定数目的完整染色体组，没有任何多余或缺失的染色体；与非整倍体相反。

外显子组 - 基因组中的全套外显子。

外显子 - 基因组中与成熟 mRNA 序列相对应的 DNA 片段。外显子包括基因的 5′和 3′非翻译区以及翻译区序列。

表达阵列 - 寡核苷酸或 cDNA 的一组微阵列，可与相应 mRNA 或 cDNA 杂交；与来自一种细胞或组织的 cDNA 杂交后，其杂交结果反映原始材料中 mRNA 的全部组成。

家族性 - 发生在家族内的倾向；不一定是遗传性的。

一级堂表亲 - 如果 Jack 的父母之一是 Jill 父母的同胞，Jack 和 Jill 就是第一代表或堂兄妹或姐弟。

荧光原位杂交（FISH） - 使用荧光标记的 DNA 或 RNA 探针进行原位杂交（见图 4.5 和图 4.10）。

建立者效应- 在由少数个体衍生的群体中，其先祖中的一个或多个人恰巧携带某种序列，导致该等位基因或单倍型的频率在此该人群中异常高。

脆性位点 - 在制备的染色体样本中，某区域显示相对未卷曲和延伸；通常只在特定的细胞培养条件下才能看到，例如，用溴脱氧尿苷或阿非迪霉素处理后。大多数脆性位点含有非致病性多态性变异。FRAXA 和 FRAXE 脆性位点（请参见疾病框 4）是少见的有致病性的变异。

移码突变 - 改变编码序列阅读框架的突变（见框 3.3 和第 6.2 节）。

功能基因组学 - 研究基因组中所有基因的功能，或在一个细胞或组织中表达的所有基因的功能（请参见第 8.4 节）。

G 显带 - 处理染色体及其染色的一个标准方法，使染色体显示特征性并可重复的深浅条带，如图 2.5 所示。

基因转换 - 在杂合子中，基因中一小段（通常为 100bp）DNA 序列被其等位基因的相应序列替代；类似于重组的过程，但不是交互易位，供体基因并没有改变（见框 10.4）。

基因库 - 某一人群中特定基因座的等位基因总和。

基因跟踪 - 使用连锁的多态性标志来追踪染色体片段在一个家系中的分离通常用于在由于某种原因无法直接通过测序来检查突变的情况下，来追踪致病突变（见框 14.6）。

遗传漂变 - 等位基因频率在个体的配子中出现随机变异，导致几代人中的等位基因频率发生变化。该现象仅发生在配子数量少（即繁殖种群很小）的情况下。

基因组 - 生物体遗传物质的总和。

基因组的 - 指属于细胞核中的 DNA，与 cDNA 不同。

种系 - 可能传给下一代的细胞。在人类和其他动物中，生殖细胞在胚胎发生的早期就与体细胞分离。

种系嵌合体 - 受孕后发生突变而导致生殖细胞中具有突变细胞群，该个体可以重复产生带有突变的配子。这是对解释或评估家系遗传风险带来困难的主要原因之一。

GWAS - 全基因组关联分析；在病例对照研究中，检测全基因组分布的 SNP 与疾病的关联程度。

单倍体 - 一个细胞或生物体，只含有一个基因组（即人类的 23 条染色体）。

单倍剂量不足- 一个基因的单个拷贝不足以维持正常表型，故该基因的功能缺失突变会产生显性特征。

单倍型 - 染色体上一组紧密连锁的等位基因，通常作为一个整体进行遗传。

HapMap 计划 - 一个国际合作项目，旨在发现不同人群中所有保守的祖先染色体片段并建立目录（请参阅第 13.2 节）。

Hardy-Weinberg 分布 - 在没有干扰因素存在的情况下，等位基因频率与基因型频率之间的数学关系；很少适用于近亲结婚而导致的罕见隐性遗传病（见框 9.1）。

遗传率 - 在某时间段的特定人群中，人与人之间某种特性的差异程度归因于他们之间的遗传差异。遗传性是相关系数，用 h^2 表示，取值介于 0（无遗传影响）和 1（完全由遗传差异决定）之间（请参阅第 13.2 节）。

异染色质 - 染色质处于高度聚缩状态且没有转录活性；主要位于着丝粒区。

异源双链 - 含有错配的 DNA 双螺旋（请参见第 5.2 节）。

异质性 - 一个人或细胞具有两种或多种遗传上不同类型的线粒体。

组蛋白密码 - 核小体中组蛋白的不同共价修饰的组合，该组合形成密码，决定染色质的结构和活性。

同源染色体 - 指人体中的两个相同编号的染色体，比如 1 号染色体，等等。同源染色体包含相同的基因座阵列，但是与姐妹染色单体不同，它们不是彼此复制而成。同源染色体之间可能有较小程度的 DNA 序列差异，有时也有由于易位等引起的较大程度的差异。

纯合的 - 某个基因座上两个等位基因相同。其定义标准的严格程度根据回答的问题有所变化。

杂交 - 互补的单链核酸，退火后形成碱基配对的双螺旋。

偶然发现 - 某种检测的发现可能有临床意义，但与该检测的目标无关（请参阅第 12.4 节）。

诱导多能干细胞 - 通过对已分化的体细胞进行重新编程而获得的多能干细胞（见图 14.6）。

信息性减数分裂 - 连锁分析中的减数分裂，其基因型可将其分为重组性或非重组性。

内含子 - 初级转录本中的一段基因片段，但随后被剪接机制剔除，故不包含在成熟的 mRNA 中。

倒位 - 一种染色体结构异常，染色体的某一部分与其余部分方向相反（见图 2.19）。

核型 - 一个人的染色体组成，也可以不太严谨地用来描述一个人的染色体陈列（严格来说是一个核型图），如图 2.8 等。

连锁 - 染色体上较接近的基因座倾向于家系共分离的现象。其随机分离或恒定共分离的程度反映基因座之间的遗传距离（以厘摩为单位，0 到 50cM 之间）。

连锁不平衡 - 两个或多个基因座上特定等位基因在人群中相关联。通常见于基因座紧密相连且等位基因有共享的祖先染色体片段。

基因座 - 基因在染色体上的位置；与等位基因不同，后者是同一种基因的变异形式。

基因座异质性 - 一种临床表型可以由几个基因座中任何一个突变引起，请参见等位基因异质性。

lod 评分 - 支持或否定基因连锁显著性的统计学量度。在重组分数给定的情况下，lod 分数等于基因座连锁（而不是非连锁）概率的对数（以 10 为底）。

杂合性缺失- 在癌症研究中，某一 DNA 多态性在肿瘤 DNA 中是纯合子而在同一患者的正常 DNA 是杂合子的现象，通常是染色体丢失的结果。如果该现象反复出现，表明该染色体带有肿瘤抑制基因。

莱昂作用 - X 染色体失活。

溶酶体贮积病 - 一种先天性代谢疾病，溶酶体无法降解某一类物质，导致该物质在溶酶体中聚集，导致病变。

显示杂合子 - 在 X 连锁的隐性遗传病中，女性携带者显示出该病的一些临床特征，很可能是因为在受累组织的大多数细胞中，她的正常 X 染色体碰巧失活了。

孟德尔式 - 基因和性状从父母传给孩子的方式。孟德尔遗传的四种模式是：常染色体显性遗传、常染色体隐性遗传、X 连锁显性遗传和 X 连锁隐性遗传。“孟德尔式”一词指的是 Gregor Mendel（1822—1884），他制定了构成经典遗传学基础的定律。

荟萃分析 - 对来自多个独立研究合并数据的分析。

中央着丝粒染色体 - 染色体的着丝粒位于其中部(例如,人类的3号和20号染色体)。

中期 - 有丝分裂或减数分裂前的阶段,此时染色体最大程度地收缩并排列在细胞的赤道平面(中期板)。

甲基化 - 指将甲基(CH_3)基团连接至任何分子,但常用于将CpG二核苷酸中的胞嘧啶转化为5-甲基胞嘧啶而作为基因调控的一部分(请参见第11.4节)。

甲基化敏感性限制性内切酶 - 一种限制性酶,例如*Hpa*Ⅱ,只剪接非甲基化的识别位点(请参见第11.4节)。

微阵列 - 含有大量微孔的固体芯片,特定的检测样品或试剂固定于每个微孔内,从而可以对大量样本同时进行测试。寡核苷酸、cDNA、抗体或肿瘤样品的微阵列广泛用于遗传研究。

微缺失 - 微小染色体缺失(<3~5Mb),不易在标准制备的染色体上观察到;但通过荧光原位杂交,比较基因组杂交,或多重连接依赖性探针扩增可以检测到此种缺失。

微小RNA(miRNA) - 18~22个核苷酸的单链RNA分子,可调节mRNA的翻译。

微卫星 - 较短的串联DNA重复序列,其中重复单元为1~6个核苷酸(具有较长重复单元的串联重复序列称为小卫星重复序列)。微卫星多态性是进行连锁分析的主要DNA标记类型之一(请参阅框8.1)。

微卫星不稳定性 - 是肿瘤细胞的一种特性,该种细胞缺乏修复由复制错误导致的DNA错配的能力。与患者的正常DNA相比,肿瘤DNA包含许多基因组范围内微卫星重复序列的新等位基因。

错配修复 - 一种蛋白质复合物,包括MSH2和MLH1蛋白,可检查新复制的DNA中是否掺有错配的核苷酸,将其切除并重新合成该DNA片段。

修饰基因 - 一种能修饰孟德尔疾病表型的基因,而该疾病的致病基因是一个不同的基因。

单体性 - 指一个特定的染色体对中只有一个染色体存在,其他所有染色体都有两条(即常染色体单体总共有45条染色体)。

吗啉代 - 用于抑制基因表达的一种核酸类似物。

嵌合体 - 具有两个或多个遗传上不同的细胞系。一个人的嵌合体可以是染色体变异或单基因变异。

多因子的 - 一个较笼统的术语,用来描述一种由包括基因和环境在内的许多因素决定的特性。

多重连接依赖性探针扩增(MLPA) - 一种同时检测大量(30~50)短DNA序列拷贝数变异的方法;特别用于检查多外显子基因中完整外显子的缺失或重复(见图4.6和图4.11)。

突变 - ①基因序列发生改变;②一个序列的变异,即突变的产物(参见框6.1)。

二代测序 - 同时进行数百万次测序反应的不同技术的统称,与桑格测序相比,每次运行产生庞大数据量(见图5.5~图5.7)。

非等位基因同源重组（NAHR）- 错配重复序列之间的重组，导致染色体缺失、重复或倒置（请参见疾病框 2）。

无创产前检测（NIPT）- 通过二代测序对母体循环中的游离胎儿 DNA 进行基因检测（参见疾病框 12）。

非参数连锁分析 - 连锁分析基于受影响的亲属共享染色体区段的程度，而不依赖于某个特定的遗传模型来寻找致病原因（请参见第 13.2 节）。

无义介导的 mRNA 衰变 - 一种细胞机制，当一个终止密码子位于 3′端剪接位点上游 50 个以上核苷酸时，大多数 mRNA 分子会被降解；可能是一种进化的机制，用来保护细胞免受截短蛋白的显性负效应（见图 6.4）。

无义突变 - 一种将氨基酸密码子转换为终止密码子的突变（mRNA 中的 UAA、UAG 或 UGA；DNA 中的 TAA、TAG 或 TGA）。

RNA 印迹法 - 通过凝胶电泳，转膜并与标记的探针杂交来分析 RNA 的一种方法。

核小体 - 染色质的基本单位，含 146bp 的 DNA，缠绕由两个分子的组蛋白 H2A、H2B、H3 和 H4 组成的核心（见图 2.18a）。

核苷 - 碱基和糖的组合。

核苷酸 - 碱基、糖和磷酸盐的组合。

比值比 - 在病例对照研究中，某个变异的比值比是将携带或不携带该变异的参与者定义为病例而不是对照的可能性（见框 13.2）。

寡核苷酸（“oligo”）- 一小段单链 DNA 或 RNA。

肯定携带者- 通过家系图显示的某一成员一定是某种隐性遗传病（常染色体或 X 连锁）的携带者。对于新突变较常见的 X 连锁疾病，无条件携带者的同代或上一代家族成员中，或其子女或孙辈中，一定有患病者或携带者。有一个以上受影响的子女并不能断定一个女性是无条件携带者，因为她可能是生殖细胞嵌合。

冈崎片段 - DNA 复制的中间体。当复制叉沿着双螺旋移动时，5′→3′方向合成的新链沿复制叉运动的方向延伸，而另一条 DNA 合成为一组短链（100~200 核苷酸）片段，随后被连接在一起（见框 7.2）。

癌基因- 在癌症中显示功能获得性突变的基因；严格来讲仅适用于突变后的基因；未突变的基因严格地称为原癌基因，但这种区别通常被忽视。

一种基因一种酶假说 - 由 Beadle 和 Tatum 在 20 世纪 40 年代提出的假说，每个基因的功能是指导一种特定酶的合成；现在认为这只是“故事”的一部分。

乘客突变 - 在肿瘤发展中，某种突变是癌细胞遗传不稳定性的随机结果，该突变并不参与肿瘤的进展。

外显率 - 某种基因型的特征表现出来的可能性。外显性是特征或表型的属性，而不是基因或等位基因。

药效动力学 - 研究药物靶标对药物的反应方式。

药物遗传学 - 研究单一基因对药物代谢或作用的影响。

药物基因组学 - 在全基因组范围内对药物靶标或药物作用的研究。

药代动力学 - 研究影响药物吸收、分布、代谢或排除的遗传因素。

拟表型 - 类似遗传表型，但是通过非遗传方式产生的。

表型 - 可观察到的个体特征（包括测试结果）。

多效的 - 一种基因突变对多个系统都有影响。

多基因 - 该术语有时用来描述可导致多基因遗传病的基因。多基因不是一种不同类型的基因,它们是普通基因,其变异对某一特定特征的影响较小。该基因有可能对其他不同的特征产生重大影响。

多基因的 - 在数学理论中,多基因的特征是由无数个基因的共同作用决定的,每个基因的作用都非常小。多基因效应实际上是由于少数几个基因的综合效应。

多基因风险评分 - 基于某个体携带的基因组范围内所有变异的分析,衡量该个体的相对遗传风险。多基因风险评分基于全基因组关联研究,并且只适用该 GWAS 所研究的特定人群。

多态性 - 该术语可有不同含义:①群体中存在的 DNA 变异,其出现频率太高而无法仅通过重复突变来维持(这是群体遗传学中的正确用法);②在人群中相对普遍的变异(用于突变筛选);③非致病变异(在分子病理学领域的宽松用法)。

人群归因风险(人群归因分值) - 某种疾病的病因在特定人群中对该疾病的总体发病率贡献的程度(见框 12.3)。

群体分层 - 在一个人群中存在非自由杂交的不同亚群。

定位候选 - 寻找致病基因时,某一基因位于连锁分析已发现的包含有致病基因的某染色体区域。

定位克隆 - 通过连锁分析发现致病基因所在位置,然后在候选位置上筛选突变来发现致病基因;请与通过非针对性的测序或对发病机制的研究而发现致病基因的方法作对比(见图 8.3)。

阳性预测值 - 测试结果呈阳性的病例在真正患有目标疾病中的比例(见框 12.1)。

预测性检测 - 测试一个当前健康的个体是否随后可能患上晚发型疾病。

前突变 - 在由核酸重复序列扩增引起的疾病中,某重复序列的长度不足以引起疾病,但足以使重复序列不稳定,从而使后代发病(见疾病框 4)。

初级转录本 - 基因转录过程中的初始 RNA 产物,包含该基因的所有外显子和内含子。当初级转录本被加工处理形成成熟 mRNA 时,内含子被剔除。

引物 - 合成中的一种短(10~40nt)寡核苷酸,可与单链 DNA 杂交,然后通过 DNA 聚合酶对其 3′末端添加核苷酸进行延伸。

先验概率 - 在贝叶斯风险估计中,对每个备选假设合理性的初始估计(见框 14.7)。

探针 - 一种用例如放射元素磷或荧光染料标记的单链核酸,用于杂交实验以检测互补序列的存在。

前体药物 - 一种无药理作用的物质,在体内转化为活性药物。

启动子 - 紧邻基因上游的 DNA 区域,RNA 聚合酶在此形成复合物以启动该基因转录。

前期 - 有丝分裂或减数分裂的第一阶段,染色体逐渐凝聚并变得可见。该期结束于核膜的解体。

前中期 - 细胞分裂前期的后续阶段。细胞遗传学家通常在前中期对有丝分裂细胞进行核型分析,因为染色体比中期更扩展,其条带更清晰。

蛋白质组 - 细胞或组织中的全套蛋白质。

原癌基因 - 正常的尚未激活的致癌基因。

假常染色体区域 - X 和 Y 染色体短臂尖端的区域，包含 2.6Mb 的同源 DNA，并在减数分裂中重组。该区域的基因显示常染色体遗传模式。在长臂的顶端也有另一个较短的假常染色体区域。

假基因 - 与正常功能基因位于不同位点的非功能拷贝（与正常位点的非功能等位基因不同）。假基因在人类基因组中非常常见。

qF-PCR -荧光标记定量 PCR；用于快速检测 DNA 样本中的染色体数目异常（见图 4.19）。

数量性状基因座（QTL） - 控制数量性状表型的基因座。

定量特征 - 具有定量属性的特征，比如人人都有的血压等；有时称为连续特征，请参见二分法特征（数量性状）。

随机婚配 - 与基因型无关的婚配选择；与之相反的是选型婚配。

序列覆盖度 - 在二代测序中，在一次测序运行中读取给定序列的次数（见图 5.6）。

读取长度 - 在二代测序中，所测序列读取的平均长度。

实时 PCR - 在反应进行中跟踪 PCR 产物积累的各种方法；是大多数定量 PCR 分析的基础。

隐性 - 如果一个杂合子的性状没有显示出来，则为隐性。隐性和显性是特征的属性，而不是基因或等位基因的属性。

重组体 - 如果一个人的配子所携带的两个等位基因来自其不同父母，则它们是两个基因座重组而来的（见图 8.4）。

重组 DNA - 将不同来源的序列连接在一起而产生的 DNA，通常是将某段人的序列连接到载体中。

重组 - 减数分裂过程中染色体片段的交换。

相对风险 - 相对于一般人群，具有特定基因型或与患者有特定血缘关系的人的患病风险。请注意，相对风险与绝对风险完全不同。如果相对危险度仅将绝对危险度从万分之一增加到千分之一，则相对危险度为 10 可能没有临床意义。

限制性核酸内切酶 - 一种基于特定序列切割双链 DNA 的酶，通常是 4 或 6 核苷酸回文序列（见框 4.2）。

限制性片段长度多态性（RFLP） - 一种 DNA 多态性，由于一个核苷酸的改变使其产生或消除了一个限制性酶的识别位点（见图 5.8 和图 5.10）。

罗伯逊易位 - 一种特殊的染色体易位类型，其中两个近端着丝粒染色体在靠近其着丝点相连接（见图 2.19）。

ROC 曲线 - 受试者操作特征曲线；测试的灵敏度与（1–特异度）的关系图；曲线下的面积衡量测试的判别能力（见框 13.3）。

RT-PCR - 逆转录酶-聚合酶链反应；从 RNA 制作许多 DNA 副本的技术；是研究信使 RNA 的常用方法；不要与实时 PCR 混淆。

桑格测序 - 在图 5.4 中所示的 DNA 测序技术，是传统测序法，与二代测序不同。

筛查检验 - 从人群中筛选高危人群的检测；通常随后对阳性个体进行诊断检验（请参阅第 12.2 节）。

二级堂表亲 - 其父母是第一代表兄弟姐妹或堂兄弟姐妹。

有义链 - 基因双螺旋中与信使RNA的序列相互补的链(与模板链相反)。

检验灵敏度 - 一项疾病检测检出患病个体的比例(见框12.1)。

限性的 - 由于解剖或生理原因,只能在一种性别中能观察到的特性。

干扰小RNA(siRNA) - 短小双链RNA分子,可抑制其互补基因的表达。

同胞(兄弟姐妹) - 兄弟姐妹。

信号肽 - 新生蛋白质的N末端十几个氨基酸残基,决定细胞内蛋白的运输和定位。信号肽发挥作用后,就会被切除。

单核苷酸多态性(SNP) - 单个核苷酸的任何多态性变异(见框8.1),也称为单核苷酸变异(SNV)。

单链构象多态性(SSCP) - 一种快速但不太精准的检测DNA片段(最大300nt)变异的方法。

姐妹染色单体 - 在细胞分裂中看到的一条染色体的两个染色单体。姐妹染色单体是在前一轮DNA复制过程中产生的彼此的拷贝。

滑链错配 - 发生在复制串联重复序列中的错误,导致新合成的链与模板相比出现多余或缺失的重复单元。

小分子RNA - 小于200nt的RNA分子。小分子RNA在细胞中具有许多不同的功能,尤其是在基因调控中。

SNP芯片 - 基因特异性寡核苷酸的微阵列,用于在单次反应中对许多SNP进行基因分型。也可以用于检查拷贝数变异。

体细胞突变 - 不会传递给后代的体细胞中的突变。

Southern印迹 - 一种分析DNA的方法,通过限制性内切酶消化、凝胶电泳、转膜并与标记的探针杂交来完成(见图4.4)。

剪接异构体 - 通过对外显子选择性剪接而产生的蛋白异构体。

剪接体 - 一种大型的蛋白质-RNA分子机器,将内含子从初级转录本中剪接出去(见疾病框10)。

干细胞 - 具有自我复制功能且能分化产生多种组织类型的细胞(见图14.5)。

终止密码子 - 信使RNA中的UAG、UGA或UAA密码子,给核糖体发出终止多肽链延伸的信号;在一个基因中,是其相对应的DNA序列。

分层用药 - 根据患者的基因型对其进行治疗。

亚中着丝粒染色体 - 具有长臂和短臂的染色体,大多数人类染色体属此类(其他类型的染色体是中央着丝粒或近端着丝粒)。

串联重复序列 - 彼此相邻DNA序列的直接重复。其他类型的重复序列是反向重复(或回文)和分散重复。

端粒酶 - 一种核糖核蛋白,可以将TTAGGG单元添加到染色体的端粒中。

端粒 - 稳定染色体末端的特殊结构,由串联重复的TTAGGG DNA序列和特定蛋白质组成的复合体(见框7.2)。

模板链 - 在一个基因的双螺旋结构中与新生RNA碱基配对的DNA链。

致畸剂 - 任何干扰正常胚胎或胎儿发育的物质。

反式作用 - 指一种遗传调控单元,调节位于基因组中其他位置的一个或多个基因(通常通过合成可扩散的调节产物来完成);参照顺式作用。

转录因子 - 一种蛋白质,其作用是通过将 RNA 聚合酶引至启动子位置来促进一个或多个基因的转录。

转运 RNA - 将氨基酸转运至合成蛋白质的核糖体的小 RNA 分子。

易位 - 一种由非同源片段互相交换而导致的一种染色体结构异常(见图 2.16)。

转座子 - 也称“跳跃基因”,是一种可移动的遗传单位,通过剪接或制作移动副本,其位置可从一个染色体移动到另一个染色体。转座子可以看作是细胞内的一种病毒。转座子可以通过某些序列特征来识别。大约 50% 人类基因组由转座子组成,但其中绝大多数累积了诸多突变,导致其转座能力丧失。

三倍体 - 具有三组基因组拷贝的细胞或生物(在人类中为 69 条染色体)。通常会影响人类及动物的存活。

三体性 - 某一特定染色体具有三个副本,但所有其他染色体只有两个副本,即总共 47 条染色体(见图 2.10)。

三体自救 - 是产生单亲二体性的主要机制。在三体性早期胚胎中若偶然发生有丝分裂不分离,会产生一个具有正常染色体数的细胞,而使胎儿发育存活(见图 11.11)。

肿瘤抑制基因 - 由于功能丧失而引起癌症的基因。

双生子一致性- 当一对双胞胎中的一个患某种疾病时,其同伴双胞胎也将会得此病。

不平衡 - 指具有多余或缺失遗传物质的染色体异常,而不仅是遗传物质重排。

单亲二倍体 - 一对染色体的两个副本继承于父母中的一方。在单亲同二体中,这对染色体来源于父母一方的同一条染色体,在单亲异二体中,这对染色体来自父母一方的两条同源染色体。

不相关 - 如果追溯历史足够久远,则每个人都相关。但在遗传学中,不相关通常指人们没有共同的曾祖父母。

上游 - 在核酸链上,基因中有义链的 5′ 方向。

多变表达 - 一个 DNA 变异在不同人群中产生不同的表型。

载体 - 一个 DNA 序列,其中可插入一段目标 DNA,再将其引入细胞中并进行操控及研究。大多数载体是经过生物工程修饰的天然病毒(见框 14.8)。

X 染色体失活 - 在人体的每个细胞中,除一条 X 染色体外,将所有其他染色体关闭失活的机制,因此无论 X 染色体的数量如何,一个细胞中只有一个 X 染色体的基因拷贝具有活性(见图 11.4)。

索引

A

B

C

D

E

F

G

H

J

K

L

M

N

O

P

Q

R

S

T

W

X

Y

Z

疾病索引

A

B

C

D

E

F

M

N

P

Q

R

S

T

W

X

Y

Z